Vascular Surgery
A Clinical Guide to Decision-making

血管外科
临床指南与决策

原著 [意] Piergiorgio Settembrini　　[意] Alberto M. Settembrini

主审 郭 伟 余 波　　主译 杨 林

中国科学技术出版社
·北 京·

图书在版编目（CIP）数据

血管外科临床指南与决策 /（意）皮耶尔吉奥·塞特布里尼 (Piergiorgio Settembrini) 等原著；杨林主译 . — 北京 : 中国科学技术出版社 , 2024.9
书名原文 : Vascular Surgery: A Clinical Guide to Decision-making
ISBN 978-7-5236-0687-2

Ⅰ . ①血… Ⅱ . ①皮… ②杨… Ⅲ . ①血管外科学 Ⅳ . ① R654.3

中国国家版本馆 CIP 数据核字 (2024) 第 089377 号

著作权合同登记号 : 01-2024-0487

策划编辑	延　锦　孙　超	
责任编辑	延　锦	
文字编辑	陈　雪	
装帧设计	佳木水轩	
责任印制	徐　飞	

出　　版	中国科学技术出版社	
发　　行	中国科学技术出版社有限公司	
地　　址	北京市海淀区中关村南大街 16 号	
邮　　编	100081	
发行电话	010-62173865	
传　　真	010-62179148	
网　　址	http://www.cspbooks.com.cn	

开　　本	889mm×1194mm　1/16	
字　　数	575 千字	
印　　张	22	
版　　次	2024 年 9 月第 1 版	
印　　次	2024 年 9 月第 1 次印刷	
印　　刷	北京盛通印刷股份有限公司	
书　　号	ISBN 978-7-5236-0687-2/R·3265	
定　　价	268.00 元	

版权声明

注　意

译者名单

主　　审　郭　伟　中国人民解放军总医院
　　　　　余　波　复旦大学附属华山医院
主　　译　杨　林　西安交通大学第一附属医院
副 主 译　汤敬东　复旦大学附属浦东医院
　　　　　熊　江　中国人民解放军总医院
　　　　　史伟浩　复旦大学附属华山医院
　　　　　李春民　首都医科大学附属北京朝阳医院
　　　　　禄韶英　西安交通大学第一附属医院
译　　者　（以姓氏笔画为序）
　　　　　王　亮　南方医科大学第十附属医院
　　　　　王吉昌　西安交通大学第一附属医院
　　　　　田　野　新疆医科大学第一附属医院
　　　　　史伟浩　复旦大学附属华山医院
　　　　　丛龙龙　西安交通大学第一附属医院
　　　　　冯　骏　西安交通大学第一附属医院
　　　　　任露霞　中国人民解放军总医院
　　　　　汤敬东　复旦大学附属浦东医院
　　　　　李子林　空军军医大学第一附属医院
　　　　　李春民　首都医科大学附属北京朝阳医院
　　　　　杨　林　西安交通大学第一附属医院
　　　　　杨　森　中国中医科学院西苑医院
　　　　　邱结华　南昌大学第二附属医院
　　　　　张　章　空军军医大学唐都医院
　　　　　张瑞鹏　陕西省人民医院
　　　　　陈　泉　南方医科大学第十附属医院
　　　　　韩　阳　西安交通大学第一附属医院
　　　　　舒小军　兰州大学第一医院
　　　　　禄韶英　西安交通大学第一附属医院

蔡　惠　西安交通大学第一附属医院

阚远晴　复旦大学附属中山医院

熊　江　中国人民解放军总医院

学术顾问　蔡　端　复旦大学附属华山医院

祁光裕　西安交通大学第一附属医院

刘建林　西安交通大学第一附属医院

内容提要

本书引进自 ELSEVIER 出版集团，是一部全面介绍血管外科学的经典著作。全书共28章，书中所述均基于真实病例及术者经验，并配有多张手术前后高清照片及手绘插图，生动描述了不同部位血管病变的各项临床策略，同时阐明了重要概念及技巧，使得手术步骤阐释浅显易懂。著者在腹主动脉瘤、内脏血管病变及糖尿病等常见疾病并发症等方面有独特的观点与技术，在很多手术方面的一些小技巧也非常实用，是著者在大量实践与创新基础上的理论总结。本书内容实用，阐释简明，图片丰富，对国内从事血管外科工作的医生很有帮助，既可作为住院医生和刚入门的外科医生的指导书，又可作为中高级外科医生了解新技术的参考书。

主审简介

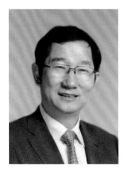

郭 伟

教授，主任医师，博士生（后）导师，中国人民解放军总医院第一医学中心血管外科主任。国家"十三五"重大专项首席科学家，中国研究型医院学会血管医学专业委员会主任委员，中国医师协会血管外科医师分会副会长，中华医学会外科学分会血管外科学组委员，北京医学会血管外科学分会候任主任委员，中央保健委员会会诊专家。*Ann Vasc Surg: Brief rep Innov*、*Front Surg* 副主编，*J Endovasc Ther*、*Ann Vasc Surg*、《中华外科杂志》等 10 余种期刊编委。

长期从事医、教、研、保等工作，是我国腔内血管外科学的开拓者之一。作为中国唯一团队连续多年为德国 LINC、美国 C3、南美 CICE 大会做现场手术直播。30 年来以前沿创新的理念持续引领血管外科技术发展。发明和完成了系列创新性手术，包括国际首例"WeFlow-Arch"创新产品治疗主动脉弓动脉瘤、国际首例"G-Branch"治疗胸腹主动脉瘤、国际首例"WeFlow-JAAA"治疗近肾腹主动脉瘤、国际首例"G-iliac"腔内重建髂内动脉、国际首例"Endopatch"腔内修复主动脉夹层裂口、国际首例"EndoSeal"封堵主动脉夹层假腔、国际首例"内转流辅助原位开窗重建主动脉弓"、国际首例"逆向分支技术重建内脏动脉"、国际首例"全降解铁基药物支架治疗膝下动脉病变"等。组织完成我国血管外科界第一个随机对照试验临床研究。创新性提出了主动脉夹层内脏动脉被破坏形式分型、内脏动脉破坏后供血形式分型、预测主动脉夹层胸主动脉腔内修复术术后转归"301 分型"等分型理论。承担国家及省部级课题 10 余项。获国家科技成果一等奖 1 项，北京市科学技术一等奖、二等奖各 1 项，全军医疗成果一等奖、二等奖各 1 项，美国 Veith 国际学会血管创新提名奖 2 项、一等奖 1 项，中国科协"科创中国"先导技术榜单。先后获"总后科技新星"、中央军委"军队学科拔尖人才"、"全军高层次创新型科技人才"、第十三届中国医师奖、人民好医生"卓越建树"和"优秀风范"奖等。主编《腔内血管外科学》等专著 4 部；主译《卢瑟福血管外科学（第七版）》和《血管和腔内血管外科学精要》等。以第一或通讯作者身份发表论文 368 篇，其中 SCI 收录 172 篇，最高 IF 35.9 分。

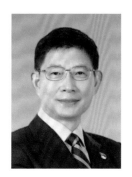

余 波

医学博士，教授，主任医师，博士研究生导师。国家卫健委脑卒中筛查与防治工程委员会缺血性脑卒中外科专业委员会副主任委员，国家卫健委脑卒中筛查与防治工程委员会中青年专家委员会常务委员，中国研究型医院学会医院品质管理分会副会长，中国质量协会医疗与健康分会副会长，中国医师协会血管外科医师分会常务委员，上海市医学会血管外科专科分会主任委员，上海市医师协会血管外科医师分会候任会长，上海市医院协会副会长。

师从我国著名血管外科专家和奠基人之一的薛光华教授，毕业于复旦大学上海医学院，2001 年美国旧金山加州大学（UCSF）血管外科博士后，2007 年赴德国纽伦堡及莱比锡血管外科中心访问学者，长期从事血管外科的医教研工作，是国内最早开展颈动脉内膜切除术的学者之一，领导国内最大的颈动脉外科诊疗特色血管外科中心，率先对高危颈动脉硬化狭窄患者实施"无缺血"颈动脉内膜切除手术，在国内最早开展近端阻断式"全保护"下颈动脉支架成形术。开展了全国首例国产一体式覆膜支架腔内隔绝术治疗复杂腹主动脉瘤手术，应用国产一体式支架治疗腹主动脉瘤的病例数居全国首位。先后获得国家卫健委脑卒中筛查与防治工程突出贡献奖、中国好医生、上海市仁心医师、复旦大学"十佳"管理者、复旦大学医院管理奖、浦东新区好干部等荣誉。上海工匠、上海领军人才、上海市医学重点专科学科带头人，享受国务院特殊津贴。作为第一负责人先后获得国家自然科学基金、国家教育部基金、上海市科委重点基础项目、上海市浦东新区卫生系统领先人才等项目及基金资助，以第一完成人身份获得浦东新区科技进步奖和上海市医学科技奖。参编《实用外科学》等专著多部。以第一作者或通讯作者身份发表论文 40 余篇，在国际权威血管外科期刊 *Journal of Visceral Surgery* 上首次报道颈动脉硬化斑块的"双腔症"。

主译简介

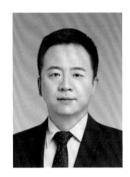

杨 林

复旦大学外科学博士，主任医师，博士研究生导师。西安交通大学第一附属医院血管外科副主任，中国医师协会、国家心血管病专家委员会血管外科专业委员会、中国研究型医院学会血管医学专业委员会、中国微循环学会周围血管疾病专业委员会、国际血管联盟、陕西省医学会等 20 余家专业协会副主任委员、常务委员及委员。德国纽伦堡总医院访问学者（公派），陕西省首位国际血管外科学会（ISVS）、欧洲血管外科学会（ESVS）国际会员。国家自然科学基金委通讯评审专家。*Angiology*、*International Journal of Surgery* 等多家 SCI 期刊通讯审稿专家；《中国普通外科杂志》《中国医学伦理学杂志》中青年编委。2013 年国际上首先报道了微波治疗静脉曲张研究结果（*European Journal of Vascular and Endovascular Surgery*），2018 年国际上首先报道了不同设计颈动脉支架治疗脑梗死研究结果（*Journal of Endovascular Therapy*）。2021 年国际上首先报道了激光减容治疗下肢血栓闭塞性脉管炎的前期结果。主持国家自然科学基金 3 项，教育部、陕西科技攻关、自然科学基金 4 项，陕西卫健委适宜技术推广项目 1 项、临床研究课题 2 项。多次获得单位"十佳科研工作者""优秀教师""医德医风先进个人""人文医生"等荣誉。获陕西省科技进步奖 1 项（主持）、中华医学科技奖、西安科技进步奖、上海中西医结合科技奖（参与）。获中华人民共和国专利 2 项。近年来发表论文 50 余篇，其中 SCI 收录 30 余篇。副主编专著 2 部、译著 1 部，参编 2 部。

原著编著者名单

原　著

Piergiorgio Settembrini
Professor of Vascular Surgery, University of Milan, Milan, Italy
President of Emilio Trabucchi Foundation, Milan, Italy

Alberto M. Settembrini
Vascular Surgeon, Fondazione IRCCS Ca' Granda Ospedale Policlinico, Milan, Italy

参编者

Yogesh Acharya, Department of Vascular and Endovascular Surgery, Western Vascular Institute, University Hospital Galway, National University of Ireland, Galway, Ireland; Department of Vascular and Endovascular Surgery, Galway Clinic, Royal College of Surgeons in Ireland and the National University of Ireland, Galway Affiliated Hospital, Doughiska, Galway, Ireland

Daniele Adami, Vascular Surgery Unit, Azienda Ospedaliero Universitaria Pisana, University of Pisa, Italy

Giuseppe Alba, Vascular Surgery, Department of Medicine, Surgery and Neuroscience, University of Siena, Siena, Italy

Angela Alfonsi, Interventional Radiology Unit, ASST Niguarda Hospital, Milan, Italy

Domenico Angiletta, Vascular and Endovascular Surgery–Department of Emergency and Organs Transplantation, "Aldo Moro" University of Bari School of Medicine, Bari, Italy

Michele Antonello, Department of Cardiac, Thoracic, Vascular Sciences and Public Health, Vascular and Endovascular Surgery Clinic, School of Medicine, Padova University, Padova, Italy

Cassra Arbabi, Division of Vascular Surgery, Department of Surgery and Smidt Heart Institute, Cedars-Sinai Medical Center, Los Angeles, CA, United States

Efthymios Avgerinos, Division of Vascular Surgery, University of Pittsburgh Medical Center, Pittsburgh, PA, United States

Ali Azizzadeh, Division of Vascular Surgery, Department of Surgery and Smidt Heart Institute, Cedars-Sinai Medical Center, Los Angeles, CA, United States

Fabiane Barbosa, Interventional Radiology Unit, ASST Niguarda Hospital, Milan, Italy

Don Baril, Division of Vascular Surgery, Department of Surgery and Smidt Heart Institute, Cedars-Sinai Medical Center, Los Angeles, CA, United States

Domenico Benevento, Vascular and Endovascular Surgery Unit, University of Siena, Siena, Italy

Raffaella Berchiolli, Vascular Surgery Unit, Azienda Ospedaliero Universitaria Pisana, University of Pisa, Italy

Fabio Bertani, Department of Health Sciences, University of Piemonte Orientale, Novara, Italy

Daniele Bissacco, Department of Vascular Surgery, IRCCS Ca Granda Ospedale Maggiore Policlinico, Milan, Italy

Francesca Boccafoschi, Department of Health Sciences, University of Piemonte Orientale, Novara, Italy

Stefano Bonvini, Vascular and Endovascular Surgery, Santa Chiara Hospital, Trento, Italy

Pietro Brambillasca, Interventional Radiology Unit, ASST Niguarda Hospital, Milan, Italy

Alberto Caggiati, Department of Anatomy, Università La Sapienza, Rome, Italy

Keith D. Calligaro, Section of Vascular Surgery, Pennsylvania Hospital, Philadelphia, PA, United States

Juan Carlos Parodi, Department of Vascular Surgery, Trinidad Hospital, University of Buenos Aires, San Isidro, Buenos Aires, Argentina

Francesco Casella, Vascular Surgery Department, ASST

Santi Paolo e Carlo, S. Carlo Borromeo Hospital, University of Milan, Milan, Italy

Nabil Chakfe, Department of Vascular Surgery and Kidney Transplantation, Les Hôpitaux Universitaires de Strasbourg, Strasbourg, France; GEPROVAS, Strasbourg, France

Emiliano Chisci, Vascular and Endovascular Surgery Unit, Department of Surgery, San Giovanni di Dio Hospital, Florence, Italy

Elda Chiara Colacchio, Department of Cardiac, Thoracic, Vascular Sciences and Public Health, Vascular and Endovascular Surgery Clinic, School of Medicine, Padova University, Padova, Italy

Simone Cuozzo, Vascular and Endovascular Surgery Unit, Department of Surgery "P Stefanini" , Sapienza University of Rome, Rome, Italy

Raffaello Dallatana, Vascular Surgery Department, ASST Santi Paolo e Carlo, S. Carlo Borromeo Hospital, University of Milan, Milan, Italy

Lazar Davidovic, Faculty of Medicine, University of Belgrade, Belgrade, Serbia; Clinic for Vascular and Endovascular Surgery, Serbian Clinical Centre, Belgrade, Serbia

Gianmarco de Donato, Vascular Surgery, Department of Medicine, Surgery and Neuroscience, University of Siena, Siena, Italy; Vascular and Endovascular Surgery Unit, University of Siena, Siena, Italy

Claudio Desantis, Vascular and Endovascular Surgery–Department of Emergency and Organs Transplantation, "Aldo Moro" University of Bari School of Medicine, Bari, Italy

Matthew J. Dougherty, Section of Vascular Surgery, Pennsylvania Hospital, Philadelphia, PA, United States

Callie E. Dowdy, Section of Vascular Surgery, Pennsylvania Hospital, Philadelphia, PA, United States

Mauro Ferrari, Vascular Surgery Unit, Azienda Ospedaliero Universitaria Pisana, University of Pisa, Italy

Thomas L. Forbes, R. Fraser Elliott Chair & Division Head, Division of Vascular Surgery, Peter Munk Cardiac Centre & University Health Network Professor & Chair, University of Toronto, Toronto, ON, Canada

Antonio Freyrie, Vascular Surgery, Department of Medicine and Surgery, University of Parma, Parma, Italy

Alice Fuggirai, Department of Health Sciences, University of Piemonte Orientale, Novara, Italy

Giuseppe Galzerano, Vascular Surgery, Department of Medicine, Surgery and Neuroscience, University of Siena, Siena, Italy; Vascular and Endovascular Surgery Unit, University of Siena, Siena, Italy

Giovanni Giannace, Vascular Surgery, Department of

Medicine, Surgery and Neuroscience, University of Siena, Siena, Italy

Michele Giubbolini, Vascular Surgery, Department of Medicine, Surgery and Neuroscience, University of Siena, Siena, Italy

M. Walter Guerrieri, Vascular and Endovascular Surgery Unit, University of Siena, Siena, Italy

Jake F. Hemingway, Division of Vascular Surgery, Department of Surgery, University of Washington, Seattle, WA, United States

Susanne Honig, Department for Vascular Medicine, Vascular Surgery—Angiology—Endovascular Therapy, German Aortic Center Hamburg, University Heart and Vascular Center, University Hospital Hamburg-Eppendorf, Hamburg, Germany

Niamh Hynes, Department of Vascular and Endovascular Surgery, Galway Clinic, Royal College of Surgeons in Ireland and the National University of Ireland, Galway Affiliated Hospital, Doughiska, Galway, Ireland

Karl A. Illig, FLOW Vascular Institute, Houston, TX, United States

Young-wook Kim, Vascular Surgery, Gangbuk Samsung Hospital, Sungkyunkwan University, School of Medicine, Seoul, Korea

Tilo Koelbel, Department for Vascular Medicine, Vascular Surgery—Angiology—Endovascular Therapy, German Aortic Center Hamburg, University Heart and Vascular Center, University Hospital Hamburg-Eppendorf, Hamburg, Germany

Igor Koncar, Faculty of Medicine, University of Belgrade, Belgrade, Serbia; Clinic for Vascular and Endovascular Surgery, Serbian Clinical Centre, Belgrade, Serbia

Salomé Kuntz, Department of Vascular Surgery and Kidney Transplantation, Les Hôpitaux Universitaires de Strasbourg, Strasbourg, France; GEPROVAS, Strasbourg, France

Anne Lejay, Department of Vascular Surgery and Kidney Transplantation, Les Hôpitaux Universitaires de Strasbourg, Strasbourg, France; GEPROVAS, Strasbourg, France

Kendall Likes, Alabama College of Osteopathic Medicine, Dothan, AL, United States

Giuseppe Maiolino, Internal Medicine 3, Department of Medicine-DIMED, University of Padova, University Hospital, Padova, Italy

Krystal Maloni, Section of Vascular Surgery, Pennsylvania Hospital, Philadelphia, PA, United States

Armando Mansilha, Faculty of Medicine, University of Porto, Porto, Portugal

Wassim Mansour, Vascular and Endovascular Surgery Unit,

Department of Surgery "P Valdoni" , Sapienza University of Rome, Rome, Italy

Davide Marinazzo, Vascular and Endovascular Surgery–Department of Emergency and Organs Transplantation, "Aldo Moro" University of Bari School of Medicine, Bari, Italy

Claudio Bianchini Massoni, Vascular Surgery, Cardio-Thoracic and Vascular Department, University Hospital of Parma, Parma, Italy

Francesca Miceli, Vascular and Endovascular Surgery Unit, Department of Surgery "P Stefanini" , Sapienza University of Rome, Rome, Italy

Stefano Michelagnoli, Vascular and Endovascular Surgery Unit, Department of Surgery, San Giovanni di Dio Hospital, Florence, Italy

Daniel Miles, Division of Vascular Surgery, Department of Surgery and Smidt Heart Institute, Cedars-Sinai Medical Center, Los Angeles, CA, United States

Francesco Morelli, Interventional Radiology Unit, ASST Niguarda Hospital, Milan, Italy

Bilal Nabulsi, Vascular Surgery, Cardio-Thoracic and Vascular Department, University Hospital of Parma, Parma, Italy

Gustavo S. Oderich, Advanced Aortic Research Program, Division of Vascular and Endovascular Surgery, Department of Cardiothoracic & Vascular Surgery, McGovern Medical School, University of Texas Health Science Center at Houston, Houston, TX, United States

Giancarlo Palasciano, Vascular Surgery, Department of Medicine, Surgery and Neuroscience, University of Siena, Siena, Italy; Vascular and Endovascular Surgery Unit, University of Siena, Siena, Italy

Claudia Panzano, Vascular Surgery, Department of Medicine, Surgery and Neuroscience, University of Siena, Siena, Italy

Edoardo Pasqui, Vascular Surgery, Department of Medicine, Surgery and Neuroscience, University of Siena, Siena, Italy

Paolo Perini, Vascular Surgery, Cardio-Thoracic and Vascular Department, University Hospital of Parma, Parma, Italy

Alejandro Pizano, Advanced Aortic Research Program, Division of Vascular and Endovascular Surgery, Department of Cardiothoracic & Vascular Surgery, McGovern Medical School, University of Texas Health Science Center at Houston, Houston, TX, United States

Carlo Filippo Porreca, Vascular and Endovascular Surgery Unit, Department of Surgery "P Stefanini" , Sapienza University of Rome, Rome, Italy

Raffaele Pulli, Vascular and Endovascular Surgery–Department of Emergency and Organs Transplantation, "Aldo Moro" University of Bari School of Medicine, Bari,

Italy

Antonio Rampoldi, Interventional Radiology Unit, ASST Niguarda Hospital, Milan, Italy

Marco Rossato, Internal Medicine 3, Department of Medicine-DIMED, University of Padova, University Hospital, Padova, Italy

Umberto G. Rossi, Department of Radiological Area—Vascular and Interventional Radiology Unit, E.O. Galliera Hospital, Genova, Italy

Eike Sebastian Debus, Department for Vascular Medicine, Vascular Surgery—Angiology—Endovascular Therapy, German Aortic Center Hamburg, University Heart and Vascular Center, University Hospital Hamburg-Eppendorf, Hamburg, Germany

Omar Selim, Vascular Surgery, Temerty-Chang Telesimulation Centre, University Health Network, University of Toronto Research Fellow, Toronto, ON, Canada

Carlo Setacci, Vascular and Endovascular Surgery Unit, University of Siena, Siena, Italy

Francesco Setacci, Department of Vascular Surgery, IRCSS Multimedica – Milano, Castellanza, Italy

Alberto M. Settembrini, Vascular Surgery Unit, Fondazione IRCCS Ca' Granda Ospedale Maggiore Policlinico, Milan, Italy; Vascular Surgery, Fondazione IRCCS Ca'Granda Policlinico, Milan, Italy

Fernanda Settembrini, Big Burn and Plastic Surgery Center, Grande Ospedale Metropolitano Niguarda, Milan, Italy

Piergiorgio Settembrini, University of Milan, Milan, Italy; Vascular Surgery Department, ASST Santi Paolo e Carlo, S. Carlo Borromeo Hospital, University of Milan, Milan, Italy

Ivone Silva, ICBAS, University of Porto, Porto, Portugal

Pasqualino Sirignano, Vascular and Endovascular Surgery Unit, Department of Surgery "P Stefanini" , Sapienza University of Rome, Rome, Italy

Marco Solcia, Interventional Radiology Unit, ASST Niguarda Hospital, Milan, Italy

Francesco Speziale, Vascular and Endovascular Surgery Unit, Department of Surgery "P Stefanini" , Sapienza University of Rome, Rome, Italy

Benjamin W. Starnes, The Alexander W. Clowes M.D. Endowed Chair in Vascular Surgery, Division of Vascular Surgery, Department of Surgery, University of Washington, Seattle, WA, United States

Lucia Di Stefano, Vascular and Endovascular Surgery–Department of Emergency and Organs Transplantation, "Aldo Moro" University of Bari School of Medicine, Bari, Italy

Sherif Sultan, Department of Vascular and Endovascular Surgery, Western Vascular Institute, University Hospital

Galway, National University of Ireland, Galway, Ireland; Department of Vascular and Endovascular Surgery, Galway Clinic, Royal College of Surgeons in Ireland and the National University of Ireland, Galway Affiliated Hospital, Doughiska, Galway, Ireland

Akiko Tanaka, Advanced Aortic Research Program, Division of Vascular and Endovascular Surgery, Department of Cardiothoracic & Vascular Surgery, McGovern Medical School, University of Texas Health Science Center at Houston, Houston, TX, United States

Emanuel R. Tenorio, Advanced Aortic Research Program, Division of Vascular and Endovascular Surgery, Department of Cardiothoracic & Vascular Surgery, McGovern Medical School, University of Texas Health Science Center at Houston, Houston, TX, United States

Nicola Troisi, Vascular and Endovascular Surgery Unit, Department of Surgery, San Giovanni di Dio Hospital, Florence, Italy

Douglas A. Troutman, Section of Vascular Surgery, Pennsylvania Hospital, Philadelphia, PA, United States

Alessandro Ucci, Vascular Surgery, Cardio-Thoracic and Vascular Department, University Hospital of Parma, Parma, Italy

Kunal T. Vani, Section of Vascular Surgery, Pennsylvania Hospital, Philadelphia, PA, United States

Vincenzo Vento, Department of Vascular Surgery and Kidney Transplantation, Les Hôpitaux Universitairesde Strasbourg, Strasbourg, France; GEPROVAS, Strasbourg, France

Giulia Vettor, Heart Rhythm Center, Department of Clinical Electrophysiology and Cardiac Pacing at Monzino Cardiology Center, IRCCS, Milan, Italy

Roberto Vettor, Internal Medicine 3, Department of Medicine-DIMED, University of Padova, University Hospital, Padova, Italy

Paola Wiesel, Vascular and Endovascular Surgery– Department of Emergency and Organs Transplantation, "Aldo Moro" University of Bari School of Medicine, Bari, Italy

Sergio Zacà, Vascular and Endovascular Surgery–Department of Emergency and Organs Transplantation, "Aldo Moro" University of Bari School of Medicine, Bari, Italy

中文版序

　　血管外科治疗技术的发展是最能反映外科手术微创化、无创化理念的外科亚专业之一。每一条动静脉血管的分离、保护和治疗是保证血管外科乃至所有外科手术治疗的根本，而血管病变的处理既要保障患者血管的完美重建，又要兼顾术式的微创和患者的长期获益。因此，每一种病变的处理、每一个术式的选择、每一位患者的治疗决策都是基于现有最佳循证医学的基础，并结合疾病、医生、患者本身的特点所做出的最终决策。

　　随着时代的进步、材料的发展更新及医工结合的突破，各种新型材料和新型术式也在不断涌现。在外科微创化发展的大趋势下，以血管腔内手术为代表的微创术式也逐渐成为治疗动静脉疾病的首选术式。在临床工作中，为了更好地解决一些复杂血管病变，借助指南、共识等循证医学证据支持，结合疾病特点、技术操作特色、患者需求才能保证患者的最大获益。因此，掌握血管病变治疗的基本理论、最新循证医学证据、最新器械发展、手术技术发展方向是保证每一台血管手术能够成为精品手术的关键所在。

　　Vascular Surgery: A Clinical Guide to Decision-making 一书由国际上从事血管外科疾病诊疗技术的知名专家合力打造，是一部基于现有循证医学证据的、从客观公正角度出发的、以临床治疗选择和规范化疾病管理为关注重点的最新专著。有幸看到其引进国内，愿与广大国内同道分享。

　　良好精深的专业知识和深厚的语言文字功底是翻译专业著作的必备条件。中国人民解放军总医院郭伟教授、复旦大学附属华山医院余波教授和西安交通大学第一附属医院杨林教授带领 20 余位来自国内多家著名医学中心的中青年教授完成了该书的翻译，其中既有国内著名的血管外科专家，又有众多临床科研一线的中青年专家，他们具有良好的教育背景、广阔的国际视野和优秀的语言文字功底，感谢他们把这部优秀的血管外科著作呈现给大家。希望这部译著能对广大从事血管外科专业的医师有所帮助，为血管疾病的规范化诊疗发挥积极的作用！

西安交通大学副校长　　　　　　　　吕毅
西安交通大学第一附属医院院长

译者前言

血管外科是近年来发展最为迅速的外科专业之一，用于血管微创治疗的新技术、新术式层出不穷，血管外科疾病的治疗也从过去的大开刀转向以腔内治疗为主的微创治疗。各种新技术、新材料的应用大大促进了血管外科的发展，但在临床实践中也需要基于循证医学证据的指导来评价和促进血管病诊疗技术的规范化开展。将快速发展的学科技术和循证医学证据有机结合，才能更好地服务患者，达到学科发展、技术发展和患者获益的有机结合。

血管外科疾病涉及范围广泛，涵盖了从血管发育异常、创伤、免疫相关疾病、动静脉阻塞性疾病、血栓性疾病等多种疾病谱，不同疾病的发病率也存在明显差异。因此，编写一部既能涵盖现有临床指南的循证证据，又能结合具体病例治疗思变过程的著作，有助于从事血管疾病诊疗的临床工作者开展合理的临床决策和治疗实施。Settembrini 教授编写的这部专著，联合多个相关学科和国际知名专家，内容几乎涵盖了血管外科医生能够遇到的所有临床问题，并结合目前最新的循证医学证据、文献，对常见动静脉疾病的药物治疗、外科治疗和血管内介入治疗进行了证据的汇总和推荐，以期为从事血管病治疗相关专业的住院医生、主治医师、研究生和专家学者提供更全面的帮助指导，为疾病治疗的临床决策提供更加务实和客观的证据支持。

本书的中文版翻译、审校由 20 余位来自国内著名医学中心从事血管病诊疗的中青年专家通力合作完成。他们不但具备丰富的血管疾病外科、药物和介入治疗的专业知识，而且具有扎实的专业英语功底和广阔的国际视野，熟悉目前血管疾病治疗的新理论、新技术和新方法，从而确保能够在繁忙的工作之余高效地完成文稿的译校。此外，特别感谢西安交通大学外国语学院冯广宜教授、李小棉教授，他们以非常专业的态度对书稿进行了最终的语言审校。在中国科学技术出版社各位编辑老师的鼎力帮助和支持下，所有参与翻译、校对的专家精诚合作，顺利完成了本书的翻译和审校工作，在此，对所有参与本书翻译、出版过程中的人员表示诚挚感谢！本书适合于所有血管外科、血管介入、心血管内外科、介入放射科等专业的医护人员参考阅读。

由于译者众多，编译风格各具特色，加之中外术语规范及语言表述习惯有所不同，中文翻译版中可能遗有疏漏之处，敬请各位读者批评指正。

西安交通大学第一附属医院　杨林

原书前言

任何新的学术著作出版，我们都需要常规思考几个问题：我们真的需要这个领域的另一本教科书吗？这本书能否提供一个新的视角？它是否能够填补我们当前同类专著的空白？

在 Settembrini 教授编著的这部专著中，上述三个问题的答案都是肯定的。在血管外科这一专业领域已经有翔实且权威的教科书，现在已经更新到第 10 版，包含各种专题研讨会上最新研究的纲要、手术操作图谱及大量专注于血管外科亚专业方向细节的学术专著，如复杂主动脉介入治疗、血管创伤或血管内技术。著者旨在涵盖不同临床环境中的治疗选择范围，从保守的药物治疗到开放和血管内干预技术，为临床决策提供务实的指导。编辑邀请了多个相关学科和国际合作的研究者进行此书的编写，包括来自血管病各个领域的年轻和资深专家，编写了 28 个紧凑的章节，内容几乎涵盖了血管外科医生经常遇到的所有临床问题。

本书旨在为读者提供指导临床评估和决策的基本事实要素，而不是对疾病的所有方面进行详尽的讨论。常见问题大多从治疗选择的角度进行讨论。如关于腹主动脉瘤评估的章节和破裂腹主动脉瘤开放或血管内治疗选择方案的章节就是很好的例证。

本书力求展示更广泛地处理少见的和更复杂的临床问题，同时提供有关疾病过程、病理学、分类、检查、治疗选择和安全有效干预措施的更多细节。在胸廓出口综合征、胸腹主动脉瘤、深静脉和肺栓塞管理的章节就以简洁明了的形式和易于阅读的方式介绍了大量此类信息。将影响临床决策的主要特征作为贯穿整部专著的主题供读者查阅。

即使是罕见病也有足够的信息和指南来促进疾病管理。在颈动脉夹层、动脉瘤和副神经节瘤的章节就以简短的形式非常完整地将涉及三个罕见疾病的所有基本要素进行了介绍。在另一个处理主动脉遗传疾病的章节，则提供了对罕见问题的完整描述，当遇到有异常表现的患者时，有利于主治医师快速咨询这些临床问题。

本书的突出之处在于客观公正，在此情况下，尽量避免了作者对某一疗法或某一主体的偏爱所产生的偏倚。更重要的是，有一个完整的章节专门讨论了主动脉疾病血管内治疗的潜在缺点和局限性，为患者的整体治疗带来了一种取舍衡量的方法，强调了所有治疗方案都有其风险、益处及局限性。

书中还包含基本病理学、伤口护理、血管炎、血管疾病危险因素和药物治疗的章节。对于这么大容量的临床专著，学术内容覆盖范围很广，包括透析通路、椎动脉疾病及对主动脉夹层基本管理的指南内容等。为血管外科医生临床疾病管理的所有阶段提供了有效、实用的建议，所有章节都包含众多的参考文献和插图，可为那些希望获得更深入了解的同道提供拓展阅读的机会。

因此，感谢所有著者共同编写了这部血管外科专著，它几乎对所有从事血管外科的青年医师和住院医生都有很大帮助。这部专著也将成为全球血管外科专业书非常有价值的补充。

目　录

第 1 章　病理学在血管外科中的作用 …………………………………………………………… 001

第 2 章　血管疾病的危险因素及药物治疗 ……………………………………………………… 010

第 3 章　颈动脉夹层、动脉瘤和副神经节瘤 …………………………………………………… 024

第 4 章　颈动脉狭窄：颈动脉内膜切除术还是颈动脉支架置入术 …………………………… 035

第 5 章　锁骨下 – 椎动脉和上肢动脉 …………………………………………………………… 041

第 6 章　胸廓出口综合征的诊疗更新 …………………………………………………………… 053

第 7 章　血液透析动静脉瘘的外科及腔内治疗 ………………………………………………… 068

第 8 章　择期和急诊胸主动脉瘤处理 …………………………………………………………… 079

第 9 章　主动脉夹层的正确鉴别和治疗 ………………………………………………………… 095

第 10 章　胸 – 腹主动脉瘤的治疗时机与选择 ………………………………………………… 104

第 11 章　主 – 髂动脉闭塞治疗 ………………………………………………………………… 125

第 12 章　腹主动脉瘤急诊和择期治疗策略 …………………………………………………… 140

第 13 章　主动脉疾病腔内治疗局限性 ………………………………………………………… 153

第 14 章　特殊类型主动脉病变 ………………………………………………………………… 165

第 15 章　血管移植物感染的定义及治疗 ……………………………………………………… 175

第 16 章　肾动脉和内脏血管病变 ……………………………………………………………… 184

第 17 章　急性肢体缺血的正确治疗方式 ……………………………………………………… 197

第 18 章　髂 – 股 – 腘动脉病变的治疗进展 …………………………………………………… 210

第 19 章　髂 – 股 – 腘区的动脉瘤和非动脉粥样硬化病变 …………………………………… 219

第 20 章　膝下动脉重度肢体缺血的治疗及依据 ……………………………………………… 230

第 21 章　膝下动脉重度肢体缺血的腔内治疗依据 …………………………………………… 243

第 22 章　糖尿病动脉病变和糖尿病足处理 …………………………………………………… 251

第 23 章　血管损伤 ……………………………………………………………………………… 260

第 24 章　结缔组织病相关动脉瘤样变性的诊断治疗 ………………………………………… 272

第 25 章　血管炎和动脉炎的诊断与治疗 ……………………………………………………… 296

第 26 章　深静脉血栓和急性肺栓塞治疗 ……………………………………………………… 306

第 27 章　浅静脉系统的处理 …………………………………………………………………… 314

第 28 章　创面治疗的动脉和静脉因素 ………………………………………………………… 325

第1章 病理学在血管外科中的作用
Is pathology useful in vascular surgery?

Fabio Bertani　Alice Fuggirai　Francesca Boccafoschi　著
邱结华　译

现代医学的基石是研究和发现每种疾病发生的分子和细胞学机制。血管病理生理状态由血管壁上各种细胞中的相关分子成分调控。

血管系统构成宏观和微观两套解剖结构。动脉和静脉作为宏观结构，主要功能是将心脏血液输送到各个器官再将血液回流入心脏。小动脉、小静脉及毛细血管作为微观解剖结构，主要功能是为组织供给营养。

在血管系统中，毛细血管以外的血管均包括外、中、内膜三层结构，其间分别由内弹性膜和外弹性膜分界。根据其功能所需，动脉和静脉的三层结构在成分上有所不同。

血管外膜是血管壁最外层的结构，最具韧性和弹性，能够协助血管（尤其是动脉）抵抗血液压力并促进血液运输。血管中膜主要为平滑肌层，其间富含各种基质蛋白，如胶原、弹性蛋白和糖胺聚糖（glycosaminoglycan，GAG）等。血管内膜是由一层基底膜和单层内皮细胞（endothelial cell，EC）构成，直接与血液接触。

一、腹主动脉瘤的细胞病理学

腹主动脉瘤（aortic abdominal aneurysm，AAA）可能是最具代表性的，最受分子学机制影响的血管外科疾病。

腹主动脉瘤是一种以遗传、炎症和血流动力学三因素相互作用为特征的多功能退行性疾病。主动脉结构蛋白衰竭会导致主动脉壁的弹性和强度进行性弱化，从而导致该疾病发展[1]。

流行病学显示，腹主动脉瘤好发于男性。其危险因素可分为不可逆因素和可逆因素。例如，性别、遗传因素为不可逆因素；吸烟为可逆因素，并且吸烟者的患病率是非吸烟者的3倍。与大多数心血管疾病不同的是，2型糖尿病（type 2 diabetes mellitus，T_2DM）不是腹主动脉瘤的危险因素[2-4]。

腹主动脉瘤的病理特点包括炎症、细胞外基质（extracellular matrix，ECM）溶解，以及血管平滑肌细胞（vascular smooth muscle cell，VSMC）凋亡导致的平滑肌层变薄。主要组织病理学特征是此病理过程导致的主动脉中层板层结构破坏。实际上，腹主动脉由可增加血管壁弹性和抗压能力的板层单位构成[5]。腹主动脉瘤最常发生于板层单位数量相对减少的肾下段主动脉[6]。

腹主动脉瘤最常见的原因包括动脉粥样硬化斑块、炎症反应、外伤或结缔组织缺陷等[7]。具体机制尚不明确，但是已证实动脉的慢性炎症为其中一个驱动因素。巧合的是，巨噬细胞、淋巴细胞和细胞碎片能穿过主动脉壁并形成慢性炎症，这可能会促进腹主动脉瘤的发生和发展[8, 9]。

二、血管内皮和平滑肌细胞在维持血管功能中起关键作用

血管内皮是由一层薄薄的内皮细胞所构成。内皮细胞通过与基膜相互作用、与相邻细胞紧密连接而链接在一起[10]。

根据组织功能不同，可观察到三种不同功能的内皮结构，分为连续内皮、有孔内皮和不连续内皮[11, 12]。连续内皮基于连续基膜存在于大多数动脉、静脉和毛细血管中，具有细胞间紧密连接的特征。有孔内皮的特征是存在跨细胞的宽孔，由隔膜封闭。这种结构多见于需要主动跨细胞交换的组织间，如腺体、胃肠道、脉络丛、肾小球等。最后，不连续内皮的结构基础是不连续的基膜和松散的细胞连接而形成的宽大间隙，通常存在于肝脏微循环、脾和骨髓毛细血管中[13]。

内皮在多个病理生理过程中起着关键作用，如通过释放一氧化氮（nitric oxide，NO）控制血管舒缩张力、屏障功能、白细胞黏附动态平衡和炎症反应[14]。

内皮细胞在各种物理、化学和生化刺激下，释放多种自分泌和旁分泌物质[15]。除了通过分泌血管活性肽、血管扩张素和血管收缩素对血管张力产生强烈影响外[16]，内皮细胞在止血方面也起着关键作用。在正常生理条件下，内皮是人体内最强大的抗凝因子释放部位，而在炎症刺激下会释放强而有力的促凝因子[17]。

在生理状态下，内皮细胞表现出抗血栓功能，允许血液在血管中流动。该过程通过分泌前列环素和 NO 等可溶性因子实现。此外，内皮细胞的管腔部分同样具有高度抗炎、抗血栓和抗聚集的功能，有助于维持血液流动性。另外，组成基底膜的蛋白质极易形成血栓，所以任何破坏内皮完整性的过程都是血栓形成的潜在刺激因素，有可能危及患者生命。

该情况下，血小板与内皮下成分（如胶原纤维、纤维连接蛋白、层粘连蛋白）相互作用，触发血小板的激活和凝血级联反应[18]。

内皮下基膜蛋白可高度结合血管性血友病因子（von willebrand factor，vWF）和组织因子（tissue factor，TF）等血栓形成因子，使血小板黏附和凝血级联启动，形成稳定的血栓。

血小板激活需要通过整合素受体（如 GP I b、GpIX、GP V）与内皮下成分结合，引导几种影响血管动态平衡和凝血的化学介质聚集与凝结[19]。

例如，5- 羟色胺是一种由激活的血小板释放的强大血管收缩因子，而血栓素 A2（thromboxane A2，TXA2）和腺苷二磷酸（adenosine diphosphate，ADP）具有促进血管收缩和血小板聚集的双重作用[20]。

TF 的表达是外源性凝血途径启动的触发信号，其通过一系列高度调控和协调的蛋白分解，最终形成继发性的稳定血栓[21]。

vWF 是一种主要由内皮细胞合成的多聚体糖蛋白，储存在 Weibel-Palade 小体和 α 颗粒中。在特定刺激下，vWF 被分泌并附着在内皮细胞表面[22, 23]，随后被 vWF 裂解酶（ADAMTS13）水解并释放到循环系统中。在循环系统中，vWF 能够稳定凝血因子Ⅷ，延长其半衰期。

vWF 调节血栓形成和炎症的能力与其多聚体的组成有关：分子量越大，其促血栓形成作用越强。因此，ADAMTS13 的高蛋白分解活性与导致止血功能受损的小分子多聚体相关。

但当并发血栓性血小板减少性紫癜时，由于 ADAMTS13 不能水解 vWF 多聚体，将导致 vWF 依赖的血小板激活而形成弥漫性微血栓。

因为参与 vWF 切割，ADAMTS13 还被认为在数种免疫现象中发挥作用。这种理论支持了免疫过程与 vWF 功能相关的概念[24]。

当血管损伤使 vWF 暴露在内皮细胞下时，vWF 与Ⅵ型胶原结合，导致在损伤部位形成堵塞[25]。

vWF 多聚体结构也受剪切应力的制约。研究证明，剪切应力大小与蛋白的裂解程度呈正相关，故产生小分子 vWF 多聚体[26-28]。

此外，在炎症过程中，内皮细胞是白细胞在趋化因子的化学吸引下进入炎症区域运输机制的

基础。静止状态下的完整内皮只表达非常低浓度的黏附分子；但在触发刺激后，EC 开始产生多形核细胞黏附和渗出所需的大量分子，如 ICAM-1、VCAM-1、E– 选择素和 P– 选择素[29, 30]。

白细胞和内皮细胞之间的密切关联是多种生理病理过程的基础。免疫反应、伤口愈合、动脉粥样硬化、急性和慢性炎症等只是内皮 – 白细胞相互作用过程中的一小部分。

VSMC 是血管中膜层的高度分化细胞。该层的主要功能是通过收缩 – 松弛过程控制血管腔直径。根据其功能，将其分为收缩型 VSMC 和分泌型 VSMC[31]。收缩型 VSMC 沿血管纵轴环形分布，以确保血管收缩，同时分泌一小部分 ECM 蛋白，以维持动脉壁的内环境稳态[32, 33]。相反，分泌型 VSMC 分泌大量 ECM，包括胶原蛋白 I、III、IV 和蛋白多糖、基底膜蛋白多糖、透明质酸、层粘连蛋白和弹性蛋白。它们具有特殊的动态调节表型的能力，并参与生理性和病理性的血管重建。分泌型 VSMC 的形成被认为是发生在动脉粥样硬化区域的去分化过程，可能是稳定斑块和降低破裂风险的一种机制[34, 35]。

收缩型 VSMC 由转化生长因子（transforming growth factor，TGF）信号、MYOCD 家族蛋白和细胞间接触支持，其特征在于平滑肌 α– 肌动蛋白（smooth muscle α-actin，SMαA）、SM-22α、平滑肌肌球蛋白重链 SM-1 和 SM-2、钙蛋白和平滑蛋白等标志物。体外实验也强调了剪切应力在表型维持中的关键作用[36]。

在健康机体中，VSMC 的特征是以收缩型为主，表现为负责收缩蛋白表达的 MYOCD 水平升高。在动脉粥样硬化的第一阶段，MYOCD 的表达减少，决定了去分化过程，最终导致富含蛋白多糖和糖胺多糖的基质表达。这些调控增强了 VSMC 的脂质保留能力，决定了泡沫细胞的产生，并最终导致氧化低密度脂蛋白（low-density lipoprotein，LDL）介导的细胞凋亡[37]。VSMC 摄取堆积于内膜堆积的氧化 LDL，引起泡沫细胞形成和细胞凋亡，导致收缩功能丧失和动脉壁强

度降低[38]。VSMC 脂质摄取失调通过增加降解率降低 VSMC– 原弹性蛋白水平，直接导致表型转换。

中膜层钙化是动脉瘤的特征之一[39]。它由骨软骨化转变决定并受到局部和全身刺激的影响。事实上，尿毒症、高血钙、高磷酸盐水平与动脉钙化的增加有关[40]。高尿素水平通常存在于慢性肾脏疾病患者中，并被认为通过尿毒症毒素对血管钙化起积极作用，从而决定氧化应激状态[41]。体外研究表明，高血钙或磷酸盐与血管平滑肌细胞钙化呈正相关[42, 43]。

总体而言，VSMC 在生物学上的这些改变诱发了中膜细胞凋亡增加，引起细胞结构丧失，最终导致动脉壁弱化，并在机械和生物化学作用下扩大。

三、腹主动脉瘤的实验模型及治疗靶点

该领域的基础研究得到了体外实验方法的支持，以及最重要的是该疾病动物模型的支持。AAA 有不同的小鼠和大鼠模型，如弹性蛋白酶输注、CaCl₂ 海绵和 Ang II 输注。每种模型只能模拟 AAA 整个发病机制的一小部分；因此，研究人员需要进一步研究才能获得能够真实反映这种血管病理的动物模型。

在 20 世纪 50—60 年代，已经证实大鼠摄入 β– 氨基丙腈后主动脉会钙化。20 世纪 80 年代，Gertz 通过 CaCl₂ 诱导兔颈动脉动脉瘤形成的实验研究，提出了钙沉积和动脉瘤形成之间的致病联系[44]。

CaCl₂ 诱导的 AAA 仍然是实验研究中广泛使用的最常见的动物模型之一。目前的方案是基于使用浸泡在 CaCl₂ 溶液中的纱布覆盖在主动脉上，使其管腔和中层产生炎症，最终导致血管直径增加[45]。

基因诱导的 AAA 小鼠模型的建立需要敲除与动脉壁内稳态平衡相关的基因，如 LOX、MMP-3、TIMP-1、脂质转运和摄取蛋白等相关基因。LOX 缺乏的小鼠无法交联胶原和弹性蛋白纤维，因此而导致血管壁强度降低[46-49]，而 MMP-3 和 TIMP-1 的下调可以减少基质重塑，从而促进

动脉瘤的形成。

将弹性蛋白酶输注到大鼠主动脉肾下段已被频繁用于化学诱导 AAA，该模型的基本原理是中膜层弹性蛋白的破坏[50]。然而，该模型缺乏在正常情况下导致 AAA 的所有分子事件，所以它仅在药物评估或外科治疗中有用。

最近，Lareyre 等开发了一种新的小鼠 AAA 模型。这种新模型将局部应用弹性蛋白酶和经腹腔注射中和 TGF-β 抗体而对 TGF-β 进行全身抑制相结合[51]。

最后，Ang II 诱导的小鼠模型通常在高脂血症、LDLR$^{-/-}$ 和 ApoE$^{-/-}$ 品系中产生[52]。用这种方法产生的小鼠 AAA 与人类 AAA 特征相比有一些相似之处，但也有重要差异。相似之处包括主动脉中膜退化、主动脉扩张、男性发病率较高、动脉粥样硬化和附壁血栓的存在[53-55]，差异在于小鼠发生夹层和破裂风险高于人类，以及 AAA 发生的解剖位置不同。

内皮功能障碍是内皮细胞在进行生理过程中所发生的损害，因为内皮细胞的变化发生在中膜和外膜之前，它被认为是大多数心血管疾病（如动脉粥样硬化和动脉瘤）发展的始动因素，也被认为是腹主动脉瘤发生最早的事件之一[20]。内皮细胞 - 血管平滑肌细胞进一步相互作用而引起血管平滑肌细胞失调，导致疾病进展[56]。

内皮细胞主要通过分泌血管生成素（angiotensin II，Ang II）、内皮一氧化氮合酶（endothelial NO synthase，eNOS）的辅因子四氢生物蝶呤（tethrahydrobiopterin，BH4）等蛋白来影响 AAA，而 eNOS 与最重要的血管活性分子 NO 的产生密切相关[57, 58]。较高的 BH4 水平与 eNOS 活性改善相关，BH4 水平越高，eNOS 活性越强[59]。动物模型证明，BH4 可调节由 Ang II 诱导的血管重塑、血压和 AAA 的敏感性[60]。内皮功能障碍导致的 eNOS 损伤以氧化应激为特征，并影响多个生理系统，其中以心血管系统受影响为主[61, 62]。

剪切应力（shear stress，SS）是一个能够调节内皮功能的基本因素，事实上，亚生理状态下的剪切应力值与内皮活化和白细胞的通透性增强相关[45]。动脉粥样硬化发生发展过程中，AAA 更有可能发生在壁面剪切应力波动、不均匀或降低的区域，剪切应力值越高，疾病发生的可能性越低。

此外，现在普遍认为，剪切应力值较低的 AAA 区域往往破裂风险较高[63]。

在 AAA 的发病过程中，可以观察到由于体内稳态失调引起的细胞凋亡增加，导致 VSMC 数量的减少。随着细胞成分因细胞凋亡而减少，基质成分持续流失[64]，使血管收缩作用减弱，最终导致中膜和外膜变薄和扩张。

如前所述，VSMC 是高度可塑性的细胞。研究表明，VSMC 在动脉粥样硬化发病机制中被驱动向合成成纤维细胞样表型发展；与此不同的是，现在人们相信它们可以发展为多种表型，如泡沫细胞、巨噬细胞、间充质干细胞和骨软骨细胞。事实上，VSMC 能够迅速从特殊的收缩表型转变为分化较低的成骨软骨表型，直接促进斑块钙化。骨软骨化转化的标志是骨形态生成蛋白 -2、人同源框蛋白 MSX-2 和骨桥蛋白[65, 66]等骨相关分子的表达。

AAA 的 VSMC 表型转变伴随着收缩型标志物的下调和金属蛋白酶（metalloprotease，MMP）合成的上调，导致增殖和迁移能力增强[56, 67]。

一些研究人员强调了 MMP 在血管生理学中的基础作用[68]。历史上，MMP 家族的成员根据其底物降解活性被分为四类：典型的 MMP、基质赖蛋白、明胶酶和呋喃激活的 MMP。生化科学的进步使基于分子结构的进一步分类成为可能[69, 70]。

有趣的是，在疾病的不同进展阶段，MMP 在病理标本中的表达是不同的。这一现象在 AAA 中更为明显[71, 72]。

MMP 由 VSMC、渗透白细胞的 EC 和最重要的巨噬细胞局部分泌。MMP 活性受单核细胞等炎性细胞的调节。单核细胞能够产生促炎细胞因子，如肿瘤坏死因子（tumor necrosis factor，TNF）-α 和白细胞介素（interleukin，IL）-1β，其主要通过 MAPK 途径促进 MMP 的分泌 [73]。

实际上，巨噬细胞和 T 淋巴细胞渗入 AAA 节段后可促进趋化因子、细胞因子、荧光蛋白和促凋亡分子的产生，如 Fas 受体（CD95）的天然配体 FasL [74]。通过这种方式，免疫系统在调节 VSMC 的成骨软骨转化中起着关键作用。此外，浸润 AAA 的炎性细胞如巨噬细胞能表达 MMP，尤其是 MMP-8、MMP-9 和 MMP-12。相反，MMP-2 似乎与 VSMC 的合成表型有关，并可能是 AAA 进展的潜在标志物 [75]。

参与 AAA 发生的一个机制是 CD40L（CD154）[46-49]，它是活化 T 淋巴细胞所表达的 CD40 受体的配体。CD40-CD40L 与 TNF-α 途径有关，在血管炎症中起着关键作用。AAA 患者由 T 细胞和巨噬细胞释放的 IL-1β、TNF-α、CCL2、IL-6 和 γ 干扰素（interferon，INF-γ）水平升高 [76]。已知这些细胞因子可促进 CD40L 的表达 [77, 78]。

CD40L 基因的缺失可以显著降低夹层动脉瘤的发生率、限制炎症并降解动脉壁中的 ECM。然而，一旦动脉瘤形成，CD40L 缺陷就不能再阻止其进展。因此，数据显示，阻断 CD40L 可以保护动脉壁免受夹层动脉瘤形成的影响，从而减少蛋白水解率，进而减轻炎症。CD40-CD40L 在 AAA 发生中的有害作用似乎与其激活 MMP（尤其是激活 MMP-2 和 MMP-9）有关 [79]。

因此，抑制 CD40L 的治疗方案可能是稳定 AAA 的一个选择。

此外，在病理标本中的 MMP 和金属蛋白酶组织抑制因子（tissue inhibitors of metalloproteinase，TIMP）的表达比例较高 [80]。这表明在 AAA 的发病机制中，MMP 的表达水平不再受临床观察到的组织所产生的有害影响的限制。

从生理学角度看，MMP 介导的 ECM 转换允许细胞在健康的组织内迁移，这对维持主动脉的结构完整性至关重要。因此，旨在通过全局干预降低 MMP 表达的药物方法可能在某种程度上存在缺陷；相反，更需要采用一种更精确的方法，以微观解剖特定的方式对 MMP 表达进行精确定

位干预 [69]。

JNK 通路是 MMP 分泌的关键通路，它很可能是 AAA 进展过程中最重要的非调控通路之一 [81]。

敲除 JNK 通路组成基因的小鼠模型可以降低 AAA 在遗传易感小鼠的发生率。JNK 通路也可通过激活生物合成酶而促进 ECM 的生物合成，JNK 途径还与 ECM 生物合成相关，通过激活生物合成酶，如 P4ha1，负责前胶原中脯氨酸残基的羟基化，增强 3D 折叠，并且需要 LOX 用于胶原蛋白交联。因此，JNK 靶向治疗可以为 AAA 提供非手术治疗选择 [82]。

在 AAA 中，Ⅰ型胶原通常减少，而Ⅲ型胶原则过度表达。有研究认为，Ⅲ型胶原在维持腹主动脉壁完整性方面的保护作用是腹主动脉壁内的一种愈合机制。长期接受血管紧张素转化酶抑制药（angiotensin converting enzyme inhibitor，ACEI）治疗的患者的 AAA 发生率降低也支持了这一观点，该抑制药已被证实可增加Ⅲ型胶原的合成 [83, 84]。TGF-β 是基质沉积的主要途径之一，尽管最初被认为是抑制动脉瘤进展的重要靶点，但其现在被认为具有积极的保护作用 [85, 86]。TGF-β 途径促进 ECM 合成，激活调节性 T 细胞，抑制炎症和基质降解，同时预防血管平滑肌细胞功能障碍 [87]。

AAA 发病机制的一个关键步骤是 ADAM17 失调 [88]。该金属蛋白酶是血管平滑肌细胞表皮生长因子受体（epithelial growth factor receptor，EGFR）转录激活所必需的关键蛋白 [89, 90]，并已被证明可以驱动小鼠模型中的 AAA 发展 [91]。ADAM17 通路的复杂性正是因其几乎参与从增殖到迁移的每一个细胞事件，并且是作为不可或缺的调节器 [92]。

EGFR 由 Ang Ⅱ 激活，Ang Ⅱ 是 AAA 发病机制中的一种信号分子，通过刺激 ADAM17 的表达发挥作用。*ADAM17* 基因的沉默可防止 AAA 的发展，其分子基础可能与抑制 EGFR 表达有关。

ADAM17 在 AAA 的血管内皮细胞和外膜中均存在过表达现象。抑制 ADAM17 是 AAA 治疗的一个可能手段，因为它可指导 AAA 的发展 [91]。

非编码 RNA（noncoding RNA，ncRNA）作为一种革命性的疾病治疗工具正备受生物医学界的关注。

AAA 发病机制分子基础的新进展是细胞疗法等新治疗方法的灵感来源。近年来，人们对微 RNA（micro RNA，miRNA）和长链非编码 RNA（long noncoding RNA，lncRNA）[93] 进行了研究，以进一步了解它们在 AAA 发展中的作用，发现其可能通过反义寡核苷酸法提供新的标记和治疗靶点影响 AAA 的发展[94]。

另外一个 ncRNA 家族，即环状 RNA（circular RNA，circRNA），是我们基因组中新增的功能相关的 ncRNA[95, 96]。该领域允许使用更加精确的检测方法，使人们了解其在不同疾病中的作用[97-99]。尽管其影响 AAA 发展的可能性很大，但到目前还没有证据证明这些 circRNA 影响 AAA 的发生发展[45]。

已有 AAA 动物模型证实了 miRNA（miR-21、24、29、33、143/145、181b、195、205、712）的作用机制和治疗潜力，其中部分 miRNA 被发现存在于动脉瘤组织样本中。相反，虽然几

个 lncRNA（SENCR、SMILR、LNC-Ang362、HOTAIR、PI5、LNC-HLTF-5、HIF1α-AS1、AK056155、Lnc00540）在 AAA 发生的部分病理生理过程中有潜在影响，但被明确证实 lncRNA 和 AAA 之间的明确联系只有 H19 一种[45]。

靶向 ncRNA 的 AAA 治疗方案可能会改变血管外科领域的治疗现状，但需要更有效、更确切的递送系统来调节体内 ncRNA，以最大限度地减少脱靶现象，并将基础研究成果转化为临床治疗。

虽然 miRNA 治疗的开发仍处于早期阶段，但多项研究已经证明了它们作为动脉瘤标志物的诊断潜力[100, 101]。一些研究还发现，在有限的患者队列中，快速或缓慢生长的 AAA 中 miRNA 的表达水平存在统计学差异[102]。

目前主动脉瘤的治疗完全依赖于对直径较大动脉瘤进行预防性手术修复。成功的药物治疗有巨大的应用潜力，可以阻止或延缓动脉瘤的进展，从而减少或推迟手术修复[103]。

调节易感 VSMC 以获得修复表型是目前 AAA 治疗中基于细胞基础的最具前景方法之一（图 1-1）。

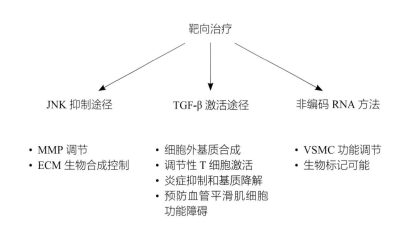

▲ 图 1-1　内容摘要
TGF-β. 转化生长因子 -β；ECM. 细胞外基质；VSMC. 血管平滑肌细胞；MMP. 金属蛋白酶

参考文献

[1] Johnston KW, Rutherford RB, Tilson MD, Shah DM, Hollier L, Stanley JC. Suggested standards for reporting on arterial aneurysms. J Vasc Surg 1991;13(3).

[2] Altobelli E, Rapacchietta L, Profeta VF, Fagnano R. Risk factors for abdominal aortic aneurysm in population-based studies: A systematic review and *meta*-analysis. Int J Environ

Res Public Health 2018;15(12)).

[3] Aune D, Schlesinger S, Norat T, Riboli E. Tobacco smoking and the risk of abdominal aortic aneurysm: a systematic review and meta-analysis of prospective studies. Sci Rep 2018;8(1).

[4] Wilmink TBM, Quick CRG, Day NE. The association between cigarette smoking and abdominal aortic aneurysms. J Vasc Surg 1999;30(6).

[5] Zatina MA, Zarins CK, Gewertz BL, Glagov S. Role of medial lamellar architecture in the pathogenesis of aortic aneurysms. J Vasc Surg 1984;1(3).

[6] Rezvani-Sharif A, Tafazzoli-Shadpour M, Avolio A. Mechanical characterization of the Lamellar structure of human abdominal aorta in the development of atherosclerosis: an atomic force microscopy study. Cardiovasc Eng Technol 2019;10(1).

[7] Isselbacher EM. Thoracic and abdominal aortic aneurysms. Circulation 2005;111(6).

[8] Lei C, Yang D, Chen S, Chen W, Sun X, Wu X, et al. Patterns of immune infiltration in stable and raptured abdominal aortic aneurysms: a gene-expression-based retrospective study. Gene 2020;762.

[9] Wortmann M, Skorubskaya E, Peters AS, Hakimi M, Böckler D, Dihlmann S. Necrotic cell debris induces a NF-κB-driven inflammasome response in vascular smooth muscle cells derived from abdominal aortic aneurysms (AAA-SMC). Biochem Biophys Res Commun 2019;511(2).

[10] Krüger-Genge A, Blocki A, Franke RP, Jung F. Vascular endothelial cell biology: an update. Int J Mol Sci 2019; 20(18) MDPI AG.

[11] Minami T, Muramatsu M, Kume T. Organ/tissue-specific vascular endothelial cell heterogeneity in health and disease. Biol Phar Bull 2019;42(10).

[12] Wilhelm I, Nyúl-Tóth Á, Suciu M, Hermenean A, Krizbai IA. Heterogeneity of the blood-brain barrier. Tissue Barriers 2016;4(1).

[13] Aird WC. Phenotypic heterogeneity of the endothelium: I. Structure, function, and mechanisms. Circ Res 2007;100(2).

[14] Godo S, Shimokawa H. Endothelial functions. Arterioscler Thromb Vasc Biol 2017;37(9).

[15] Ando J, Yamamoto K. Effects of shear stress and stretch on endothelial function. Antioxid Redox Signal 2011;15(5).

[16] Münzel T, Steven S, Daiber A. Organic nitrates: update on mechanisms underlying vasodilation, tolerance and endothelial dysfunction. Vasc Pharmacol 2014;63(3).

[17] Schoner A, Tyrrell C, Wu M, Gelow JM, Hayes AA, Lindner JR, et al. Endocardial endothelial dysfunction progressively disrupts initially anti then pro-thrombotic pathways in heart failure mice. PLoS One 2015;10(11).

[18] Onuma T, Tanabe K, Kito Y, Tsujimoto M, Uematsu K, Enomoto Y, et al. Sphingosine 1-phosphate (S1P) suppresses the collagen-induced activation of human platelets via S1P4 receptor. Thromb Res 2017;156.

[19] Estevez B, Du X. New concepts and mechanisms of platelet activation signaling. Physiology 2017;32(2).

[20] Li Z, Delaney MK, O'Brien KA, Du X. Signaling during platelet adhesion and activation. Arterioscler Thromb Vasc Biol 2010;30(12).

[21] Chu AJ. TFactor, blood coagulation, and beyond: an overview. Int J Inflam 2011;2011.

[22] Huang J, Roth R, Heuser JE, Sadler JE. Integrin αvB3 on human endothelial cells binds von Willebrand factor strings under fluid shear stress. Blood 2009;113(7).

[23] Padilla A, Moake JL, Bernardo A, Ball C, Wang Y, Arya M, et al. P-selectin anchors newly released ultralarge von Willebrand factor multimers to the endothelial cell surface. Blood 2004;103(6).

[24] Chauhan AK, Kisucka J, Brill A, Walsh MT, Scheiflinger F, Wagner DD. ADAMTS13: a new link between thrombosis and inflammation. J Exp Med 2008;205(9).

[25] Flood VH, Gill JC, Friedman KD, Christopherson PA, Jacobi PM, Hoffmann RG, et al. Collagen binding provides a sensitive screen for variant von willebrand disease. Clin Chem 2013;59(4).

[26] Okhota S, Melnikov I, Avtaeva Y, Kozlov S, Gabbasov Z. Shear stress-induced activation of vonwillebrand factor and cardiovascular pathology. Int J Mole Sci 2020;21(20).

[27] Shankaran H, Neelamegham S. Hydrodynamic forces applied on intercellular bonds, soluble molecules, and cell-surface receptors. Biophys J 2004;86(1 Pt I).

[28] Tsai HM, Sussman II, Nagel RL. Shear stress enhances the proteolysis of von Willebrand factor in normal plasma. Blood 1994;83(8).

[29] Alon R, Feigelson S. From rolling to arrest on blood vessels: leukocyte tap dancing on endothelial integrin ligands and chemokines at sub-second contacts. Semin Immunol 2002;14(2).

[30] Trepels T, Zeiher AM, Fichtlscherer S. The endothelium and inflammation. Endothelium 2006;13(6).

[31] Rensen SSM, Doevendans PAFM, Van Eys GJJM. Regulation and characteristics of vascular smooth muscle cell phenotypic diversity. Neth Heart J 2007;15(3).

[32] Allaire E, Muscatelli-Groux B, Mandet C, Guinault AM, Bruneval P, Desgranges P, et al. Paracrine effect of vascular smooth muscle cells in the prevention of aortic aneurysm formation. J Vasc Surg 2002;36(5).

[33] Chamley JH, Gröschel-Stewart U, Campbell GR, Burnstock G. Distinction between smooth muscle, fibroblasts and endothelial cells in culture by the use of fluoresceinated antibodies against smooth muscle actin. Cell Tissue Res 1977;177:445-57.

[34] Davis-Dusenbery BN, Wu C, Hata A. Micromanaging vascular smooth muscle cell differentiation and phenotypic modulation. Arterioscler Thromb Vasc Biol 2011;31(11).

[35] Lu Q-B, Wan M-Y, Wang P-Y, Zhang C-X, Xu D-Y, Liao X, et al. Chicoric acid prevents PDGF-BB-induced VSMC dedifferentiation, proliferation and migration by suppressing ROS/NFκB/mTOR/P70S6K signaling cascade. Redox Biol 2018;14:65-668. Available from: https://doi.org/10.1016/j.redox.2017.11.012.

[36] Opitz F, Schenke-Layland K, Cohnert TU, Stock UA. Phenotypical plasticity of vascular smooth muscle cells—effect of in vitro and in vivo shear stress for tengineering of blood vessels. Tissue Eng 2007;13(10).

[37] Llorente-Cortés V, Otero-Vinñs M, Sánchez S, Rodríguez C, Badimon L. Low-density lipoprotein upregulates low-density lipoprotein receptor-related protein expression in vascular smooth muscle cells: possible involvement of sterol regulatory element binding protein-2-dependent mechanism. Circulation 2002;106(24).

[38] Samouillan V, Dandurand J, Nasarre L, Badimon L, Lacabanne C, Llorente-Cortés V. Lipid loading of human vascular smooth muscle cells induces changes in tropoelastin protein levels and physical structure. Biophys J 2012;103(3).

[39] Lai CH, Chang CW, Lee FT, Kuo CH, Hsu JH, Liu CP, et al. Targeting vascular smooth muscle cell dysfunction with xanthine derivative KMUP-3 inhibits abdominal aortic aneurysm in mice. Atherosclerosis 2020;297.

[40] Durham AL, Speer MY, Scatena M, Giachelli CM, Shanahan CM. Role of smooth muscle cells in vascular calcification: Implications in atherosclerosis and arterial stiffness. Cardiovasc Res 2018;114(4).

[41] Hénaut L, Mary A, Chillon JM, Kamel S, Massy ZA. The impact of uremic toxins on vascular smooth muscle cell function. Toxins 2018;10(6).

[42] Kapustin AN, Davies JD, Reynolds JL, McNair R, Jones GT, Sidibe A, et al. Calcium regulates key components of vascular smooth muscle cell-derived matrix vesicles to enhance mineralization. Circ Res 2011;109(1).

[43] Lau WL, Pai A, Moe SM, Giachelli CM. Direct effects of phosphate on vascular cell function. Adv Chronic Kidney Dis 2011;18(2).

[44] Gertz SD, Kurgan A, Eisenberg D. Aneurysm of the rabbit common carotid artery induced by periarterial application of calcium chloride in vivo. J Clin Invest 1988;81(3).

[45] Kumar S, Boon RA, Maegdefessel L, Dimmeler S, Jo H. Role of noncoding RNAs in the pathogenesis of abdominal aortic aneurysm: possible therapeutic targets? Circ Res 2019;124(4).

[46] Lemaı̂tre V, Soloway PD, D'Armiento J. Increased medial degradation with pseudo-aneurysm formation in apolipoprotein Eknockout mice deficient in tinhibitor of metalloproteinases-1. Circulation 2003;107(2).

[47] Patelis N, Moris D, Schizas D, Damaskos C, Perrea D, Bakoyiannis C, et al. Animal models in the research of abdominal aortic aneurysms development. Physiol Res 2017;66(6).

[48] Silence J, Collen D, Lijnen HR. Reduced atherosclerotic plaque but enhanced aneurysm formation in mice with inactivation of the tinhibitor of metalloproteinase-1 (TIMP-1) gene. Circ Res 2002;90(8).

[49] Silence J, Lupu F, Collen D, Lijnen HR. Persistence of atherosclerotic plaque but reduced aneurysm formation in mice with stromelysin-1 (MMP-3) gene inactivation. Arterioscler Thromb Vasc Biol 2001;21(9).

[50] Anidjar S, Salzmann JL, Gentric D, Lagneau P, Camilleri JP, Michel JB. Elastase-induced experimental aneurysms in rats. Circulation 1990;82(3).

[51] Raffort J, Lareyre F, Clément M, Moratal C, Jean-Baptiste E, Hassen-Khodja R, et al. Transforming growth factor β neutralization finely tunes macrophage phenotype in elastase-induced abdominal aortic aneurysm and is associated with an increase of arginase 1 expression in the aorta. J Vasc Surg 2019;70(2).

[52] Lysgaard Poulsen J, Stubbe J, Lindholt JS. Animal models used to explore abdominal aortic aneurysms: a systematic review. Eur J Vasc Endovasc Surg 2016;52(4).

[53] Borioni R, Garofalo M, De Paulis R, Nardi P, Scaffa R, Chiariello L. Abdominal aortic dissections: anatomic and clinical features and therapeutic options. Tex Heart Inst J 2005;32(1).

[54] Cassis LA, Gupte M, Thayer S, Zhang X, Charnigo R, Howatt DA, et al. ANG II infusion promotes abdominal aortic aneurysms independent of increased blood pressure in hypercholesterolemic mice. Am J Physiol Heart Circ Physiol 2009;296(5).

[55] Manning MW, Cassis LA, Huang J, Szilvassy SJ, Daugherty A. Abdominal aortic aneurysms: fresh insights from a novel animal model of the disease. Vasc Med 2002;7(1).

[56] Ramella M, Boccafoschi F, Bellofatto K, Follenzi A, Fusaro L, Boldorini R, et al. Endothelial MMP-9 drives the inflammatory response in abdominal aortic aneurysm (AAA). Am J Transl Res 2017;9(12).

[57] Bailey J, Shaw A, Fischer R, Ryan BJ, Kessler BM, McCullagh J, et al. A novel role for endothelial tetrahydrobiopterin in mitochondrial redox balance. Free Radic Biol Med 2017;104.

[58] Gambardella J, Khondkar W, Morelli MB, Wang X, Santulli G, Trimarco V. Arginine and endothelial function. Biomedicines 2020;8(8).

[59] Edgar KS, Galvin OM, Collins A, Katusic ZS, McDonald DM. BH4-mediated enhancement of endothelial nitric oxide synthase activity reduces hyperoxia-induced endothelial damage and preserves vascular integrity in the neonate. Invest Ophthalmol Vis Sci 2017;58(1).

[60] Chuaiphichai S, Rashbrook VS, Hale AB, Trelfa L, Patel J, McNeill E, et al. Endothelial cell tetrahydrobiopterin modulates sensitivity to ang (angiotensin) II-induced vascular remodeling, blood pressure, and abdominal aortic aneurysm. Hypertension 2018;72(1).

[61] Brandes RP. Stay in shape with BH4: Loss of endothelial tetrahydrobiopterin promotes aortic aneurysm development in mice. Hypertension 2018;72(1).

[62] Cai H, Harrison DG. Endothelial dysfunction in cardiovascular diseases: the role of oxidant stress. Circ Res 2000;87(10).

[63] Boyd AJ, Kuhn DCS, Lozowy RJ, Kulbisky GP. Low wall shear stress predominates at sites of abdominal aortic aneurysm rupture. J Vasc Surg 2016;63(6).

[64] Petsophonsakul P, Furmanik M, Forsythe R, Dweck M, Schurink GW, Natour E, et al. Role of vascular smooth muscle cell phenotypic switching and calcification in aortic aneurysm formation. Arterioscler Thromb Vasc Biol 2019;39(7).

[65] Jono S, Shioi A, Ikari Y, Nishizawa Y. Vascular calcification in chronic kidney disease. J Bone Miner Metab 2006;24(2).

[66] Kurabayashi M. Vascular calcification—Pathological Mechanism and Clinical Application. Role of vascular smooth muscle cells in vascular calcification. Clin Calcium 2015;25(5).

[67] Stather PW, Sidloff DA, Dattani N, Gokani VJ, Choke E, Sayers RD, et al. Meta-analysis and meta-regression analysis of biomarkers for abdominal aortic aneurysm. Br J Surg 2014;101(11).

[68] Newby AC. Matrix metalloproteinase inhibition therapy for vascular diseases. Vas Pharmacol 2012;56(5-6).

[69] Maguire EM, Pearce SWA, Xiao R, Oo AY, Xiao Q. Matrix metalloproteinase in abdominal aortic aneurysm and aortic dissection. Pharmaceuticals 2019;12(3).

[70] Pirard B. Insight into the structural determinants for

selective inhibition of matrix metalloproteinases. Drug Discov Today 2007;12 (15-16).

[71] Ishii T, Asuwa N. Collagen and elastin degradation by matrix metalloproteinases and inhibitors of matrix metalloproteinase in aortic dissection. Hum Pathol 2000;31(6).

[72] Zhang X, Ares WJ, Taussky P, Ducruet AF, Grandhi R. Role of matrix metalloproteinases in the pathogenesis of intracranial aneurysms. Neurosurg Focus 2019;47(1).

[73] Kyriakis JM, Avruch J. Mammalian MAPK signal transduction pathways activated by stress and inflammation: a 10-year update. Physiol Rev 2012;92(2).

[74] Liu Z, Fitzgerald M, Meisinger T, Batra R, Suh M, Greene H, et al. CD95-ligand contributes to abdominal aortic aneurysm progression by modulating inflammation. Cardiovasc Res 2019;115(4).

[75] Klaus V, Tanios-Schmies F, Reeps C, Trenner M, Matevossian E, Eckstein HH, et al. Association of matrix metalloproteinase levels with collagen degradation in the context of abdominal aortic aneurysm. Eur J Vasc Endovasc Surg 2017;53(4).

[76] Sprague AH, Khalil RA. Inflammatory cytokines in vascular dysfunction and vascular disease. Biochem Pharmacol 2009;78(6).

[77] Danese S, Sans M, Scaldaferri F, Sgambato A, Rutella S, Cittadini A, et al. TNF-α blockade down-regulates the CD40/CD40L pathway in the mucosal microcirculation: a novel anti-inflammatory mechanism of infliximab in Crohn's disease. J Immunol 2006;176(4).

[78] Luft T, Jefford M, Luetjens P, Hochrein H, Masterman K-A, Maliszewski C, et al. IL-1β enhances CD40 ligand-mediated cytokine secretion by human dendritic cells (DC): a mechanism for T cell-independent DC activation. J Immunol 2002;168(2).

[79] Kusters PJH, Seijkens TTP, Beckers L, Lievens D, Winkels H, De Waard V, et al. CD40L deficiency protects against aneurysm formation. Arterioscler Thromb Vasc Biol 2018;38(5)).

[80] Freestone T, Turner RJ, Coady A, Higman DJ, Greenhalgh RM, Powell JT. Inflammation and matrix metalloproteinases in the enlarging abdominal aortic aneurysm. Arterioscler Thromb Vasc Biol 1995;15(8).

[81] Wang F, Chen H, Yan Y, Liu Y, Zhang S, Liu D. Baicalein protects against the development of angiotensin II-induced abdominal aortic aneurysms by blocking JNK and p38 MAPK signaling. Sci China Life Sci 2016;59(9).

[82] Yoshimura K, Aoki H, Ikeda Y, Fujii K, Akiyama N, Furutani A, et al. Regression of abdominal aortic aneurysm by inhibition of c- Jun N-terminal kinase. Nat Med 2005;11(12).

[83] Claridge MW, Hobbs SD, Quick CR, Day NE, Bradbury AW, Wilmink ABM. ACE inhibitors increase type III collagen synthesis: a potential explanation for reduction in acute vascular events by ACE inhibitors. Eur J Vasc Endovasc Surg 2004;28(1).

[84] Silverberg D, Younis A, Savion N, Harari G, Yakubovitch D, Sheick Yousif B, et al. Long-term renin-angiotensin blocking therapy in hypertensive patients with normal aorta may attenuate the formation of abdominal aortic aneurysms. J Am Soc Hypertens 2014;8(8).

[85] Daugherty A, Chen Z, Sawada H, Rateri DL, Sheppard MB. Transforming growth factor-β in thoracic aortic aneurysms: good, bad, or irrelevant? J Am Heart Assoc 2017;6(1).

[86] Mallat Z, Ait-Oufella H, Tedgui A. The pathogenic transforming growth factor-β overdrive hypothesis in aortic aneurysms and dissections: a mirage? Circ Res 2017;120(11).

[87] Dai J, Michineau S, Franck G, Desgranges P, Becquemin JP, Gervais M, et al. Long term stabilization of expanding aortic aneurysms by a short course of cyclosporine a through transforming growth factor-beta induction. PLoS One 2011;6(12).

[88] Kaneko H, Anzai T, Horiuchi K, Kohno T, Nagai T, Anzai A, et al. Tumor necrosis factor-α converting enzyme is a key mediator of abdominal aortic aneurysm development. Atherosclerosis 2011;218(2).

[89] Obama T, Tsuji T, Kobayashi T, Fukuda Y, Takayanagi T, Taro Y, et al. Epidermal growth factor receptor inhibitor protects against abdominal aortic aneurysm in a mouse model. Clin Sci 2015;128(9).

[90] Ohtsu H, Dempsey PJ, Frank GD, Brailoiu E, Higuchi S, Suzuki H, et al. ADAM17 mediates epidermal growth factor receptor transactivation and vascular smooth muscle cell hypertrophy induced by angiotensin II. Arterioscler Thromb Vasc Biol 2006;26(9).

[91] Kawai T, Takayanagi T, Forrester SJ, Preston KJ, Obama T, Tsuji T, et al. Vascular ADAM17 (a disintegrin and metalloproteinase domain 17) is required for angiotensin II/β-Aminopropionitrile-induced abdominal aortic aneurysm. Hypertension 2017;70(5).

[92] Gooz M. ADAM-17: the enzyme that does it all. Crit Rev Biochem Mol Biol 2010;45(2).

[93] Wu Z, yuan, Trenner M, Boon RA, Spin JM, Maegdefessel L. Long noncoding RNAs in key cellular processes involved in aortic aneurysms. Atherosclerosis 2020;292.

[94] Li Y, Maegdefessel L. Non-coding RNA contribution to thoracic and abdominal aortic aneurysm disease development and progression. Front Physiol 2017;8.

[95] Chen LL, Yang L. Regulation of circRNA biogenesis. RNA Biol 2015;12(4).

[96] Jeck WR, Sharpless NE. Detecting and characterizing circular RNAs. Nat Biotechnol 2014;32(5).

[97] Altesha MA, Ni T, Khan A, Liu K, Zheng X. Circular RNA in cardiovascular disease. J Cell Physiol 2019;234(5).

[98] Li R, Jiang J, Shi H, Qian H, Zhang X, Xu W. CircRNA: a rising star in gastric cancer. Cell Mol Life Sci 2020;77(9).

[99] Lin F, Zhao G, Chen Z, Wang X, Lv F, Zhang Y, et al. CircRNA-miRNA association for coronary heart disease. Mol Med Rep 2019;19(4).

[100] Kin K, Miyagawa S, Fukushima S, Shirakawa Y, Torikai K, Shimamura K, et al. Tissue- and plasma-specific microRNA signatures for atherosclerotic abdominal aortic aneurysm. J Am Heart Assoc 2012;1(5).

[101] Maegdefessel L, Spin JM, Raaz U, Eken SM, Toh R, Azuma J, et al. MiR-24 limits aortic vascular inflammation and murine abdominal aneurysm development. Nat Commun 2014;5.

[102] Wanhainen A, Mani K, Vorkapic E, De Basso R, Björck M, Länne T, et al. Screening of circulating microRNA biomarkers for prevalence of abdominal aortic aneurysm and aneurysm growth. Atherosclerosis 2017;256.

[103] Lindeman JH, Matsumura JS. Pharmacologic management of aneurysms. Circ Res 2019;124(4).

第2章 血管疾病的危险因素及药物治疗

Risk factors and pharmacological therapy in patients with vascular disease

Giuseppe Maiolino　Marco Rossato　Roberto Vettor　著

韩　阳　杨　林　译

心血管疾病（cardiovascular disease，CVD）是全球医疗保健系统最具挑战的负担之一。外周动脉疾病是心血管（cardiovascular，CV）疾病发病的独立危险因素，包括冠状动脉疾病（coronary artery disease，CAD）和脑血管疾病[1]。与普通人群相比，外周动脉疾病患者的心肌梗死、缺血性脑卒中和死亡增加了6倍[2]。与外周动脉疾病相关性的最强风险因素是吸烟，其次是糖尿病、肥胖、动脉性高血压、高胆固醇血症、高龄、高同型半胱氨酸血症和血管炎。

一、动脉粥样硬化与炎症

尽管制药行业在生产除他汀类药物之外的新型降胆固醇药物方面取得了越来越多的研究成果，并且研发出了新的抗血栓药物，但距离解决动脉粥样硬化还很远，残留风险的概念预示了达到该目标的艰难。在本章中，我们将讨论能够降低胆固醇／甘油三酯水平的特效药物、新型降糖药、抗血栓药物，以及能够缓解CVD炎症反应的抗炎药，如抗IL-1β和其他IL抗体。

血管疾病的病理生理学基础识别了原发病理因素的整合，其结果是动脉血管的结构和功能损伤。动脉粥样硬化过程的主要致病因素是代谢损伤，尤其是循环和组织胆固醇水平升高，内皮功能障碍和炎症，循环单核细胞浸润到内皮下间隙，随后巨噬细胞来源的泡沫细胞形成而引起的包括炎症反应、血管结构的老化、内皮功能损伤在内的血流动力学异常，这些损伤最终能触发血液凝固有关的病理过程。

炎症过程主要涉及了源自巨噬细胞和血管平滑肌细胞的两种不同来源的泡沫细胞群，它们通过巨噬细胞基因进行表达，并占人类动脉斑块中50%的泡沫细胞[3]。经典活化（M_1）巨噬细胞和替代活化（M_2）巨噬细胞分别介导促炎和抗炎反应[4]。M_1巨噬细胞通过极化产生促炎细胞因子、活性氧（reactive oxygen species，ROS）、NO，并主要使用无氧糖酵解作为能量来源。相反，M_2巨噬细胞通过产生胶原蛋白介导组织重塑，表现为比M_1巨噬细胞更好的吞噬能力，并主要依靠脂肪酸氧化代谢来缓解炎症反应[5, 6]。巨噬细胞的极化状态和斑块的炎症状态密切相关，其向M_2的转换是动脉粥样硬化消退过程中斑块缩小的关键[7]。

泡沫细胞和其他由胆固醇补充的免疫细胞通过Toll样受体（toll-like receptor，TLR）触发炎症小体激活，过量的胆固醇由泡沫细胞通过反向胆固醇转运（reverse cholesterol transport，RCT）途径进入循环中的高密度脂蛋白（high density lipoprotein，HDL），进而进入胆汁或粪便[8]。多项研究结果表明，HDL和胆固醇逆向运转（reverse cholesterol transport，RCT）在减轻血管炎症和减少 CVD 事件中起到了保护作用[9]。

药物治疗的潜在目标是干预胆固醇代谢与炎症的耦合，靶点包括 HMG-CoA，这是胆固醇生物合成的关键步骤；acyl-CoA，将游离胆固醇转化为酯化胆固醇；卵磷脂 – 胆固醇酰基转移酶将血浆中的胆固醇进行酯化[10]。胆固醇代谢调节因子和 RCT 通路似乎可以减少血管炎症。抗氧化的药物可能会限制炎症引起的内皮功能障碍。白藜芦醇可以减缓血管疾病的进展，减弱单核细胞与血管壁的黏附，从而减少或预防动脉粥样硬化过程的发生[11]。

控制内皮细胞炎症和恢复内皮细胞功能是治疗动脉粥样硬化的潜在策略。针对炎症的药物，如抗 IL-1β 特异性抗体卡那单抗，能够减少血管炎症及其对心血管的影响[12]。除此之外，其他的一些药物也可以防止炎症诱导的血管损伤。例如，CD40 配体抑制药可以控制动脉壁中的炎症和 ECM 降解[13]；TNF-α 拮抗药在 M_1 极化升高相关疾病的炎症控制方面可能比 IL-1β 阻滞药更有效[14]；IL-19 通过促进胆固醇外泄、逆转 VSMC 和巨噬细胞泡沫细胞[15]中的应激颗粒形成缓解炎症；葡萄糖胺或 O– 连接的 β– 乙酰葡萄糖胺可抑制核因子 κB（nuclear factor-κB，NF-κB）的活化和 TNF-α 受体信号转导[16]，并通过增加线粒体 DNA 完整性恢复血管中有缺陷的线粒体呼吸[17]。

动脉粥样硬化是一种以促进炎症和对抗炎症的介质之间不平衡为特征的疾病，具体表现为前者过多并使该过程持续发展。促炎介质包括源自花生四烯酸的前列腺素和白三烯，抗炎介质包括来自二十碳五烯酸、二十二碳六烯酸或二十二碳五烯酸的消炎素、保护素和巨噬细胞保护素，以及来自花生四烯酸的脂氧素[18]。多项研究强调了脂肪酸在动脉粥样硬化过程中调节炎症进展或消退中的关键作用。

二、危险因素

动脉粥样硬化性血管疾病和 CAD 具有相似的心血管危险因素，但在不同的血管部位，不同危险因素的影响程度不一、现有证据级别也有所不同。风险因素通常分为可逆和不可逆因素，这取决于是否能通过针对性的干预措施纠正风险因素。

三、不可逆的危险因素

（一）年龄

年龄是动脉粥样硬化性血管疾病相关性最强的危险因素之一，随着年龄的增加，致命和非致命心血管事件的危险呈指数级增加。事实上，70 岁以上受试者的严重颈动脉疾病（狭窄≥ 50%）患病率比年轻受试者高 3 倍[19]；85—89 岁受试者下肢动脉疾病（lower extremities arterial disease，LEAD）患病率是 45—49 岁受试者的 3 倍以上[20]。

（二）性别

众所周知，男性是 CVD 的重要危险人群；而女性罹患 CVD 的风险对比男性推迟了 10 年，却并未减少。男性和女性易发的 CVD 部位有所不同。事实上，与女性相比，男性患严重颈动脉和肾动脉狭窄的风险几乎是女性的 2 倍（狭窄≥ 60%）。高收入国家中 LEAD 风险仅略高，而低收入国家则相反[19-21]。

（三）家族史

阳性家族史是指有 CVD 疾病史患者的一级亲属在相对较年轻的年龄（即男性＜ 55 岁、女性＜ 65 岁）发生心血管事件的风险增加。然而，值得注意的是，在考虑常规危险因素后，阳性家族史在预测 CVD 方面的有效性证据有限，而且这项指标可能仅在中度风险受试者中具有一定的相关性[22-24]。

（四）种族

值得一提的是，种族是一个不可逆的风险因素。在任何特定年龄，非裔美国人患 LEAD 的风险增加了 1 倍[25]。此外，撒哈拉以南非洲和西亚人患心血管疾病的风险较高，而北非和东亚人患心血管病的风险较低[26]。

四、可逆的风险因素

（一）糖尿病

糖尿病（diabetes mellitus，DM）控制不佳可能会导致代谢失衡，从而导致一系列慢性并发症，包括影响心脏、大脑、肾脏和四肢的微血管和大血管疾病。糖尿病是动脉粥样硬化的一个重要危险因素[27]。特别对于 LEAD[20]（尤其膝以下血管病变[28, 29]）和颈动脉疾病[30]而言，其发病风险随着糖尿病的病程进展而有所增加。

与动脉粥样硬化、外周动脉疾病的发生发展相似[31]，糖尿病引起动脉粥样硬化的过程也是多因素共同作用的结果，最终导致高发病率和高死亡率的 CVD。脂质代谢的改变是动脉粥样硬化的重要危险因素和特征。糖尿病和动脉粥样硬化都是代谢改变后所致的慢性疾病，两者之间可能存在某种联系。很多研究表明，不论是 1 型还是 2 型糖尿病，都可以诱导动脉粥样硬化的发生或加速其进展。糖尿病管理不当与脑卒中、心肌梗死和 CV 死亡风险增加，以及外周动脉疾病患病率升高明显相关[32]。因此，在治疗糖尿病时，不光要避免其并发症，还要通过预防或延迟血管不良事件来降低血管病变的发病率和死亡率[33]。

一般来说，建议积极管理所有可逆的风险因素，如戒烟、他汀类药物治疗、降压治疗、降糖治疗、健康饮食、有监督 / 无监督的体育锻炼等。当药物治疗和（或）体育锻炼无法达到治疗目的时，建议对有症状的糖尿病 LEAD 患者进行手术或血管内血供重建[34]。慢性高血糖促进成纤维细胞生长因子（fibroblast growth factor，FGF）和 TGF-α 的表达，从而促进动脉壁平滑肌细胞的增生和 ECM 的产生。此外，氧化应激和内皮功能障碍的增加也可以解释接受经皮腔内血管成形术的糖尿病患者的高再狭窄率[35, 36]，因此，旁路手术治疗 LEAD 疗效可能更持久[34]。

（二）高血压

虽然相对风险增加可能看起来较小、高血压病患者罹患血管疾病 RR 为 1.5～2，人群中高血压的高患病率显著增加了动脉粥样硬化性血管疾病的负担，并促进了颈动脉狭窄[37]、肾动脉狭窄[38] 和 LEAD[20]。有两项大型队列研究表明，随着收缩压和舒张压的升高，LEAD 事件发生的风险呈线性增加[39, 40]。

然而，在 ALLHAT 试验中登记的罹患 CV 的高血压患者的数据显示，患者的收缩压和 LEAD 事件之间存在 U 型联系。更准确地说，收缩压<120mmHg 增加 26% 的 LEAD 事件发生率，收缩压>160mmHg 增加 21% 的 LEAD 事件发生率。此外，当舒张压<70mmHg 时，LEAD 并发症的发生率较高。舒张压降低导致的意外结果可能与脉压升高有关。众所周知，脉压升高是血管僵硬度的标志，并与多种包括 LEAD 事件在内的不良结果相关[41]。另外，旨在降低心脏和脑卒中事件风险的降压药物干预也可能会影响下肢血液灌注，从而进一步导致 LEAD 并发症的出现。使用 SGLT-2 抑制药卡格列净的患者的下肢截肢风险增加，进一步突显下肢血流灌注不足可能对 LEAD 产生不利影响[42]。因此，2017 年 ACC/AHA 高血压指南提倡高血压患者的目标血压控制在 130/80mmHg，以降低总体心血管事件的风险[43]，这实际上可能对 LEAD 患者有害，造成不良后果[44]。

（三）吸烟

吸烟是动脉粥样硬化性血管疾病最重要的危险因素之一，吸烟人群罹患严重的颈动脉狭窄（>50%）、肾动脉狭窄和 LEAD[20] 的发病率与普通人群相比增加了 3 倍。同样，被动吸烟也与血管疾病相关。儿童时期父母吸烟的人群，成年后其颈动脉狭窄的风险有所增加[45]。

（四）血脂异常

血脂异常是公认的动脉粥样硬化危险因素。LDL、胆固醇（LDL cholesterol，LDL-C）和脂蛋白 a 升高，以及 HDL 降低会增加颈动脉疾病和 LEAD 的发病风险[20, 46, 47]。

（五）睡眠障碍

近些年来，睡眠障碍也逐渐被认为是 CVD

的危险因素，其中一些疾病在普通人群中发病率很高，如阻塞性睡眠呼吸暂停综合征、睡眠时间短的慢性睡眠限制和慢性失眠。阻塞性睡眠呼吸暂停综合征的患病率随着年龄的增长而升高，男性患病率更高，占成年人口的 2%～7%[48]。在此类人群中，CVD 和 CV 的死亡率几乎增加 1 倍[49]，高血压的发病率增加了 37%[50]。在西方国家，慢性睡眠限制和慢性失眠经常发生，分别影响 35%[51] 和 6%～19% 的普通人群[52]。据报道，如果睡眠时间 <6h，则两者都与 CAD 和 CV 事件相关[51]。

五、药物治疗

血管疾病药物治疗的目的有两个：①纠正受试者的风险状况，因为血管疾病与缺血性脑卒中、心肌梗死和 CV 死亡的发病率增加有关；②治疗影响患者的原发病，缓解其症状[53-55]。

六、可逆危险因素的控制

血管疾病药物治疗的主要内容是控制危险因素，旨在延缓疾病的进展和预防并发症。该目标可以通过药物治疗和非药物治疗来完成。

（一）戒烟

大量研究表明，戒烟可以降低心血管事件的发生率和死亡率，尤其是对于患有颈动脉疾病和 LEAD 的患者而言[56]。此外，也要避免吸"二手烟"[57]。2017 年 ESC 外周动脉疾病指南（Ⅰ类推荐，B 级证据）强烈推荐戒烟作为心血管疾病预防中最简单有效的方式[58]。

对于吸烟者而言，戒烟是一项具有挑战性的任务，如果反复尝试未能成功，可以尝试其他专业技术的支持。目前已经有许多关于尼古丁替代疗法的药理学研究，将戒烟成功的概率提高了50%～70%[59]。尽管电子烟似乎有助于戒烟，但与其他尼古丁替代疗法相比，电子烟的使用研究较少，而且其安全性尚未得到证实。一些更加有效的药物（如抗抑郁药物安非他酮和部分尼古丁受体激动药伐尼克兰）在帮助戒烟方面相对安全有效[60]。尽管有有效的措施来帮助戒烟，但这些

措施是否能降低血管疾病及其并发症的发病率尚不得而知。

（二）糖尿病的治疗

糖尿病的强化降糖治疗减少了微血管并发症[61]、非致命性急性心肌梗死和 CAD 相关事件[62]，但并不能降低糖尿病患者的总体心血管不良事件发生率，也不能预防脑卒中和总体死亡率[63]，其对接受血管内手术的糖尿病患者是否需要截肢的结果仍有争议[64, 65]。因此，胰岛素仍然是糖尿病患者有效控制血糖的治疗首选，但其长期安全性仍存在争议[66]。

此外，包含 SGLT-2 抑制药的新药可以有效控制血糖并降低 CV 和总死亡率，但它无法减少非致命性急性心肌梗死和脑卒中的风险[67-70]。CANVAS 和 CANVAS-R 试验结果表明，与安慰剂相比，使用 SGLT-2 抑制药卡格列净治疗的 LEAD 和 DM 患者下肢截肢的发生率增加了 2 倍[71-73]。然而，关于糖尿病的其他临床试验未发现卡格列净与非 SGLT-2 抑制药治疗在截肢方面有任何差异[74]。EMPA-REG 研究的其中一项结果显示，与安慰剂相比，恩格列净治疗的患者肢体存活率更高[75]。此外，与单独使用二甲双胍相比，联合使用达格列净可改善血管内皮功能和扩张血管[76]。

总之，2017 年 ESC 关于外周动脉疾病的指南建议严格控制血糖，大多数成年人的糖化血红蛋白目标值应低于 7.0%（<53mmol/mol）；而对于慢性糖尿病患者、老年人和体弱者或现有心血管疾病患者中，糖化血红蛋白目标值可适当放宽（Ⅰ类推荐，C 级证据）[58]。

（三）高血压

2018 年欧洲心脏病学会 / 欧洲高血压学会（European Society of Cardiology/European Society of Hypertension，ESC/ESH）联合指南建议高血压患者目标血压为 130/80mmHg，老年（>65 岁）受试者的目标收缩压在不考虑并发症的基础上可稍高（130～139mmHg）[77]。INVEST 试验的结果显示，血压与死亡率之间存在 J 形曲线

关系；在 CAD 和 LEAD 患者亚组中，当收缩压为 145~135mmHg、舒张压为 90~60mmHg 时，死亡率下降最明显[78]。基于现有证据，2017 年 ESC 外周动脉疾病指南建议将血压控制在目标水平（Ⅰ类推荐，A 级证据）[58]。

所有降压药物都可用于治疗外周动脉疾病患者。INVEST、ALLHAT 和 VALUE 的结果表明，与其他降压药相比，ACEI 和血管紧张素Ⅱ受体拮抗药（angiotensin Ⅱ receptor blocker，ARB）并未能显著降低主要 CV 事件[78-81]。

多项研究表明与非糖尿病患者相比，糖尿病会增加下肢截肢的风险，尤其是在严重肢体缺血的患者中，糖尿病导致 CV 的发病率和死亡率较高。HOPE 试验招募了近 3600 例有心血管事件史或至少一种传统动脉粥样硬化危险因素的糖尿病患者，其结果表明与安慰剂相比，雷米普利治疗的患者中心肌梗死、脑卒中和心血管死亡率的风险分别降低了 22%、33% 和 37%[82]。这些发现表明，ACEI 和 ARB 可能改善患者的预后和总生存率。然而，由于这类药物无法预防严重的肢体不良事件，因此对于严重 LEAD 的糖尿病患者而言，应考虑血管重建术提高保肢率[83]。

根据 HOPE 和 ONTARGET 试验的结果，证明使用 ACEI 或 ARB 治疗的 LEAD 患者的主要心血管事件减少[84, 85]。2016 年美国心脏病学会 / 美国心脏协会（American College of Cardiology/ American Heart Association，ACC/AHA）和 2017 年 ESC 指南建议，外周动脉疾病患者（Ⅱ类推荐）可以使用这类药物[58, 86]。

与之前的观点相反，对于单侧肾动脉狭窄患者而言，2017 年 ESC 指南（Ⅰ类推荐）推荐 ACEI 和 ARB 用于高血压治疗；而对于双侧肾动脉狭窄患者（Ⅱ类推荐）可考虑使用 ACEI 和 ARB。在使用过程中进行严格随访的情况下，发现潜在的肾功能减退。在之前的大型观察性研究中，这两种药物都降低了发病率和死亡率[87-89]。

值得一提的是，β 受体拮抗药在 LEAD 患者中并非禁忌证，因为它们不会降低中度缺血受试者的行走能力，却能同时降低既往心肌梗死患者的 CAD 事件风险。但使用的前提是，患者不受慢性下肢缺血的影响，建议谨慎使用[90, 91]。

（四）血脂异常

4S 试验首次在包括外周动脉疾病患者的亚组分析中证明了他汀类药物的有益作用，与安慰剂相比，辛伐他汀降低了跛行和颈动脉血管杂音的发生率[92]。这些数据后来被 HPS 试验证实，该试验中，外周动脉疾病患者被随机予以中等强度的辛伐他汀治疗；与安慰剂相比，该治疗减少了心血管事件[93]。他汀类药物的使用，尤其是在诊断外周动脉疾病后予以大剂量他汀药物，可以有效降低截肢率和全因死亡率[94]。因此，他汀类药物应常规用于所有外周动脉疾病患者，作为预防心血管和主要肢体不良事件的一部分。

在 LDL-C 血浆水平未达标的受试者中，应考虑使用依折麦布或 PCSK-9 抑制药，因为这些治疗在 IMPROVE-IT 和 FOURIER 试验中减少了外周动脉疾病患者的 CV 事件[95, 96]。

在已经出现的治疗血脂异常的新药中[97]，需要特别提及的是贝派地酸。这是一种 ATP 柠檬酸裂解酶[98]，可以调节胆固醇合成和 LDL-C 水平。贝派地酸作用于 HMG-CoA 还原酶上游，抑制胆固醇生物合成，并增加 LDL-C 受体的表达。贝派地酸是一种前体药，仅在肝细胞中被激活；因此，未观察到与他汀类药物相关的潜在肌肉不良反应[99]。CLEAR Serenity 研究是一项 3 期临床试验，纳入了需要进一步降低 LDL-C 的他汀类药物不耐受患者。该试验中每天 1 次 180mg 贝派地酸与 10mg 依折麦布联用（联用或不联用其他调脂治疗）可有效降低 LDL-C。该试验显示，与安慰剂组相比，LDL-C 进一步降低 23.6%，非 HDL-C、总胆固醇和 ApoB 分别降低 19.0%、16.1% 和 15.5%。在高 / 非常高 CV 风险和 LDL-C 升高的患者中，与安慰剂组相比，无论是单独还是联合其他调脂药物使用，贝派地酸及依折麦布（分别为 180mg 和 10mg）的固定组合显著降低了 LDL-C（-36.2%vs.1.8%，贝派地酸 vs. 安慰剂，$P < 0.001$），并且具有良好的安全性[100]。基于这一证据，美国 FDA 批准贝派地酸用于治疗患有杂合性家族性高胆固醇血症或已确定需要进一步降低 LDL-C 的动脉粥样硬化性 CV 疾病成人患者。

因利司然是一种靶向肝脏 PCSK-9 合成的 siRNA，其对 LDL-C 的作用类似于 PCSK-9 抑制药。该药物以初始剂量皮下给药，3 个月重复给药，然后每 6 个月给药一次。在 ORION-1 临床试验中观察到连续 2 次使用 300mg 剂量可以使 LDL-C 最大程度的降低（52.6%）[101]。患有动脉粥样硬化性 CV 疾病的患者（ORION-10 试验）和患有动脉粥样硬化性心血管疾病或同等风险的患者（ORION-11 试验），在最大量他汀类药物治疗的基础上，每 6 个月皮下注射一次因利司然，患者的 LDL-C 水平下降约 50%[102]。

依维苏单抗是一种重组全人源的 ANGPTL3 的 IgG_4 亚型的单克隆抗体，能结合并抑制 ANGPTL3。ANGPTL3 通过抑制脂蛋白和内皮脂肪酶在调节脂质代谢中发挥作用，而后两者在 LDL-C 和甘油三酯（triglyceride，TG）的分解代谢中至关重要。尽管 HDL-C 水平较低，但 ANGPTL3 的功能丧失变异与 LDL-C 和 TG 水平较低、CAD 风险降低 41% 相关[103, 104]。ELIPSE HoFH 3 期试验结果显示，24 周后依维苏单抗组患者的 LDL-C 水平较基线降低了 47.1%。此外，在第 24 周时与安慰剂组相比，随机接受依维苏单抗治疗的患者中，ApoB、非 HDL-C、HDL-C 和总胆固醇水平明显低于基线水平[105]。

2017 年 ESC 指南建议所有外周动脉疾病患者使用他汀类药物治疗，目的是将 LDL-C 降至 1.8mmol/L(70mg/dl) 以下；如果基线值为 1.8～3.5mmol/L(70～135mg/dl)[106-108]（Ⅰ类推荐），则降低至少 50%[58]。此外，AHA/ACC 指南建议，所有患有临床动脉粥样硬化性疾病的患者都应服用大剂量的他汀类药物[109]。为了使得更多的患者血脂水平达标，ESC 的最新指南建议传统药物和新型药物联合治疗[110]。

（五）体育锻炼

定期体育锻炼是心血管健康的保障，也是改善心血管风险状况，降低血压和 LDL-C 水平、体重，以及改善糖尿病患者血糖控制的最具成本效益的治疗措施之一。这可以降低健康受试者和外周动脉疾病患者的 CV 死亡率[111-114]。大量随机临床试验表明，运动疗法可以改善跛行。最近一项 Meta 分析证实了这一点，运动疗法与不运动的对照组相比，无疼痛步行距离平均增加了 82m[115]。

总而言之，大量研究强调了需要充分评估患有外周动脉疾病患者的身体活动水平，并鼓励其进行定期的有氧运动，包括正常的日常活动，如散步、慢跑、骑自行车、滑冰、游泳等。2016 年 ESC 关于 CVD 的预防指南建议，进行每周 150min 中等强度的体育锻炼或每周 75min 高强度的锻炼[111-113, 116]（Ⅰ类推荐，A 级证据）[26]。

（六）睡眠障碍

无论与失眠是否相关，阻塞性睡眠呼吸暂停和睡眠时间减少都是最近公认的 CV 危险因素。睡眠障碍对心血管的危害可能与它们的共患病有关，如肥胖、代谢综合征和糖尿病等，以及它们对交感神经兴奋、氧化应激和高血压的直接影响。这些会促进内皮功能障碍和动脉粥样硬化[51]。

血压是心血管疾病的主要危险因素之一[48]，而目前对于睡眠障碍的治疗方法包括持续气道正压和行为干预或催眠。这些措施已证明可降低高血压患者的血压。然而，目前还没有可靠的数据表明睡眠障碍治疗对周围动脉疾病患者的心血管结局会产生有益的影响。

七、抗血小板治疗

血小板与动脉粥样硬化的发生和发展及并发症有关。在外周动脉疾病中，血小板功能发生改变，相互聚集和黏附的能力增强。基于这些前提，抗血小板治疗是外周动脉疾病治疗的基础，主要药物包括阿司匹林、氯吡格雷和替格瑞洛等。

（一）单抗血小板治疗

2017 年 ESC 关于外周动脉疾病的指南建议，单联抗血小板治疗仅适用于受颈动脉疾病影响的无症状患者，其在降低脑卒中和心血管事件风险[117]（Ⅱa 类推荐）[58]或肾动脉狭窄方面缺乏证据支持。对于孤立性 LEAD 的无症状患者，则不建议常规进行抗血小板治疗（Ⅲ类推荐）[58]。多个随机临床试验表明，在这种情况下，抗血小板治疗对于减少 CV 事件的发生无效[118]。

对于有症状的外周动脉疾病患者，建议使用抗血小板治疗来减少心血管事件，通常使用阿司匹林，当阿司匹林不耐受或过敏时，可选择氯吡格雷[117-119]（Ⅰ类推荐）[58]。CAPRIE 试验的结果分析表明，在有症状的 LEAD 患者亚组中，与阿司匹林相比，氯吡格雷将血管死亡、心肌梗死和脑卒中的主要终点事件降低了 25%[120]。根据这项单一随机对照试验的数据，2017 年 ESC 关于外周动脉疾病的指南表明，氯吡格雷可能优于阿司匹林（Ⅱ类推荐）[58]。

与氯吡格雷相比，替格瑞洛在外周动脉疾病患者中并没有优势。PLATO 试验和 EUCLID 试验中未能证明使用替格瑞洛后 CV 事件减少[121, 122]。值得注意的是，最近一项来自 EUCLID 试验的糖尿病患者与非糖尿病患者之间的大型对照研究结果表明，糖化血红蛋白（glycosylated hemoglobin，HbA1c）每升高 1%，重大 CV 事件的相对风险就会增加 14.2%[123]；然而，其他研究没有显示 HbA1c 水平与外周动脉疾病严重程度之间的任何相关性。这表明相对于糖尿病而言，其他因素可能在外周动脉疾病的发展和管理中发挥更重要的作用[124]。

（二）双联抗血小板治疗

对于某些外周动脉疾病患者，可以考虑使用双联抗血小板治疗。CARESS 随机试验招募了 107 例近期有症状的颈动脉粥样硬化狭窄患者（狭窄≥50%），与单独服用阿司匹林相比，使用双联抗血小板治疗 7 天后，脑微栓塞的比例显著减少 37%[125]。

因此，2017 年 ESC 关于外周动脉疾病的指南建议，在轻微脑卒中或短暂性脑缺血发作的前 24h 内行双联抗血小板治疗，必要时可持续服用 1 个月[58]。此外，建议在颈动脉支架置入术后（Ⅰ类推荐）、腹股沟以下支架置入术或人工移植物旁路移植术后（Ⅱ类推荐）可以考虑行双联抗血小板治疗[58]。

CHARISMA 试验中针对大多数有症状的 LEAD 患者的结果分析表明，与单独使用阿司匹林相比，阿司匹林和氯吡格雷联合治疗的患者心肌梗死率降低了 15%，但轻微出血的比例明显有所增加[126]。PEGASUS TIMI 54 试验结果表明，替格瑞洛联合阿司匹林治疗可显著减少主要心血管事件，并减少 35% 的严重肢体缺血事件的发生，但大出血和小出血事件的比例有所增加[127]。根据这些试验的结果，对于外周血管病变患者，需在充分评估的基础上选择是否使用双联抗血小板治疗。

总之，除了 ACEI 和他汀类药物外，抗血小板治疗已被证明在外周动脉疾病管理中发挥重要作用[128]。抗血小板治疗的一个主要目标是降低血栓形成导致的急性肢体缺血风险，以及动脉粥样硬化进展导致的未来重大心血管事件风险[129]。TASC Ⅱ研究建议，在外周动脉疾病的腔内手术治疗前即开始单抗血小板治疗，并不限期地持续使用[130]。而 ACC/AHA 指南建议，至少连续 1 个月使用阿司匹林和氯吡格雷的双联抗血小板治疗[131]。然而，目前只有少数研究报道了关于外周动脉疾病腔内治疗术后抗血小板治疗的持续时间。尽管大多数关于外周血管的前瞻性临床研究结果建议使用阿司匹林和氯吡格雷进行为期 1～3 个月的双联抗血小板治疗，但双联抗血小板治疗的优势所在仍不明晰[132]。因此，与单联抗血小板治疗相比，双联抗血小板治疗的出血风险可能更高，应根据患者的实际情况来决定抗血小板方案。此外，双联抗血小板疗法和其他抗血栓治疗在外周动脉疾病管理中的作用仍需要进一步研究[133]。

八、抗凝治疗

目前，WAVE 试验已证实维生素 K 拮抗药在有症状的外周动脉疾病患者中无法起到抗凝作用，与传统药物治疗相比并没有优势[134]。但是一些随机对照研究结果显示，在某些特定的病例中，如腹股沟下静脉移植的患者，华法林与阿司匹林相比增加了近远期通畅率并减少了缺血事件，但主要出血事件的发生率较高[135]。因此，2017 年 ESC 关于外周动脉疾病的指南建议，在这些特定的患者中以使用维生素 K 拮抗药（Ⅱ类推荐）[58]。

在 2017 年 ESC 指南发布后，COMPASS 试验在患有外周动脉疾病（如症状性 LEAD 或颈动脉疾病）的患者中的结果表明，与单独使用阿司匹林相比，低剂量的利伐沙班（2.5mg，每天 2 次）联合阿司匹林治疗可降低患者的死亡率。利伐沙班联合阿司匹林治疗组中，心血管死亡、脑卒中和心肌梗死的主要终点发生率为 5.1%，而阿司匹林单独治疗组为 6.9%。此外，利伐沙班联合阿司匹林的治疗减少了主要肢体不良事件的发生，并且没有显著增加颅内出血或致命出血的比例[136]。

值得注意的是，现有研究提示外周动脉疾病患者的治疗仍有不足[137]。EUCLID 研究表明，尽管使用了药物控制危险因素（如降压、抗血小板），但同时患有周围动脉疾病和糖尿病的患者发生心血管疾病和肢体缺血事件的风险仍较高[123]。这一发现表明，现有的治疗方式尚不能降低不良预后的发生率，尤其是在合并糖尿病的情况下[123]。然而，糖尿病合并外周动脉疾病患者的预后与其他并发症（如缺血性伤口、感染、神经病变等）也密切相关[138]。为了改善其预后，需要提高对外周动脉疾病（如心血管死亡、截肢、心肌梗死、脑卒中等）二级预防的认知，并有效控制危险因素。此外，由于关于血糖控制情况在外周动脉疾病管理和心血管疾病死亡率预防中的作用仍有争议，故截肢发生率可能是评估外周动脉疾病患者糖尿病护理质量的替代指标。因此，

有必要对肢体相关的结局进一步分析，以制订出更加有效的治疗方案，包括更好的药物治疗方式和血供重建方式。

九、总结

在血管疾病患者中，使用 SGLT-2 和 GLP-1 受体激动药（GLP-1 Ras）等新型药物治疗糖尿病正逐渐成为 2 型糖尿病患者的重要治疗方法。关于利司那肽、利拉鲁肽、司美格鲁肽、艾塞那肽、阿必鲁肽、度拉糖肽和口服司美格鲁肽的研究均发现了对心血管疾病预后的非劣效性，其中许多研究发现这些药物对心血管疾病的预后有一定的优势。此外，在接受治疗的心肌梗死患者中，与传统的糖尿病治疗方式相比，使用 GLP-1 Ras 可以降低主要 CV 事件的发生率。这些发现改变了 2 型糖尿病的治疗指南。此外，使用 ACEI 或 ARB 和他汀类药物治疗高血压和高胆固醇血症可以改善重大急性心血管事件并延长步行距离。依折麦布可选择性阻断空肠刷状缘 NPC1L1 蛋白，从而抑制小肠对胆固醇的吸收。研究表明，与他汀类药物单独治疗相比，他汀类药物与依折麦布联用可改善患者的预后。依洛尤单抗是一种通过抑制 PCSK-9 来降低 LDL-C 水平的单克隆抗体，已证明与他汀类药物单独治疗相比，依洛尤单抗与他汀类药物联用可改善患者的预后。

抗血小板药物在外周动脉疾病的治疗中具有良好的表现。阿司匹林通过拮抗血小板环氧合酶（cyclooxygenase，COX）-1 提供相对较弱的抗血小板作用，并已证明在有症状的下肢动脉疾病患者中可显著减少血管事件。目前没有证据表明阿司匹林对无症状患者有益。氯吡格雷是一种噻吩吡啶衍生物，可特异性且不可逆地抑制 ADP 受体 $P2Y_{12}$ 亚型。与阿司匹林相比，其疗效更加优异。替格瑞洛是噻吩吡啶的替代药物，与单独使用阿司匹林相比，它与阿司匹林的联合治疗并没有表现出优势。有研究证据表明，双抗治疗对于接受膝下手术或旁路手术的患者而言可能更加

有益。

　　口服抗凝药物在下肢动脉疾病中的作用尚不明确。华法林是一种维生素 K 拮抗药，可抑制凝血因子 Ⅱ、Ⅶ、Ⅸ、Ⅹ 和蛋白质 C 和 S 的合成。华法林在下肢动脉疾病患者的治疗中未表现出优势。利伐沙班是一种通过抑制因子Ⅹa发挥作用的直接抗凝血药。与阿司匹林单药治疗相比，低剂量利伐沙班与阿司匹林联合治疗的疗效更加优异。

参考文献

[1] Golomb BA, Dang TT, Criqui MH. Peripheral arterial disease: morbidity and mortality implications. Circulation 2006;114 (7):688-99. Available from: https://doi.org/10.1161/circulationaha. 105.593442.

[2] Mahmood SS, Levy D, Vasan RS, Wang TJ. The framingham heart study and the epidemiology of cardiovascular disease: a historical perspective. Lancet 2014;383(9921):999-1008. Available from: https://doi.org/10.1016/S0140-6736(13) 61752-3.

[3] Tabas I, García-Cardenñ G, Owens GK. Recent insights into the cellular biology of atherosclerosis. The J Cell Biol 2015;209(1):13-22. Available from: https://doi.org/10.1083/jcb.201412052.

[4] Gordon S, Martinez FO. Alternative activation of macrophages: mechanism and functions. Immunity 2010;32(5):593-604. Available from: https://doi.org/10.1016/j.immuni.2010.05.007.

[5] Sica A, Mantovani A. Macrophage plasticity and polarization:in vivo veritas. J Clin Investig 2012;122(3):787-95. Available from: https://doi.org/10.1172/JCI59643.

[6] Moore KJ, Sheedy FJ, Fisher EA. Macrophages in atherosclerosis: a dynamic balance. Nat Rev Immunol 2013;13(10):709-21. Available from: https://doi.org/10.1038/nri3520.

[7] Rahman K, Vengrenyuk Y, Ramsey SA, et al. Inflammatory Ly6Chi monocytes and their conversion to M2 macrophages drive atherosclerosis regression. J Clin Investig 2017;127(8):2904-15. Available from: https://doi.org/10.1172/JCI75005.

[8] Tall AR, Yvan-Charvet L. Cholesterol, inflammation and innate immunity. Nat Rev Immunol 2015;15(2):104-16. Available from: https://doi.org/10.1038/nri3793.

[9] Fairman G, Robichaud S, Ouimet M. Metabolic regulators of vascular inflammation. Arterioscler Thromb Vascu Biol 2020;(February):E22-30. Available from: https://doi.org/10.1161/ATVBAHA.119.312582.

[10] Ossoli A, Simonelli S, Varrenti M, et al. Recombinant LCAT (Lecithin:Cholesterol Acyltransferase) rescues defective HDL (High-Density Lipoprotein)-mediated endothelial protection in acute coronary syndrome. Arterioscler Thromb Vascu Biol 2019;39(5):915-24. Available from: https://doi.org/10.1161/ ATVBAHA.118.311987.

[11] Seo Y, Park J, Choi W, et al. Antiatherogenic effect of resveratrol attributed to decreased expression of ICAM-1 (Intercellular Adhesion Molecule-1). Arterioscler Thromb Vascu Biol 2019;39(4):675-84. Available from: https://doi.org/10.1161/ATVBAHA.118.312201.

[12] Palmer RD, Vaccarezza M. New promises and challenges on inflammation and atherosclerosis: insights from CANTOS and CIRT trials. Front Cardiovasc Med 2019;6(July):1-3. Available from: https://doi.org/10.3389/fcvm.2019.00090.

[13] Kusters PJH, Seijkens TTP, Beckers L, et al. CD40L deficiency protects against aneurysm formation. Arterioscler Thromb Vascu Biol 2018;38(5):1076-85. Available from: https://doi.org/10.1161/ATVBAHA.117.310640.

[14] Batra R, Suh MK, Carson JS, et al. IL-1β (interleukin-1β) and TNF-α (tumor necrosis factor-α) impact abdominal aortic aneurysm formation by differential effects on macrophage polarization. Arterioscler Thromb Vascu Biol 2018;38(2):457-63. Available from: https://doi.org/10.1161/ATVBAHA.117.310333.

[15] Autieri MV. IL-19 and other IL-20 family member cytokines in vascular inflammatory diseases. Front Immunol 2018;9(APR):1-7. Available from: https://doi.org/10.3389/fimmu.2018.00700.

[16] Yao D, Xu L, Xu O, et al. O-linked β-N-acetylglucosamine modification of A20 enhances the inhibition of NF-κB (nuclear factor-κB) activation and elicits vascular protection after acute endoluminal arterial injury. Arterioscler Thromb Vascu Biol 2018;38(6):130920. Available from: https://doi.org/10.1161/ATVBAHA.117.310468.

[17] Yu EPK, Reinhold J, Yu H, et al. Mitochondrial respiration is reduced in atherosclerosis, promoting necrotic core formation and reducing relative fibrous cap thickness. Arterioscler Thromb Vascu Biol 2017;37(12):2322-32. Available from: https://doi.org/10.1161/ATVBAHA. 117.310042.

[18] Kasikara C, Doran AC, Cai B, Tabas I. The role of non-resolving inflammation in atherosclerosis. J Clin Investig 2018;128 (7):2713-23. Available from: https://doi.org/10.1172/ JCI97950.

[19] De Weerd M, Greving JP, De Jong AWF, Buskens E, Bots ML. Prevalence of asymptomatic carotid artery stenosis according to age and sex systematic review and metaregression analysis. Stroke 2009;40(4):1105-13. Available from: https://doi.org/10.1161/STROKEAHA.108.532218.

[20] Fowkes FGR, Rudan D, Rudan I, et al. Comparison of global estimates of prevalence and risk factors for peripheral artery disease in 2000 and 2010: a systematic review and analysis. Lancet 2013;382(9901):1329-40. Available from: https://doi.org/10.1016/S0140-6736(13)61249-0.

[21] Hansen KJ, Edwards MS, Craven TE, et al. Prevalence of renovascular disease in the elderly: a population-based study. J Vasc Surg 2002;36(3):443-51. Available from: https://doi.org/10.1067/mva.2002.127351.

[22] Sivapalaratnam S, Boekholdt SM, Trip MD, et al. Family

history of premature coronary heart disease and risk prediction in the EPICNorfolk prospective population study. Heart 2010;96(24):1985-9. Available from: https://doi.org/10.1136/hrt.2010.210740.

[23] Veronesi G, Gianfagna F, Giampaoli S, et al. Improving longterm prediction of first cardiovascular event: the contribution of family history of coronary heart disease and social status. Prev Med 2014;64:75-80. Available from: https://doi.org/10.1016/j. ypmed.2014.04.007.

[24] Yeboah J, McClelland RL, Polonsky TS, et al. Comparison of novel risk markers for improvement in cardiovascular risk assessment in intermediate-risk individuals. J Am Med Assoc 2012;308(8):788-95. Available from: https://doi.org/10.1001/jama.20120.9624.

[25] Criqui MH, Aboyans V. Epidemiology of peripheral artery disease. Circ Res 2015;116(9):1509-26. Available from: https://doi. org/10.1161/CIRCRESAHA.116.303849.

[26] Piepoli MF, Hoes AW, Agewall S, et al. European guidelines on cardiovascular disease prevention in clinical practice. Eur Heart J 2016;37(29):2315-81. Available from: https://doi.org/10.1093/eurheartj/ehw106.

[27] Beckman JA, Creager MA, Libby P. Diabetes and atherosclerosis epidemiology, pathophysiology, and management. JAMA 2002;287(19):2570-81.

[28] Jude E, Oyibo S, Chalmers N, Boulton a. Peripheral arterial disease in diabetic and nondiabetic patients. Diabetes Care 2001;24 (8):1433-7.

[29] Giannopoulos S, Armstrong EJ. Diabetes mellitus: an important risk factor for peripheral vascular disease. Expert Rev Cardiovasc Ther 2020;18(3):131-7. Available from: https://doi.org/10.1080/ 14779072.2020.1736562.

[30] De Weerd M, Greving JP, Hedblad B, et al. Prediction of asymptomatic carotid artery stenosis in the general population: identification of high-risk groups. Stroke 2014;45(8):2366-71. Available from: https://doi. org/10.1161/STROKEAHA.114.005145.

[31] Thiruvoipati T. Peripheral artery disease in patients with diabetes: epidemiology, mechanisms, and outcomes. World J Diabetes 2015;6(7):961. Available from: https://doi. org/10.4239/wjd.v6.i7.961.

[32] Singh S, Armstrong EJ, Sherif W, et al. Association of elevated fasting glucose with lower patency and increased major adverse limb events among patients with diabetes undergoing infrapopliteal balloon angioplasty. Vasc Med 2014;19(4):307-14. Available from: https://doi.org/10.1177/1358863X14538330.

[33] Heijmans R, Singh SS, Lieverse AG, Sijbrands EJG, van Hoek M. The effect of guideline revisions on vascular complications of type 2 diabetes. Ther Adv Endocrinol Metab 2019;10:1-9. Available from: https://doi.org/10.1177/2042018819875408.

[34] Marso SP, Hiatt WR. Peripheral arterial disease in patients with diabetes. J Am Coll Cardiol 2006;47(5):921-9. Available from: https://doi.org/10.1016/j.jacc.2005.09.065.

[35] Nakamura N, Ueno Y, Tsuchiyama Y, Koike Y, Gohda M, Satani O. Isolated post-challenge hyperglycemia in patients with normal fasting glucose concentration exaggerates neointimal hyperplasia after coronary stent implantation. Circ J 2003;67(1):61-7. Available from: https://doi.org/10.1253/circj.67.61.

[36] Paraskevas KI, Baker DM, Pompella A, Mikhailidis DP. Does diabetes mellitus play a role in restenosis and patency rates following lower extremity peripheral arterial revascularization? A critical overview. Ann Vasc Surg 2008;22(3):481-91. Available from: https://doi.org/10.1016/j.avsg.2007.12.012.

[37] O'Leary DH, Polak JF, Kronmal RA, et al. Distribution and correlates of sonographically detected carotid artery disease in the cardiovascular health study. Stroke 1992;23(12):1752-60. Available from: https://doi.org/10.1161/01.STR.23.12.1752.

[38] Chrysochou C, Kalra PA. Epidemiology and natural history of atherosclerotic renovascular disease. Prog Cardiovasc Dis 2009;52 (3):184-95. Available from: https://doi.org/10.1016/j.pcad.2009.09.001.

[39] Emdin CA, Anderson SG, Callender T, et al. Usual blood pressure, peripheral arterial disease, and vascular risk: cohort study of 4.2 million adults. BMJ 2015;351:1-8. Available from: https:// doi.org/10.1136/bmj.h4865.

[40] Rapsomaniki E, Timmis A, George J, et al. Blood pressure and incidence of twelve cardiovascular diseases: lifetime risks, healthy life-years lost, and age-specific associations in 1.25 million people. Lancet 2014;383(9932):1899-911. Available from: https://doi.org/10.1016/S0140-6736(14)60685-1.

[41] Chrysant GS. Peripheral vascular disease is associated with increased pulse wave velocity and augmentation index: clinical implications. J Clin Hypertens 2014;16(11):788-9. Available from: https://doi.org/10.1111/jch.12407.

[42] Udell JA, Yuan Z, Rush T, Sicignano NM, Galitz M, Rosenthal N. Cardiovascular outcomes and risks after initiation of a sodium glucose cotransporter 2 inhibitor: results from the EASEL population-based cohort study (evidence for cardiovascular outcomes with sodium glucose cotransporter 2 inhibitors in the real world). Circulation 2018;137(14):1450-9. Available from: https:// doi.org/10.1161/CIRCULATIONAHA.117.031227.

[43] Whelton PK, Carey RM, Aronow WS, et al. 2017 ACC/AHA/AAPA/ABC/ACPM/AGS/APhA/ASH/ASPC/NMA/PCNA guideline for the prevention, detection, evaluation, and management of high blood pressure in adults: executive summary: a report of the American College of Cardiology/American Heart Association Task F. J Am Soc Hypertens 2018;12(8):579. Available from: https://doi.org/10.1016/j.jash.2018.06.010 e1-579.e73.

[44] Itoga NK, Tawfik DS, Lee CK, Maruyama S, Leeper NJ, Chang TI. Association of blood pressure measurements with peripheral artery disease events reanalysis of the ALLHAT data. Circulation 2018;138(17):1805-14. Available from: https://doi.org/10.1161/CIRCULATIONAHA.118.033348.

[45] West HW, Juonala M, Gall SL, et al. Exposure to parental smoking in childhood is associated with increased risk of carotid atherosclerotic plaque in adulthood: The Cardiovascular Risk in Young Finns Study. Circulation 2015;131(14):1239-46. Available from: https://doi.org/10.1161/CIRCULATIONAHA.114.013485.

[46] Joosten MM, Pai JK, Bertoia ML, et al. Associations between conventional cardiovascular risk factors and risk of peripheral artery disease in men. J Am Med Assoc 2012;308(16):1660-7. Available from: https://doi.org/10.1001/jama.2012.13415.

[47] Bots ML, Breslau PJ, Briët E, et al. Cardiovascular determinants of carotid artery disease. Hypertension 1992;19(6):717-20. Available from: https://doi.org/10.1161/01.hyp.19.6.717.

[48] Maiolino G, Bisogni V, Silvani A, Pengo MF, Lombardi C, Parati G. Treating sleep disorders to improve blood pressure control and cardiovascular prevention: a dream come true?—a narrative review. J Thorac Dis 2020;12(Suppl 2):S225-34. Available from: https://doi.org/10.21037/jtd-cus-2020-014.

[49] Gonzaga C, Bertolami A, Bertolami M, Amodeo C, Calhoun D. Obstructive sleep apnea, hypertension and cardiovascular diseases. J Hum Hypertens 2015;29(12):705-12. Available from: https:// doi.org/10.1038/jhh.2015.15.

[50] Nieto FJ, Young TB, Lind BK, et al. Association of sleepdisordered breathing, sleep apnea, and hypertension in a large community-based study. Sleep Heart Health Study. J Am Med Assoc 2000;283(14):1829-36.

[51] Tobaldini E, Fiorelli EM, Solbiati M, Costantino G, Nobili L, Montano N. Short sleep duration and cardiometabolic risk: from pathophysiology to clinical evidence. Nat Rev Cardiol 2019;16 (4):213-24. Available from: https://doi.org/10.1038/s41569-018-0109-6.

[52] Riemann D, Baglioni C, Bassetti C, et al. European guideline for the diagnosis and treatment of insomnia. J Sleep Res 2017;26 (6):675-700. Available from: https://doi.org/10.1111/jsr.12594.

[53] Ohman EM, Bhatt DL, Steg PG, et al. The REduction of Atherothrombosis for Continued Health (REACH) Registry: an international, prospective, observational investigation in subjects at risk for atherothrombotic events-study design. Am Heart J 2006;151(4):786.e1-786.e10. Available from: https://doi.org/10.1016/j.ahj.2005.11.004.

[54] Murabito JM, Evans JC, Larson MG, Nieto K, Levy D, Wilson PWF. The ankle-brachial index in the elderly and risk of stroke, coronary disease, and death: the Framingham study. Arch Intern Med 2003;163(16):1939-42. Available from: https://doi.org/ 10.1001/archinte.163.16.1939.

[55] Giannopoulos A, Kakkos S, Abbott A, et al. Long-term mortality in patients with asymptomatic carotid stenosis: implications for statin therapy. Eur J Vasc Endovasc Surg 2015;50(5):573-82. Available from: https://doi.org/10.1016/j.ejversus.2015.06.115.

[56] Lim SS, Vos T, Flaxman AD, et al. A comparative risk assessment of burden of disease and injury attributable to 67 risk factors and risk factor clusters in 21 regions, 1990-2010: a systematic analysis for the Global Burden of Disease Study 2010. Lancet 2012;380(9859):2224-60. Available from: https://doi.org/10.1016/S0140-6736(12)61766-8.

[57] Morris PB, Ference BA, Jahangir E, et al. Cardiovascular effects of exposure to cigarette smoke and electronic cigarettes: clinical perspectives from the prevention of cardiovascular disease section leadership council and early career councils of the American College of Cardiology. J Am Coll Cardiol 2015;66 (12):1378-91. Available from: https://doi.org/10.1016/j.jacc. 2015.07.037.

[58] Aboyans V, Ricco JB, Bartelink MLEL, et al. 2017 ESC Guidelines on the diagnosis and treatment of peripheral arterial diseases, in collaboration with the European Society for Vascular Surgery (ESVS). Eur Heart J 2018;39(9):763-816. Available from: https://doi.org/10.1093/eurheartj/ehx095.

[59] Stead LF, Perera R, Bullen C, et al. Nicotine replacement therapy for smoking cessation. Cochrane Database Syst Rev 2012;2017 (12):14651858. Available from: https://doi.org/10.1002/14651858. CD000146.pub4.

[60] Cahill K, Stevens S, Perera R, Lancaster T. Pharmacological interventions for smoking cessation: an overview and network metaanalysis. Cochrane Database Syst Rev 2013;2013(5). Available from: https://doi.org/10.1002/14651858.CD009329.pub2.

[61] Kalyani RR. Glucose-lowering drugs to reduce cardiovascular risk in type 2 diabetes. N Engl J Med 2021;384:1248-60. Available from: https://doi.org/10.1056/NEJMcp2000280.

[62] Ray KK, Seshasai SRK, Wijesuriya S, et al. Effect of intensive control of glucose on cardiovascular outcomes and death in patients with diabetes mellitus: a meta-analysis of randomised controlled trials. Lancet 2009;373(9677):1765-72. Available from: https://doi.org/10.1016/S0140-6736(09)60697-8.

[63] Dormandy JA, Charbonnel B, Eckland DJA, et al. Secondary prevention of macrovascular events in patients with type 2 diabetes in the PROactive study (PROspective pioglitAzone Clinical Trial in macroVascular Events): a randomised controlled trial. Lancet 2005;366(9493):1279-89. Available from: https://doi.org/ 10.1016/S0140-6736(05)67528-9.

[64] Gerstein H, Miller M, Byington R, et al. Effects of intensive glucose lowering in Type 2 diabetes. N Engl J Med 2008;358 (24):2545-59.

[65] Patel A, MacMahon S, Chalmers J, et al. Intensive blood glucose control and vascular outcomes in patients with type 2 diabetes. N Engl J Med 2008;358(24):2560-72.

[66] Herman ME, O'Keefe JH, Bell DSH, Schwartz SS. Insulin therapy increases cardiovascular risk in Type 2 diabetes. Prog Cardiovasc Dis 2017;60(3):422-34. Available from: https://doi.org/10.1016/j. pcad.2017.09.001.

[67] Zinman B, Wanner C, Lachin JM, et al. Empagliflozin, cardiovascular outcomes, and mortality in type 2 diabetes. N Engl J Med 2015;373(1):2117-28. Available from: https://doi.org/10.1056/ nejmoa1504720.

[68] Ghosh RK, Bandyopadhyay D, Hajra A, Biswas M, Gupta A. Cardiovascular outcomes of sodium-glucose cotransporter 2 inhibitors: a comprehensive review of clinical and preclinical studies. Int J Cardiol 2016;212:29-36. Available from: https://doi.org/10.1016/j.ijcard.2016.02.134.

[69] Gallwitz B. The cardiovascular benefits associated with the use of sodium-glucose cotransporter 2 inhibitors Real-world data. Eur Endocrinol 2018;14(1):17-23. Available from: https://doi.org/ 10.17925/EE.2018.14.1.17.

[70] Rabizadeh S, Nakhjavani M, Esteghamati A. Cardiovascular and renal benefits of SGLT2 inhibitors: a narrative review. Int J Endocrinol Metab 2019;17(2). Available from: https://doi.org/10.5812/ijem.84353.

[71] Adimadhyam S, Lee TA, Calip GS, Smith Marsh DE, Layden BT, Schumock GT. Risk of amputations associated with SGLT2 inhibitors compared to DPP-4 inhibitors: a

propensity-matched cohort study. Diabetes Obes Metab 2018;20(12):2792-9. Available from: https://doi.org/10.1111/dom.13459.

[72] Perkovic V, de Zeeuw D, Mahaffey KW, et al. Canagliflozin and renal outcomes in type 2 diabetes: results from the CANVAS Program randomised clinical trials. Lancet Diabetes Endocrinol 2018;6(9):691-704. Available from: https://doi.org/10.1016/S2213-8587(18)30141-4.

[73] Neal B, Perkovic V, Mahaffey KW, et al. Canagliflozin and cardiovascular and renal events in type 2 diabetes. N Engl J Med 2017;377(7):644-57. Available from: https://doi.org/10.1056/nejmoa1611925.

[74] Yuan Z, DeFalco FJ, Ryan PB, et al. Risk of lower extremity amputations in people with type 2 diabetes mellitus treated with sodium-glucose co-transporter-2 inhibitors in the USA: a retrospective cohort study. Diabetes Obes Metab 2018;20(3):582-9. Available from: https://doi.org/10.1111/dom.13115.

[75] Verma S, Mazer CD, Al-Omran M, et al. Cardiovascular outcomes and safety of empagliflozin in patients with type 2 diabetes mellitus and peripheral artery disease: a subanalysis of EMPAREG OUTCOME. Circulation 2018;137(4):405-7. Available from: https://doi.org/10.1161/CIRCULATIONAHA.117.032031.

[76] Shigiyama F, Kumashiro N, Miyagi M, et al. Effectiveness of dapagliflozin on vascular endothelial function and glycemic control in patients with early-stage type 2 diabetes mellitus: DEFENCE study. Cardiovasc Diabetol 2017;16(1):1-12. Available from: https://doi.org/10.1186/s12933-017-0564-0.

[77] Williams B, Mancia G, Spiering W, et al. 2018 Practice guidelines for the management of arterial hypertension of the European Society of Cardiology and the European Society of Hypertension ESC/ESH Task Force for the management of arterial hypertension. Vol 36.; 2018. Available from: https://doi.org/10.1097/HJH.0000000000001961.

[78] Bavry AA, Anderson RD, Gong Y, et al. Outcomes among hypertensive patients with concomitant peripheral and coronary artery disease: findings from the international VErapamil-SR/trandolapril study. Hypertension 2010;55(1):48-53. Available from: https://doi.org/10.1161/HYPERTENSIONAHA.109.142240.

[79] Zanchetti A, Julius S, Kjeldsen S, et al. Outcomes in subgroups of hypertensive patients treated with regimens based on valsartan and amlodipine: an analysis of findings from the VALUE trial. J Hypertens 2006;24(11):2163-8. Available from: https://doi.org/10.1097/01.hjh.0000249692.96488.46.

[80] ALLHAT Officers and Coordinators for the ALLHAT Collaborative Research Group. The Antihypertensive and Lipid-Lowering Treatment to Prevent Heart Attack Trial. Major outcomesin high-risk hypertensive patients randomized to angiotensin-converting enzyme inhibitor or calcium channel blocker versus diuretic. J Am Med Assoc 2002;288(23):2981-97. Available from: http://www.ncbi.nlm.nih.gov/pubmed/12479763%5Cn. Available from: http://jama.jamanetwork.com/article.aspx?articleid5195626.

[81] Piller LB, Simpson LM, Baraniuk S, et al. Characteristics and long-term follow-up of participants with peripheral arterial disease during ALLHAT. J Gen Intern Med 2014;29(11):1475-83. Available from: https://doi.org/10.1007/s11606-014-2947-1.

[82] Gerstein HC, Yusuf S, Mann JFE, et al. Effects of ramipril on cardiovascular and microvascular outcomes in people with diabetes mellitus: results of the HOPE study and MICRO-HOPE substudy. Lancet 2000;355(9200):253-9. Available from: https://doi.org/10.1016/S0140-6736(99)12323-7.

[83] Armstrong EJ, Chen DC, Singh GD, Amsterdam EA, Laird JR. Angiotensin-converting enzyme inhibitor or angiotensin receptor blocker use is associated with reduced major adverse cardiovascular events among patients with critical limb ischemia. Vasc Med 2015;20(3):237-44. Available from: https://doi.org/10.1177/1358863X15574321.

[84] Yusuf S, Sleight P, Pogue J, Bosch J, Davies R, Dagenais G. Effect of Ramipril on cardiovascular events in high-risk patients. N Engl J Med 2000;342(1):145-53. Available from: https://doi.org/10.1056/nejm200007063430113.

[85] Yusuf S, Teo K, Pogue J, et al. Telmisartan, Ramipril, or both in patients at high risk for vascular events. N Engl J Med 2008;358:1547-59.

[86] Gerhard-Herman MD, Gornik HL, Barrett C, et al. 2016 AHA/ACC guideline on the management of patients with lower extremity peripheral artery disease: executive summary: a report of the American College of Cardiology/American Heart Association Task Force on Clinical Practice Guidelines. Vol 135.; 2017. Available from: https://doi.org/10.1161/CIR.0000000000000470.

[87] Hackam DG, Duong-Hua ML, Mamdani M, et al. Angiotensin inhibition in renovascular disease: a population-based cohort study. Am Heart J 2008;156(3):549-55. Available from: https://doi.org/10.1016/j.ahj.2008.05.013.

[88] Chrysochou C, Foley RN, Young JF, Khavandi K, Cheung CM, Kalra PA. Dispelling the myth: the use of renin-angiotensin blockade in atheromatous renovascular disease. Nephrol Dial Transplant 2012;27(4):1403-9. Available from: https://doi.org/10.1093/ndt/gfr496.

[89] Losito A, Errico R, Santirosi P, Lupattelli T, Scalera GB, Lupattelli L. Long-term follow-up of atherosclerotic renovascular disease. Beneficial effect of ACE inhibition. Nephrol Dial Transplant 2005;20(8):1604-9. Available from: https://doi.org/10.1093/ndt/gfh865.

[90] Paravastu SCV, Mendonca DA, Da Silva A. Beta blockers for peripheral arterial disease. Cochrane Database Syst Rev 2013;2013(9). Available from: https://doi.org/10.1002/14651858.CD005508.pub3.

[91] Aronow WS, Ahn C. Effect of beta blockers on incidence of new coronary events in older persons with prior myocardial infarction and diabetes mellitus. Am J Cardiol 2001;87(6):780-1. Available from: https://doi.org/10.1016/S0002-9149(00)01504-6.

[92] Pedersen TR, Kjekshus J, Pyörälä K, et al. Effect of Simvastatin on ischemic signs and symptoms in the Scandinavian Simvastatin Survival Study (4 S). Am J Cardiol 1998;81(3):333-5. Available from: https://doi.org/10.1016/S0002-9149(97)00904-1.

[93] Heart Protection Study Collaborative Group. Randomized

trial of the effects of cholesterol-lowering with simvastatin on peripheral vascular and other major vascular outcomes in 20,536 people with peripheral arterial disease and other high-risk conditions. J Vasc Surg 2007;45(4):645-55. Available from: http://doi.org/10.1016/j.jvs.2006.12.054.

[94] Arya S, Khakharia A, Binney ZO, et al. Association of statin dose with amputation and survival in patients with peripheral artery disease. Circulation 2018;137(14):1435-46. Available from: https://doi.org/10.1161/CIRCULATIONAHA.117. 032361.

[95] Murphy SA, Cannon CP, Blazing MA, et al. Reduction in total cardiovascular events with ezetimibe/simvastatin post-acute coronary syndrome the IMPROVE-IT trial. J Am Coll Cardiol 2016;67(4):353-61. Available from: https://doi. org/10.1016/j. jacc.2015.10.077.

[96] Sabatine MS, Giugliano RP, Keech AC, et al. Evolocumab and clinical outcomes in patients with cardiovascular disease. N Engl J Med 2017;376(18):1713-22. Available from: https://doi.org/10.1056/nejmoa1615664.

[97] Pereira de Moura JM, Mendes PF, Reigota CP, Gemas VJ. New drugs coming up in the field of lipid control. e-Journal Cardiol Pract 2020;19.

[98] Brandts J, Ray KK. Bempedoic acid, an inhibitor of ATP citrate lyase for the treatment of hypercholesterolemia: early indications and potential. Expert Opin Investig Drugs 2020;29(8):763-70. Available from: https://doi.org/10.1080/ 13543784.2020.1778668.

[99] Banach M, Banach M, Duell PB, et al. Association of bempedoic acid administration with atherogenic lipid levels in Phase 3 randomized clinical trials of patients with hypercholesterolemia. JAMA Cardiol 2020;5(10):1124-35. Available from: https://doi. org/10.1001/jamacardio. 2020.2314.

[100] Ballantyne CM, Laufs U, Ray KK, et al. Bempedoic acid plus ezetimibe fixed-dose combination in patients with hypercholesterolemia and high CVD risk treated with maximally tolerated statin therapy. Eur J Prev Cardiol 2020;27(6):593-603. Available from: https://doi. org/10.1177/2047487319864671.

[101] Raal FJ, Kallend D, Ray KK, et al. Inclisiran for the treatment of heterozygous familial hypercholesterolemia. N Engl J Med 2020;382(16):1520-30. Available from: https://doi.org/10.1056/ nejmoa1913805.

[102] Ray KK, Wright RS, Kallend D, et al. Two phase 3 trials of inclisiran in patients with elevated LDL cholesterol. N Engl J Med 2020;382(16):1507-19. Available from: https:// doi.org/ 10.1056/nejmoa1912387.

[103] Folsom AR, Peacock JM, Demerath E, Boerwinkle E. Variation in ANGPTL4 and risk of coronary heart disease: the atherosclerosis risk in communities study. Metab: Clin Exp 2008;57(11):1591-6. Available from: https://doi. org/10.1016/j.metabol.2008.06.016.

[104] Dewey FE, Gusarova V, Dunbar RL, et al. Genetic and pharmacologic inactivation of ANGPTL3 and cardiovascular disease. N Engl J Med 2017;377(3):211-21. Available from: https://doi. org/10.1056/nejmoa1612790.

[105] Raal FJ, Rosenson RS, Reeskamp LF, et al. Evinacumab for homozygous familial hypercholesterolemia. N Engl J Med 2020;383(8):711-20. Available from: https://doi.

org/10.1056/ nejmoa2004215.

[106] Mihaylova B, Emberson J, Blackwell L, et al. The effects of lowering LDL cholesterol with statin therapy in people at low risk of vascular disease: meta-analysis of individual data from 27 randomised trials. Lancet 2012;380(9841):581-90. Available from: https://doi. org/10.1016/S0140-6736(12)60367-5.

[107] Robinson JG, Wang S, Smith BJ, Jacobson TA. Meta-analysis of the relationship between non-high-density lipoprotein cholesterol reduction and coronary heart disease risk. J Am Coll Cardiol 2009;53(4):316-22. Available from: https://doi.org/10.1016/j. jacc.2008.10.024.

[108] Cannon CP, Blazing MA, Giugliano RP, et al. Ezetimibe added to statin therapy after acute coronary syndromes. N Engl J Med 2015;372(25):2387-97. Available from: https:// doi.org/10.1056/nejmoa1410489.

[109] Stone NJ, Robinson JG, Lichtenstein AH, et al. 2013 ACC/ AHA guideline on the treatment of blood cholesterol to reduce atherosclerotic cardiovascular risk in adults: a report of the american college of cardiology/american heart association task force on practice guidelines. Circulation 2014;129(25):1-45. Available from: https://doi. org/10.1161/01.cir.0000437738.63853.7a.

[110] Mach F, Baigent C, Catapano AL, et al. 2019 ESC/ EAS Guidelines for the management of dyslipidaemias: lipid modification to reduce cardiovascular risk. Eur Heart J 2020; 41(1):111-88. Available from: https://doi. org/10.1093/eurheartj/ehz455.

[111] Löllgen H, Böckenhoff A, Knapp G. Physical activity and allcause mortality: an updated meta-analysis with different intensity categories. Int J Sports Med 2009;30(3):213-24. Available from: https://doi.org/10.1055/s-0028-1128150.

[112] Sattelmair J, Pertman J, Ding EL, Kohl HW, Haskell W, Lee IM. Dose response between physical activity and risk of coronary heart disease: a meta-analysis. Circulation 2011;124(7):789-95. Available from: https://doi. org/10.1161/CIRCULATIONAHA.110.010710.

[113] Moore SC, Patel AV, Matthews CE, et al. Leisure time physical activity of moderate to vigorous intensity and mortality: a large pooled cohort analysis. PLoS Med 2012;9(11):1-14. Available from: https://doi.org/10.1371/ journal.pmed.1001335.

[114] Talbot LA, Morrell CH, Fleg JL, Metter EJ. Changes in leisure time physical activity and risk of all-cause mortality in men and women: the Baltimore Longitudinal Study of Aging. Prev Med 2007;45(23):169-76. Available from: https://doi.org/10.1016/j. ypmed.2007.05.014.

[115] Lane R, Harwood A, Watson L, Leng GC. Exercise for intermittent claudication. Cochrane Database Syst Rev 2017;2017(12). Available from: https://doi. org/10.1002/14651858.CD000990.pub4.

[116] Samitz G, Egger M, Zwahlen M. Domains of physical activity and all-cause mortality: systematic review and dose-response meta-analysis of cohort studies. Int J Epidemiol 2011;40(5):1382-400. Available from: https:// doi.org/10.1093/ije/dyr112.

[117] Baigent C, Sudlow C, Collins R, Peto R. Collaborative meta-analysis of randomised trials of antiplatelet therapy for prevention of death, myocardial infarction, and stroke

in high risk patients. Br Med J 2002;324(7329):71-86. Available from: https://doi.org/10.1136/bmj.324.7329.71.

[118] Bevan GH, Solaru KTW. Evidence-based medical management of peripheral artery disease. Arterioscler Thromb Vascu Biol 2019;March:541-53. Available from: https://doi.org/10.1161/ATVBAHA.119.312142.

[119] Sacco RL, Diener H-C, Yusuf S, et al. Aspirin and extendedrelease dipyridamole vs clopidogrel for recurrent stroke. N Engl J Med 2008;359(12):1238-51. Available from: https://doi.org/10.1056/nejmoa0805002.

[120] CAPRIE. A randomised, blinded, trial of clopidogrel versus aspirin in patients at risk of ischaemic events (CAPRIE). Lancet 1996;348(9038):1329-39. Available from: https://doi.org/ 10.1016/S0140-6736(96)09457-3.

[121] Patel MR, Becker RC, Wojdyla DM, et al. Cardiovascular events in acute coronary syndrome patients with peripheral arterial disease treated with ticagrelor compared with clopidogrel: data from the PLATO Trial. Eur J Prev Cardiol 2015;22(6):734-42. Available from: https://doi.org/10.1177/2047487314533215.

[122] Hiatt W, Fowkes GR, Heizer G, et al. Ticagrelor vs clopidogrel in peripheral artery disease. N Engl J Med 2017;376(15):1487-9. Available from: https://doi.org/10.1056/nejmc1701197.

[123] Low Wang CC, Blomster JI, Heizer G, et al. Cardiovascular and limb outcomes in patients with diabetes and peripheral artery disease: the EUCLID trial. J Am Coll Cardiol 2018;72(25):3274-84. Available from: https://doi.org/10.1016/j.jacc.2018.09.078.

[124] Kelly TN, Bazzano L a, Fonseca V a, Thethi TK, Reynolds K, He J. Review annals of internal medicine systematic review: glucose control and cardiovascular disease in type 2 diabetes. Ann Int Med 2009;151:394-403.

[125] Markus HS, Droste DW, Kaps M, et al. Dual antiplatelet therapy with clopidogrel and aspirin in symptomatic carotid stenosis evaluated using doppler embolic signal detection: the clopidogrel and aspirin for reduction of emboli in symptomatic carotid stenosis (CARESS) trial. Circulation 2005;111(17):2233-40. Available from: https://doi.org/10.1161/01.CIR.0000163561.90680.1C.

[126] Cacoub PP, Bhatt DL, Steg PG, Topol EJ, Creager MA. Patients with peripheral arterial disease in the CHARISMA trial. Eur Heart J 2009;30(2):192-201. Available from: https://doi.org/10.1093/eurheartj/ehn534.

[127] Bonaca MP, Bhatt DL, Cohen M, et al. Long-term use of ticagrelor in patients with prior myocardial infarction. N Engl J Med 2015;372(19):1791-800. Available from: https://doi.org/10.1056/nejmoa1500857.

[128] Armstrong EJ, Anderson DR, Yeo KK, et al. Association of dual-antiplatelet therapy with reduced major adverse cardiovascular events in patients with symptomatic

peripheral arterial disease. J Vasc Surg 2015;62(1):157-65. Available from: https://doi.org/10.1016/j.jversus.2015.01.051 e1.

[129] Rooke TW, Hirsch AT, Misra S, et al. ACCF/AHA focused update of the guideline for the management of patients with peripheral artery disease (Updating the 2005 Guideline). J Am Coll Cardiol 2011;58(19):2020-45. Available from: https://doi. org/10.1016/j.jacc.2011.08.023.

[130] Norgren L, Hiatt WR, Dormandy JA, et al. Inter-society consensus for the management of peripheral arterial disease. Int Angiol 2007;26(2):81-157.

[131] Hess CN, Norgren L, Ansel GM, et al. A structured review of ntithrombotic therapy in peripheral artery disease with a focus on revascularization: a TASC (InterSociety Consensus for the Management of Peripheral Artery Disease) initiative. Circulation 2017;135(25):2534-55. Available from: https://doi.org/10.1161/CIRCULATIONAHA.117.024469.

[132] Sobieszczyk P, Eisenhauer A. Management of patients after endovascular interventions for peripheral artery disease. Circulation 2013;128(7):749-57. Available from: https://doi.org/10.1161/CIRCULATIONAHA.113.001560.

[133] Capell WH, Bonaca MP, Nehler MR, et al. Rationale and design for the vascular outcomes study of ASA along with rivaroxaban in endovascular or surgical limb revascularization for peripheral artery disease (VOYAGER PAD). Am Heart J 2018;199:83-91. Available from: https://doi.org/10.1016/j.ahj.2018.01.011.

[134] Anand S, Yusuf S, Xie C, et al. Oral anticoagulant and antiplatelet therapy and peripheral arterial disease. N Engl J Med 2007;357:217-27.

[135] No authors. Efficacy of oral anticoagulants compared with aspirin after infrainguinal bypass surgery. (The Dutch Bypass Oral Anticoagulants or Aspirin Study): a randomised trial. Lancet 2000;355:346-51. Available from: https://doi.org/10.1177/ 1358836x0100600110.

[136] Eikelboom JW, Connolly SJ, Bosch J, et al. Rivaroxaban with or without aspirin in stable cardiovascular disease. N Engl J Med 2017;377(14):1319-30. Available from: https://doi.org/10.1056/nejmoa1709118.

[137] Pande RL, Perlstein TS, Beckman JA, Creager MA. Secondary prevention and mortality in peripheral artery disease: national health and nutrition examination study, 1999 to 2004. Circulation 2011;124(1):17-23. Available from: https://doi.org/ 10.1161/CIRCULATIONAHA.110.003954.

[138] Forsythe RO, Jones KG, Hinchliffe RJ. Distal bypasses in patients with diabetes and infrapopliteal disease: technical considerations to achieve success. Int J Low Extr Wound 2014;13(4):347-62. Available from: https://doi.org/10.1177/1534734614546951.

第3章 颈动脉夹层、动脉瘤和副神经节瘤
Carotid dissections, aneurysms, and paragangliomas

Raffaello Dallatana　Francesco Casella　Piergiorgio Settembrini　著

史伟浩　译

一、颈动脉夹层

（一）定义和流行病学

自发性和创伤后颈动脉夹层仅占所有缺血性脑卒中的2%左右。尽管如此，它仍然是导致中青年患者脑卒中的主要原因，约占此类病例的20%。自发性颈动脉夹层每年发病率为每10万人中有2.5～3人发病[1]。颈动脉夹层最常见于50岁，总体上发病率与性别无关[2]。

（二）发病机制、自然病程及预后

当颅外颈动脉内膜出现撕裂口时，血液就会通过裂口进入血管壁撕裂内膜和中层，并向远端延伸到颅内血管（图3-1）。

在大多数（85%）情况下，壁内血肿可作为栓子的来源或压迫血管真腔导致真腔闭塞，从而导致颅内循环血流动力学衰竭[3]。如果夹层到达外膜，血管可能变成动脉瘤，并挤压周围结构（如脑神经）发生占位效应。2/3的动脉瘤可以自行消退，并发症较为少见[4]。

颈动脉夹层或自发或由颈部创伤所致。颈内动脉的颅外部分有一定的移动度，很容易撞击到近端的骨性结构。当发生极端的颈部运动（过度伸展伴旋转或侧曲过度）或轻微的创伤（打喷嚏、擤鼻涕、呃逆）时，都可能导致血管壁的损伤。但我们也应始终怀疑是否存在一些潜在的结缔组

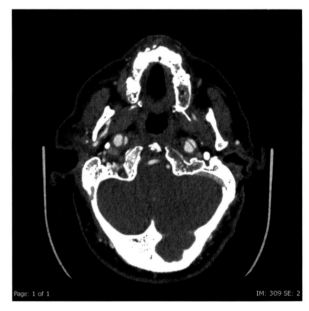

▲ 图3-1 颈动脉夹层的横断位CT
CT显示双侧颈动脉双腔征

织病（马方综合征、Ehlers-Danlos综合征、囊性动脉中层坏死、成骨不全症Ⅰ型、纤维肌发育不良）或高同型半胱氨酸血症，因为这些疾病抑制了胶原蛋白交联，也会导致颈动脉夹层[5]。

创伤性夹层相比自发性夹层更易导致严重的临床后果。如果未发现或未接受治疗，大多数患者将在发病后2周内发生脑卒中[6]。由于颈动脉夹层患者有更多大脑动脉受累，这决定了颈动脉夹层相比动脉粥样硬化性狭窄引起的脑卒中预后

会更差[7]。

（三）临床表现

只有不到 33% 的自发性颈内动脉夹层表现出典型的单侧头疼和颈部疼痛、轻度上睑下垂和瞳孔缩小、脑和视网膜缺血的症状。

头颈部疼痛通常是夹层早期最突出的特征，常是唯一的临床症状。它们可能先于脑或眼部缺血症状数小时或数天出现。在动脉粥样硬化性脑卒中中，头痛更常伴随或紧随神经功能障碍发作。味觉障碍和舌运动障碍是第 XII 对脑神经靠近颈动脉鞘而受到压迫时的最常见表现。同侧脑神经麻痹和对侧半球缺血症状的同时出现，可表现出类似脑干缺血的症状，但这是一种"假定位征"，也可能出现瞳孔大小不等和搏动性耳鸣症状。

由于血管周围交感神经纤维的破坏，有 50% 的病例出现眼交感神经麻痹症状（部分性 Horner 综合征）。由于支配面部汗液功能的神经纤维是沿颈外动脉走行，因此不存在无汗症。脑和视网膜缺血的表现均有报道（40%～90%），包括一过性黑矇、偏瘫、语言障碍。同侧脑神经麻痹可为局部表现。任何脑神经都可以受累，但靠下脑神经（IX～XII）更常累及[8]。

（四）仪器诊断

多普勒超声（Duplex ultrasound，DUS）可以显示内膜片，但不能确定实际夹层部位。颈内动脉血流出现高阻力模式是最为典型的表现。数字减影血管造影（digital subtraction angiography，DSA）不再是诊断的"金标准"，现在只是作为介入治疗前的必需步骤。不到 10% 患者存在特征性的双腔征。

磁共振血管成像（magnetic resonance angiography，MRA）可以识别壁间血肿。血肿在 MRI 上表现出的信号强度与血红蛋白分解产物顺磁效应有关，来自高铁血红蛋白的新月形高信号仅存在于亚急性期（3～14 天）夹层中。此外，MRI 可以准确跟踪大脑的缺血变化。

CT 血管成像（CT-angiography，CTA）速度更快。与 DSA 一样，最常见的表现仍然是"线样征"（图 3-2）和"火焰征"（锥形闭塞）。

可根据影像学特征区分动脉粥样硬化疾病和颈动脉夹层。动脉粥样硬化累及球部和近端颈段颈内动脉。相反，夹层更倾向于避开近端 2～3cm 的颈内动脉[9]。

（五）治疗

治疗重点是预防脑栓塞和动脉血栓形成。一线治疗以抗血小板（单抗或双抗）和抗凝药物为主。CADISS 研究证明，在脑卒中和死亡风险方面两种治疗方法结果相似[10]。药物治疗促进了 60%～80% 患者的疾病愈合。血管再通常发生在发病后 6 个月内。最常见的药物方案包括全身肝素化，后续华法林持续 3～6 个月[11]。之后，通常根据血管重塑情况进行个体化治疗[12]。

手术治疗，无论是血管内治疗还是外科治疗，都旨在解决一些特殊情况[13]。在紧急情况下，理论上以下情况属于手术治疗的适应证。

• 尽管接受了药物治疗，但神经系统症状仍在恶化。

• 症状性或扩张性动脉瘤。

• 抗凝禁忌证（如颅内或无关来源的出血）。

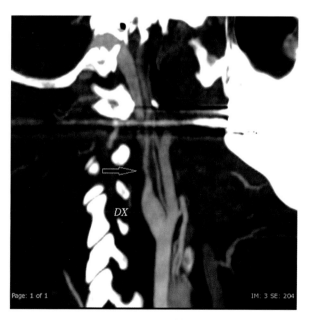

▲ 图 3-2　线样征 CT
CT 显示长且不规则的颈内动脉狭窄（箭）

- 侧支循环代偿不良导致的颅内灌注不足。
  择期手术的适应证包括以下情况。
- 重度狭窄。
- 动脉瘤大于正常颈内动脉节段直径的2倍。

夹层修复手术显露颈内动脉，要比动脉粥样硬化性颈动脉狭窄手术显露复杂得多。因为更多病变累及远端血管移行区，这里的血管壁具有弹性，但血管壁里不含肌层结构。需认识到处理变薄、变脆弱血管的困难指数。对于此病，移植血管间置和补片血管成形术是最可靠的选择，极少需要颅内外搭桥和结扎。

开放性手术的围术期脑卒中风险高达68%，所以只有当血管介入治疗入路困难或解剖结构不适合颈动脉支架置入术的患者才考虑开放性手术[13]。在2014年发布的AHA指南中建议，颈动脉夹层和神经系统症状复发患者的血管腔内治疗为ⅡB类推荐（C级证据）[11]。通常，裸支架或覆膜支架是覆盖破口和隔绝假腔的关键工具。当假性动脉瘤形成时，它们还可以重建动脉壁。

二、动脉瘤

（一）概述和流行病学

颈动脉颅外段动脉瘤不超过所有动脉瘤的1%，与累及颅内动脉的动脉瘤相比极为罕见[14]。颅外段颈动脉动脉瘤男性略多于女性（比例为2∶1），最常见于50—60岁年龄段[15]。因为大型系列病例报道有限且罕见，所以无法真正了解其自然病程。尽管如此，颅外颈动脉动脉瘤在引起栓塞性和血栓性脑卒中方面具有显著的临床意义，并在高达50%的病例中诱发栓塞性和血栓性脑卒中。未经治疗的动脉瘤可逐渐造成颈部受压，导致肿胀、疼痛和脑神经麻痹，但其破裂风险较低。颅外颈动脉所有节段均可受累，但颈内动脉最常受累。虽然小动脉瘤和无症状动脉瘤的最佳治疗方式为保守治疗，但较大动脉瘤和有症状动脉瘤则需要进行手术治疗，以降低脑卒中、破裂和对周围结构的压迫风险。

颈总动脉或颈内动脉的孤立性动脉瘤直径比特定动脉的预期标准值至少增加50%[16]。考虑到颈动脉分叉处的生理性扩张，累及颈动脉球部的动脉瘤的直径必须大于颈内动脉直径的200%或颈总动脉直径的150%[17]。根据现有数据，颈内动脉可接受的阈值直径为2cm。动脉扩张可以呈局灶性和囊状，也可以是梭形和广泛性。

（二）分类

根据病理学，颅外颈动脉瘤可分为真性和假性。真性动脉瘤具有血管壁的三层结构（内膜、中膜和外膜）。假性动脉瘤是由血管壁缺陷而导致的血管外血肿，并且与血管内自由相通（"搏动性血肿"）。

在梅奥诊所发表的一项大型研究中，真性动脉瘤和假性动脉瘤的相对患病率分别为82%和18%[14]。根据解剖学分类，其对治疗方案的重要意义可追溯到2008年，动脉瘤包括5种类型[15]（图3-3）。

- Ⅰ型：位于颈动脉球部上方，孤立短小的颈内动脉（internal carotid artery，ICA）瘤。
- Ⅱ型：颈内动脉的长动脉瘤，范围从颈动脉球部到Blaisdell线（乳突和下颌角之间的连线）。若超过这条线，标准手术治疗则不可行。
- Ⅲ型：颈动脉分叉和颈内动脉近端的动脉瘤。
- Ⅳ型：累及颈总动脉（common carotid artery，CCA）和颈内动脉，并可向远端和近端延伸的动脉瘤。
- Ⅴ型：颈总动脉的孤立性动脉瘤。

81%的动脉瘤位于颈内动脉，8%位于颈总动脉，10%位于颈动脉分叉处，1%位于颈外动脉[14]。

（三）病因和发病机制

真性动脉瘤最常见的来源是动脉粥样硬化（40%～70%的病例）。这些动脉瘤的形态呈梭形，并常累及动脉粥样硬化斑块较为常见的区域，如颈动脉分叉处和颈内动脉近端[14, 18]。

在颈动脉内膜切除术时代，手术缝合失败或继发于补片感染是既往手术造成假性动脉瘤的主要相关原因，而合成补片更容易发生此类并发症[19]。

在年轻人群中，肌纤维发育不良可导致颈内

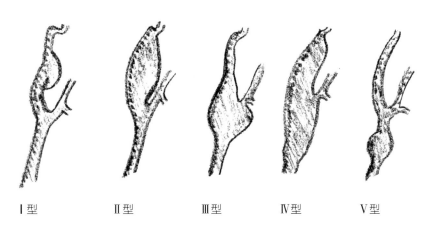

Ⅰ型　　　　　Ⅱ型　　　　　Ⅲ型　　　　　Ⅳ型　　　　　Ⅴ型

▲ 图 3-3　不同类型的颈动脉动脉瘤

动脉夹层和假性动脉瘤。受累动脉表现出狭窄段和扩张段交替出现的呈串珠状病变[20]。

钝性创伤、夹层、意外针刺和颈部穿透伤可导致年轻患者出现假性颈动脉瘤[2]。

此外，头颈部癌症的广泛手术和放射治疗会逐渐导致动脉壁薄弱，最终形成动脉瘤[21]。

据报道，已经有一些囊性动脉中层坏死、结缔组织病（如马方综合征、Ehlers-Danlos 综合征）、血管炎（如白塞综合征、Takayasu 动脉炎、结节性多动脉炎、巨细胞动脉炎）[22]和其他遗传性疾病（结节性硬化症）[23]的患者发生颈动脉瘤[23]。

如今，霉菌性动脉瘤仅在免疫功能低下的患者中常见[24]。金黄色葡萄球菌和表皮葡萄球菌是最常见的病原微生物，很少发现革兰阴性病原体，而也有一些关于人类免疫缺陷病毒诱发动脉瘤的报道[25]。

（四）临床特征和仪器评价

由于神经放射学检查的应用增加，今天能够发现更多的无症状动脉瘤。有接近 90% 的患者颈部出现搏动性肿块[14]。

几乎一半的颈动脉瘤患者可表现为短暂性脑缺血发作（transient ischemic attack，TIA）或脑卒中。

当压迫周围组织时，会引发颈部和眶后区疼痛及头痛。压迫咽部肌肉和舌咽神经时，会导致发音困难和吞咽困难。当压迫累及交感神经干

时，可导致 Horner 综合征。迷走神经和喉返神经受压，则导致声音嘶哑。舌下神经受压导致舌偏斜和功能障碍。

最简单的仪器检查是血管超声。尽管如此，考虑到相应治疗方案，CTA 和 MRA 仍然是确定动脉瘤解剖特征的必要工具（图 3-4）。

（五）处理

1806 年，Astley Cooper 通过结扎颈总动脉治疗 1 例动脉瘤，手术虽然成功，但该患者在48h 后死亡。1952 年，Dimitza 在瑞士采用端 -

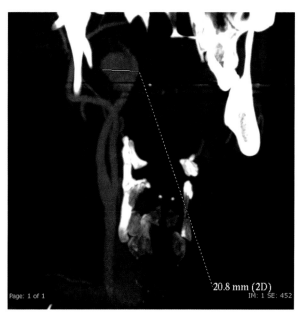

▲ 图 3-4　颈内动脉动脉瘤的 CT 图像
CTA 显示颈内动脉远端动脉瘤

端吻合法实施了首例颈动脉瘤切除术。1959年，Beal、Crawford 和 Cooley 首次使用人工血管替换颈动脉治疗动脉瘤[14]。如今，总体上有三种预防动脉瘤并发症的处理策略：随访观察法、开放性手术修复和血管腔内修复[14]。但遗憾的是，现有证据大多来自一些小规模病例研究，缺乏循证医学证据。

对于较小的无症状动脉瘤，可选择保守治疗，特别是对于干预风险较高的患者（随访观察、抗血小板和抗高血压、他汀类药物治疗、动脉感染者抗感染治疗）。开放手术仍是治疗动脉瘤的金标准，包括以下情况。

- 颈内动脉近端和远端结扎。
- 不切除病灶搭桥手术。
- 切除病灶并直接或间接血管重建（图 3-5 和图 3-6）。

动脉结扎只适用于特定的病例，如动脉破裂或霉菌性动脉瘤，尽管会增加脑卒中风险。有一些作者认为，当颈动脉残端压力≥70mmHg 或大脑中动脉血流速度＞20cm/s 时，行动脉结扎时也是相对安全的[26]。

外科医生可以通过几种方式进行血管重建。当颈动脉冗长时，通常可以切除动脉瘤并进行端-端吻合术，或者使用颈外动脉近端作为转位部位。另外，可以采用自体大隐静脉间置。如果自体静脉不可用，我们可以选择聚四氟乙烯（polytetrafluoroethylene，PTFE）或涤纶移植物。另外一种选择是病变部位切除后采取直接缝合或补片成型，但这样会留下容易持续扩张的病变血管壁。如果动脉瘤不断向颅底延伸，可以结扎颈内动脉远端并进行颅外至颅内搭桥手术[27]。

当颈部手术部位难以显露时，可选择血管腔内治疗，以避免脑神经损伤。这种微创方式对于有多种合并症的患者是最佳选择[28]，只要有足够的近端和远端锚定区，覆膜支架覆盖适用于梭形动脉瘤。需注意不要用太长的支架造成远端血管扭曲成角。

一些医生采用支架辅助下动脉瘤腔内栓塞技术治疗特定患者。对于囊状动脉瘤或假性动脉瘤的患者，选择自膨式金属裸支架跨过瘤颈后，使用微导管穿过支架网眼进入瘤腔进行弹簧圈栓塞。支架可防止弹簧圈移位。覆膜支架主要是捕获碎片，但柔顺性有限，并且需要更大的输送系统和更具有挑战性的技术。如果动脉瘤同时累及颈总动脉和颈内动脉，则最适合采用锥形支架。有报道称，使用血流导向支架可促进腔外血栓形成。

有必要提及血管腔内治疗在颈动脉爆裂综合征中的作用。该综合征是由肿瘤直接侵犯、既往接受过放射治疗和弥漫性感染，颈动脉壁完整性突然丧失所致。在这种情况下，手术相当复杂，重点是在严重失血的紧急情况下如何去挽救

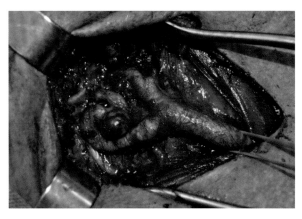

▲ 图 3-5　颈动脉瘤的手术视野，手术重建前的囊状动脉瘤

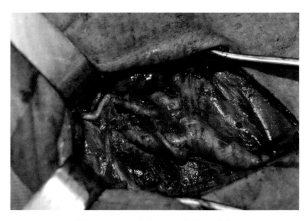

▲ 图 3-6　颈动脉动脉瘤的手术视野
同一病例行颈内动脉端-端吻合术

生命。

血管腔内治疗的相对禁忌证是动脉瘤腔内存在显著血栓和动脉极度扭曲（支架难以输送到位和锚定）。如果远端动脉瘤与动脉扭曲有关，可以采取复合手术方式，手术切除多余节段，以有利于将覆膜支架输送更远。

三、颈动脉体瘤

颈动脉体瘤是颈动脉体唯一已知的肿瘤疾病。这些肿瘤很少见，占所有肿瘤的 0.03%[29]，属于副神经节瘤，它起源于颅骨至骨盆的自主神经节链，并在头部和颈部最常见。颈动脉体瘤也被命名为颈动脉副神经节瘤、化学感受器瘤和血管球瘤[30]。

患者平均发病年龄为 55 岁，但患有遗传性副神经节瘤的患者通常发病较早[31]，与性别关系不大。

（一）解剖学和生理学

颈动脉体是体内化学感受器组织最广泛的集合体，位于颈动脉分叉后部的外膜。它是一个卵圆形的细胞团，大约 5mm，重量<15mg。根据传感器的功能，它的结构是高度血管化的。颈动脉体对缺氧、高碳酸血症和酸中毒非常敏感。其供血血管起源于颈外动脉侧支之一的咽升动脉。这些特殊的细胞通过起源于舌咽神经的颈动脉窦神经纤维，将信息传递给脑干，进而通过脑干心肺中枢调节呼吸、血压和心率。

（二）病理学

这些肿瘤在几年内生长缓慢。散发型占所有颈动脉体瘤的 75%[32]。家族型占 25%，患者年龄较小，肿瘤一般为双侧。家族性遗传分析表明与琥珀酸脱氢酶发生突变的 11 号染色体存在明显关联。琥珀酸脱氢酶是一种参与细胞内氧传感的线粒体酶。颈动脉体瘤属于常染色体显性遗传疾病，具有可变外显性[33, 34]。琥珀酸脱氢酶 β 亚基突变使其恶性程度增加。遗传形式可发生在一些遗传综合征中，如 von Hippel-Lindau（VHL）综合征（嗜铬细胞瘤、脊髓血管母细胞细胞瘤和副

神经节瘤）、Carney 三联征（胃肠道间质瘤、肺软骨瘤和副神经节瘤）、Ⅰ 型神经纤维瘤病和 Ⅱ 型多发性内分泌综合征。

虽然不是真正的肿瘤，但其增生形式会影响长期暴露于缺氧状态的个体，包括那些生活在高海拔地区和患有慢性阻塞性肺疾病或发绀性心脏畸形的个体[35]。

肿瘤起源于神经外胚层来源的嗜铬细胞瘤，具有合成神经肽（去甲肾上腺素、5- 羟色胺、多巴胺、神经元特异性烯醇化酶、嗜铬粒蛋白 A）的装置，但其功能型仅发生在不到 1% 的病例中[36]。

只有不到 10% 的颈动脉体瘤属于恶性。恶性转化在组织学检查中并不明显[36]，因此，可根据其临床特征而非显微镜镜下表现来识别其侵袭性病变。

颈动脉体瘤的肉眼观察为棕色、边界清楚、椭圆形肿块，带有薄的纤维包膜。即使是良性肿瘤也能侵袭邻近组织。显微镜下，肿瘤由 Ⅰ 型上皮样主细胞（Zellballen）和 Ⅱ 型支持细胞组成。随着肿瘤的不断增大，使颈内动脉和颈外动脉发生扭曲和伸展，导致血管造影可见"里尔琴征"（图 3-7）。

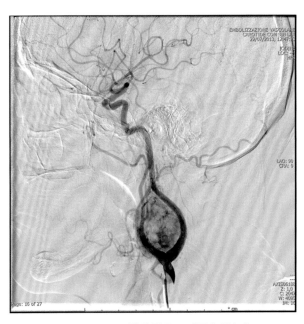

▲ 图 3-7 血管造影显示"里尔琴征"

（三）临床特征和诊断

早期最常见表现是无痛或无触痛的颈部肿块，当最大直径超过 4cm 时明显可见。其特征性表现为可横向移动，但由于其与颈动脉分叉粘连，因此纵向上固定且无法推动（Fontaine 征）。颈动脉搏动可传至肿块，有时可闻及杂音。

由于肿瘤的压迫效应，有不到 20% 的患者会出现脑神经功能缺损[37]，包括舌下神经、舌咽神经、喉返神经、脊髓副神经麻痹或交感神经链受压（Horner 综合征）。患者可出现颈部或下颌疼痛、面部下垂、发音困难、声音嘶哑、吞咽困难、吞咽痛、慢性咳嗽、耳鸣等。

儿茶酚胺释放减少，患者可能主诉高血压、头痛、头晕、心悸、潮红、出汗和畏光。如果存在任何这些症状，则需收集 24h 尿液以检测去甲肾上腺素及其代谢物、香草扁桃酸和去甲肾上腺素。

DUS 是一线影像学检查，能够定位于颈动脉分叉处，发现血管丰富的肿块[38]。根据颈部骨性标志和颈内动脉受累情况，对比剂可提供有关肿瘤颅内延伸信息（图 3-8）。

MRI 通常在 T_2 加权图像上显示高信号，而在 T_1 加权图像上显示特定的对比度增强，以及所谓的盐胡椒征。在功能性和潜在恶性形式的研究中，可以考虑使用 ^{18}F-DOPA-PET[39]。由于该疾病血管丰富程度非常高，因此禁止进行活检。

（四）治疗

手术切除仍然是治疗的基石（图 3-9 和图 3-10）。

当肿瘤超过 2～2.5cm 时，考虑进行手术治疗，因为此时肿瘤可以向局部侵袭并向远端生长，如果累及脑神经，则切除会变得很复杂。

可事先通过导管对供血血管进行选择性栓塞，可最大限度地减少术中出血，减少病变大小，并便于切除，从而降低脑神经损伤的风险[40]。通常只用微球栓塞 >5cm 的肿瘤。严重的血管造影并发症很少见，包括由于栓塞材料向远端迁移而导致的脑卒中和死亡（图 3-11 和图 3-12）。

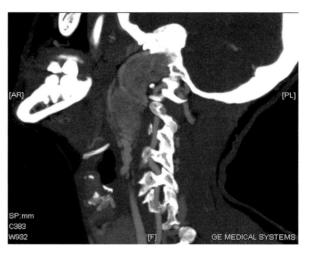

▲ 图 3-8 颈动脉体瘤 CT
3D-CT 重建显示颈动脉体瘤向颅骨延伸

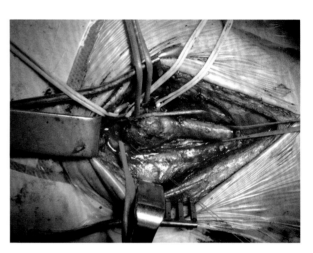

▲ 图 3-9 颈动脉体瘤的手术视图
切除前手术视野颈动脉体瘤的典型表现

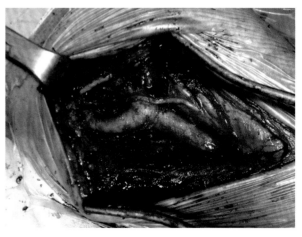

▲ 图 3-10 颈动脉体瘤的手术视图
手术切除肿瘤后的颈动脉分叉

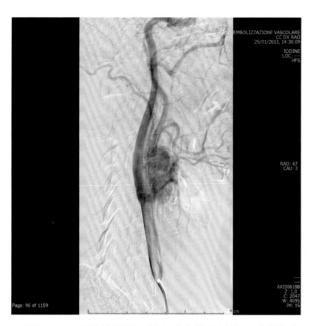

▲ 图 3-11　血管造影显示供血动脉栓塞前的颈动脉体瘤

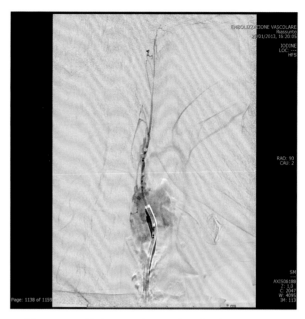

▲ 图 3-12　血管造影显示供血动脉栓塞期间的颈动脉体瘤

经典 Shamblin 分型预测了切除难度的增加和血管重建的需求 [30, 41]（图 3-13）。

- Ⅰ型：无颈动脉包绕。
- Ⅱ型：肿瘤黏附于外膜，并部分包绕动脉。
- Ⅲ型：肿瘤牢固地黏附并包绕动脉。

一些研究者提出了一个新的类别（Shamblin Ⅳ），包括肿瘤向颅内生长至颅底并限制进入颈内动脉远端。他们考虑了肿瘤的体积，即使它没有包绕颈内动脉。体积越大，距颅底距离越短，手术切除的挑战就越大。测量肿瘤大小及其与颅底的关系，有助于量化出血和脑神经损伤风险。

功能性肿瘤手术因腔内治疗和手术操作会诱发高血压危象，这些患者应充分拮抗 α 和 β 受体。

手术注意事项一般与颈动脉内膜剥脱术相似。

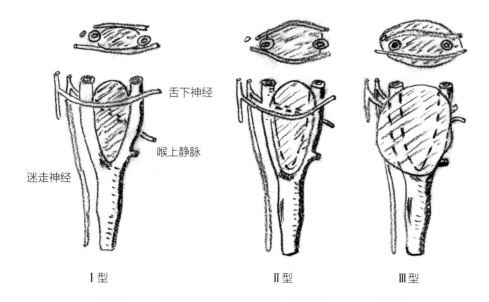

舌下神经

喉上静脉

迷走神经

Ⅰ型　　　　　　Ⅱ型　　　　　　Ⅲ型

▲ 图 3-13　不同类型的颈动脉体瘤，原始的 Shamblin 分型

延长显露切口，远端可到达乳突，包括二腹肌后腹分离、茎突切开和下颌骨半脱位或分离[42, 43]。在这些情况下，增加颈部横切口可能会对显露有所帮助（图 3-14 和图 3-15）。

使用双极电凝可最大限度地降低周围神经损伤的风险。颈外动脉是颈动脉体瘤的血供来源，因此在分离早期必须夹闭颈外动脉，也可以将其结扎。精细锐性分离是减少神经损伤的最好方法，尽管对于大肿块并不总能预防神经损伤。

外膜周围剥离从头端开始，向尾部延伸到无血管间隙的分叉处，称为 Gordon 平面。直观地说，最具有挑战性的解剖区域是颈动脉体起源处的颈动脉分叉后侧。尝试保留颈内动脉是必要的。如果肿瘤无法分离，外科医生可以使用患者自体大隐静脉或 6mm PTFE 移植物。

术后脑神经麻痹是最常见的并发症，发生率为 25%[44]。大多数症状都是暂时性的，但也有少数是永久性的。死亡和脑卒中较少见（＜0.5%）。压力反射衰竭综合征是一种特殊并发症，尤其是双侧副神经节瘤切除后，压力感受器弧反射消失，导致无法控制的高血压[45]。首咬综合征继发于同侧腮腺失去交感神经支配。第一次进食后，腮腺区出现严重痉挛。这种症状在术后早期最为明显，并随着时间的推移和清淡饮食而逐渐改善。顽固性症状可利用肉毒杆菌毒素注射[46]。

手术经验、正确的分型和严密的手术计划是降低并发症发生率的关键。

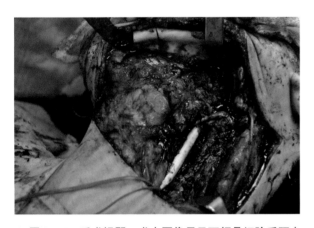

▲ 图 3-14 手术视野，术中图像显示下颌骨切除后颈内动脉的假体修复

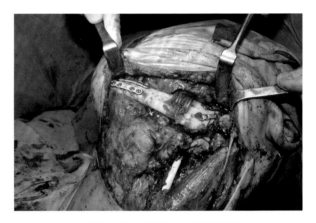

▲ 图 3-15 骨缝合术后的修复

参考文献

[1] Redekop GJ. Extracranial carotid and vertebral artery dissection: a review. Can J Neurol Sci 2008;35(2):146-52.

[2] Schievink WI. Spontaneous dissection of the carotid and vertebral arteries. N Engl J Med 2001;344(12):898-906.

[3] Lucas C, Moulin T, Deplanque D, Tatu L, Chavot D. Stroke patterns of internal carotid artery dissection in 40 patients. Stroke 1998;29(12):2646-8.

[4] Touzé E, Gauvrit J, Meder J, Mas J. Prognosis of cervical artery dissection. Front Neurol Neurosci 2005;20:129-39. Available from: https://doi.org/10.1159/000088157.

[5] Micheli S, Paciaroni M, Corea F, Agnelli G, Zampolini M, Caso V. Cervical artery dissection: emerging risk factors. Open Neurol J 2010;4:50-5. Available from: https://doi.org/10.2174/1874205X01004010050.

[6] Morris NA, Merkler AE, Gialdini G, Kamel H. Timing of incident stroke risk after cervical artery dissection presenting without ischemia. Stroke 2017;48(3):551-5. Available from: https://doi. org/10.1161/STROKEAHA.116.015185.

[7] Mokri B. Traumatic and spontaneous extracranial internal carotid artery dissections. J Neurol 1990;237(6):356-61.

[8] Thanvi B, Munshi SK, Dawson SL, Robinson TG. Carotid and vertebral artery dissection syndromes. Postgrad Med J

2005;81 (956):383-8.

[9] Rodallec MH, Marteau V, Gerber S, Desmottes L, Zins M. Craniocervical arterial dissection: spectrum of imaging findings and differential diagnosis. Radiographics 2008;28(6):1711-28. Available from: https://doi.org/10.1148/rg.286085512.

[10] Markus HS, Hayter E, Levi C, Feldman A, Venables G, Norris J. Antiplatelet treatment compared with anticoagulation treatment for cervical artery dissection (CADISS): a randomised trial. Lancet Neurol 2015;14(4):361-7. Available from: https://doi.org/ 10.1016/S1474-4422(15)70018-9.

[11] Kernan WN, Ovbiagele B, Black HR, Bravata DM, Chimowitz MI, Ezekowitz MD, et al. Guidelines for the prevention of stroke in patients with stroke and transient ischemic attack: a guideline for healthcare professionals from the American Heart Association/American Stroke Association. Stroke 2014;45(7):2160-236. Available from: https://doi.org/10.1161/STR.0000000000000024.

[12] Norris JW. Extracranial arterial dissection: anticoagulation is the treatment of choice: for. Stroke 2005;36(9):2041-2.

[13] Müller BT, Luther B, Hort W, Neumann-Haefelin T, Aulich A, Sandmann W. Surgical treatment of 50 carotid dissections: indications and results. J Vasc Surg 2000;31(5):980-8.

[14] Fankhauser GT, Stone WM, Fowl RJ, O'Donnell ME, Bower TC, Meyer FB, et al. Surgical and medical management of extracranial carotid artery aneurysms. J Vasc Surg 2015;61(2):389-93. Available from: https://doi.org/10.1016/j.jvs.2014.07.092.

[15] Attigah N, Külkens S, Zausig N, Hansmann J, Ringleb P, Hakimi M, et al. Surgical therapy of extracranial carotid artery aneurysms: longterm results over a 24-year period. Eur J Vasc Endovasc Surg 2009;37 (2):127-33. Available from: https://doi.org/10.1016/j.ejvs.2008.10.020.

[16] Johnston KW, Rutherford RB, Tilson MD, Shah DM, Hollier L, Stanley JC. Suggested standards for reporting on arterial aneurysms. Subcommittee on Reporting Standards for Arterial Aneurysms, Ad Hoc Committee on Reporting Standards, Society for Vascular Surgery and North American Chapter, International Society for Cardiovascular Surgery. J Vasc Surg 1991;13(3):452-8.

[17] de Jong KP, Zondervan PE, van Urk H. Extracranial carotid artery aneurysms. Eur J Vasc Surg 1989;3(6):557-62.

[18] Zhou W, Lin PH, Bush RL, Peden E, Guerrero MA, Terramani T, et al. Carotid artery aneurysm: evolution of management over two decades. J Vasc Surg 2006;43(3):493-6 discussion 497.

[19] Branch CL, Davis CH. False aneurysm complicating carotid endarterectomy. Neurosurgery 1986;19(3):421-5.

[20] Faggioli GL, Freyrie A, Stella A, Pedrini L, Gargiulo M, Tarantini S, et al. Extracranial internal carotid artery aneurysms: results of a surgical series with long-term follow-up. J Vasc Surg 1996;23 (4):587-94 discussion 594-5.

[21] Xu J, Cao Y. Radiation-induced carotid artery stenosis: a comprehensive review of the literature. Interv Neurol 2014;2(4):183-92. Available from: https://doi.org/10.1159/000363068.

[22] Rossi CM, Di Comite G. The clinical spectrum of the neurological involvement in vasculitides. J Neurol Sci 2009;285(1-2):13-21. Available from: https://doi.org/10.1016/j.jns.2009.05.017.

[23] Kirkwood ML, Chung J, Timaran CH, Valentine RJ. Extracranial carotid artery aneurysms in two of three monozygotic triplets with tuberous sclerosis complex. J Vasc Surg 2013;57(4):1120-2. Available from: https://doi.org/10.1016/j.jvs.2012.09.060.

[24] Pirvu A, Bouchet C, Garibotti FM, Haupert S, Sessa C. Mycotic aneurysm of the internal carotid artery. Ann Vasc Surg 2013;27(6):826-30. Available from: https://doi.org/10.1016/j.avsg.2012.10.025.

[25] Padayachy V, Robbs JV. Carotid artery aneurysms in patients with human immunodeficiency virus. J Vasc Surg 2012;55(2):331-7. Available from: https://doi.org/10.1016/j.jvs.2011.08.008.

[26] Choudhary AS, Evans RJ, Naik DK, Tripathi RK, Wickremesekera JK. Surgical management of extracranial carotid artery aneurysms. ANZ J Surg 2009;79(4):281-7. Available from: https://doi.org/10.1111/j.1445-2197. 2009. 04860.x.

[27] Welleweerd JC, Moll FL, de Borst GJ. Technical options for the treatment of extracranial carotid aneurysms. Expert Rev Cardiovasc Ther 2012;10(7):925-31. Available from: https://doi. org/10.1586/erc.12.61.

[28] Van Den Berg JC, Engelberger S. Endovascular treatment of extracranial carotid artery aneurysms. J Cardiovasc Surg 2015;56 (4):547-57.

[29] Bakoyiannis KCN, Georgopoulos SE, Klonaris CN, Tsekouras NS, Felekouras ES, Pikoulis EA, et al. Surgical treatment of carotid body tumors without embolization. Int Angiol 2006;25 (1):40-5.

[30] Shamblin WR, ReMine WH, Sheps SG, Harrison EG. Carotid body tumor (chemodectoma). Clinicopathologic analysis of ninety cases. Am J Surg 1971;122(6):732-9.

[31] Athanasiou A, Liappis CD, Rapidis AD, Fassolis A, Stavrianos SD, Kokkalis G. Carotid body tumor: review of the literature and report of a case with a rare sensorineural symptomatology. J Oral Maxillofac Surg 2007;65(7):1388-93.

[32] Kruger AJ, Walker PJ, Foster WJ, Jenkins JS, Boyne NS, Jenkins J. Important observations made managing carotid body tumors during a 25-year experience. J Vasc Surg 2010;52(6):1518-23. Available from: https://doi.org/10.1016/j.jvs.2010.06.153.

[33] Fish JH, Klein-Weigel P, Biebl M, Janecke A, Tauscher T, Fraedrich G. Systematic screening and treatment evaluation of hereditary neck paragangliomas. Head & Neck 2007;29(9):864-73.

[34] Pawlu C, Bausch B, Neumann HPH. Mutations of the SDHB and SDHD genes. Familial Cancer 2005;4(1):49-54.

[35] Sajid MS, Hamilton G, Baker DM. A multicenter review of carotid body tumour management. Eur J Vasc Endovasc Surg 2007;34(2):127-30.

[36] Lee JH, Barich F, Karnell LH, Robinson RA, Zhen WK, Gantz BJ, et al. National cancer data base report on malignant paragangliomas of the head and neck. Cancer 2002;94(3):730-7.

[37] Wang SJ, Wang MB, Barauskas TM, Calcaterra TC. Surgical management of carotid body tumors. Otolaryngol Head Neck Surg 2000;123(3):202-6.

[38] Stoeckli SJ, Schuknecht B, Alkadhi H, Fisch U. Evaluation

of paragangliomas presenting as a cervical mass on color-coded Doppler sonography. Laryngoscope 2002;112(1): 143-6.

[39] Hoegerle S, Ghanem N, Altehoefer C, Schipper J, Brink I, Moser E, et al. 18F-DOPA positron emission tomography for the detection of glomus tumours. Eur J Nucl Med Mol Imaging 2003;30 (5):689-94.

[40] Power AH, Bower TC, Kasperbauer J, Link MJ, Oderich G, Cloft H, et al. Impact of preoperative embolization on outcomes of carotid body tumor resections. J Vasc Surg 2012;56(4):979-89. Available from: https://doi.org/10.1016/j.jvs.2012.03.037.

[41] Arya S, Rao V, Juvekar S, Dcruz AK. Carotid body tumors: objective criteria to predict the Shamblin group on MR imaging. Am J Neuroradiol 2008;29(7):1349-54. Available from: https://doi.org/10.3174/ajnr.A1092.

[42] Kim GY, Lawrence PF, Moridzadeh RS, Zimmerman K, Munoz A, Luna-Ortiz K, et al. New predictors of complications in carotid body tumor resection. J Vasc Surg 2017;65(6):167-39. Available from: https://doi.org/10.1016/j.jvs.2016.12.124.

[43] Prouse G, Mazzaccaro D, Settembrini F, Carmo M, Biglioli F, Settembrini PG. Double osteotomy of mandibula in the treatment of carotid body tumors with skull base extension. J Vasc Surg 2013;58(2):486-90. Available from: https://doi.org/10.1016/j. jvs.2012.11.086.

[44] Kasper GC, Welling RE, Wladis AR, CaJacob DE, Grisham AD, Tomsick TA, et al. A multidisciplinary approach to carotid paragangliomas. Vasc Endovasc Surg 2006 Dec-2007 Jan;40(6):467-74.

[45] Robertson D, Hollister AS, Biaggioni I, Netterville JL, Mosqueda-Garcia R, Robertson RM. The diagnosis and treatment of baroreflex failure. N Engl J Med 1993;329(20):1449-55.

[46] Laccourreye O, Werner A, Garcia D, Malinvaud D, Tran Ba Huy P, Bonfils P. First bite syndrome. Eur Ann Otorhinolaryngol Head Neck Dis 2013;130(5):269-73. Available from: https://doi.org/ 10.1016/j.anorl.2012.11.003.

第 4 章　颈动脉狭窄：颈动脉内膜切除术还是颈动脉支架置入术

Carotid artery stenosis: endarterectomy or stenting?

Carlo Setacci　Domenico Benevento　Gianmarco de Donato　Francesco Setacci　Alberto M. Settembrini
Giuseppe Galzerano　M. Walter Guerrieri　Piergiorgio Settembrini　Giancarlo Palasciano　著
史伟浩　译

10%～20% 的脑卒中或短暂性脑缺血发作可能是由于颈动脉狭窄引起的。脑卒中是西方国家第三大死亡原因，也是导致永久性残疾的最常见原因。在颈动脉支架置入术（carotid artery stenting，CAS）出现之前，颈动脉内膜切除术（carotid endarterectomy，CEA）是解决颈动脉斑块发生潜在栓塞和血栓事件的唯一外科方法。在过去的几年里，由于新药引入和对血管危险因素广泛且有效的控制，药物治疗取得了巨大的进步[1]。对于颈动脉狭窄患者，在 CEA、CAS 或单纯药物治疗之间的选择仍然是一个有争议的话题。然而，目前仍然缺乏一种简单完整的方法独立分层研究 CAS 患者围术期神经系统的结果[2-5]。CEA 被用于治疗颈动脉疾病已超过 50 年。在此期间，CEA 已被大型多中心随机对照试验[6-10]验证为预防脑卒中的有效方法。CEA 的适应证已经确定，结果明显改善，技术方面也有所发展。尽管 CEA 已被广泛接受，但优化 CEA 早期疗效和长期持久效果的理想手术方式尚未定论。实际上，大多数血管外科医生在临床实践中对 CEA 在技术上进行了很多改进，并根据具体病例进行调整。最常用的传统 CEA 技术是对颈内动脉进行纵向切开，然后直接缝合血管或采取补片血管成形术（图 4-1）。一些前瞻性随机研

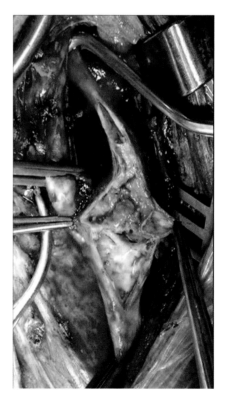

▲ 图 4-1　标准的颈动脉内膜切除术

究把三个主要结局（围术期脑卒中、早期颈动脉闭塞、再狭窄＞50%）集中在一起分析，结论强烈倾向于采用血管补片成形术而非血管直接缝合[11-17]。外翻式 CEA 最初是由 De Bakey 等[13]报道的，后来由 Etheredge[14]描述，并最终由

Raithel 和 Kasprzak[15] 改良为今天的手术方式，即在颈动脉分叉处颈内动脉的完全斜行切断。由于是斜向动脉切开术而不是纵向动脉切开术，这样动脉不易再发生狭窄，特别是当缝线位于动脉的最宽部分（即颈总动脉或颈动脉球基底部）时。尽管这种技术被认为安全有效[16, 17]，但仍然存在一些担忧，包括对于高手术技术的要求，尤其是在长段狭窄斑块病例及颈动脉阻断导致缺血需要分流的情况下，对手术技术要求更高。

另外，随着患者对缩短住院时间或无须住院、迅速恢复、术后无瘢痕和无痛等需求的日益增加，刺激了微创手术技术的发展和局麻在颈动脉修复领域的使用。先前已经证明 CEA 纵向小切口的可行性和安全性[18-20]，减少了神经损伤的发生率，并且有更好的美容效果[19]。但是 Skillman 等[21] 报道，虽然采用垂直切口时手术显露更简单，但通过横向切口进行充分显露也是可能的，两种切口类型之间脑神经损伤发生率相似，而且患者明显更偏爱横向切口（图 4-2 和图 4-3）。Assadian 等[22] 证明在局部区域麻醉（locoregional anesthesia，LRA）下通过横向皮肤小切口进行外翻 CEA 的可行性。Marcucci 等[23] 报道了局部区域麻醉下小横向皮肤切口和垂直切口的 CEA 结果相似。

由于对腔内治疗专业度不足，可导致与技术能力不足和患者选择不当相关不良事件发生率的增加，这都是不利于 CAS 的相关因素。有高质量多中心的注册研究和大手术量单中心的经验报道一致支持有利于 CAS 的结果，但神经学界仍然认为这些证据不足以推荐 CAS。当然，将围术期事件控制在最低限度的一个关键问题是依据患者解剖和临床症状来选择适当的 CAS 介入器械。多项研究表明，个体化治疗颈动脉疾病，可以取得最好短期和长期结果。个体化治疗[24] 的基本原则在于为具有特定病变和血管解剖结构的患者选择合适的支架和保护装置，并灵活地使用最佳装置和技术来处理每个患者，而且不受随机对照试验（randomized clinical trial，RCT）研究

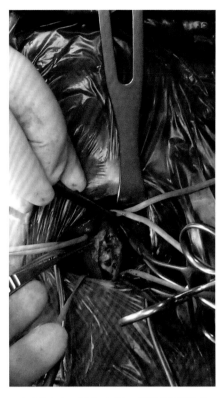

▲ 图 4-2　横向小切口颈动脉剥脱术

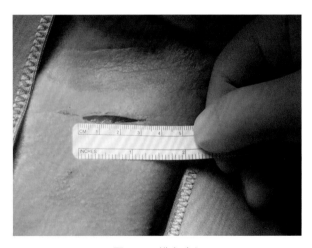

▲ 图 4-3　横向小切口

的限制，如 RCT 研究会限制使用特定的栓塞保护装置（embolic protection device，EPD）和支架系统。个体化治疗中一个重要因素是如何去识别 CAS 的高危病例，这主要取决于介入血管专家的能力高低，而这一因素在 CAS 领域比其他经皮介入领域更为重要。事实上，Pienazek 等[25] 证明，个体化的 CAS 策略与低并发症发生率和

长期的高疗效性相关，表明术者应当熟悉多种不同保护装置和支架系统的使用，以便能够针对某一病例使用最适合的器械。其他关于个体化CAS的文章将注意力集中在支架种类和EPD的使用上。CAS虽然是一项成熟的技术，并且在高容量中心专家手术效果优异，但仍在努力寻求业界的共识。最初人们对CAS作为一种有价值且创伤性较低的替代CEA的治疗手段的热情已经被RCT研究观察到的两种策略在结果上无可争议的差距所削弱。在过去的几年中，颈动脉支架和保护装置及颈动脉支架技术都在发展，使得CAS患者脑卒中的发生率显著降低（图4-4和图4-5）。事实上，怀疑斑块通过颈动脉支架金属丝之间网眼脱落会导致颅内栓塞是术后早期神经系统并发症的首要原因，所以介入技术已专注于生产新一代双层密网状支架以减少支架金属丝之间的"自由区"面积，以及新的EPD装置，进而以降低术中栓塞对大脑的风险（表4-1）。尽管仍需RCT的一级证据来测试这些新材料，但是相信熟练手术者能够根据斑块形态和患者的解剖特征选择合适颈动脉支架和保护装置，也一定能够填补与CAS相比CEA的空白[26-29]。考虑到支架内斑块脱垂是导致CAS术后并发症的主要原因之一，研究者对OCT识别有关颈动脉斑块和支架之间相互作用的进一步细节非常感兴趣。而现有的术中成像系统（血管造影术、血管内超声成像和DUS）可能无法检测到这种血管内微小缺陷（图4-6）。

经颈动脉血供重建术（transcarotid artery revascularization，TCAR）技术是运用专门设计的经颈动脉神经保护系统进行颈动脉支架置入，目前发展为颈动脉支架置入的一项新技术[30]。

该技术结合了直接颈动脉入路和颈动脉支架置入过程中强大的颅内血流逆流原理，提供了一种类似CEA但更微创的神经保护方法[31]。手术通过在颈根部小切口直接进入颈动脉，避免在没有保护的情况下在斑块密布的主动脉或主动脉弓上反复进行导管操作，并且通过术中血

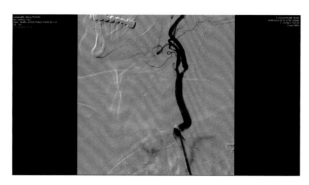

▲ 图 4-4　症状性颈动脉狭窄

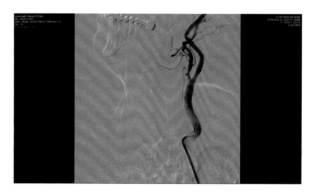

▲ 图 4-5　Roadsaver 颈动脉支架置入术

表 4-1　颈动脉支架置入术中增加栓塞发生率的因素
• 抗血小板治疗预处理不充分
• 抗凝不充分
• 面对困难的颈总动脉解剖条件反复尝试操作
• 软斑块和过度导丝操作
• 支架置入前或支架置入后过度球囊扩张
• 用输送系统较粗的支架强力穿过重度钙化斑块

液反流降低操作过程中所有阶段，如通过病变、预扩张、支架置入和置入后扩张过程中栓塞的风险[32]。

最近来自于SVS VQI-TCAR-TSP的数据证实，血流逆转TCAR是一种安全的颈动脉再通技术。VQI-TSP项目由SVS、FDA、医疗保险和医疗补助服务中心三者合作，目前正在进行，旨在评估在VQI中心进行TCAR治疗的结果。该大型质量改进数据库允许比较TCAR、经股动脉支架置入和CEA的真实结果。

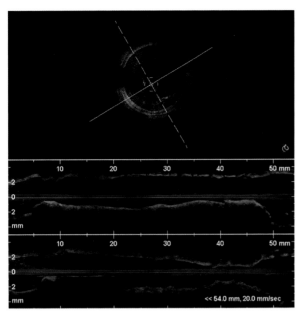

▲ 图 4-6　颈动脉支架置入术后光学相干断层扫描

据该项目，来自 TSP 的更新数据评估了 2016—2019 年的患者，其中接受 TCAR 的患者为 8104 例，接受 CEA 的患者为 53 869 例，每组有 6526 例患者使用倾向评分匹配进行分析。TCAR 和 CEA 在院内脑卒中率（1.4% vs. 1.2%，$P=0.54$）或院内脑卒中和死亡率（1.6% vs. 1.4%，$P=0.57$）方面没有统计学差异。TCAR 与 CEA 相比，其他关键发现包括院内心肌梗死的发生率降低到 59%（0.4% vs. 1.1%，$P<0.001$），院内脑神经损伤的发生率降低到 86%（0.4% vs. 2.5%，$P<0.001$），住院脑卒中、死亡和心肌梗死的发生率降低到 18%（1.9% vs. 2.4%，$P=0.1$），住院时间超过 1 天的概率降低到 14%（29.9% vs. 34.7%，$P<0.001$），无症状患者非家庭式出院率降低到 21%（4% vs. 5%，$P=0.01$）。

这些数据证实，与接受 CEA 的患者相比，接受 TCAR 的患者似乎有大致相似的脑卒中、心肌梗死和死亡率[19]，但由于该手术仅需显露近端一小段所需的颈总动脉，因此脑神经损伤（cranial nerve injury，CNI）的发生率显著降低。因此，尽管脑神经损伤的症状通常在 1 年内消失，但

TCAR 能够避免这些暂时性缺陷，并且不增加脑卒中风险。Malas 等证明，TCAR 需要干预的出血率明显更高（1.5% vs. 1.0%）[33]，可能是因为需要双重抗血小板治疗。考虑到这一证据，TCAR 无疑将成为血管外科医生在治疗颈动脉疾病时应该掌握的技术。

如果进一步的长期数据继续支持 TCAR 优于经股动脉支架置入术，以及 TCAR 和 CEA 之间是等效的，那么 TCAR 的适应证可能很快就会扩大到作为正常风险患者的一种选择，并成为颈动脉疾病介入治疗的首要方式。

现已确定以下关键信息。

CAS（经股动脉或经颈动脉）因为创伤较小，避免了大多数外科手术并发症，并且可以预防未来的脑卒中事件已成为 CEA 的替代式。

随机对照试验数据表明，尽管 CAS 和 CEA 在中长期神经学结果上没有差异，但是在早期神经学结果（0～30 天）方面存在显著差异。

斑块通过颈动脉支架金属丝之间网眼脱落导致颅内微栓塞是术后早期神经系统并发症（即非致残性脑卒中）的主要原因。

使用保护伞或远端球囊阻断进行远端保护时有限制，因为在实现保护之前，它需要将装置先穿过狭窄，而这增加了栓塞风险。

因为近端 EPD 通过阻断或逆转手术时颈动脉分叉水平的血流来防止栓子进入大脑，所以应该在受保护的条件下通过病变。

"双层支架"或"密网状支架"是一类新的颈动脉支架，与以前的颈动脉支架设计相比，它能提供更高的颈动脉斑块覆盖率，可以避免或至少限制斑块通过支架网孔脱垂。

个体化治疗的基本原则在于为具有特定病变和血管解剖结构的患者选择合适的支架和保护装置。

随着最近支架装置的批准上市，CAS 领域现在可能会显示出从个人实践层面转到面向全球市场的重大新转变。

参考文献

[1] Nanna MG, Gomes P, Njoh RF, Ward C, Attaran RR, Mena C. Carotid artery stenting versus carotid endarterectomy. Postgrad Med J 2016;92(1091):532-9.

[2] Cremonesi A, Castriota F, Secco GG, Macdonald S, Roffi M. Carotid artery stenting: an update. Eur Heart J 2015;1(36): 13-21.

[3] Liu Z, Fu WG, Guo ZY, et al. Update systematic reviewand metanalysis of randomized clinical trials comparing carotid artery stenting and carotid endarterectomy in the tratment of carotid stenosis. Ann Vasc Surg 2012;26:576-90.

[4] Illuminati G, Ricco JB, Greco C, Mangieri E, Calio' F, Ceccanei G, et al. Systematic preoperative coronary angiography and stenting improves postoperative results of carotid endarterectomy in patients with asymptomatic coronary artery disease: a randomized controlled trial. Eur J Vasc Endovasc Surg 2010;39:139-45.

[5] Illuminati G, JB R. Long-term results of a randomized controlled trial analyzing the role of systematic pre-operative coronary angiography before elective carotid endarterectomy in patients with asymptomatic coronary artery disease. Eur J Vasc Endovasc Surg 2015;50:26.

[6] Eikelboom BC, Ackerstaff RG, Hoeneveld H, et al. Benefits of carotid patching: a randomized study. J Vasc Surg 1988;7:240-7.

[7] Clagett GP, Patterson CB, Fisher Jr DF, et al. Vein patch versus primary closure for carotid endarterectomy. A randomized prospective study in a selected group of patients. J Vasc Surg 1989;9:213-23.

[8] AbuRahma AF, Khan JH, Robinson PA, Saiedy S, Short YS, Boland JP, et al. Prospective randomized trial of carotid endarterectomy with primary closure and patch angioplasty with saphenous vein, jugular vein, and polytetrafluoroethylene: perioperative (30-day) results discussion 1006-7 J Vasc Surg 1996;24:9981006.

[9] Archie Jr. JP. Prospective randomized trials of carotid endarterectomy with primary closure and patch reconstruction: the problem is power. J Vasc Surg 1997; 25: 1118-20.

[10] Lord RS, Raj TB, Stary DL, et al. Comparison of saphenous vein patch, polytetrafluoroethylene patch, and direct arteriotomy closure after carotid endarterectomy. Part I. Perioperative results. J Vasc Surg 1989;9:521-9.

[11] Katz D, Snyder SO, Gandhi RH, et al. Long-term follow-up for recurrent stenosis: a prospective randomized study of expanded polytetrafluoroethylene patch angioplasty versus primary closure after carotid endarterectomy. J Vasc Surg 1994;19:198-203 discussion 204-5.

[12] Counsell CE, Salinas R, Naylor R, Warlow CP. A systematic review of the randomized trials of carotid patch angioplasty in carotid endarterectomy. Eur J Vasc Endovasc Surg 1997;13:345-54.

[13] De Bakey M, Crawford E, Morris Jr G, Cooley D. Surgical considerations of occlusive disease of the innominate, carotid, subclavian, and vertebral arteries. Ann Surg 1961;154:698-725.

[14] Etheredge SN. A simple technique for carotid endarterectomy.

Am J Surg 1970;120:635-40.

[15] Raithel D, Kasprzak PM. The eversion endarterectomy. A new technique. In: Greenhalgh RM, Hollier LH, editors. Surgery of stroke. London, UK: WB Sunders; 1993. p. 441-71.

[16] Buerger R. Eversion endarterectomy of the carotid bifurcation. In: Veith FJ, editor. Current critical problems in vascular surgery, vol 5. St Louis, MO: Quality Medical Publishing; 1993. p. 441-7.

[17] Cao P, Giordano G, De Rango P, Caporali S, Lenti M, Ricci S, et al. Eversion versus conventional carotid endarterectomy: a prospective study. Eur J Vasc Endovasc Surg 1997;14:96-104.

[18] Ascher E, Hingorani A, Marks N, et al. Mini skin incision for carotid endarterectomy (CEA): a new and safe alternative to the standard approach. J Vasc Surg 2005;42:1089e93.

[19] De Troia A, Miosso F, Biasi L, et al. Carotid endarterectomy with mini-invasive access in locoregional anesthesia. Acta Biomed 2008;79:123e7.

[20] Bastounis E, Bakoyiannis C, Cagiannos C, et al. A short incision for carotid endarterectomy results in decreased morbidity. Eur J Vasc Endovasc Surg 2007;33:652e6.

[21] Skillman JJ, Kent KC, Anninos E. Do neck incisions influence nerve deficits after carotid endarterectomy? Arch Surg 1994;129:748e52.

[22] Assadian A, Senekowitsch C, Pfaffelmeyer N, et al. Incidence of cranial nerve injuries after carotid eversion endarterectomy with a transverse skin incision under regional anaesthesia. Eur J Vasc Endovasc Surg 2004; 28: 421e4.

[23] Marcucci G, Antonelli R, Gabrielli R, et al. Short longitudinal versus transverse skin incision for carotid endarterectomy: impact on cranial and cervical nerve injuries and esthetic outcome. J Cardiovasc Surg 2011; 52: 145e52.

[24] Nikas DN, Kompara G, Reimers B. Carotid stents: which is the best option? J Cardiovasc Surg (Torino) 2011;52 779-779.

[25] Pieniazek P, Musialek P, Ziembicka AK, et al. Carotid artery stenting with patient- and lesion-tailored selection of the neuroprotection system and stent type: early and 5-year results from a prospective academic registry of 535 consecutive procedures (TARGET-CAS). J Endovasc Ther 2008;15:249-62.

[26] Setacci C, de Donato G. Carotid artery stenting renaissance: can tips, tricks and new devices fill the gap? J Cardiovasc Med (Hagerstown) 2016;17:855-6.

[27] Setacci C, Speziale F, De Donato G, Sirignano P, Setacci F, Capoccia L, et al. Physician-initiated prospective Italian Registry of carotid stenting with the C-Guard mesh-stent: the IRON-Guard registry. Rationale and design. J Cardiovasc Surg (Torino) 2015;56:787-91.

[28] De Donato G1, Mazzitelli G, Ruzzi U, Mele M, Tadiello M, Giannace G, et al. Carotid artery stenting renaissance: is it safe and effective using new materials? J Cardiovasc Surg

(Torino) 2016;57:769-83.

[29] Setacci C, Mele M, de Donato G, Mazzitelli G, Benevento D, Palasciano G, et al. Device selection for carotid stenting: reviewing the evidence. Expert Rev Cardiovasc Ther 2017;15:787-96.

[30] Schermerhorn ML, Liang P, Eldrup-Jorgensen J, Cronenwett JL, Nolan BW, Kashyap VS, et al. Association of transcarotid artery revascularization versus transfemoral carotid artery stenting with stroke or death among patients with carotid artery stenosis. JAMA 2019;322(23):2313-22. Available from: https://doi.org/10.1001/jama.2019.18441.

[31] Malas MB, Leal J, Kashyap V, et al. Technical aspects of transcarotid artery revascularization using the ENROUTE transcarotid neuroprotection and stent system. J Vasc Surg 2017;65:916-20.

[32] Kashyap VS, King AH, Foteh MI, Janko M, Jim J, Motaganahalli RL, et al. A multi-institutional analysis of transcarotid artery revascularization compared to carotid endarterectomy. J Vasc Surg 2019;70(1):123-9. Available from: https://doi.org/10.1016/j. jversus.2018.09.060 Epub 2019 Jan 6.

[33] Malas MB, Aridi HD, Kashyap VS, Wang GJ, Motaganahalli RL, Cronenwett J, et al. Outcomes of transcarotid revascularization with dynamic flow reversal vs carotid endarterectomy in the Transcarotid Revascularization Surveillance Project Mass. J Vasc Surg 2019;69(6):e95-6.

第 5 章 锁骨下－椎动脉和上肢动脉

Subclavian, vertebral, and upper limb arteries: a difficult surgical field

Young-wook Kim 著

邱结华 译

一、锁骨下动脉

解剖学上锁骨下动脉（anatomically subclavian artery，SCA）的定义是其起源到第 1 肋的外侧边缘。右侧 SCA 发自头臂动脉，左侧 SCA 直接发自主动脉弓（图 5-1）。

在通过颈基底部的过程中，前斜角肌穿过锁骨下动脉，将 SCA 剖分为三个部分：第一部分，斜角肌近段，靠近前斜角肌近端；第二部分，斜角肌下段，位于前斜角肌后面；第三部分，斜角肌后段，前斜角肌远端（图 5-2）。

SCA 第一部分的分支是椎动脉、甲状颈干和胸廓内动脉。在这些动脉中，左右椎动脉向头部延伸，汇合形成基底动脉并加入 Willis 环。它的第二部分位于前斜角肌后面，后部与肺尖接触。肋颈干起源于 SCA 的第二部分。肩胛背动脉（或肩胛降动脉）是供养肩胛提肌、菱形肌和斜方肌的动脉。它最常发出于 SCA 的第二或第三部分。SCA 的第三部分从前斜角肌外侧缘延伸至第 1 肋下缘。SCA 的第三部分从前斜角肌外侧缘延伸至第 1 肋下缘。SCA 动脉瘤通常累及 SCA 的第三部分，位于锁骨下静脉附近。在血管外科的临床实践中，通常需要在胸廓出口综合征减压[1]、SCA 动脉瘤切除、颈动脉锁骨下动脉搭桥或 SCA 创伤等过程中显露 SCA。

二、锁骨下动脉手术显露

（一）锁骨下动脉锁骨上显露

在临床实践中，SCA 最常经锁骨上入路显露，对于这种方法，患者取仰卧位或半 Fowler 位，颈部伸展并旋转至对侧部位。在锁骨上方 2cm 处做一个横向皮肤切口。经切口分离颈阔肌和筋膜加深。切断并结扎颈外静脉，在锁骨附近横断胸锁乳突肌（sternocleidomastoid，SCM）肌肉的锁骨头，同时切断肩胛舌骨肌并可以将其切除。当斜角肌脂肪垫从颈内静脉（internal jugular vein，IJV）分离并横向移动形成脂肪蒂时，可显露前斜角肌和覆盖的膈神经（图 5-3）。在该解剖部位，位于进入左颈内静脉和左锁骨下静脉的交界处的左侧胸导管有损伤风险。胸导管损伤可导致颈底部出现严重的淋巴漏或瘘。

在仔细分离并保护膈神经和淋巴结构的情况下，在前斜角肌靠近第 1 肋处横断该肌肉。当前斜角肌被分离时，很容易显露 SCA 的第二部分。明确 SCA 后，就可以在近远端追踪并移动它。SCA 的第二部分位于胸膜顶上，该区域操作最重要的是避免损伤胸膜。臂丛神经紧靠 SCA 后方，因此在该区域使用电刀时应非常小心。在显露右侧 SCA 时，将右侧锁骨上切口向内侧延伸到胸骨切迹，同时将胸锁乳突肌的锁骨头和胸骨头及

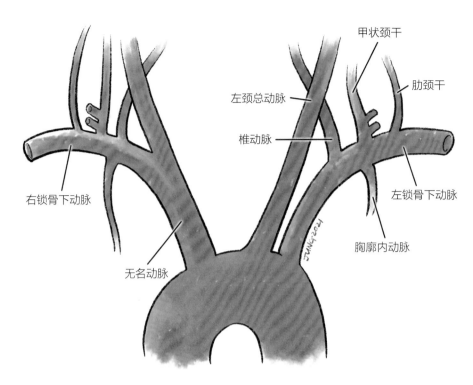

▲ 图 5-1　主动脉弓分支

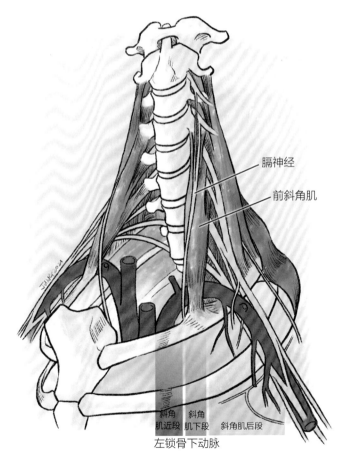

▲ 图 5-2　锁骨下动脉被前斜角肌分为三个部分

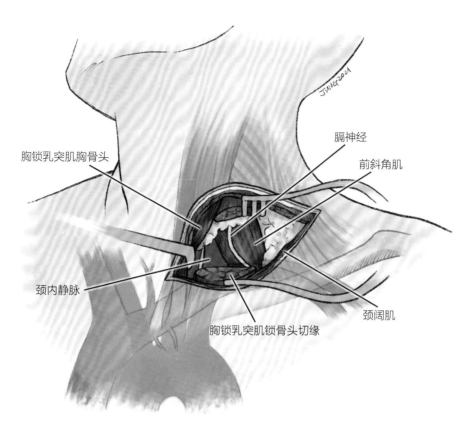

胸锁乳突肌胸骨头

膈神经

前斜角肌

颈内静脉

颈阔肌

胸锁乳突肌锁骨头切缘

▲ 图 5-3 左锁骨下动脉的锁骨上显露

下面的带状肌肉分开，可在不需要进行胸骨正中切的情况下，在术野中观察到头臂动脉远端[2]（图 5-4）。通过该入路，可以显露头臂动脉的分叉和右侧 SCA 及其分支起始。

但当需要显露头臂动脉更近端部分或需紧急控制头臂动脉出血时，仍建议采用胸骨正中切开术。

（二）显露锁骨下动脉起始部

由于锁骨和胸骨柄覆盖，主动脉弓分支（如头臂动脉、SCA 和颈总动脉）在起始处显露非常困难。对于颈基底部（Monson I 区）的穿透性损伤，需要正中胸骨切开伴或不伴颈椎延伸，以快速进入该区域的大血管。当进入上纵隔时最先看到的结构是胸腺和左头臂静脉。左头臂静脉从头臂动脉和左颈总动脉前方穿过。通过向上牵引左头臂静脉，可以看到无名动脉、左侧颈总动脉和左侧 SCA 的起点（图 5-5A）。在游离头臂动脉和右 SCA 时，应辨认右侧迷走神经和喉返神经。右侧迷走神经沿右侧颈总动脉外侧走行，在右侧 SCA 前方交叉，远端汇入纵隔。迷走神经喉返支环绕锁骨下动脉近端，在颈部的气管和食管之间向头部延伸[3]（图 5-5B）。在解剖右侧 SCA 的过程中，应非常小心，以免损伤这些神经。为充分显露右侧 SCA，除胸骨正中切开外，还需经右侧锁骨上的横向皮肤切口的右侧带状肌肉横断。

手术显露左侧 SCA 及左颈总动脉的起始处相较于右侧更具挑战性，因为这两条血管从主动脉弓发出的位置更深。

为了最佳显露左侧 SCA 的起始处，可能需要在第 5 肋上进行单独的前外侧开胸或胸骨正中切开的中线开胸[4, 5]。在解剖左侧 SCA 时，应注意辨认和保护左侧迷走神经及其喉返支。左侧迷走神经在左侧颈总动脉和左侧 SCA 之间进入纵隔，穿过主动脉弓。左喉返支绕主动脉弓，沿左气管食管沟上升（图 5-6）。

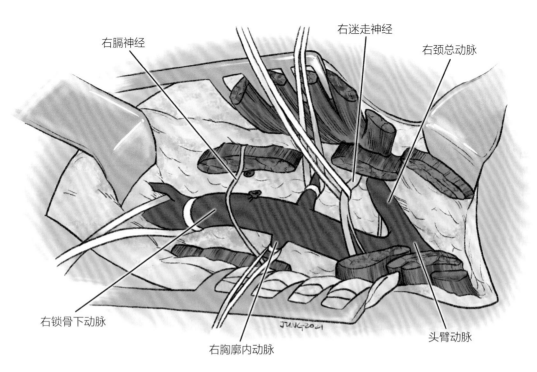

右膈神经　　　　　　右迷走神经　　　　右颈总动脉

右锁骨下动脉　　　右胸廓内动脉　　　头臂动脉

▲ 图 5-4　右锁骨上切口向内侧延伸至胸骨切迹以显露头臂动脉分叉

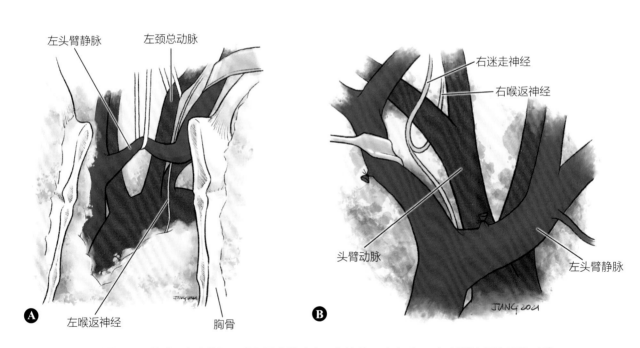

左头臂静脉　　左颈总动脉　　　　　　右迷走神经

右喉返神经

头臂动脉

左喉返神经　　　胸骨　　　　　　左头臂静脉

Ⓐ　　　　　　　　　　　Ⓑ

▲ 图 5-5　通过正中胸骨切开术显露头臂动脉、右锁骨下动脉（SCA）近端和两条颈总动脉

A. 通过向上牵拉左头臂静脉，可以看到头臂动脉、左颈总动脉和左锁骨下动脉的起源；B. 右迷走神经及其喉返支：右迷走神经沿右颈总动脉的外侧走行，在右 SCA 前方穿过并向远端进入纵隔。它给出了一个环绕近端 SCA 的喉返支

　　由于腔内治疗已被普及，部分颈部血管损伤可以用腔内手术来治疗，以避免颈部血管的广泛手术显露及其并发症。对于左侧 SCA 或左侧颈总动脉起始处动脉闭塞病变的患者，解剖外搭桥术（如颈动脉 - 锁骨下搭桥术、左侧 SCA- 颈总动脉转位术、交叉颈动脉 - 颈动脉搭桥术或锁骨

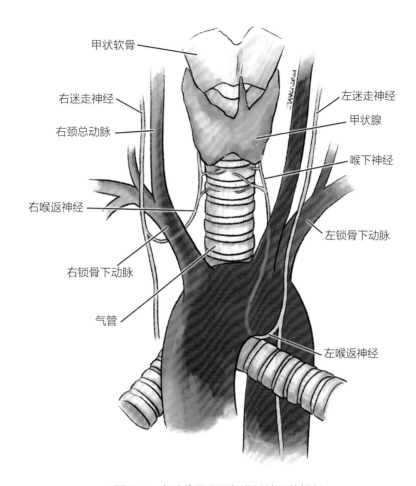

甲状软骨

右迷走神经

右颈总动脉

右喉返神经

右锁骨下动脉

气管

左迷走神经

甲状腺

喉下神经

左锁骨下动脉

左喉返神经

▲ 图 5-6　主动脉弓和颈部喉返神经的解剖

下 - 锁骨下 - 锁骨下搭桥术）也可避免广泛且困难的手术显露。

通过胸骨切开显露右侧 SCA 的起始部，切口经右锁骨前肌肉延伸至锁骨的上方。在该切口中，离断右侧胸骨舌骨和胸骨甲状腺肌，露出角质脂肪垫。向外侧移位角质脂肪垫时，可显露甲状颈干的分支。甲状颈支的分支被分开，并向深部游离以显露前斜角肌。右膈神经从外向内穿过前斜角肌前表面汇入上纵隔。前斜角肌在第 1 肋的止点上方离断可显露右侧近侧 SCA[6]。

左 SCA 直接从主动脉弓后方或头臂干左侧发出，因此不能仅通过胸骨切开显露以进行血管重建。为了更好地显露左侧 SCA，需要进行左侧开胸手术[5]。SCA 近端和远端的控制可以实现，但椎动脉（vertebral artery，VA）的起始在该入路中就很难实现。左侧 SCA 近端的创伤性

损伤或动脉瘤应经左侧胸部入路。首选的显露方式是经第 4 肋间或被切除的第 4 肋床前外侧开胸。如果血管损伤或动脉瘤范围较广，最好准备好左上肢以纳入手术范围，以便可以进行第二次锁骨上切开。该方法允许随时接触 SCA 的第二部分，以控制远端血管。对于涉及左侧 SCA 起源的病变，前外侧开胸手术也有助于处理部分闭塞主动脉弓。膈神经和迷走神经必须在胸膜打开后和 SCA 第一部分显露前观察并保护。在左侧 SCA 近端创伤性损伤导致大量血液进入胸腔时，经皮球囊堵塞是暂时控制出血的最佳选择。如果该方式不可行，可以通过第 3/4 肋间的前开胸切开迅速控制血管。这种显露有助于将血管夹放置在锁骨下出血的起始处。乳房下切开是女性的首选，乳房在上述的显露过程中有较好的活动度。

三、椎动脉

椎动脉是 SCA 第一个分支，它向头部行进至 C_6 横突，剩余 2/3 的 VA 被包裹在枕骨大孔的骨性结构中。在颅骨内两个椎动脉结合形成基底动脉。这两条椎动脉和基底动脉一起被称为椎 – 基底动脉系统，为 Willis 后部提供血液。VA 可分为椎间孔前段（V_1）、椎间孔段（V_2）、硬膜外段（V_3）和硬膜内段（颅内，V_4）四个部分[7]（图 5-7）。

椎动脉手术显露

在血管外科手术中很少需要显露 VA。VA 各节段有多种手术入路：锁骨上入路、颈前路入路、骨间 VA 显露；远端颅外 VA 显露；枕下 VA 的后部显露[8]。在各种不同的 VA 段入路中，锁骨上入路的孔前 VA 是血管外科医生关注的主要问题。用于显露孔前 VA（V_1）的锁骨上横向切口与 SCA 入路相同。VA 周围有许多结构，包括颈内静脉、椎静脉和甲状腺下动脉。除上述血管外，胸导管跨过左侧 VA。VA 后面是 C_7 横突、交感干和颈神经节。

四、腋动脉

腋动脉在解剖学上由近侧第 1 肋的下缘和远侧大圆肌的侧缘界定。腋动脉根据与胸小肌解剖分为三部分：肌肉的内侧、后方和外侧。腋动脉分支中，第一段有一支（胸上动脉），第二段有

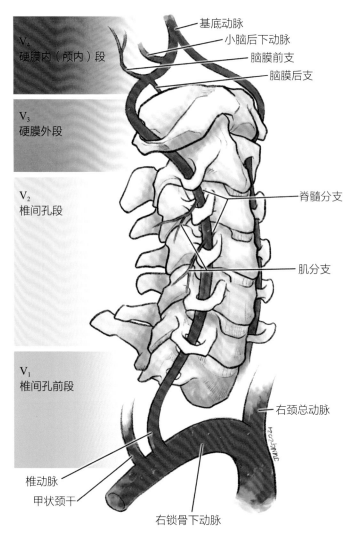

▲ 图 5-7 椎动脉的解剖分为四段

两支（胸肩峰动脉和胸外侧动脉），而第三段有三支（肩胛下动脉、旋肱内侧动脉和旋肱外侧动脉）[9]（图 5-8）。

腋动脉手术显露

临床上，常需要显露腋动脉进行解剖外旁路（如腋 – 股或腋 – 腋旁路）、锁骨下动脉瘤或腋动脉瘤修复、动脉血管损伤修复。与解剖旁路相比，这些解剖外旁路的优点是易于接近并且手术侵入性小。因此，这种类型的手术可用于手术风险高、不耐受胸主动脉或腹主动脉手术的患者。对于腋动脉第一部分（胸小肌内侧）的显露，采用锁骨下入路[10]。患者取仰卧位，同侧肩外展 90°，采用锁骨下方 2cm 的横向皮肤切口。沿着肌纤维方向离断胸大肌，可显露锁胸筋膜。自动拉钩有助于显露该空间。显露该部位后可以看到锁胸筋膜和脂肪组织、神经血管束和腋鞘。此时，胸小肌可以横向拉开，也可以离断以获得更好的手术视野。当决定离断胸小肌时，必须小心避免胸外侧神经损伤（图 5-9）。该神经为胸大肌提供运动神经支配。

打开腋鞘后，首先可观察到腋静脉，该静脉覆盖腋动脉。腋静脉尾部牵引可显露腋动脉。在显露时需要离断并结扎几个小静脉分支。为了避免损伤附近神经，建议在操作时尽量靠近腋动脉。对于腋动脉吻合，通常使用腋动脉的第一部分（胸小肌内侧），该部位的动脉吻合部位最不易因肩部运动而绷紧。作为腋动脉的周围结构，腋鞘内有环绕腋动脉的臂丛神经。而沿着胸壁，长胸神经和胸背神经在腋动脉下方向远端延伸（图 5-10）。

五、肱动脉

肱动脉起始于大圆肌的下缘，止于肘部横向皮肤折痕下方 2～3cm 处，分为两支：尺动脉和桡动脉。分叉的位置并不恒定，并且可能出现在手臂的较高位置。肱动脉有三条重要的神经，即桡神经、尺神经和正中神经[11]（图 5-11）。

肱动脉手术显露

通过手臂内侧二头肌和肱三头肌间的纵向切口显露手臂处的肱动脉，可以在深筋膜的表面观察到前臂的贵要静脉和内侧皮神经。在手臂的下半部分，应小心避免损伤贵要静脉。在打开二头

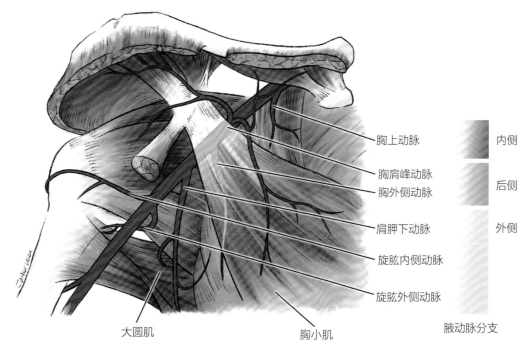

胸上动脉	内侧
胸肩峰动脉	
胸外侧动脉	后侧
肩胛下动脉	外侧
旋肱内侧动脉	
旋肱外侧动脉	
大圆肌　　　　　　胸小肌	腋动脉分支

▲ 图 5-8　右腋动脉分支

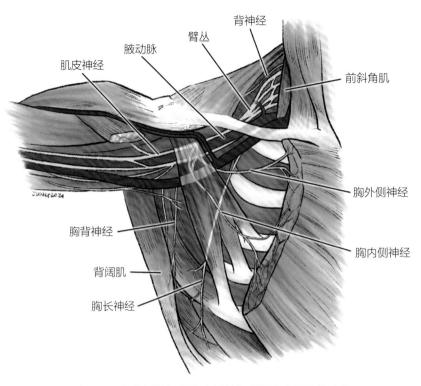

▲ 图 5-9　胸外侧神经和胸内侧神经支配胸大肌和胸小肌

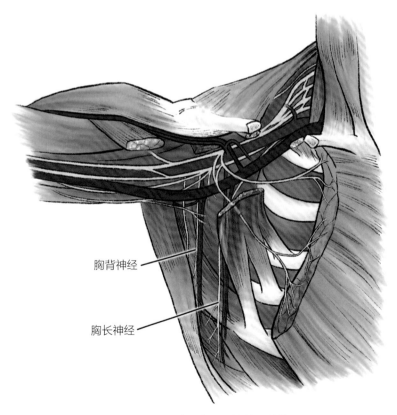

▲ 图 5-10　腋动脉周围的神经结构

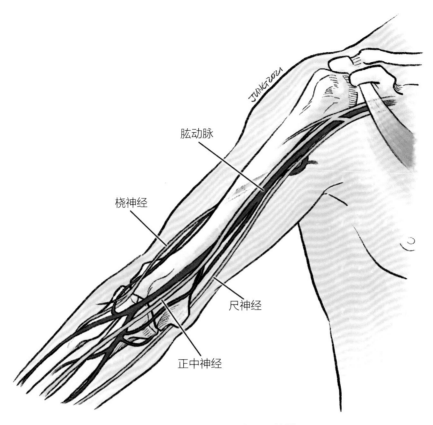

▲ 图 5-11　右肱动脉周围的神经

肌内侧端的深筋膜后，神经血管束被约束在鞘中。当进入肱神经鞘时，正中神经是最浅的结构。臂动脉位于正中神经和成对臂静脉深处。尺神经位于动脉后部。在肘窝处，动脉与周围肌肉和神经的关系复杂。肱动脉穿过肘窝，然后分成较大的尺动脉和较小的桡动脉。这种分叉常位于肘部远端皮肤折痕下方 2～3cm 处。近端桡动脉和尺动脉会发出较多侧支，与肘部周围肱动脉分支吻合[12]（图 5-12）。

为了显露肘前窝处的肱动脉，应使用横向切口或 S 形切口。应避免在肘窝上进行纵向切口，以防止增生性瘢痕而导致肘关节屈曲挛缩。当加深此切口时，应尽可能保留皮下静脉，以便保留后期用于血液透析的血管通路，同时也应保留内侧肘前皮神经。图 5-13 显示了肘窝处的肱动脉分叉。

六、桡动脉和尺动脉

桡动脉和尺动脉在前臂中层肌肉下方延伸。

除将其用作自体动脉移植的桡动脉外，通常需要在手腕处手术显露桡动脉或尺动脉。桡动脉和尺动脉在手腕处呈浅表分布。图 5-14 显示了手腕处的桡动脉和尺动脉。

桡动脉和尺动脉的手术显露

桡动脉和肱动脉的浅表位置使其成为动脉插管和血液透析通路的理想部位。为了显露手腕处的桡动脉，在桡动脉搏动点上做一个纵向切口。在手腕处的桡动脉和头静脉之间进行纵向切口得到桡头动静脉瘘。通过打开桡骨内侧的前臂筋膜可很容易显露桡动脉。该部位的深静脉和桡浅神经与动脉配对。桡浅神经及其分支位于肱前筋膜的表面，在手术过程中应予以保留。桡浅神经是一种纯粹的感觉神经，由于其浅表位置，容易受到创伤或腕部手术的损伤。桡动脉手术后可能会发生因神经卡压而引起的疼痛性神经瘤或神经病变。尺动脉在前臂近 1/3 的深部，因此很难也很少在前臂近端显露尺动脉。在手腕水

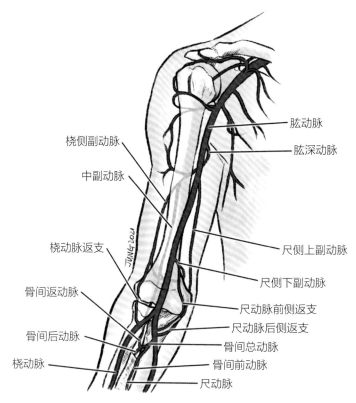

桡侧副动脉

中副动脉

桡动脉返支

骨间返动脉

骨间后动脉

桡动脉

肱动脉

肱深动脉

尺侧上副动脉

尺侧下副动脉

尺动脉前侧返支

尺动脉后侧返支

骨间总动脉

骨间前动脉

尺动脉

▲ 图 5-12 肱动脉在上臂和肘部周围的侧支

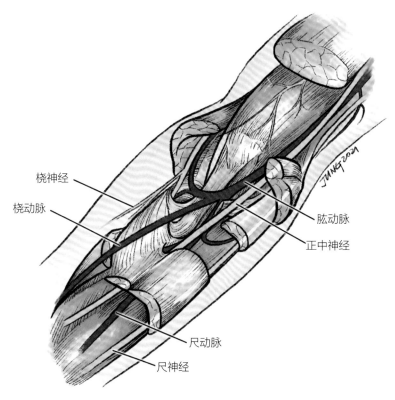

桡神经

桡动脉

肱动脉

正中神经

尺动脉

尺神经

▲ 图 5-13 肘部的肱动脉分叉

平，尺动脉正好位于肱前筋膜下方，通过沿着尺侧腕屈肌内侧边界的纵向切口很容易显露[13]（图 5-14）。

在手部，桡动脉和尺动脉形成掌浅弓和掌深弓（图 5-15）。掌浅弓具有主要的尺动脉供应和少量的桡动脉供应。四个指状分支来自掌弓，为内侧（尺骨侧）三指半供血。掌弓深部主要由桡动脉供应，位于掌骨基部之外[14]。掌深弓的主要功能是为手的骨骼、关节和深部肌肉提供血液供应，并为拇指和示指的桡侧供血。

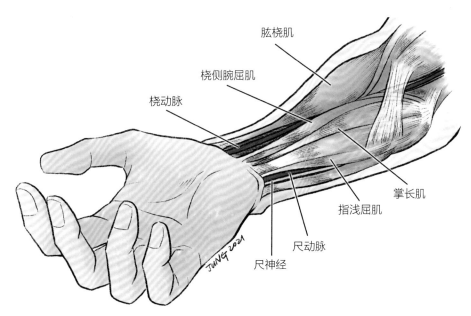

▲ 图 5-14　右手腕处的桡动脉和尺动脉

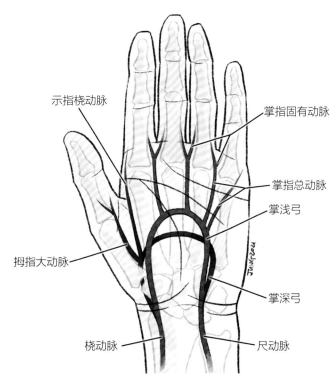

▲ 图 5-15　掌深弓和掌浅弓

参考文献

[1] Thompson RW. 'Rutherford's vascular surgery and endovascular therapy. Elsevier; 2019. Chapter 121, 1619-1638. e2.

[2] Rutherford RB. Atlas of vascular surgery basic techniques and exposures. W.B. Saunders Co; 1993, p. 244-9.

[3] Valentine RJ, Wind GG. Anatomic exposures in vascular surgery. 2nd ed Lippincott Williams & Wilkins; 2003, p. 96-7.

[4] Illig Karl A. 'Rutherford's vascular surgery and endovascular therapy. Elsevier; 2019. 706-715.e1.

[5] Valentine RJ, Wind GG. Anatomic exposures in vascular surgery. 2nd ed Lippincott Williams & Wilkins; 2003, p. 101-8.

[6] Klaassen Z, Sorenson E, Tubbs RS, Arya R, Meloy P, Shah R, et al. Thoracic outlet syndrome: a neurological and vascular disorder. Clin Anat 2014;27(5):724-32.

[7] Thorek P. Anatomy in surgery. J.B. Lippincott Company; 1962, p. 237.

[8] Valentine RJ, Wind GG. Anatomic exposures in vascular surgery. 2nd ed Lippincott Williams & Wilkins; 2003, p. 59-73.

[9] Ross AC. Gray's surgical anatomy, Chapter 36. Elsevier Limited; 2020, p. 256-60.

[10] Landry G.J., Taylor L.M. & Porter J.M. Axillobifemoral bypass. Ann Vascu Surg 14, 296-305.

[11] Valentine RJ, Wind GG. Anatomic exposures in vascular surgery. 2nd ed Lippincott Williams & Wilkins; 2003, p. 177-8.

[12] Rutherford RB. Atlas of vascular surgery basic techniques and exposures. W.B. Saunders Co; 1993, p. 254-7.

[13] Stoney RJ, Effeney DJ. Comprehensive vascular exposures. Philadelphia, New York: Lippincott - Raven; 1998, p. 142.

[14] Warner CJ, Roddy SP, Darling RC. 'Rutherford's vascular surgery and endovascular therapy. Elsevier; 2019, p. 1581-90. Chapter 118.

第6章 胸廓出口综合征的诊疗更新

Thoracic outlet syndrome: diagnostic and therapeutic update

Kendall Likes　Karl A. Illig　著

李春民　译

胸廓出口综合征（thoracic outlet syndrome，TOS）是指一系列与胸廓出口神经血管压迫有关的症状和体征。根据压迫来源该综合征可分为三种亚型：①神经性胸廓出口综合征（neurogenic TOS，NTOS）由臂丛神经压迫引起；②静脉性胸廓出口综合征（venous TOS，VTOS）由锁骨下静脉压迫引起；③动脉性胸廓出口综合征（arterial TOS，ATOS）由锁骨下动脉压迫引起。神经、静脉或动脉可单一受压，但也可同时受压。

NTOS是最常见的亚型，占病例的75%～80%。VTOS占剩余病例的大部分，而ATOS是散发的，占TOS诊断的1%以下 [1, 2]。患者可表现出两种形式的TOS，最常见的是NTOS和VTOS，可能是由于病理性的前斜角肌或骨骼结构，但比较少见（约5%的病例）。NTOS患者的一种典型症状是抬高手臂时手掌苍白，但并不代表是ATOS（假设不存在锁骨下动脉病理情况）；该症状是由神经性压迫引起，而不是由于10s流量减少。大多数诊断为TOS的患者年龄在20—40岁，70%的NTOS患者为女性，略高于50%的VTOS患者为男性（原因不明）。虽然TOS是一种罕见疾病，但其真实发生率在很大程度上仍未知，因为患者会出现手臂疼痛和感觉异常，甚至手臂肿胀的症状（VTOS），如果医疗机构的医疗人员没有识别TOS，也可能会误诊。

总之，TOS是由胸廓出口的发育和解剖变异加上环境应激（体力活动和生活事件）所致。准确诊断是极其重要的，并且在很大程度上依赖于一系列主观的、经常进展的症状，以及符合典型临床模式的体格检查结果 [1-3]。现代评估和管理包括许多诊断和治疗选择，在理想情况下可获得良好的疗效并改善患者的长期生活质量。

一、解剖

胸廓出口由几个不同区域组成，根据是否存在 NTOS、VTOS 或 ATOS，其相关解剖结构也会变化。NTOS 与斜角肌三角和（或）胸后间隙有关，VTOS 与前肋锁关节有关，ATOS 与骨性结构异常有关。

• NTOS：胸廓出口的正常解剖结构本身就是发生神经血管压迫的诱发因素。5 根神经根汇入臂丛神经形成的 3 个神经干，（连同锁骨下动脉）穿过以前斜角肌、中斜角肌和第 1 肋（或异常颈肋）为界的斜角肌三角（图 6-1）。NTOS 可能是由此处的相对性狭窄引起的一个压迫和炎症过程，关于是否由前斜角肌纤维化或异常第 1 肋引起 [4]，仍有争议。第二个压迫区域位于胸小肌插入喙突的下方，似乎存在于多达一半的典型 NTOS 患者中（图 6-2）。这种被称为神经性胸小肌综合征（neurogenic pectoralis minor syndrome，NPMS），拥有不同的诊断和治疗方法。需要强调

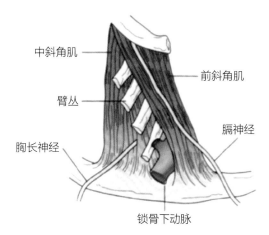

▲ 图 6-1　右侧神经性胸廓出口综合征

臂丛神经和锁骨下动脉通过的斜角肌三角，前方为前斜角肌，后方为中斜角肌，下方为第 1 肋（或颈肋，如果存在）。注意两条手术相关神经的位置，即胸长神经和膈神经 [经许可转载，引自 Sanders RJ.Anatomy of the thoracic outlet and related structures (Fig.3.1b, page 18).In:KA Illig, RW Thompson, JA Freischlag, DM Donahue, SE Jordan, PI Edgelow (editors), Thoracic outlet syndrome.London:Springer; 2013]

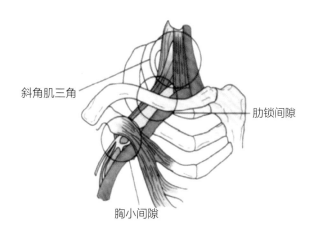

▲ 图 6-2　右侧臂丛神经的进一步视图，显示了胸小肌插入喙突时形成的胸后间隙

经许可转载，引自 Sanders RJ.Anatomy of the thoracic outlet and related structures (Fig.3.1a, page 18).In:KA Illig, RW Thompson, JA Freischlag, DM Donahue, SE Jordan, PI Edgelow (editors), Thoracic outlet syndrome.London:Springer; 2013

的是，即使在正常日常活动中，穿过胸廓出口的神经（和血管）也容易受到压迫；当症状变得持续并使生活方式改变时，就会出现这种综合征。

• VTOS：相反，锁骨下静脉不会穿过斜角肌三角，而是在前斜角肌前方。虽然严格来说锁骨下静脉没有结合所有面，但它向前穿过第 1 肋和锁骨的连接处，并由于肋锁韧带和锁骨下肌及肌腱的存在而被置于更大的风险中（图 6-3）。这两块骨头作为二级杠杆，很像龙虾钳或胡桃夹，在静息和运动时都会挤压静脉（尤其是手臂外展时）。随着时间的推移，肋锁关节（costoclavicular junction，CCJ）的慢性压迫会造成损伤，导致一系列问题。静脉性胸小肌综合征可能存在，但相当罕见。

• ATOS：最后，应该注意的是，ATOS 被严格定义为客观性动脉损伤，而不仅仅是位置性缺血 [3]。正因如此，损伤基本上总是在穿过最上肋骨时发生，几乎总是由颈肋、异常的第 1 肋、从细长的横突尖端或短颈肋尖发出的纤维索带引起（图 6-4）。据我们所知，尚未报道动脉性胸小肌综合征。

胸廓出口压迫是一个动态过程，大多数人可能无症状，患有该综合征的患者在中立位时可能也不会出现症状。一般而言，神经血管压迫通常发生在手臂外展（尤其是高于头顶）和手臂外旋时。某些运动，如反复和（或）持续抬高上肢或剧烈转动头部，可能会对斜角肌施加额外的压力。需要这些运动的活动（和职业或运动）会增强潜在的神经血管的位置性压迫，增加患者出现症状的可能性。最后，软组织和骨性结构变异的存在，如斜角肌变异、异常肌腱带、异常第 1 肋和颈肋，可导致胸廓出口受压倾向增加，但其本身并不被认为是 TOS 的确切原因 [5, 6]。再者，许多正常人也存在这些变化，但没有神经血管压迫的症状 [7]，所以出现时也不一定具有诊断价值。

二、神经性胸廓出口综合征的诊断

NTOS 是由解剖易感因素与某些环境应激因素共同引起的，如颈部或手臂创伤，以及工作或玩耍时长期的异常体位。患者的病史和症状描述是初始诊断疑似 NTOS 的关键因素。随后的体格检查通常是确诊性的。一些诊断实验是有用处的，但一般的客观检测并没有太大的区分作用，

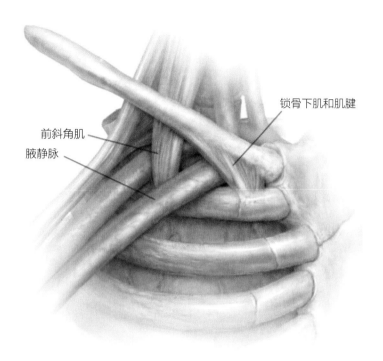

前斜角肌

腋静脉

锁骨下肌和肌腱

▲ 图 6-3 右侧静脉性胸廓出口综合征，显示静脉位于前斜角肌前方，不是由斜角肌三角压迫，而是由第 1 肋和锁骨汇合处压迫

经许可转载，引自 Illig KA, Doyle A.A comprehensive review of Paget-Schroetter syndrome. J Vasc Surg 2010; 51: 1538-47

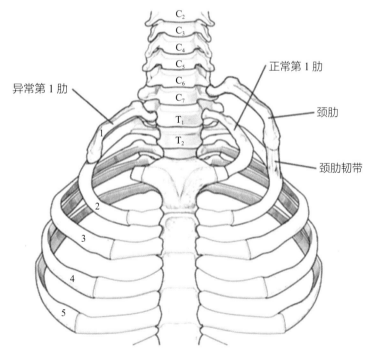

异常第 1 肋

正常第 1 肋

颈肋

颈肋韧带

▲ 图 6-4 动脉性胸廓出口综合征患者中两种常见的异常前视图

在患者右侧，第 1 肋异常，源于 T_1 并插入第 2 肋上。患者左侧有起自 C_7 的颈肋。虽然这可以直接与第 1 肋接合，但更常见的情况如图所示。在一个不完整的骨性肋骨以一条致密的纤维带插入到第 1 肋上。两者均可抬高并压迫锁骨下动脉（未显示）[经许可转载，引自 Sanders RJ.Anatomy and pathophysiology of arterial TOS (figure 77.1，page 546).In:KA Illig, RW Thompson, JA Freischlag, DM Donahue, SE Jordan, PI Edgelow (editors), Thoracic outlet syndrome. London:Springer;2013.]

因而无帮助，除非用于排除其他特定疾病。

应注意的是，没有单一的诊断试验可以明确诊断或排除 NTOS 的诊断[8]。虽然 NTOS 的某些诊断标准或参考标准仍存在争议，但规范诊断方法是更好地区分患者的关键[9]。为了尽可能使这一过程标准化，血管外科学会（Society for Vascular Surgery，SVS）于 2013 年公布了报告标准及 NTOS 的诊断建议[3]。总之，对于 NTOS 的诊断，应符合以下 4 个标准中的 3 个：①斜角肌三角和（或）胸大肌后间隙的病理学证据［基于患者症状和（或）体格检查］；②有神经压迫的证据，通常在手臂处于压力位置时加重（基于远端症状）；③对斜角肌或胸小肌阻滞有阳性反应；④缺乏可合理地引起当前症状的其他诊断。

此外，虽然没有严格的标准，但委员会指出，NTOS 常是慢性的（症状持续时间超过 6 个月），并且有（急性或反复性的）创伤史。

这些标准不是"宇宙真理"，但如果所有人都使用一致的标准，将有一个同质患者组，可对其治疗和结局进行最佳组合和比较。

（一）临床表现

除上肢麻木和刺痛外，患者经常以手、臂和（或）颈痛为主诉就诊。这些症状可整天变化，活动后通常会加重，尤其是患侧上肢外展和抬高时。手臂疼痛是致残和主要的症状，需要直接治疗。感觉异常可见于整个手臂和手掌，通常见于尺神经分布区域。患者常有头痛，尤其是枕部和颈后疼痛，被认为是痉挛性斜角肌、上斜方肌或棘旁肌的牵涉痛。应特别询问患者颈部、胸部、斜方肌和肩胛带的疼痛，以及受影响上肢的主观温度或颜色变化（可能是由于交感神经刺激）[10]。胸痛并不少见，当位于左侧时，有时会在考虑 NTOS 前进行心脏检查。

相当多的患者在颈部创伤后出现症状，如机动车事故后的挥鞭样损伤，或者在硬表面或楼梯上的跌倒伤。这些症状通常不会在创伤后立即出现，而是在数周或数月内出现。在患者病史中应注意到可能导致锁骨或第 1 肋骨折的既往损伤。

许多患者有累积性应激创伤史，包括职业性重复性劳损伤，如必须保持固定的姿势长时间抬高手臂的键盘输入。

尽管严格上来讲 NTOS 不是臂丛神经的问题，但交感神经纤维沿着锁骨下动脉走行，也穿过（理论上狭窄的）斜角肌三角。交感神经压迫或损伤患者常主诉身体颜色或温度的改变，体格检查时无明显缺血体征。复杂区域疼痛综合征（complex regional pain syndrome，CRPS）是以主观感觉和运动异常为特征的自主神经系统异常反射性反应，其诱因在很大程度上是未知的。CRPS 的症状包括但不限于烧灼痛、冷敏感和（或）酷似雷诺综合征的发作性皮疹。这些症状可伴随 NTOS 的症状，因为交感神经纤维可在与斜角肌三角附近臂丛下干的 C_8 和 T_1 分支相关的部位受压。应排除共病 CRPS，因为这些患者可能不会从缓解 NTOS 症状的治疗中受益相同[11]。

当分布到肩部、手臂和手掌的神经在拉伸、受压或从脊髓撕裂分离时可发生实质臂丛神经损害。臂丛神经损伤可引起与 NTOS 相似的症状，如患侧上肢疼痛、麻木和无力，应在体格检查时排除（尽管连续性神经牵张损伤与 NTOS 之间的界限可能是模糊的）。患者将疼痛描述为电流或烧灼感，常有由接触性运动或机动车事故引起的严重碰撞或跌倒史。重要的是，这种情况下的症状是即刻和持续的。最后，临床医生在处理 NTOS 时偶尔会遇到臂丛神经炎（Parsonage-Turner 综合征）。这是一种攻击臂丛神经的炎症问题，根据急性发作（1 周或 2 周）和由疼痛迅速进展为重度运动功能障碍与 NTOS 相鉴别。症状通常在 4～6 个月内消退[12]。

在就诊于具有 TOS 识别经验的外科医生之前，患者就诊于几位医生专家的情况并不少见。患者通常在尝试各种不同的治疗方式后因症状没有改善而就诊。应在患者病史中详细记录与受累颈部、肩部和上肢相关的其他干预措施。在排除其他更常见的疾病之前，通常不考虑 TOS。其他疾病的排除通常包括体格检查时的非特异性或阴性结果。

将病史与上述 SVS 的诊断标准相关联，本步骤的目的（除了记录创伤和慢性外）是确定在斜角肌三角处神经压迫（疼痛）和远端神经异常（手掌和手臂症状，头顶更严重）。

（二）体格检查

体格检查旨在确认患者主诉，确定症状改善或加重的因素，并明确残疾程度。

患者往往会出现姿势不良，如头颈部前倾。大多数患者具有完整的主动和被动活动范围，但手臂外展至 180° 时会出现疼痛和麻木。应评估颈部横向被动和主动运动，以再次确定神经源性症状及其任何明显的分布加重。Spurling 手法（头后仰时轴向压迫颈椎）可以识别神经根型颈椎病，但区分能力不强。

最有价值的是疼痛和压痛的定位。NTOS 患者通常有压痛，并且非常严重，以及在斜角肌三角 / 锁骨上间隙（典型 NTOS）和（或）胸小肌插入部位（NPMS）触诊时会再次出现远端症状。斜方肌上的压痛可能提示纤维肌痛或锁骨上神经卡压，而肩关节上直接的疼痛和压痛可能提示肩关节本身的病因，如肩袖撕裂或肌腱炎。沿斜方肌和胸锁乳突肌边缘检查颈底是否有局部肌肉痉挛是很重要的。颈肋较大的患者锁骨上间隙可有压痛性肿块，或者易触及的锁骨下动脉搏动（在这种情况下可能存在锁骨下动脉瘤，ATOS 为伴随诊断）。重度 NTOS 患者通常在长时间后（数年）可出现肌肉萎缩。这将导致握力下降，严重时可见大鱼际或小鱼际萎缩。

虽然通常与必要的中心体征和症状无关，但在某些情况下，常见周围神经疾病可酷似 NTOS（并可能同时存在，如"双重挤压"综合征[13]）。尺神经可在肘管处受压，正中神经可在腕管处受压。两者均可通过周围神经检查排除，如在腕管和肘管上发现 Tinel 征。

（三）激发动作

在病史询问和体格检查之后，建议完成几种激发动作。过去描述了许多试验，常混淆重叠，

缺乏特异性和敏感性（例如，高达 20% 的人群在激发动作时出现脉搏闭塞，与神经无关，因此对 NTOS 的诊断没有帮助）。SVS 报告标准委员会专门解决了该问题，建议仅使用两项试验。

第一项推荐的试验是 3min（或 1min）手臂抬高压力试验（elevated arm stress test，EAST）。患者取外旋位，手臂外展 90°，肘关节屈曲 90°，要求患者重复打开和闭合拳头 3min 或直至出现疼痛和（或）感觉异常（图 6-5）。NTOS 患者常在手臂抬高 20s 内出现严重的手臂和手掌疼痛，大多数患者无法持续超过 60s。EAST 阳性高度提示 NTOS 的诊断，阴性检测结果使 NTOS 的诊断受到怀疑。最近，荷兰一个拥有大型和复杂 TOS 实践的团体开发了一种称之为"EAST-meter"的客观工具[14]。虽然数据还很少，但这为收集真正客观的数据（包括握力随时间的变化）提供了一种吸引人的可能性，以提高我们诊断和治疗这些患者的能力。

第二项推荐的试验是上肢张力试验（upper limb tension test，ULTT）。最初称为 Elvey 试验，它经过了几次修改，在当前版本，要求让患者手

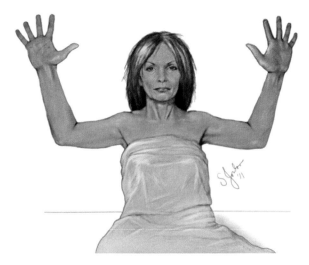

▲ 图 6-5　手臂抬高压力试验

患者将手臂和肘部抬高至 90°，双手开合 1～3min。记录症状和完成能力 [经许可转载，引自 Jordan S. Clinical presentation of patients with NTOS (Figure 7.1, page 43). In:KA Illig, RW Thompson, JA Freischlag, DM Donahue, SE Jordan, PI Edgelow (editors), Thoracic outlet syndrome.London:Springer, 2013]

臂外展 90°，手向背侧伸展，头部与被测手臂成角（图 6-6）。一次测试一只手臂。阳性反应常立即出现，通常认为是由臂丛神经拉伸引起。

将体格检查与上述 SVS 诊断标准相关联，该步骤的目的是识别斜角肌三角处神经压迫的物理证据（压痛），记录激发手法导致的外周症状，排除其他几种明显的诊断，而激发手法目的也尝试量化残疾程度。

（四）诊断性检查

同样，过去曾使用过许多临床价值很小或没有临床价值的检查（不幸的是，今天仍有一些人使用），SVS 报告标准委员会再次建议仅使用这些已被证明具有诊断价值的检查（在个体病例中增加特定检查以排除特定的其他诊断）[3]。

第三个 SVS 的诊断标准是对实施的适当斜角肌或胸小肌阻滞的回应，通常定义为在与注射物质一致的时间范围内，局部疼痛和常见的外周症状的减轻或消除[15]。诱导前斜角肌松弛引起肋锁间隙形状构象变化，导致胸廓出口暂时减压，从而暂时减轻或完全消除感觉症状。这些阻滞可作为诊断和预后评估，因为前斜角肌注射麻醉药后

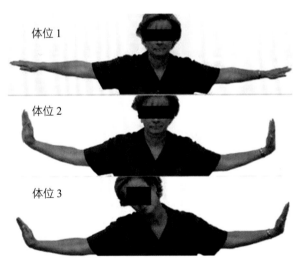

体位 1
体位 2
体位 3

▲ 图 6-6　上肢张力试验

尽管存在几种变体，但最常见的形式是首先让患者伸展手臂，然后伸展双手［和（或）弯曲肘部］，最后让头部倾斜远离测试侧。所有病例的目标都是牵张臂丛神经（经许可转载，引自 Sanders RJ, Hammond SL, Rao NM.The diagnosis of thoracic outlet syndrome. J Vasc Surg 2007; 46: 601-4）

的症状缓解可预测特定患者手术减压后神经源性症状的可逆性[16]。

所有疑似 NTOS 的患者均应进行胸部和（或）颈部 X 线检查（chest and/or neck radiograph, CXR）。约 5% 的 NTOS 患者（以及基本上所有的 ATOS 患者）会有颈肋或 C_7 横突延长[17-19]。颈肋起源于 C_7，长度不一。颈肋在一般人群中的发生率低于 1%，一般无症状。颈肋 70% 发生于女性。那些引起临床症状的颈肋跨越胸廓出口并延伸，可与第 1 肋融合或经纤维索带相通。颈椎或肩关节的影像学检查有助于排除颈椎或肩关节的常见诊断，并可确定是否存在锁骨或第 1 肋异常，如已愈合的骨折。

目前不推荐通过臂丛下干测量穿过胸廓出口的神经传导速度作为常规检查，因为结果几乎总是"阴性"。然而，当由专业的和经常处理 NTOS 的医师操作时，可能存在一些诊断价值。据报道，一些 NTOS 患者对锁骨上窝和 C_8 神经根的前臂内侧皮神经（medial antebrachial cutaneous nerve, MAC）刺激反应有延迟，传导时间延长至 1.3ms 以上是 NTOS 的"强"指示。刺激潜伏期一致且可重现[20, 21]。问题在于其相关性（20 世纪 80 年代的主观性诊断与治疗的实际改善），几乎没有确证性数据，所以不建议将这种疼痛检查作为常规检查（尽管如果感觉存在，排除周围神经压迫综合征是有价值的）。

臂丛神经的直接成像通常通过 MR 扫描（"臂丛神经造影[22]"，被提倡为一种有用检查），但除少数专业的医师外，尚未发现被广泛应用。其问题可能再次出现在比较标准上，"TOS"经常被认为是模糊的诊断，除非使用严格的标准。据我们所知，MR 神经造影在区分对治疗有无反应时无差异。

最后，虽然一些人认为血管超声的结果与 NTOS 之间存在相关性[23]，但该结果具有非特异性，在个体病例中几乎没有用处。关于动脉造影也有同样的论点。如果怀疑同时存在 VTOS 和（或）ATOS，这些检测是有用的，但应限制其常规使用。

（五）残疾程度和症状状态的评估

最后一步，SVS 报告标准委员会强烈建议，通过两个 Likert-scale 项目和两个常用的患者问卷（半）量化残疾程度和总体症状状态[3]。每次就诊时，应询问每例患者两个问题。

第一个问题是：在过去的 1 周，您的平均疼痛程度是多少？0~10 分，0 分是没有疼痛。第二个问题是：您的症状在多大程度上阻止您想做的事情？0 分表示可以做想做的每件事情（即使是痛苦的），而 10 分表示是基本瘫痪的。同样，这两个量表以半验证的形式量化症状状态和残疾程度。通过颈肱症状问卷（Cervical Brachial Symptom Questionnaire，CBSQ）评估症状状态，通过手臂、肩部和手部残疾简表（QuickDASH）评估残疾程度。虽然两者都是有用的，但两者都不是专门为 NTOS 设计的，因此包括一些无关的项目。笔者（和其他人）目前正在以创建 NTOS 特定量表为目标检验这两种形式，但 SVS 建议在每次就诊时同时使用这两种形式。有研究发现，术后改善率通常在 30%~50%[24]。

最后，将额外的测试及症状和残疾评分与上述 SVS 诊断标准相关联，该步骤的目的是解决第三个标准，即斜角肌阻滞是否有改善。其他检查（常规 CXR，有选择性的其他检查）旨在收集上胸腔的解剖数据并排除其他诊断（SVS 第四个标准），关于症状和残疾程度的问题和调查问卷旨在尽可能量化这些问题，以便以后比较。

三、静脉性胸廓出口综合征的诊断

根据定义，VTOS 基本上是锁骨下静脉在 CCJ 的偶发性狭窄或完全损伤，由于这些可以客观识别，所以诊断更直接。如果狭窄仅与位置相关，此时手臂将发生肿胀，但在其他方面则正常（McCleery 综合征）。相反，如果存在固定性狭窄，肿胀则会更加慢性［尤其是如果存在同侧动静脉（arteriovenous，AV）短路时］，如果静脉血栓形成（迄今为止是最常见的表现），则肿胀通常是固定性，并且突然发生［Paget-Schroetter 综合征（Paget-Schroetter syndrome，PSS）或受挫性血栓形成］。

如前所述，所有这些问题都是由第 1 肋、锁骨、锁骨下肌、肋锁韧带和锁骨下肌腱的外源性压迫引起的（图 6-3）。长期反复的手臂运动（尤其是手高过头顶）和身体状况恶化会损伤内膜，导致纤维化和狭窄。有两组患者出现这一问题：第一组是年轻且活跃的患者，其中许多报告极端身体状况和（或）频繁使用上肢是一个重要的促发因素（如职业棒球、篮球或曲棍球运动员）；第二组是由于 AV 短路导致流经该区域的流量非常高，这组通常被忽视。高流量似乎会以正反馈作用的形式来放大其他轻微狭窄病变影响[25]。

（一）病史和检查

诊断极其容易，尤其是 PSS 患者，他们年轻、健康，通常是运动员，表现为突然发生的单侧手臂肿胀。患者会有发绀、肿胀，并主诉有沉重感。疼痛和感觉异常很常见，通常是突然肿胀（因臂丛神经压迫而感觉不到）。随着血管的慢性闭塞，可形成明显的侧支循环，部分患者可因侧支静脉形成而改善症状。在 McCleery 综合征患者中，主诉通常是由于间歇性锁骨下静脉压迫而引起的上肢间歇性肿胀，但在检查室中手臂通常正常。

患者可能因 VTOS 以外的原因出现手臂肿胀，但与腿部相比，这种情况相当罕见。真正的自发性（原发性）血栓形成（如下肢病例）被认为是罕见的，实际上可能永远不会发生。更常见的是，血栓形成是留置异物（起搏器导线、端口或 PIC 线）的结果，或者在罕见情况下，在患有广泛性恶性肿瘤的患者中发生。在第一种情况下，应根据异物明确诊断，而第二类患者通常远年长于 PSS 患者，并且有明显残疾和（或）恶性肿瘤史。

对于表现为 PSS 的患者，应询问有关高凝状态的病史或家族史，尤其是怀疑与 CCJ 无关的问题时。PSS 患者中高凝状态的发生率较低，但并非为零[26, 27]，高凝状态检测仅适用于部分特定的患者。如果存在高凝状态，患者有血栓栓塞反复发作的风险。很明显，罕见患者可见图像显示

CCJ 正常但有代表性的高凝状态强阳性，其可能真有自发性血凝块形成。

（二）诊断性评估

第一步是考虑诊断，但是变化比较大（尤其是在急诊室），并且对患者结局至关重要。下一步是 DUS，在专家手中，对明显血栓形成（如 PSS）患者具有较高的灵敏度和特异度。然而，存在两个误区。第一个是超急性期病例有假阴性。这是由于在某些情况下，早期血凝块是透声的，体积较小并"隐藏"在锁骨后方，并且通常技术人员和（或）放射科医生不会考虑诊断。幸运的是，大多数患者症状持续存在（有时恶化），通常在第 2 天返回急诊，此时血凝块已经增长到足够可见程度。第二个见于 McCleery 综合征或较小程度梗阻的患者，静息时静脉可能通畅。解决方法是在手臂伸展的情况下重复检查，若存在狭窄，此时就会被发现（同样的论点适用于静脉造影）[28]。

此时，假设考虑了该诊断，下一步是静脉造影。静脉造影本身通常不需要诊断，但除了有时是确诊性之外，也是治疗过程的一部分。当然，如果在非诊断性 DUS 检查后仍怀疑 VTOS，则有必要进行静脉造影术。同样，假设存在病理状态，如果静息时静脉正常，则应在手臂极度伸展（如果可能需高于头顶）以引起位置性狭窄的情况下重复检查。还应注意评估胸小肌插入部位的静脉，以识别罕见的 VPMS 患者。MRI 和 CT 静脉造影在诊断 VTOS 方面几乎没有额外益处。虽然这些检测方式在灵敏度和特异度上与静脉超声相等，但耗时且昂贵，并且静脉造影是治疗中必要的第一步。

最后，极少数疑似 PSS 患者无 CCJ 异常或明显继发原因，因而与典型患者表现不同。高凝状态检查在该亚型中是有用的，可以帮助识别使患者面临未来血栓形成风险的疾病（最常见的是凝血因子 V Leiden 突变和 S 蛋白缺乏，更常见于女性）[29]。诊断为高凝状态的患者需要与血液科医生密切协调治疗，以确保患者的重视并适当进行抗凝管理。

四、动脉性胸廓出口综合征的诊断

ATOS 是 TOS 中最不常见的一种，在所有病例中占比不到 1%。然而，在 TOS 亚型中，ATOS 发生严重并发症的可能性最大，因此在证实动脉有压迫的患者中应保证及时进行手术干预[30]。胸廓出口压迫锁骨下动脉可引起狭窄后扩张，导致动脉瘤形成，引起远端血栓栓塞和进一步的缺血性并发症。手臂或手掌栓塞在 ATOS 患者中很常见，通常会导致患侧上肢变色。

过去认为 ATOS 是由慢性缺血引起的，当静息或手臂抬高时记录到锁骨下动脉压迫（或脉搏丧失）时诊断为 ATOS。然而，这一概念存在几个问题。首先，事实上高达 50% 的人群会出现这种表现[31]，这显然意味着超过 99.9% 有这种发现的患者没有 ATOS。其次，这并不能解释患者（患有 NTOS）经受的持续性疼痛和残疾。最后，患者（患有 NTOS）在抬高数秒内、发生缺血前，采用激发手法及采用不压迫锁骨下动脉的手法（如 ULTT）时会出现症状。最好的解释是，由于锁骨下动脉与神经丛走行在相同的空间，狭窄和 NTOS 之间存在数学相关性，但空间太小而无法做出个体判断，而且症状不是由缺血引起的，而是由神经压迫引起的。

由于这些和其他原因，SVS 报告标准委员会已严格定义 ATOS 为在最顶部肋骨（或理论上胸肌后间隙）存在客观证实的 SCA 损伤，并指出这几乎总是由异常骨性结构（颈肋或异常第 1 肋）引起[3]。因此，诊断是非常直接的，尽管临床医生也必须有一些怀疑该疾病的其他证据（双侧 SCA 动脉瘤和颈肋患者不是长期监测的人员，而是 ATOS 患者）。

患者可以有几种情形，但都有伴有骨性异常的 SCA 异常。如果幸运，他们会出现无症状的动脉瘤［由锁骨上搏动和（或）杂音提示］，但许多表现为远端缺血。SCA 动脉瘤或 SCA 内膜损伤导致急性血栓形成的患者，通常表现为手掌突然发作的疼痛和（或）无力，有时伴有麻木、感觉异常，以及表现为手指冰冷和苍白所提示的缺血。如果存在明显的侧支循环，患者可能仅有轻微症状。如果是慢性，这可能与雷诺综合征混淆（或导致雷诺综合征）。

钝性伤或穿透伤可引起锁骨下或腋动脉瘤形成；在无骨性异常的情况下，有此类病史应提高警惕（尽管更少肋骨切除的治疗方法是相同的）。据报道，腋动脉和锁骨下动脉瘤罕见，占外周动脉瘤的1%以下[32]，但显然尚不清楚这些动脉瘤是否是"自发性"动脉瘤或单纯的ATOS。任何表现为上肢缺血和感觉异常的患者均应接受SCA和骨性上胸部成像，以评估是否存在ATOS。

体格检查时，尽管侧支循环可能解释了轻度或无缺血症状，但可能仍存在手臂灌注减少的证据。重要的是，ATOS患者可能出现明显的"大血管"性缺血（无脉搏、前臂压力降低或消失）或微栓塞。两种情况下均应考虑ATOS。触诊时可发现锁骨上或锁骨下搏动性肿块，并常易触及明显的骨性颈肋。

诊断性评估：基于ATOS的概念，根据定义，当存在客观SCA异常时即存在ATOS，检查是明显的。同样，必须有一个最初的怀疑指标。伴有急性缺血的慢性心房颤动的老年患者可能不伴有ATOS，但伴有缺血症状和搏动性或骨性锁骨上窝的年轻或中年患者可能伴有ATOS。随后进行影像学检查，通常使用高灵敏度和特异度的DUS和包括下位颈椎的颈部X线检查。病变通常是固定的，但与VTOS一样，位置性成像可能有帮助。与VTOS相比，横断面成像（CTA或MRA）非常有助于重建计划的选择。在某些情况下，上肢动脉造影是有用的，尤其是在评估远端血管的状态的时候。

五、神经性胸廓出口综合征的治疗

（一）保守治疗

诊断后，医生必须为患者确定最合适的治疗，因为并非所有诊断为TOS的患者都需要手术干预。专门针对缓解神经源性TOS的一个疗程

的物理治疗（physical therapy，PT）是大多数患者的首选治疗，并且还有助于确定潜在的手术患者。许多患者在没有接受手术的情况下通过物理治疗、教育和生活方式的改变而得到改善[33, 34]。患者教育包括放松技术和姿势力学，而生活方式调整包括限制重复高于头顶的运动和工作时动作的调整。不幸的是，许多患者不仅没有因为物理治疗而改善，反而出现症状恶化。

并非所有的物理治疗都是相同的。虽然诊断为TOS的患者可能已经完成既往的物理治疗方案而症状未缓解，但是这些治疗方案不太可能在已经明确诊断TOS的情况下进行。不适当的加强锻炼或伸展会进一步加剧患侧上肢TOS的症状。TOS的特异性物理治疗不同于与肩部、手臂和手掌相关的其他疾病。如果可能，应由具有TOS管理专业知识和经验的治疗师进行治疗[35]。治疗师应单独评估患者，并使用这些结果指导强化计划，强化计划应组合被动和主动锻炼，以改善颈部和患侧上肢的活动范围。建议在指导时采取其他措施，如外部设备、胶带或支具，以及使用非甾体抗炎药和肌肉松弛药。不建议在该亚型患者中使用麻醉性镇痛药。有了如此多的医疗条件，治疗师的动机和热情也至关重要。

NTOS的手术治疗没有绝对的适应证。存在两个一般的观点。首先，一些人认为，只有在全面的TOS特异性物理治疗后症状未改善且临床医生确定诊断的情况下，才应提供手术。换句话说，每例患者必须尝试物理治疗。其次，许多临床医生指出有大量的一组斜角肌三角病变非常明显的患者，尤其是有颈肋的患者，并且很乐意直接对这些患者在未进行物理治疗的情况下施行减压手术。不幸的是，许多接受物理治疗的患者情况恶化，这支持了一些患者客观上存在解剖问题的观点，如果不手术将无法纠正这些问题。总之，多学科途径治疗NTOS结局极好，包括对于精心选择的患者进行手术干预[36, 37]。

（二）手术患者选择

保守治疗无效或高度怀疑解剖结构异常的神

经源性 TOS 患者通常接受手术减压以缓解症状。在准备手术干预时，必须考虑个体解剖结构，因为个体之间的结构组成不同。无论是由于斜角肌肌肉组织的变异、结构异常（如颈肋）、先天性纤维索带、韧带异常引起臂丛神经受压，还是某种形式的创伤引起肌肉纤维化，治疗都是针对缓解狭窄的斜角肌三角中神经血管结构的压迫。不幸的是，有一些证据表明，具有潜在次要收益的患者，如有工伤赔偿要求的患者，可能手术效果更差[38]，因而指出还必须考虑社会心理问题。

一般而言，40 岁以上、依赖麻醉药、有颈部或肩部其他问题或疾病或还有继发性获益的患者在手术干预后往往结局更差。此外，斜角肌阻滞阴性者较阻滞阳性者症状完全缓解的可能性更小[16]。

（三）手术干预

胸廓出口减压的主要目标是去除导致神经根压迫和刺激的结构。虽然这一点可以确定，但确切的结构和具体操作目标，一直是一个重要的讨论问题。最初认为前斜角肌是全部病因，许多早期系列文献记录了单独的 NTOS "斜角肌切除术"。不幸的是，结果较差。随后基于认为第 1 肋是 NTOS 的全部原因，有观点认为单独切除第 1 肋将缓解症状。据报道，未切除第 1 肋的前斜角肌和中斜角肌切除术产生的结果与第 1 肋切除术和斜角肌切除术相似[39-41]。然而，目前手术干预的金标准是进行第 1 肋切除和斜角肌切除术。应完全切除前斜角肌和中斜角肌及斜角肌三角内的任何相关纤维索带。可增加臂丛神经松解术，因为臂丛神经根周围的瘢痕组织可能导致神经刺激。

虽然最佳手术策略尚不清楚，但一致认为第 1 肋切除（first rib resection，FRR）、尽可能完整的斜角肌切除术、理想的臂丛神经松解术是目前的最佳选择[42]。但是究竟如何做到这一点仍存在很大争议，可参考 TOS 第 2 版的多个章节[1, 2]，其中对这一问题进行了详细讨论。胸廓出口减压可通过锁骨上、经腋下或锁骨下切口进行，锁骨上入路是当今最常用的入路，尽管并发症风险较高，但它允许所有三个目标的实现。

锁骨上入路为胸廓出口的安全和最终减压提供了极佳显露。虽然并发症发生率数据各不相同，但这种方法已被证明比经腋下方法复发风险更低，后者未切除的斜角肌更容易重新附着到剩余的第 1 肋末端或邻近组织[43]。前者的主要缺点是它无法简单地显露第 1 肋的前部，虽然这可能不是 NTOS 减压的问题。

在可手术患者中，大多数患者可成功进行经腋第 1 肋切除术[44]。这种入路优点是能更完整地显露切除的全部第 1 肋，并且更美观。缺点是在技术上可能是最困难的，并且在操作和教学目的方面可视化极差。

六、静脉性胸廓出口综合征的治疗

VTOS 的治疗必须解决两个问题：静脉状态和 CCJ 的潜在问题。静脉的状态又取决于两个问题：是否存在急性血凝块（并已存在多长时间）及症状程度（图 6-7）。

第一个问题是：是否存在急性血凝块（定义为 14 天内，基于血凝块的生物学状态）。如果是，大多数人同意主动清除血凝块（这主要是在年轻、健康的人群中）是最佳选择。如前所述，虽然诊断并不总是需要静脉造影，但这是清除血凝块的第一步。

应通过深或肱静脉系统进入静脉系统，因为头静脉入路可能会"遗漏"外周血凝块。成像后（必要时使用应力视图），导管导向溶栓是主要目标。锁骨下静脉血栓形成通常是局限性的，因此可以重建血管以恢复畅通，减轻症状。如果患者在发病 2 周内接受治疗，成功率接近 100%。

如果血凝块存在（不严格地定义为症状持续时间）超过约 14 天，则溶栓不太可能起作用（但可尝试用于判断可获益的患者）。在这种情况下，症状状态很重要。许多患者由于侧支循环发展迅速，症状会有明显改善。尤其是在相对久坐的情况下，除抗凝治疗（尚未显示有益或有害）外，无须特殊治疗。那些症状仍然很严重的人可以考

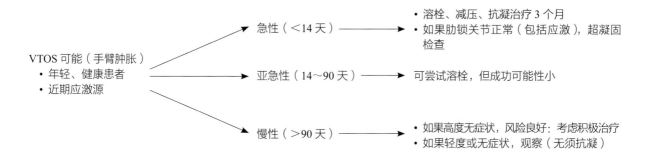

▲ 图 6-7 静脉性胸廓出口综合征（VTOS）的治疗流程

关键决策点是血栓的敏锐度（通过症状发作后的时间和其他临床因素推断）。如果是急性，溶栓是非常有效的；如果 VTOS 被诊断，治疗可显著改善结局。如果是慢性的，应权衡症状的程度与干预的风险。一些患者会落入治疗个体化的灰区（亚急性血栓形成）。通常建议在急性期或亚急性早期抗凝治疗 3 个月，但慢性闭塞患者不一定需要

虑重建，这一决定应该被推迟，等待侧支循环形成几个月。

第二个问题是潜在问题：CCJ 压迫。反过来说，根据静脉造影情况有两个选择（图 6-8）。首先是静脉已完全开放、正常或"不那么"狭窄且患者相对无症状的情况。虽然意见（和明显的分类）存在差异，但大多数人同意静脉最好不处理，以胸廓出口减压纠正潜在问题。这种减压必须解决第 1 肋前部问题，虽然经腋下和锁骨下入路效果良好，但锁骨上入路效果不佳，因为这不能解决 CCJ 本身的问题。另外一种情况是静脉出现完全闭塞（溶栓不成功后或患者就诊非常晚）。在这种情况下，症状状态至关重要。如果完全无症状，显而易见的答案是不处理患者。此时几乎没有并发症或症状恶化风险。相比之下，一些患者仍症状明显，在这种情况下，重建（联合胸廓出

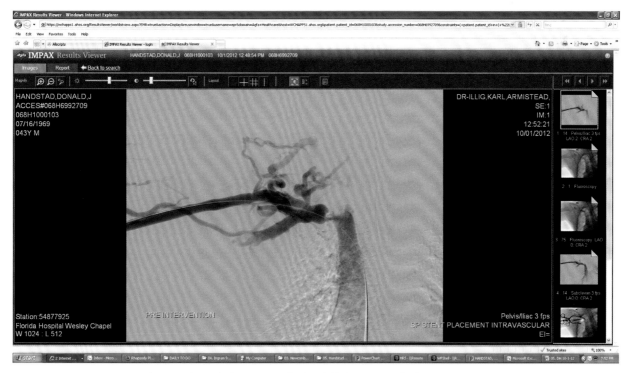

▲ 图 6-8 溶栓后右侧静脉造影，显示典型的胸静脉出口综合征胸锁关节处锁骨下静脉损伤

口减压）可显著改善症状[45, 46]，但单独胸廓出口减压也可改善侧支循环发展甚至再通[47]。值得注意的是，不应在未减压的胸廓出口置入支架，因为支架断裂和随后引起闭塞的发生率极高[48]。

七、动脉性胸廓出口综合征的治疗

ATOS 治疗的概念分为三部分：根本问题的治疗、由此产生的动脉病理情况的治疗和远端后遗症的治疗。

根据定义，根本问题是 SCA 的客观异常几乎总是由骨异常引起。第一步，基本问题是纠正骨异常，这一步绝对是必要的。骨性异常通常是颈肋，必须切除。这通常最容易通过锁骨上切口解决，但也可以通过经腋下显露成功治疗[49]。然而，由于动脉的病变通常达到需要置换的程度，锁骨旁切口是最好的，因为它允许宽阔的肋骨显露和显露病变近端和远端正常 SCA，以进行旁路治疗（图 6-9）。

第二步，必须解决动脉病理问题。除最轻微情况外，动脉均受损［肉眼可见的动脉瘤或足以导致凝血、阻塞和（或）栓塞的内膜损伤］，并且必须更换。同样，先是显露，不一定是病变动脉本身，因为通常需要旁路术，即需要显露病变近端和远端的正常血管。尽管锁骨旁入路解决了前两个问题，但可切除锁骨并获得令人惊讶的良好功能[50]。理论上，理想的血管是静脉（大隐静脉或股静脉），但该旁路非常短；也可采用人工血管，其表现也良好。值得注意的是，狭窄后扩张程度较轻的患者在胸廓出口减压后可能不需要额外治疗。

第三步和最后一步（尽管不一定是暂时的，如果存在，取决于缺血的程度）是任何远端病变的治疗。如果只是缺血，需恢复血流（如果需延迟治疗，有时包括筋膜切开术）。如果栓塞则包括下面几种选择：①如果发生了孤立的大血栓，它通常卡在肱动脉分叉处，手术显露进行血栓切除术（在肘前折痕的远端，允许充分显露，并对桡动脉和尺动脉进行血栓切除术）相对容易，可

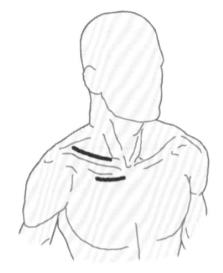

锁骨旁切口

▲ 图 6-9　患者右侧锁骨旁显露

虽然本章是从静脉显露的角度编写的，但是这是显露损伤区域近端和远端锁骨下动脉以及切除第 1 肋或颈肋的极佳技术 [经许可转载，引自 RW Thompson.Surgical techniques:operative decompression using the paraclavicular approach for VTOS (figure 63.1, page 436).In:KA Illig, RW Thompson, JA Freischlag, DM Donahue, SE Jordan, PI Edgelow (editors), Thoracic outlet syndrome.London:Springer; 2013]

以最彻底地纠正这一问题；②对于无即刻肢体威胁的微栓塞或弥漫性栓塞患者，溶栓是一种合理的选择。不幸的是，血栓本身可能是慢性的，溶栓的有效性各不相同。虽然关于其他情况数据很少，但大多数推荐传统导管溶栓而不是全身给药。

八、术后护理

无论 NTOS、VTOS 或 ATOS，第 1 肋均已切除，患者的术后护理（包括康复）相似。术后在恢复室进行胸部 X 线检查。患者术后接受阿司匹林治疗。术后住院时间通常为一晚，不发生任何并发症的后一天可出院。术后不限制患肢使用，但建议谨慎过度伸展手臂高于头顶，避免患侧手臂提取重物。应避免任何可能导致肌肉拉伤的活动，以防止严重术后疼痛。

术后 3～4 周恢复物理治疗，以维持颈部和上肢的活动范围。通常允许患者在术后第 1 个

月进行轻度活动。建议在术后 4~6 周内不受限制地使用抗炎药、肌肉松弛药和麻醉性镇痛药。由经验丰富的物理治疗师监督进一步康复，在 6~12 周逐渐恢复到术前基本活动。TOS 特异性物理治疗至少持续 6 周，直至患者达到最佳功能水平。缓慢、渐进的恢复方法是关键，即使上肢可完全活动，患者也不应提前停止治疗[51]。

应通过一系列的体格检查监测患者。通过非侵入性检查监测血管修复，如术后定期进行 DUS 检查。建议在术后 2 周和 1 个月进行随访，然后每隔 3 个月进行一次，直至术后 1~2 年，以确保长期效果且无症状发生。

九、非预期结果

胸廓出口减压术后的并发症包括气胸、长期出血、膈神经和（或）胸长神经损伤；少见感染，以及臂丛神经、锁骨下静脉或动脉或胸导管损伤[52]。VTOS 治疗后可发生复发性血栓，可能是由于初次手术不完全导致的第 1 肋前部残留，游离锁骨下静脉时锁骨下肌腱分离不充分，或者偶尔由于外周静脉循环中血凝块滞留导致的血流不充分。罕见血胸，但可发生在静脉成形术后接受术后抗凝的患者中。

疼痛通常是无关紧要的，通常需要数月才能消退。我们通常让患者知晓，从急性手术疼痛中恢复需要 1 个月，感觉舒适恢复需要 3 个月，达到最终效果需要 1~2 年。

十、症状残留和复发

从未改善的患者称为症状残留。症状改善一段时间（至少 6 个月）但随后效果减退的患者称为复发。第一步是回顾初始手术，记录外科医生的经验水平，以及入路、手术程序和总体方案是否充分。CXR 是强制性的，可以发现初次手术不充分而残余的肋骨节段。经专家治疗后复发或继发性 TOS（如 PSS 减压后 NTOS）更可能是由于瘢痕组织形成，尤其是在初次手术后给予适当和彻底的物理治疗时可发生。应该注意的是，在这种情况下，推荐的检查和治疗存在显著差异；有一组建议采用非常保守的疗法[53]，而笔者和其他人则注意到采用更积极的方法可获得极佳的结果[27]。

结论

在过去十年中，该领域进展飞速，主要侧重于需要更客观地商定诊断标准，更好地消除不必要的 NTOS 检测，并更好地量化结果。VTOS 的治疗相当成熟，虽然关于替代治疗途径的结果仍有数据复杂，随后可能需要一项或多项随机试验进一步研究。应该注意，尽管 ATOS 的治疗选择应该是简单的，但该事件的罕见性通常会在损伤事件发生后导致不良结局。

最好的治疗方法仍然是由专业医生进行早期识别和治疗。因为该疾病患者会遭受巨大的痛苦，但是治疗非常有效，所以应该及时进行诊断治疗以大大改善提升患者生活质量。

参考文献

[1] Illig KA, Bland T, Rodriguez-Zoppi E, Muftah M, Jospitre E. The incidence of thoracic outlet syndrome. Ann Vasc Surg 2021;70:263-72.

[2] Illig KA, Thompson RW, Freischlag JA, Jordan SE, Donahue DM, Lum YW, et al. (eds). Thoracic outlet syndrome, 2nd ed. London: Springer, 2021.

[3] Illig KA, Donahue D, Duncan A, Freischlag J, Gelabert H, Johanson K, et al. SVS reporting standards: thoracic outlet syndrome (executive summary). J Vasc Surg 2016;64:797-802.

[4] Sanders RJ. Anatomy and pathophysiology of NTOS. In: Illig KA, Thompson RW, Freischlag JA, Donahue DM, Jordan SE, Edgelow, editors. Thoracic outlet syndrome. London: Springer; 2013.

[5] Makhoul RG, Machleder HI. Developmental anomalies at the thoracic outlet: an analysis of 200 consecutive cases. J Vasc Surg 1992;16(4):534-42.

[6] Thompson RW, Bartoli MA. Neurogenic thoracic outlet syndrome. In: Rutherford RB, editor. Vascular surgery. 6th

(ed.) Philadelphia, PA: W.B. Saunders; 2004. p. 1353.

[7] Juvonen T, Satta J, Laitala P, Luukkonen K, Nissinen J. Anomalies at the thoracic outlet are frequent in the general population. Ann J Surg 1995;170(1):33-7.

[8] Sanders RJ, Hammond SL, Rao NM. Diagnosis of thoracic outlet syndrome. J Vasc Surg 2007;46(3):601-4.

[9] Warrens AN, Heaton JM. Thoracic outlet compression syndrome: the lack of reliability of its clinical assessment. Ann R Coll Surg Engl 1987;69(5):203-4.

[10] Roos DB. New concepts of thoracic outlet syndrome that explain etiology, symptoms, diagnosis, and treatment. J Vasc Surg 2007;46(3):601-4.

[11] Rochlin DH, Gilson MM, Likes KC, et al. Quality-of-life scores in neurogenic thoracic outlet syndrome patients undergoing first rib resection and scalenectomy. J Vasc Surg 2013;57(2):436-43.

[12] Feinberg JH, Radecki J. Parsonage-turner syndrome. HSS J 2010;6(2):199-205.

[13] Toussaint CP, Ali ZS, Heuer GG, Zager EL. Double crush syndrome. In: Illig KA, Thompson RW, Freischlag JA, Donahue DM, Jordan SE, Edgelow, editors. Thoracic outlet syndrome. London: Springer; 2013.

[14] Pesser N, Boidin S, van Sambeek MRHM, van Nuenen BFL, Teijink JAW. Increasing objectivity in the diagnosis of NTOS: the EAST-meter. In: Illig KA, Thompson RW, Freischlag JA, Jordan SE, Donahue DM, Lum YW, Gelabert H. editors. Thoracic outlet syndrome. 2nd ed. London: Springer; in press.

[15] Jordan S. Scalene test blocks and interventional techniques in patients with TOS. In: Illig KA, Thompson RW, Freischlag JA, Donahue DM, Jordan SE, Edgelow PI, editors. Thoracic outlet syndrome. London: Springer; 2013.

[16] Lum YW, Brooke BS, Likes K, Modi M, Grunebach H, Christo PJ, et al. Impact of anterior scalene lidocaine blocks on predicting surgical success in older patients with neurogenic thoracic outlet syndrome. J Vasc Surg 2012;55(5):137-05.

[17] Sanders RJ, Hammond SL. Management of cervical ribs and anomalous first ribs causing neurogenic thoracic outlet syndrome. J Vasc Surg 2002;36(1):51-6.

[18] Chang KZ, Likes K, Davis K, Demos J, Freischlag JA. The significance of cervical ribs in thoracic outlet syndrome. J Vasc Surg 2013;57(3):771-5.

[19] Weber AE, Criado E. Relevance of bone anomalies in patients with thoracic outlet syndrome. Ann Vasc Surg 2014;28 (4):924-32.

[20] Pavot AP, Ignacio DR, Gargour GW. Assessment of conduction from C8 nerve root exit to supraclavicular fossa its value in the diagnosis of thoracic outlet syndrome. Electromyogr Clin Neurophysiol 1989;29(7-8):445-51.

[21] Machanic BI, Sanders RJ. Medial antebrachial cutaneous nerve measurements to diagnose neurogenic thoracic outlet syndrome. Ann Vasc Surg 2008;22(2):248-54.

[22] Mazal AT, Faramarzalian A, Samet JD, Gill K, Cheng J, Chhabra A. MR neurography of the brachial plexus in adult and pediatric age groups: evolution, recent advances, and future directions. Expert Rev Med Devices 2020;17(2):111-22.

[23] Orlando MS, Likes KC, Mirza S, Cao Y, Cohen A, Lum YW, et al. Preoperative duplex scanning is a helpful diagnostic tool in neurogenic thoracic outlet syndrome. Vasc Endovasc Surg 2016;50:29-32.

[24] Illig KA. Neurogenic TOS: bringing order to chaos (editorial). J Vasc Surg 2018;68(4):939-40.

[25] Illig KA, Gabbard W, Calero A, Bailey C, Shames ML, Armstrong PO, et al. Aggressive costoclavicular junction decompression in patients with failing AV access. Ann Vasc Surg 2015;29(4):698-703.

[26] Moll S. Hypercoagulable conditions and VTOS. In: Illig KA, Thompson RW, Freischlag JA, Donahue DM, Jordan SE, Edgelow G, editors. Thoracic outlet syndrome. London: Springer; 2013.

[27] Likes K, Illig KA. Hypercoagulable conditions and VTOS. In: Illig KA, Thompson RW, Freischlag JA, Jordan SE, Donahue DM, Lum YW, Gelabert H. editors. Thoracic outlet syndrome. 2nd ed. London: Springer; 2021.

[28] Longley DG, Yedlicka JW, Molina EJ, Schwabacher S, Hunter DW, Letourneau JG. Thoracic outlet syndrome: evaluation of the subclavian vessels by color duplex sonography. Am J Roentgenol 1992;158(3):623-30.

[29] Likes K, Rochlin D, Nazarian SM, Streiff MB, Freischlag JA. Females with subclavian vein thrombosis may have an increased risk of hypercoagulability. JAMA Surg 2013;148(1):44-9.

[30] Orlando MS, Likes KC, Mirza S, et al. A decade of excellent outcomes after surgical intervention in 538 patients with thoracic outlet syndrome. J Am Coll Surg 2015;220(5):934-9.

[31] Ryan G, Jensen C. Thoracic outlet syndrome: provocative examination maneuvers in a typical population. J Shoulder Elb Surg 1995;4(2):113-17.

[32] Hobson II RW, Israel MR, Lynch TG. Axilosubclavian arterial aneurysms. In: Bergan JJ, Yao JST, editors. Aneurisms-Diagnosis and treatment. New York: Grune and Stratton; 1982. p. 435.

[33] Novak CB, Collins ED, Mackinnon SE. Outcome following conservative management of thoracic outlet syndrome. J Hand Surg Am 1995;20(4):542-8.

[34] Vanti C, Natalini L, Romeo A, Tosarelli D, Pillastrini P. Conservative treatment of thoracic outlet syndrome. A review of the literature. Eura Medicophys 2007;43(1):55-70.

[35] Hisamoto J. Physical therapy as primary treatment for NTOS. In: Illig KA, Thompson RW, Freischlag JA, Jordan SE, Donahue DM, Lum YW, Gelabert H. editors. Thoracic outlet syndrome. 2nd ed. London: Springer; 2021.

[36] Likes KC, Orlando MS, Salditch Q, et al. Lessons learned in the surgical treatment of neurogenic thoracic outlet syndrome over 10 years. Vasc Endovasc Surg 2015;49(1-2):8-11.

[37] Freischlag JA. The art of caring in the treatment of thoracic outlet syndrome. Diagnostics (Basel) 2018;8(2):35.

[38] Green RM, McNamara J, Oriel K. Long-term follow-up after thoracic outlet decompression: an analysis of factors determining outcome. J Vasc Surg 1991;14(6):739-46.

[39] Machleder HI. A brief history of the thoracic outlet syndromes. In: Illig KA, Thompson RW, Freischlag JA, Jordan SE, Donahue DM, Lum YW, Gelabert H. editors. Thoracic outlet syndrome. 2nd ed. London: Springer; in press.

[40] Roos DB. Transaxillary approach for first rib resection to relieve thoracic outlet syndrome. Ann Surg 1966;163(3):354-8.

[41] Urschel Jr HC, Razzuk MA. Neurovascular compression in the thoracic outlet: changing management over 50 years. Ann Surg 1998;228(4):609-17.

[42] Dargan C, Illig KA. Controversies in NTOS: what is the evidence supporting brachial plexus neurolysis and wrapping? In: Illig KA, Thompson RW, Freischlag JA, Jordan SE, Donahue DM, Lum YW, Gelabert H. editors. Thoracic outlet syndrome. 2nd ed. London: Springer; 2021.

[43] Thompson RW, Petrinec D, Toursarkissian B. Surgical treatment of thoracic outlet syndrome compression syndromes. II. Supraclavicular exploration and vascular reconstruction. Ann Vasc Surg 1997;1:315-23.

[44] Thompson RW, Petrinec D. Surgical treatment of thoracic outlet syndrome compression syndromes. I. Diagnostic considerations and transaxillary first rib resection. Ann Vasc Surg 1997;1:315-23.

[45] Edwards JB, Brooks JD, Wooster MD, Fernandez B, Summer K, Illig KA. Outcomes of venous bypass combined with thoracic outlet decompression for treatment of upper extremity central venous occlusion. J Vasc Surg 2019;7: 660-4.

[46] Wooster M, Fernandez B, Summers KL, Illig KA. Aggressive surgical and endovascular central venous reconstruction combined with thoracic outlet decompression in highly symptomatic patients. J Vasc Surg 2019;7:106-12.

[47] de Leon R, Chang DC, Busse C, Call D, Freischlag JA. First rib resection and scalenectomy for chronically occluded subclavian veins: what does it really do? Ann Vasc Surg 2008;22 (3):395-401.

[48] Urschel HC, Patel AN. Paget-Schroetter syndrome therapy: failure of intravenous stents. Ann Thor Surg 2003;75(6):1693-6.

[49] Gelabert HA, Rigberg DA, O/Connell JB, Jabori S, Jimenez JC, Farley S. Transaxillary decompression of thoracic outlet syndrome patients presenting with cervical ribs. J Vasc Surg 2018;68 (4):1143-9.

[50] Green RM, Waldman D, Ouriel K, Riggs P, DeWeese JA. Claviculectomy after subclavian venous repair: long-term functional results. J Vasc Surg 2000;32(2):315-21.

[51] Earley JA, Pate C. Rehabilitation after first rib resection. In: Illig KA, Thompson RW, Freischlag JA, Jordan SE, Donahue DM, Lum YW, Gelabert H. editors. Thoracic outlet syndrome. 2nd ed. London: Springer; 2021.

[52] Pearce WH. Nerve and arterial injury after first rib resection. In: Illig KA, Thompson RW, Freischlag JA, Donahue DM, Jordan SE, Edgelow, editors. Thoracic outlet syndrome. London: Springer; 2013.

[53] Annest SJ, Melendez BA, Sanders RJ. Recurrent and residual neurogenic thoracic outlet syndrome. In: Illig KA, Thompson RW, Freischlag JA, Jordan SE, Donahue DM, Lum YW, Gelabert H. editors. Thoracic outlet syndrome. 2nd ed. London: Springer; 2021.

第7章　血液透析动静脉瘘的外科及腔内治疗

Artero-venous fistulas for hemodialysis: surgical and endovascular approaches

Gianmarco de Donato　Claudia Panzano　Edoardo Pasqui　Giuseppe Alba　Giovanni Giannace
Giuseppe Galzerano　Michele Giubbolini　Giancarlo Palasciano　著
阚远晴　译

一、血管通路发展史

"血管通路"（vascular access，VA）指用于输送药物和清除危险内源性/外源性成分、连接血管系统的直接通道。从这个角度看，VA 包括任何形式的动脉或静脉插管。

随着全球范围内人口老龄化，糖尿病和高血压等常见风险因素的发生率不断上升，慢性肾病（chronic kidney disease，CKD）和终末期肾病（end-stage renal disease，ESRD）的影响范围越来越广，治疗费用也大大增加。

1924 年，Georg Haas 对 1 例因肾衰竭而性命垂危的男孩进行了首次血液透析治疗。他们在动脉和静脉之间用玻璃套管建立了一个通路，自桡动脉流入肘静脉流出，治疗时长仅 15min。这次治疗首次确认了透析装置和程序是安全可行的[1]。随后几年，由于治疗采用了肝素作为抗凝因子，治疗时间有所延长。但由于疗效有限，该技术并未获得认可。

在历史上，Kolff 于 20 世纪 50 年代中期引入了实用血液透析机，并在循环系统上进行了长期插管，随后出现现代血液透析的概念[2]。

紧接着也出现了一些重要的技术问题，例如，每次透析时都需要先切断动脉和静脉，治疗后再结扎这些血管。这个问题基本上限制了血液透析在急性肾衰竭短期治疗方面的应用。1960 年，Scribner 动静脉分流术实现了相对安全的长期循环通路，因此血液透析也能够用于治疗 CKD。感染和血栓形成仍然是导致早期分流失败的主要原因，而且对静脉和动脉直接穿刺可能造成它们的持续损伤，从而限制了血液透析的次数。

6 年后，Brescia 和 Cimino 首次创立了外科皮下自体动静脉内瘘（arteriovenous fistula，AVF）[3]。所谓的 Brescia-Cimino 内瘘是由患者自身的血管制成，能够克服外部动静脉瘘出现感染和早期凝血的主要问题。静脉"动脉化"是由于动脉压力直接在静脉侧传导，它会导致血管扩张和管壁肥厚。这种随着时间变得成熟的内瘘，使患者能够逐渐耐受血液透析过程中的反复静脉穿刺。上述首次经验对于这一特定外科领域具有里程碑式的意义，为 ESRD 患者的治疗开启了一场真正的革命。

在 AVF 变革的同时，也出现了一种特殊导管。没有 AVF 建立经验的医疗中心将这些导管作为 AVF 的替代方案。在 20 世纪 60—70 年代，人们对这些特殊工具产生了极大的兴趣。Stanley

Shaldon 采用 Seldinger 技术经皮插入手工导管到股动脉和股静脉迅速建立血管通路[4]。同时，这些特殊导管也用于不同的部位，并且随着技术的不断发展，它们成为血液透析的必备工具。

二、转诊至血管通路建立的时间

对于肾功能呈进行性下降的非透析 CKD 患者，美国肾脏病基金会的肾脏病预后质量倡议[5]转诊进行透析通路评估，当肾小球滤过率（glomerular filtration rate，eGFR）为 15～20ml/(min·1.73m^2) 时应进行后续评估。当 eGFR 不稳定或快速下降时应进行早期转诊。2018 年欧洲临床实践指南[6, 7]建议，当 CKD 进展至 4 期［肾小球滤过率<30ml/(min·1.73m^2)］，尤其是在肾病快速进展的情况下，将患者转诊至肾病或外科医生建立血管通路（Ⅰ类推荐，C 级证据）。

对患者进行术前评估后，应在可能的情况下，尽快建立通路，使其充分成熟，理想的时间是在首次透析前 6 个月。如果必须植入移植物，因其有限的通畅性，手术操作可推迟到血液透析开始前 3～6 周[8]。

三、血管通路的临床决策

使用自体血管建立 AVF 目前仍然是血液透析的金标准[6, 7]。VA 的选择应基于患者的术前评估情况，包括转诊时间、临床评估、仪器检查和一些特定参数。

在透析前，应保留不浪费患者的非优势臂静脉资源，避免置管或抽血。VA 计划应在患者病情发展进入 ESRD 4 期时开始，在预期开始血液透析治疗前 3～6 个月，这样 AVF 有足够的时间成熟。及时转诊并建立 VA 对于 VA 效果和避免使用中心静脉导管（central venous catheter，CVC）至关重要。

VA 计划必然需要临床检查和 DUS。术前超声检查可以精确评估血管的深度或结构，还能够测量动脉和静脉的直径和血流量，并找到最合适的位置。

AVF 可分为直接 VA 和间接 VA。对于直接 VA，动静脉直接吻合可在腕部远端，也可在前臂近端。但在间接 VA 中，移植物会放置在动脉和静脉之间，移植物可以是假体或自体静脉，如贵要静脉转位。

建立 VA 的首选方案是构建自体 AVF，其次是人工血管动静脉移植物内瘘（arteriovenous graft，AVG）和 CVC，可作为第二和第三方案。

（一）首选方案

首选方案是腕部水平的桡动脉 - 头静脉瘘（radiocephalic AVF，RCAVF）（图 7-1），尤其要优先非优势臂。

优点：RCAVF 的使用时间可持续多年，并发症、修复和住院率较低；其保留近端静脉，至少易于操作。

缺点：有早期血栓形成、内瘘不成熟及最终通路失败的风险。

如果无法进行 RCAVF，可在更近端建立 VA，如在前臂中段、肱动脉 - 桡深穿静脉、肱动脉 - 肘正中静脉、肱动脉 - 头静脉（brachiocephalic，BCAVF）和肱动脉 - 贵要静脉（brachiobasilic，BBAVF）建立 VA（图 7-2）。

优点：这种 VA 可确保 1 年内很好的通路通畅率，降低血栓和感染发生率，确保高流量，在血液透析期间使用更大口径的插管。

缺点：会在更近端造成静脉资源浪费，并且操作难度较大。

当 BCAVF 或 BBAVF 不可行或失败时，可行上臂贵要静脉转位术（图 7-3），其优点是不影响 AVG 的效果，但与较多的术后水肿和疼痛及窃血综合征高风险相关。

（二）第二方案

血管通路的第二个选择是使用植入合成材料 AVG，这些材料包括膨体聚四氟乙烯（expanded polytetrafluor-oethylene，ePTFE）、聚氨酯、纳米移植物或生物材料（羊移植物 /Omniflow）等（图 7-4）。

优点：该通路可确保插管表面积更大，穿刺更容易，"成熟"时间更短（特别是对于"早期植

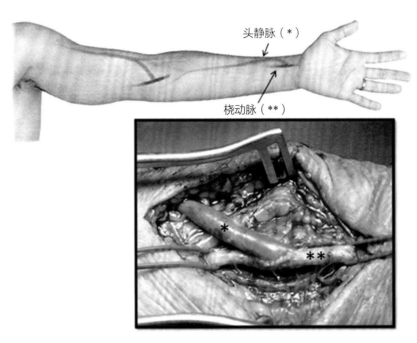

▲ 图 7-1 腕部桡动脉 - 头静脉瘘

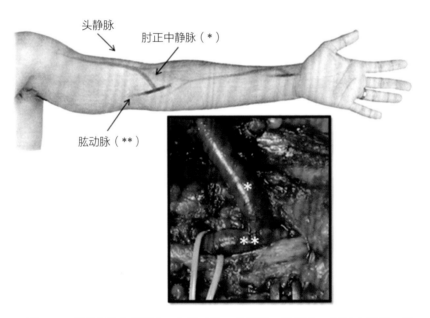

▲ 图 7-2 前臂中段血管通路，如肱动脉 - 头静脉、肱动脉 - 肘正中静脉、肱动脉 - 桡深穿静脉和肱动脉 - 贵要静脉

入物"来说），并且可以避免 CVC 固有的高感染风险，同时降低静脉瘤的风险。

缺点：新生内膜增生会导致血栓性闭塞，从而影响 ePTFE 人工血管的长期通畅性。AVG 更适用于老年患者，因为他们原发性自体 AVF 失败率较高，AVG 的使用可避免 CVC，使其获益更多。

当无法建立上肢 VA 时，指南建议建立下肢 VA（Ⅱa 类推荐，C 级证据）。建立下肢 VA 的适应证为双侧中心静脉闭塞性疾病（central venous occlusive disease，CVOD）或无法建立上肢 VA。

（三）第三方案

作为第三种方案，永久性带隧道带涤纶套中

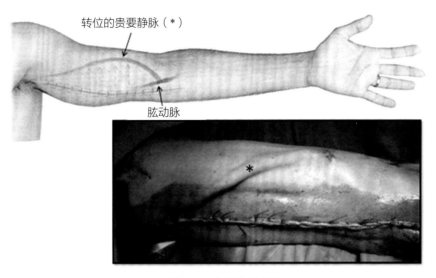

转位的贵要静脉（＊）

肱动脉

▲ 图 7-3　贵要静脉转位

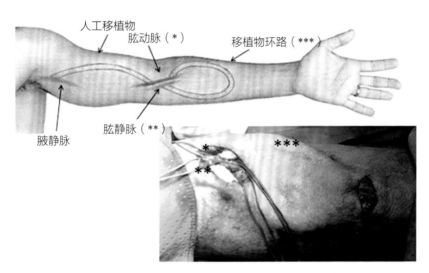

人工移植物
肱动脉（＊）
移植物环路（＊＊＊）
肱静脉（＊＊）
腋静脉

▲ 图 7-4　人工血管动静脉瘘：移植物不同植入方式

心静脉导管置管术（tunneled cuffed central venous catheter，tcCVC）可能适用于重度 VA 诱导的缺血、心力衰竭或预期寿命不长的患者。

优点：CVC 易于放置和使用，也可临时用于等待肾移植的患者。

缺点：Meta 分析显示，CVC 因感染并发症增加了发病和死亡风险。

根据 2015 年指南 [9]，如果 CVC 只使用 2 周或更短时间，则首选股静脉，因为放置简单，但感染和血栓形成的风险也更高。当然，为了降低感染风险需要使用 CVC 2 周以上，则首选右

颈内静脉。

四、手术技术：技巧和诀窍

（一）术前评估

术前应在温暖房间内用止血带对患者进行检查，并标记好 AVF 的建议位置（Ⅰ类推荐，C 级证据）。

患者的最佳解决方案通常应基于其临床检查和术前 DUS 评估。根据指南报道，患者临床特征中的年龄、糖尿病和动脉硬化会对内瘘成熟产生不利影响，并增加 AVF 失败风险。此外，一

些研究表明，女性患者需要进行更多 VA 修复，以及建立更多 AVG，原因是其血管比男性血管更细，可能导致成熟不良及长期通畅率较低。因此，应对这些特征进行评估，特别是对于老年患者，最好在前臂中段近端建立通路或使用第二种 AVG 方案。

根据指南，当采用标准血管外科技术时，如果内部动脉和静脉直径 <2mm，则腕部水平的桡动脉 – 头静脉瘘会缺乏足够的通畅性。对于肱动脉 – 头静脉瘘、肱动脉 – 贵要静脉瘘，最小动脉和静脉直径为 3mm 时是足够的。因此，术前 DUS 可以改善建立自体 AVF 的成功率和效果。总之，在计划建立血管通路时，建议对所有患者的双侧上肢动脉和静脉进行术前超声检查（Ⅰ类推荐，A 级证据）。

超声或血管造影结果不确定的患者可考虑通过对比剂来检查中心静脉狭窄程度。

（二）术前和术中评估

术前应给予广谱抗生素，以预防金黄色葡萄球菌，并可将伤口或移植物感染的发生率降低约 70%。

围术期全身肝素抗凝广泛应用于血管外科，但目前尚未达成共识。肝素的使用并不会对血管通路的通畅性造成影响，但可能增加术后出血[10]，因此对大多数患者来说并不是必要的。

与区域麻醉相比，局部区域麻醉（如腋窝或肱动脉阻滞）可引起血管扩张，提高 AVF 的通畅性。但就安全性而言，局部麻醉仍然是首选术式。因此，还是建议局部麻醉，除非存在显著的合并症。

一项随机研究表明，血浆扩容剂可提高初次 AVF 的通畅性，因此在建立血管通路时应考虑使用血浆扩容剂进行补液[11]。另外，血压过低会造成 VA 血栓的形成。

（三）动静脉瘘形态

桡动脉 – 头静脉瘘[12]：桡动脉和头静脉之间做一个 2cm 的纵向切口。

在皮下组织中找到头静脉，用血管环包绕，方便移动。

在屈肌支持带正上方的前臂深筋膜下显露桡动脉。切开前先结扎小动脉分支，防止出血。切勿损伤桡动脉浅感觉支，以免造成大鱼际隆起部位感觉异常。必须保存好桡动脉的两条"并行静脉"。

使用无损伤夹钳和 7-0 或 8-0 双头聚丙烯缝线连续缝合。首选端 – 侧吻合术，从静脉吻合到动脉。这样可以更自然地吻合静脉和动脉，避免远端静脉高压风险，并且不影响通路的通畅性。

如果当前臂血管不适合建立 RCAVF，应采用近端 AVF。考虑到儿童、女性、老年人或糖尿病患者的远端 AVF 通畅性可能较差，建议优先采用近端 AVF 的方式。

通过使用头静脉、头静脉与贵要静脉汇合、深穿静脉可实现多种 BCAVF 构型。

在肘横纹下方或经肘横纹做一个长横切口，在皮肤正下方皮下组织中选择最合适的肘前静脉。这些类型的 AVF 包括肱动脉 – 头静脉瘘、肱动脉 – 贵要静脉瘘和肱动脉 – 肘正中静脉瘘。使用这些静脉的术后结果无显著差异[13]，也无证据表明哪种构型具有更好的通畅性。

"延长"术式包括将肱动脉吻合口替换为距其起点 2cm 的桡动脉吻合口。这对技术的要求更高，但窃血的发生风险较低，而其整体通畅率可能低于 BCAVF 标准。

如果这些浅静脉的通畅性都不好，则可使用连接浅静脉和深静脉系统的肘前穿静脉，进行端静脉与侧动脉吻合，然而这些静脉的直径通常不太合适。

当上臂头静脉不可用时，应考虑贵要静脉转位 AVF。Meta 分析[14] 显示一期和二期手术的通畅率没有差异。

（四）人工血管动静脉瘘构建

在建立 AVG 之前，应强调以下几点。

外科医生必须观察皮肤走向，以及任何可能感染、侧支静脉发育和水肿、既往 CVC 移植物的体征。

根据动脉尺寸，在动脉端使用的移植物直径不应超过 6mm，因为较大的移植物可能造成患者出现外周窃血综合征，但也无证据表明其他直径是否会出现同样的问题。另外，阶梯状或锥形移植物是否有一定优势也暂未证实。

端 – 侧吻合的几何形态会影响 AVF 和 AVG 的通畅性，当角度接近 30° 时，血流动力学的变化较小，新生内膜的增生也较少。

需要注意的是，在低血压患者中，长度较长的移植物更容易造成血栓形成，因此移植物的长度应与患者的收缩压呈一定比例。

静脉切开术应有利于流出道，移植物近静脉端应呈一定的倾斜角度来匹配。

合成和生物移植物均适用。生物移植物可以提高患者对感染的抵抗力，而合成移植物则因成本低、长期可靠而广受青睐。

目前尚无明确建议应常规使用哪种移植物，并且新材料开发仍在继续。

（五）围术期评估

在手术结束时，应在吻合口上方或靠近吻合口的静脉上方有可触及的震颤。如果没有，术者应检查吻合口和静脉的通畅性。静脉引流时如果脉搏较强，通常说明静脉狭窄或闭塞，术者应检查静脉，并将压力从侧支循环中释放出来。

围术期血流测量也可以识别有高度失败风险的 AVF，但不一定精确。此外，在手术结束时，应记录腕动脉和桡动脉脉搏以排除缺血风险。

五、并发症

血管通路相关并发症相对常见，这些并发症可能导致患者发病，包括降低患者的生活质量。最常见的动静脉通路并发症包括感染、狭窄、血栓形成、真 / 假性动脉瘤和中心静脉狭窄。

（一）感染

血管通路感染是导致患者死亡的第二大常见原因，仅次于心血管疾病 [15]。

最常见的风险因素包括糖尿病、尿毒症、反复插管和使用假体移植物。

其特征通过局部症状如红肿、发热、化脓性分泌物、皮肤糜烂或溃疡及偶有发热进行临床诊断。

推荐治疗为等待血培养结果前，先使用广谱抗生素治疗；如存在假体移植物和感染，应移除移植物。

（二）狭窄

狭窄一般开始于内皮细胞损伤，进而造成平滑肌增生和新生内膜增生 [16]。

引起内皮病变的因素还包括静脉穿刺的机械性创伤、血液湍流的剪切应力，它们都会增加 VA 狭窄的发生。

狭窄可发生在从动脉流入到静脉流出的任何层面，一般发生在近吻合区或移植物 – 静脉吻合处 [17]，很少发生在动脉内瘘部位或移植物 – 动脉吻合的层面。

对于具有血流动力学效应（管腔面积减少超过 70%）并与血流减少、静脉压升高或体格检查异常（震颤或脉动血流减少）相关的狭窄，应及时进行处理。

指南建议将球囊血管成形术作为流入动脉狭窄的主要治疗方法，球囊血管成形术也是处理近吻合口狭窄的主要方法。但是，复发性狭窄率高于术后，因此在出现早期复发的患者中，多采用手术修复。

此外，球囊血管成形术还是流出静脉（头静脉 / 贵要静脉）的首选处理方法，尤其是病变部位较短时（<2cm）。

对于长节段狭窄（>2cm）的治疗，目前仍存在争议，治疗手段包括球囊血管成形术或外科手术（旁路移植术或静脉转位术）。

静脉流出道狭窄可能形成抵抗，影响球囊血管成形术的进行，需要采用高压球囊、切割球囊或支架置入术。

对于针对静脉吻合和静脉狭窄的支架置入术，覆膜支架置入术可能优于裸支架置入术，因为覆膜支架模拟了置入物的开放式手术修复，可以防止弹性反冲，避免新生内膜组织在支架上生长。

使用覆膜支架进行血管内治疗也是治疗头静脉弓狭窄的首选方法。

（三）血栓形成

内瘘血栓可在内瘘建立后早期或晚期出现。早期内瘘血栓形成主要是由流入问题（近吻合口狭窄或副静脉）造成的，而晚期内瘘血栓形成一般是由于流出道狭窄。如果任何这些原发性病变未经治疗，都会导致内瘘血栓形成[18]。

此外，低血压、血红蛋白目标值高、血凝过快或针头引起并发症造成的血肿等因素也会增加内瘘和移植物通路血栓形成的风险。

治疗应尽快开始以防止血栓形成和静脉内皮损伤。

指南建议，基于医疗中心的专业知识，采取外科手术和血管内治疗来应对血管通路中血栓的形成。外科手术方法包括使用 Fogarty 取栓术，而血管内方法包括使用药物或机械方式（输注溶栓药物、机械取栓或血栓抽吸）破坏和清除血栓，随后纠正基础病变（球囊血管成形术）。

（四）血管通路真/假性动脉瘤

血管通路真/假性动脉瘤是血管通路的一种病理性扩张。由于血流引起的血管重塑导致血管壁退化，在内瘘中偶尔会发生动脉瘤。而假性动脉瘤往往是由针刺或吻合缺陷相关的动脉壁损伤导致的。附壁出现血栓可并发大动脉瘤，并在局部出现无菌性血栓性静脉炎体征。

快速生长的动脉瘤会导致上皮层坏死，并有自发性破裂和出血的风险[19]。

AVF 动脉瘤通常由动脉瘤前或动脉瘤后狭窄引起，或者与其同时发生[20]。

对于这些并发症最好进行手术治疗，腔内治疗可作为第二选择，治疗时可考虑在患者体内使用覆膜支架隔绝血管通路动脉瘤[21]。

在插管部位和通路直径可以保留的情况下，指南建议对 VA 动脉瘤进行手术治疗。

手术治疗包括结扎和动脉瘤切除，以及旁路或移植物置入。

如果假性动脉瘤影响插管，或者造成患者疼痛、瘢痕形成不良、自发性出血和快速生长时，建议对其进行手术修复。

（五）中心静脉阻塞

中心静脉阻塞是慢性血液透析患者的常见并发症，它是由既往导管插入术对血管壁的机械损伤和功能性 AVF 血流量过大所致。中心静脉阻塞可能无症状，但可引起上肢、面部或乳房肿胀、静脉流出阻力增加、插管后出血、血管通路动脉瘤等症状，并可能影响将来同侧肢体 VA 的建立[22]。

对于此类并发症目前尚无理想的治疗方法，球囊血管成形术由于其低发病率和良好的短期通畅性，已成为症状性中心静脉阻塞的首选治疗方法。

如果单独使用球囊血管成形术效果不佳，可考虑使用覆膜支架。

六、AV 腔内挽救技术

AV 移植物或内瘘失败的最常见原因在于静脉吻合口或静脉流出道狭窄。球囊血管成形术被公认为是治疗狭窄性病变（特别是静脉流出道狭窄）的极佳解决方案，能够延长和提高通路的通畅性。球囊血管成形术还有一个显著的优势是可以保留静脉端，方便将来进行手术修复。

腔内手术从移植物或内瘘的静脉端穿刺置管开始，使用 21G 针头和 0.018 英寸（约 0.48mm）导丝的 Seldinger 穿刺技术。操作时，将适当尺寸的鞘管沿导丝推入内瘘的静脉或动脉侧或移植物中。鞘管的尺寸根据球囊导管的大小确定，在开始时应尽可能选择最小的直径，以方便插入，通常可以使用 5F 或 6F 鞘管进行简单的球囊血管成形术[23]。

诊断性静脉造影可用于确定狭窄部位的位置。通常需要做几次造影来充分观察静脉吻合口的情况。

必须对整个静脉流出道进行观察，包括中心静脉系统，以避免出现阻塞性疾病。

在 AVF 部位发现静脉流出道狭窄部位时，需将导丝推入通过鞘管并穿过狭窄病变部位。通过狭窄部位后，球囊血管成形术的导管就可以在病变位置进行移动。使用对比剂稀释溶液和带有压力监测的注射器对球囊充盈。每种球囊尺寸都有特定的爆破压力，因此在球囊充盈期间不要超过该压力上限[24]。

如果静脉狭窄没有得到改善，可以尝试使用更大的球囊进行血管成形术，但应对球囊尺寸进行仔细研究。此外，为了改善长期通畅率，许多研究证实在静脉吻合口狭窄中使用药物涂层球囊具有一定的效果[25, 26]。通常，球囊血管成形术的球囊直径每次可以递增1mm左右。如果狭窄继续存在，可以使用支架或覆膜支架。在上肢，优先考虑自膨式器械而不是球囊扩张器械，因为它们可以克服外力的变形，对于手臂和前臂来说这是必须要考虑的因素。

七、经皮腔内建立血管通路

近年来，新技术的出现为开放手术建立 AVF 提供了一种微创方法。研发这些器械的目的旨在弥补诸多外科手术的缺陷，包括皮肤切口、血管夹层、移位和缝合的吻合口等，这些缺陷可能延长愈合时间、造成并发症、降低功能性内瘘形成率[27]。早期经验表明，经皮腔内建立动静脉内瘘（percutaneous endovascular creation of vascular access，endoAVF）具有一定的前景。在不损害 AVF 传统手术部位的情况下，endoAVF 可改善内瘘效果并降低发病率。这些新器械利用基于图像引导的导管技术建立前臂近端内瘘。

（一）endoAVF 解剖细节

实现 endoAVF 的关键解剖细节是前臂中的所有动脉通常具有两条相邻的平行静脉，这些静脉可用来建立侧 – 侧 AVF。其近端部分的尺静脉和桡静脉通过深穿支与肘前正中静脉、头静脉和贵要静脉相连。穿静脉的存在有助于在深动脉和静脉之间建立内瘘，为透析提供流向浅静脉系统的血流。穿静脉是深静脉和浅静脉系统之间的重要通道，在头静脉和（或）贵要静脉有血流流出时，即可建立原位内瘘[28]。

（二）endoAVF 相关器械

目前市面上有两种 endoAVF 器械，主要用于临床试验（Hull, Jennings, &Cooper, 2018a, b; 参考文献 [29-31]）。两种器械均设计在前臂近端血管解剖结构周围，因此术前必须先使用 DUS 评估上肢血管，以确定患者是否适用。操作时，在近端桡动脉或尺动脉与相邻的深静脉之间建立 AVF，然后引流至上臂浅静脉。

EverlinQ endoAVF 系统（TVA Medical, Austin, TX, United States）是一种磁性内衬双导管系统，主要通过使用射频能量在前臂近端尺动脉和相邻尺静脉之间建立吻合。在 X 线透视引导下，对肱静脉和肱动脉分别进行插管（新升级版本允许从桡动脉进入），并将磁性导管分别通过尺静脉和尺动脉。导管对齐后，磁体相互吸引，并在释放射频电极时将尺动脉和静脉吸在一起，形成侧 – 侧吻合，然后再对肱静脉进行线圈栓塞，使其直接流向浅静脉[31, 32]。

Ellipsys endoAVF 系统（Avenu Medical ,San Juan Capistrano, CA, United States）是一种单导管血管通路系统，该系统利用直接的热量和压力融合动脉和静脉壁，在前臂近端桡动脉和深交通静脉之间建立经皮 AVF。在连续超声引导下，在贵要 – 正中静脉或头 – 正中静脉进行单次逆行静脉穿刺，然后继续穿刺到深交通静脉，再到邻近的桡动脉近端。随后是导丝和鞘管的进入，再插入 Ellipsys 导管，抽出鞘管，将器械放置好并固定，以便观察桡动脉和穿静脉壁，并将其牵拉在一起。之后用热能激活器械。数秒后，在穿静脉和近端桡动脉之间形成侧 – 侧椭圆形吻合，再进行球囊血管成形术，以减少早期研究中观察到的吻合后狭窄[33, 34]。

(三)endoAVF 患者的选择

迄今为止，选择患者的标准一直需要临床试验的支持。原则上，所有适合手术 AVF 的候选者也是 endoAVF 的潜在候选者，但需要特别注意穿静脉、通路和靶血管的情况。基于临床试验，选择患者的标准为：靶动脉 2mm，靶静脉 2mm，吻合部位穿静脉 2mm，皮肤表面 1cm 范围内的流出静脉（贵要静脉或头静脉）2.0mm，近端桡动脉 / 尺动脉和邻近静脉近端 1.5mm（血管边缘到血管边缘）。

透析前患者和透析患者都是合适的 endoAVF 候选者。既往手术建立 AVF 失败的患者可能适合建立 endoAVF，因为目标解剖部位与既往手术 AVF 位置不同，后者可能位于腕部或肘部以上，而不是前臂近端。相反，如果 endoAVF 不成熟或不再通畅，可后期手术建立 AVF。因此，endoAVF 被视为手术建立内瘘的一种微创替选方案，并且不会妨碍后期建立手术 AVF。endoAVF 的禁忌证与手术建立内瘘的禁忌证非常相似。由于动脉流入减少，没有足够血流进行透析的患者，以及静脉流出不足的患者不适合 endoAVF；穿静脉缺失或不直接与头静脉或贵要静脉相通但与肱静脉相通的患者也不太适合 endoAVF。但是，如果血管外科医生能熟练地将肱静脉抬升，有足够的血流进入肱静脉，就可以开展该手术。

传统的外科建立 AVF 并非没有问题。研究数据表明，在腔内建立 AVF 可最大限度减少或消除这些问题。由于所涉及步骤较多，从手术转诊创建通道到手术创建功能性 AVF，可能需要几个月的时间 [35]。这种延迟会大大影响使用 CVC 而非 AVF 或移植物进行透析的患者比例。通过建立腔内 AVF，可以显著减少延迟、诊室访问、术前程序等问题。在这些医生工作的门诊机构中，患者往往可以在就诊当天或在转诊后几天内得到诊治 [36]。

（四）EndoAVF：最新技术

虽然创新术式数据较少，但有限的数据表明，经皮建立 AVF 是成功的，并且似乎也是安全的。这些优势包括真正的经皮无缝合置入、无异物、不需要缝线或缝合钉，并且没有传统切口。因此有报道显示手术部位的并发症发生率较低。此外，与传统内瘘相比，经皮 AVF 的成熟时间明显更短。我们需要继续评价临床试验数据，以评估血管外科医生和该领域其他供应商对该手术的使用率。

缩略语

血管通路	vascular access	VA
血液透析	hemodialysis	HD
动静脉内瘘	arteriovenous fistula	AVF
中心静脉导管	central venous catheter	CVC
桡动脉 – 头静脉内瘘	radiocephalic arteriovenous fistula	RCAVF
人工血管动静脉内瘘	arteriovenous graft	AVG
终末期肾病	end-stage renal disease	ESRD
肱动脉 – 贵要静脉内瘘	brachiobasilic arteriovenous fistula	BBAVF
肱动脉 – 头静脉内瘘	brachiocephalic arteriovenous fistula	BCAVF

参考文献

[1] Blagg C. A history of northwest kidney centers. Part 1 2014;.

[2] Kolff WJ. The first clinical experience with the artificial kidney. Ann Intern Med 1965;62:609-19.

[3] Brescai MJ, Cimino JE, Appel K, et al. Chronic hemodialysisusing veni-puncture and a surgically created arteriovenous fistula. N Eng J Med 1966;275:1089-92.

[4] Shaldon S. Percutaneous vessel catheterization for hemodialysis. ASAIO J 1994;40:17-19.

[5] Lok CE, Huber TS, Lee T, et al. KDOQI Clinical practice guideline for vascular access: 2019 Update. Am J Kidney Dis 2020;75 (4):S1-164.

[6] Schmidli J, Widmer MK, Basile C, et al. Editor's choice-Vascular access: 2018 clinical practice guidelines of the european society for vascular surgery (ESVS). Eur J Vasc Endovasc Surg 2018;55(6):757-818.

[7] Schmidli J, Widmer MK, Basile C, de Donato G, Gallieni M, Gibbons C, et al. Editor's choice-Vascular access: 2018 clinical practice guidelines of the european society for vascular surgery (ESVS). Eur J Vasc Endovasc Surg 2018;55:757-818.

[8] Sidawy AN, Spergel LM, Besarab A, et al. Clinical practice guidelines for the surgical placement and maintenance of arteriovenous hemodialysis access. J Vasc Surg 2008; 48: 2S-25S.

[9] Gessaroli M, Alessi Innocenti A, Carbonari L, de Donato G, Dorrigo W, Iob G, et al. Accessi vascolari. Ital J Vasc Endovasc Surg 2015;22:95-116.

[10] Smith GE, Gohil R, Chetter IC. Factors affecting the patency of arteriovenous fistulas for dialysis access. J Vasc Surg 2012;55:849-55.

[11] Malovrh M. Expansion of blood volume increases the primary patency rate of arteriovenous fistulas for hemodialysis in patients with critical arterial quality. Ther Apher Dial 2009;13:345-9.

[12] Settembrini P, Bonardelli S, Chiesa R, Clerici G, Ferrari M, Fraedrich G, et al. Vascular surgery-Why, When, How, Minerva Medica; 2017.

[13] Ayez N, van Houten VA, de Smet AA, et al. The basilic vein and the cephalic vein perform equally in upper arm arteriovenous fistulae. Eur J Vasc Endovasc Surg 2012;44(2):227-31.

[14] Cooper J, Power AH, DeRose G, Forbes TL, Dubois L. Similar failure and patency rates when comparing one- and two-stage basilic vein transposition. J Vasc Surg 2015;61:809-16.

[15] Li PK, Chow KM. Infectious complications in dialysis epidemiology and outcomes. Nat Rev Nephrol 2012; 8:77-e88.

[16] Roy-Chaudhury P, Spergel LM, Besarab A, Asif A, Ravani P. Biology of arteriovenous fistula failure. J Nephrol 2007;20(2):150-63.

[17] Turmel-Rodrigues L, Pengloan J, Baudin S, Testou D, Abaza M, Dahdah G, et al. Treatment of stenosis and thrombosis in haemodialysis fistulas and grafts by interventional radiology. Nephrol Dial Transpl 2000;15:2029-36.

[18] MacRae JM, Dipchand C, Oliver M, Moist L, Lok C, Clark E, et al. Canadian society of nephrology vascular access work group. Arteriovenous access failure, stenosis, and thrombosis. Can J Kidney Health Dis 2016;3.

[19] Delorme JM, Guidoin R, Canizales S, Charara J, How T, Marois Y, et al. Vascular access for hemodialysis: Pathologic features of surgically excised ePTFE grafts. Ann Vasc Surg 1992;6:517-24.

[20] Georgiadis GS, Lazarides MK, Panagoutsos SA, Kantartzi KM, Lambidis CD, Staramos DN, et al. Surgical revision of complicated false and true vascular access-related aneurysms. J Vasc Surg 2008;47:1284-91.

[21] Shemesh D, Goldin I, Zaghal I, Berelowitz D, Verstandig AG, Olsha O. Stent graft treatment for hemodialysis access aneurysms. J Vasc Surg 2011;54:1088-94.

[22] Mansour M, Kamper L, Altenburg A, Haage P. Radiological central vein treatment in vascular access. J Vasc Access 2008;9:85-101.

[23] Beathard GA. Percutaneous transvenous angioplasty in the treatment of vascular access stenosis. Kidney Int 1992;42(6):1390-7.

[24] Tessitore N, Mansueto G, Bedogna V, Lipari G, Poli A, Gammaro L, et al. A prospective controlled trial on effect of percutaneous transluminal angioplasty on functioning arteriovenous fistulae survival. J Am Soc Nephrol 2003;14:1623-7.

[25] Khawaja AZ, Cassidy DB, Shakarchi JA, McGrogan DG, Inston NG, Jones RG. Systematic review of drug eluting balloon angioplasty for arteriovenous haemodialysis access stenosis. J Vasc Access 2016;17:103-10.

[26] Kitrou PM, Katsanos K, Spiliopoulos S, et al. Drug-eluting versus plain balloon angioplasty for the treatment of failing dyalisis access: final results and cost-effectiveness analysis from a prospective randomized controlled trial. (NCT01174472). Eur J Radiol 2015;84:418-23.

[27] Roy-Chaudhury P, Sukhatme VP, et al. Hemodialysis vascular access dysfunction: a cellular and molecular viewpoint. J Am Soc Nephrol 2006;17:1112-27.

[28] Ten Berge MG, Yo TI, Kerver A, de Smet AA, Kleinrensink GJ. Perforating veins: an anatomical approach to arteriovenous fistula performance in the forearm. Eur J Vasc Endovasc Surg 2011;42 (1):103-6.

[29] Lok CE, Rajan DK, Clement J, et al. Endovascular proximal forearm arteriovenous fistula for hemodialysis access: results of the prospective, multicentre novel endovascular access trial (NEAT). Am J Kidney Dis 2017;70(4):486-97.

[30] Mallios A, Jennings WC, Boura B, et al. Early results of percutaneous arteriovenous fistula creation with the Ellipsys vascular access system. J Vasc Surg 2018.

[31] Rajan DK, Ebner A, Desai SB, Rios JM, Cohn WE. Percutaneous creation of an arteriovenous fistula for hemodialysis access. J Vasc Interv Radiol 2015;26(4):484-90.

[32] Jones RG, Morgan RA. A review of the current status of percutaneous endovascular arteriovenous fistula creation for haemodialysis access. Cardiovasc Interv Radiol

2019;42(1):1-9.

[33] Hull JE, Jennings WC, Cooper RI, Waheed U, Schaefer ME, Narayan R. The pivotal multicenter trial of ultrasound-guided percutaneous arteriovenous fistula creation for hemodialysis access. J Vasc Interv Radiol 2018;29(2):149-158e5.

[34] Hull JE, Jennings WC, Cooper RI, et al. The pivotal multicentre trial of ultrasound-guided percutaneous arteriovenous fistula creation for hemodialysis access. J Vasc Interv Radiol 2018;29:149-58.

[35] Lee T, Barker J, Allon M. Tunneled catheters in hemodialysis patients: reasons and subsequent outcomes. Am J Kidney Dis 2005;46:501-8.

[36] Mishler R, Sands JJ, Ofsthun NJ, Teng M, Schon D, Lazarus JM. Dedicated outpatient vascular access center decreases hospitalization and missed outpatient dialysis treatments. Kidney Int 2006;69:393-8.

第8章 择期和急诊胸主动脉瘤处理

How to approach elective and urgent thoracic aortic aneurysms

Michele Antonello　Stefano Bonvini　Elda Chiara Colacchio　著

李子林　译

降主动脉瘤的处理一直是临床治疗中的难点。此类患者接受手术治疗,特别是开放手术后发生多脏器功能衰竭(如心功能衰竭、神经系统损伤、肾衰竭等)的概率非常高。自从1953年DeBakey和Cooley首次开展胸主动脉修复术[1]以来,外科技术越来越倾向于创伤更小、疗效更好的治疗方式。目前,腔内治疗已成为胸降主动脉疾病的首选治疗手段,仅有部分特殊病例仍给予开放手术处理,如主动脉解剖结构不适合血管内修复的患者[2]。

一、定义和流行病学

主动脉的解剖特点是渐进性变细,即自主动脉根部到主动脉分叉再到髂动脉的直径逐渐减小,其直径从30mm到15mm不等。在胸降主动脉段,其正常直径在24~29mm,具体大小与个体的年龄、性别、血压和体表面积密切相关[3]。当主动脉直径超过40mm时,通常被定义为胸降主动脉瘤,其年发病率为每10万人中有6~10.4人[2]。由于起病隐匿,很多患者未被临床发现,因此该统计数据的准确性有待商榷。

胸降主动脉瘤的平均年增长率为0.29cm。伴随主动脉直径的逐步增大,其增长率和破裂风险也随之增加[4]。当主动脉直径达到60mm以上时,其抗剪切应力能力明显降低,导致破裂风险显著

增高[5]。不同病因诱导的主动脉夹层动脉瘤增长速度各不相同,总体来讲在每年0.1~0.7cm[6],增长速度比较快的有Loeys-Dietz综合征,其主动脉生长速度为每年1cm,而马方综合征患者生长速度则为每年0.1cm[7, 8]。

破裂或夹层形成是动脉瘤的必然发展趋势。对于胸主动脉来说,不管是升主动脉段还是降主动脉段,其破裂概率是相同的。主动脉直径在40~49mm时,瘤体破裂的风险概率为每年2%。但是,主动脉直径增长到60mm时,瘤体破裂的风险概率则增加到每年7%[9]。瘤体一旦破裂则预后较差。有报道称,大约59%的胸主动脉瘤破裂患者在抵达医院前已死亡[10]。导致破裂的风险因素主要包括症状(如疼痛)、年龄、性别、舒张性高血压、动脉瘤直径及吸烟[11, 12]。

根据解剖部位对胸降主动脉瘤进行分类[13](图8-1)。解剖部位的不同决定了不同的手术方式及开放手术切口位置。具体如下。

- Ⅰ型:胸降主动脉近端(下限不超过胸降主动脉中点)。
- Ⅱ型:胸降主动脉中端。
- Ⅲ型:胸降主动脉远端(上限不超过胸降主动脉中点)。
- Ⅳ型:涉及整个胸降主动脉。

如果胸降主动脉直径>60mm,则需要处理,

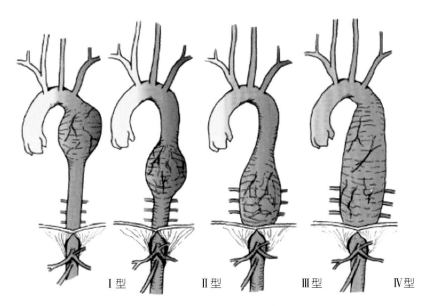

▲ 图 8-1　根据解剖范围对降主动脉瘤的 Kieffer 分类

而部分患者胸降主动脉直径达到 56~59mm 时就需处理。甚至，女性和退行性结缔组织患者的胸降主动脉直径达到 50~55mm 时就需要接受干预处理。另外，当瘤体增长速度超过每 6 个月 5mm 时，即使瘤体直径较小也需酌情考虑手术处理[14]。

二、病因学

Melton 等研究发现，升主动脉瘤和腹主动脉瘤发病率存在差异[15]，提示两种疾病的致病机制不同。而胸降主动脉瘤致病机制可能居于两者之间。腹主动脉瘤与动脉粥样硬化及其相关危险因素关系密切[16]。而胸主动脉瘤的形成则与遗传因素密切相关，如孟德尔家系显示常染色体显性遗传，许多患者的一级亲属受同一疾病影响[17]。目前已明确基因因素与主动脉根部瘤和升主动脉瘤形成的相关性。但是，胸降主动脉瘤的基因因素尚未明确，而与动脉粥样硬化、年龄和高血压的关联则更加密切[18]。

因此，胸降主动脉瘤通常被认为是一种动脉粥样硬化性病变。但是，与结缔组织病、夹层后及真菌性动脉瘤也存在相关性。动脉粥样硬化性胸降主动脉瘤与年龄、男性、高血压、吸烟和糖尿病等风险因素存在相关性。结缔组织病相关性

胸降主动脉瘤病理过程有其特殊性，扩张速度不同于其他动脉瘤，甚至不同类型结缔组织病诱导的动脉扩张速度也不同。其中，马方综合征、Loeys-Dietz 综合征和 Ehlers-Danlos 综合征均与胸降主动脉瘤密切相关。发病年龄明显小于动脉粥样硬化性胸降主动脉瘤。

马方综合征是由 FBN1 基因突变引起。病变始于主动脉根部，扩张更常见于升主动脉段。临床上，降主动脉段出现扩张的患者多数升主动脉段已接受过手术治疗。对于这类患者，形成主动脉夹层的概率非常大[19]。Loeys-Dietz 综合征是由 TGF 受体基因突变引起的。平均死亡年龄为 26 岁，主要死因为主动脉夹层[7]。Ehlers-Danlos 综合征包括多种临床表现，并且与特定基因突变有关。此类患者的胸腹主动脉容易形成夹层和动脉瘤[20]。

动脉瘤和夹层之间具有密切的相关性。例如，非复杂型 B 型主动脉夹层需严格随访的重要原因是其可更容易形成动脉瘤。夹层患者的主动脉直径的增长率为每年 4mm，远远高于动脉粥样硬化性动脉瘤[21]。

真菌性动脉瘤通常呈囊状。它由先前存在的主动脉扩张或动脉粥样硬化斑块引起，主要风险

因素是感染的发生，并且通常以败血症的形式出现。而革兰阴性菌更易诱导动脉瘤的形成[20]。其发病率占主动脉瘤的 0.6%～2%[22]。该类型动脉瘤破裂风险较高，尤其在胸主动脉段[23]，在治疗上也存在一定难度[23]。

三、诊断

胸部正侧位透视可提供一些关于主动脉状态的信息，如主动脉钙化或主动脉异常增大。左侧胸腔积液可能提示主动脉瘤破裂。然而，胸透不作为主动脉综合征的特异性检查。DSA 因其为有创检查，并且不可能精确测量主动脉，已不作为首选检查方式[24]。

目前，CTA 已取代血管造影成为主动脉病理学的"金标准"，具有检查速度快、可广泛开展及费用相对低的优势。CTA 可精确诊断主动脉病变，以及了解邻近脏器是否存在异常，灵敏度为100%，特异度为 99%[25]。此外，伴随血管治疗腔内时代的来临，CTA 可进行主动脉重建，为制订最优的治疗方案提供有力保障。

在降主动脉病变诊断中，CTA 检查应包括胸部和腹部直至股动脉分叉，并应包括三个阶段：非对照、早期和晚期的对比成像。为了避免心脏运动引起的伪影可能导致的测量误差，可通过心电图（electrocardiogram，ECG）触发 CTA 的方式来得以解决。CTA 检查需要借助 X 线和碘对比剂成像，对比剂可诱导肾功能不全。因此，肾功能不全患者需检查前给予评估。

MRA 在不需要 X 线的情况下还可提供清晰的主动脉图像。因其检查时间较长，费用较高，在临床上并不常用。此外，使用对比剂（一般为钆剂）可诱发肾源性系统性纤维化。该并发症虽然发生率非常低（0.03%），但存在因多脏器纤维化而导致死亡风险[26]。PET 通常与 CT 相结合，用于诊断主动脉炎或真菌性动脉瘤，其灵敏度在83%～100%，特异度为 77%～100%[27]。然而，PET/CT 医院普及率并不高，并且其成本高于常规 CTA，而电离辐射剂量也高于 CTA。但是，该

项检查在检测和随访主动脉炎或经治疗的真菌性动脉瘤方面，具有很好的临床应用价值。

近年来，血管内超声成像（intravascular ultrasonography，IVUS）得到广泛应用，能够360°观察主动脉内壁情况（图 8-2），常用于评估主动脉分支及主动脉测量。在血管腔内治疗过程中，尤其在肾功能不全的患者中，它是非常有利的 DSA 辅助检查手段。临床研究提示，IVUS 的应用对于 B 型主动脉夹层术后主动脉重塑具有显著优势[28]，但也有研究发现 IVUS 存在偏中线测量的缺点。因此，在主动脉直径测量方面精确度不高[29]。除了经食管超声心动图（transesophageal echocardiography，TEE）外，IVUS 的使用可扩展到无法使用 X 线检查的情况[30]。

TEE 诊断降主动脉病变的灵敏度为 98%，特异度为 95%[31]，特别在鉴别主动脉夹层、壁内血肿和穿透性主动脉溃疡方面非常有优势，但不作为动脉瘤的常规诊断手段。其在动脉瘤术中的使用仅限于个别病例[30]。

由于开放性手术可能涉及 Adamkiewicz 动脉和 $T_{11\sim12}$ 肋间动脉的血供重建，所以有学者指出逐一明确脊髓血供情况非常重要[32]。因此，DSA 多年来一直被作为"金标准"检查。而如今，考虑到 DSA 本身可能导致脊髓缺血（spinal cord

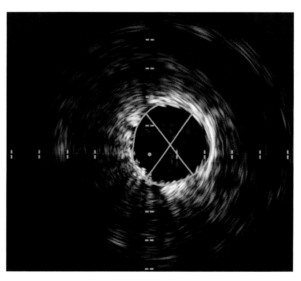

▲ 图 8-2　IVUS 术中测量胸主动脉以排除任何支架内狭窄

ischemia，SCI），所以它已被创伤更小的 CTA 和 MRA 取代[33]。

四、治疗

（一）适应证

动脉瘤破裂死亡率高，必须尽快接受治疗。其主要症状是疼痛，可发生在胸部、背部（尤其是左侧），甚至腹部。鉴别诊断包括心绞痛、脊柱病变和其他主动脉综合征（如夹层、壁内血肿或穿透性主动脉溃疡），但是其他疾病也可能引起胸痛，如心包炎、气胸或胃肠道疾病等。

如前所述，对于无症状动脉瘤，最新的欧洲胸降主动脉治疗指南[2]指出，瘤体直径＞60mm需手术干预。部分患者胸降主动脉直径达到56～59mm时，也需考虑手术干预，如胸降主动脉直径达到56～59mm的女性和退行性结缔组织病患者。主动脉扩张速度较快的患者（每6个月扩张5mm）也需要及时手术处理。而真菌性动脉瘤的囊状动脉瘤则不用遵从上述条件就需给予手术干预[20]。

目前，腔内治疗是胸降主动脉的首选治疗方法，开放手术仅限特殊病例[2]，具体包括：①动脉解剖结构不适合腔内处理，锚定区不佳，以及髂动脉入路不佳。②退行性结缔组织患者不适合腔内治疗，开放手术仍是首选。③巨大动脉瘤，以至于压迫邻近脏器。

（二）脊髓缺血

胸降主动脉瘤手术的主要并发症是脊髓损伤，即截瘫。根据急诊处置方式不同、瘤体涉及范围大小、是否完善脊髓保护措施及血压变化，截瘫的发生率在3.3%～7.5%[34-36]。

脊髓血管化遵循"侧支网络概念"[37]：椎管具有轴动脉网络，血管相互交错，由肋间动脉和腰动脉、锁骨下动脉、椎动脉等联合供血。当脊髓供血减少时，可通过动脉网络重新调配灌注量；但是，当处于持续性低灌注时，则大大增加脊髓损伤的风险。

由于跟动脉个数少且前脊髓动脉前支较

小，所以 $T_{8\sim12}$ 脊髓段神经根动脉比脊髓前动脉较细；实际上在此段，所有脊髓都主要依靠 Adamkiewicz 根动脉供血。表8-1中列出的风险因素与脊髓缺血发病率密切相关[2]。此外，术中平均动脉压（medium arterial pressure，MAP）低于70mmHg[38]及开放手术时动脉阻断时间长于30min均可增加术后截瘫的风险[20]。在过去25年间，伴随对脊髓缺血预防和管理策略的不断提升，很大程度上改善了脊髓血管化及神经保护[39]，临床上截瘫率不断下降。

神经保护策略可降低脊髓细胞代谢，减轻脊髓损伤。目前主要应用于开放手术。主要包括：①神经化学保护药物，如类固醇、纳洛酮和巴比妥类药物；②全身低温处理（34℃）；③硬膜外降温，其可以避免系统性低温的并发症[39]。

表8-1　根据 ESVS 的临床实践指南，存在脊髓缺血高危因素的情况下，需积极采取脑脊液引流及其他保护措施
脊髓缺血高危因素
・胸主动脉覆盖＞200mm
・覆盖区域涉及 $T_{8\sim12}$ 脊髓段
・曾接受腹主动脉外科手术
・髂内动脉闭塞
・左锁骨下动脉覆盖
・慢性肾功能不全

保证脊髓有效灌注的方法如下：术中和术后72h内动脉平均压应维持在80mmHg以上；如果发现神经系统症状，动脉平均压则应维持在100mmHg以上；血清血红蛋白水平≥10g/dl；行脑脊液（cerebrospinal fluid，CSF）引流，并维持压力在10mmHg。

特别提示，脑脊液引流可能会导致严重并发症，如颅内或椎管内出血，进而导致截瘫或死亡[40]。因此，需谨慎应用。

腔内治疗的优势是可依据"侧支网络概念"理论，分阶段进行手术，初次干预后可于6～8周后再彻底完成腔内修复。在此过程中脊髓可适应这种缓慢降低的血流灌注，从而为建立侧支循环争取足够时间。此外，不少学者还制订出减轻骨盆和肢体缺血的策略，用于小动脉或严重主－髂动脉阻塞性疾病或预期缺血时间过长（＞2h）时的髂－股动脉转流术。

肋间动脉移植对于开放性降主动脉手术可能非常重要（图8-3）。脊髓再血管化通常在术前需通过 MRA 或 CTA 进行评估，术中则可通过神经监测技术（如运动诱发电位和体感诱发电位）明确重新植入肋间动脉的效果[39]。但是，肋间动脉再植入的必要性仍存争议，有报道指出实施该措施并不能降低截瘫发生率[41]。

五、外科治疗

（一）术前评估

术前评估需要明确心脏、肺、肾和脑血管的风险。胸降主动脉瘤与冠心病具有许多共同危险因素。因此，近50%的术后早期死亡率与心脏并发症相关[42]。心脏评估包括 ECG、超声心动图及负荷测试。当负荷测试提示存在心肌缺血或患者无法完成测试时，则需要安排冠状动脉造影检查。

胸降主动脉瘤的开放性手术需要术中左肺塌陷和单肺通气，增加了肺组织损伤概率。因此，胸主动脉瘤术后慢性阻塞性肺疾病（chronic obstructive pulmonary disease，COPD）与死亡率呈正相关[41]。此外，多数患者有吸烟史。因此，术前应常规进行血气分析和肺功能检查。胸降主动脉瘤开放性手术后肾衰竭发生率在 5%～40%，并与死亡率密切关。因此，术前需常规进行肾功能评估[41]。建议超声检查弓上三分支动脉，以降低脑卒中风险[20]。

最后，我们要强调术前评估的重要性。Zierer 等报道，通过对 110 例接受升主动脉瘤、降主动脉瘤和胸腹主动脉瘤手术的无症状患者进行 5 年随访，并发现年龄不是胸降主动脉瘤和升动脉瘤的术后差异性的影响因素[43]。因此，不应仅依靠年龄来评判手术风险[41]，还必须考虑患者的整体功能状态。据此提出了改良虚弱指数（modified frailty index，mFI），与修订版 Lee 心脏风险指数和 ASA 身体状况分级相比，该指数能较精确预测开放手术发病率和死亡率[44]，使用也相对简单。

（二）手术显露

胸降主动脉瘤的解剖分类非常重要，特别在手术入路选择方面。

第4肋间切口可显露胸降主动脉的近端部分，通过切开心包交界处可夹闭主动脉弓。第6肋间切口可显露胸降主动脉中段部分，而第7/8肋间

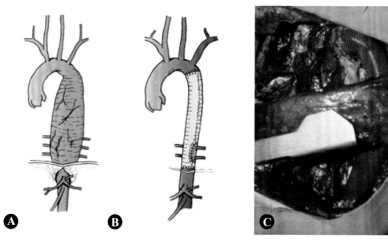

▲ 图 8-3　采用主动脉旁路移植和肋间动脉再移植治疗胸降主动脉瘤。C 为双胸腔切开，显露整个胸降主动脉

切口可显露胸降主动脉远端部分，甚至可显露主动脉裂孔位置。双切口（第 4 肋和第 7 肋间）可显露整个胸降主动脉。而如果需要显露腹主动脉，则须进行剖腹手术。切开背阔肌和锯前肌后，可通过下肋上缘切开肋间肌。入胸腔后通过切开纵隔胸膜显露降主动脉。在降主动脉近端，我们需结扎位于左锁骨下动脉（left subclavian artery，LSA）起始处的第 1 肋间静脉，同时还必须保护左迷走神经、左喉下神经和膈神经不被损伤。

（三）侧支体外循环

胸降主动脉瘤开放手术，需在左锁骨下动脉起始远端进行主动脉横断钳闭。因此，内脏动脉及下腹部动脉会较长时间内无血流灌注，这会增加肠系膜和肾损伤及脊髓缺血风险。此外，主动脉阻闭增加了脑脊液压力和左心室后负荷，可诱导心力衰竭和脊髓缺血[45]。因此，在非紧急情况下，临床上往往会建立体外循环（extracorporeal circulation，EC）。

有多种方法可确保主动脉侧支灌注[41]。

低温停循环状态下体外循环：股静脉入路在右心房或上腔静脉中插入插管，将回心静脉血引流到体外，经人工方法进行气体交换，调节温度和过滤后，经股动脉插管或升主动脉插管输回体内动脉系统，用于保证脑部供血。该过程体温需将至 16~18℃，并且需全身肝素化。该方法提供了最佳的器官保护。但是，这是一个过程复杂，并且存在凝血障碍和出血风险。因此，很少用于胸降主动脉手术过程中。

部分心脏转流：含氧血液来自左心房或肺上静脉或肺下静脉的静脉插管，经离心泵输送至股动脉。这项技术不需要深度肝素化。

哥特分流和腋双侧分流：腋双侧分流可内置或外置，指用多导管主动脉侧支分流（图 8-4）。

股 - 股转流：股动静脉均插管转流的情况下，存在选择性灌注内脏动脉的可能性。该操作主要优点是右心和肺不会受到影响。但缺点是术中需使用体外膜氧合，因此对血液肝素化要求比较

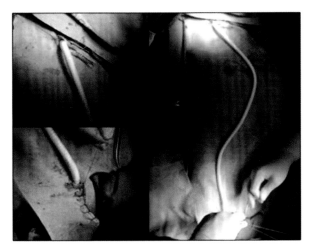

▲ 图 8-4　腋 - 股动脉旁路术替代左心旁路术

高。激活全血凝固时间需 400s 以上。然而，预肝素化回路所需要的肝素剂量比以前减少了一半。

尽管单纯夹闭和缝合（clamp-and-sew，CS）技术因其方便和快速被临床上长期应用[46]。但是，Mohebali 等研究发现，体外循环的应用可显著降低死亡率（OR=0.8，P=0.02）和并发症发生率（OR=0.67，P=0.001）。体外循环尤其可降低肺及肾的并发症，减少出血，减轻感染发生率，同时减少了住院费用[45]。

如果选择单纯夹闭和缝合技术来缩短手术时间，则需使用一些辅助手段来减少并发症，包括低温、脑脊液引流、稳定血压，以及应用类固醇激素和内啡肽受体拮抗药[41]。

（四）主动脉旁路移植术

目标动脉段解剖显露完成后给予全身肝素化，随后阻闭动脉瘤的近端及远端颈部，同时维持平均动脉压在 60mmHg。随后，纵行切开动脉瘤，近端颈部仅切开前半周用于吻合。缝合线需贯穿主动脉壁全层。清除瘤腔内血栓，如需要可送细菌培养[20]。

目前，术中是否行肋间动脉移植仍存在争议。脊髓前动脉的位置需通过术前 CTA 或 MRA 明确，确保脊髓供血。

可通过以下三种方法保证肋间动脉顺行血流。

- 人工旁路。
- 肋间动脉移植。
- 通过斜向远端吻合的方式保留存在肋间动脉开口的主动脉后壁。

如果通过评估认为回流供血在可承受范围内时，可结扎肋间动脉。

近端吻合时可使用 Teflon 毡片加强缝线牢固性。近端吻合完成后可将阻闭钳移至人工血管近端，以测试近端吻合口是否存在渗漏，确认无误后再次将阻闭钳移至近端瘤颈。随后行远端血管吻合，操作完成后可完全放开阻闭钳（图 8-5）。

使用原动脉瘤壁包裹人造血管，以避免发生主动脉食管或主动脉支气管瘘。如果瘤壁无法使用，可使用纵隔胸膜替代。

（五）结果和并发症

目前，胸降主动脉瘤开放修复术的并发症多于血管腔内修复术。有报道称，近年来开放手术死亡率有所降低，但并发症发生率仍很高[47]。

根据医疗中心容量大小，主动脉瘤手术死亡率为 6%～10%[47, 48]；Patel 等报道低温停循环下实施的开放修复术死亡率在 6%[48]。死亡率受年龄、COPD、术前血清肌酐水平 2mg/dl 以上和术后截瘫的影响[47, 48]。截瘫的发生率为

3.3%～7.5%[34, 35]，并且与动脉瘤累及范围密切相关[35]，通常发生在术后早期。

脑卒中发生率约为 6.8%，与慢性夹层、术后全身感染及胃肠道并发症相关；具有严重主动脉弓动脉粥样硬化的患者更易发生脑卒中[48]。

肺部并发症是胸降主动脉瘤术后主要影响因素。该类患者多有吸烟史并伴有 COPD。此外，开胸手术显著增加了肺部并发症的发生概率，约为 27%，包括肺炎、呼吸衰竭等。其中，多达 10% 患者需要行气管切开术[41]。

透析依赖性肾衰竭发生率在 2%～10%，并且与死亡率密切相关。冰盐水或血液肾灌注或深低温具有显著的肾脏保护作用[34]。

术后 1 年，80% 的患者可基本恢复，而截瘫和透析状态则延迟患者恢复[41]。1 年生存率为 69%～78%，5 年生存率为 45%～68%[41]。

六、血管腔内治疗

（一）术前评价

到目前为止，胸主动脉腔内修复术（thoracic endovascular aneurysm repair，TEVAR）的并发症发生率和死亡率均低于开放修复术。然而，除 SCI 风险评估体系以外，目前无专门的血管腔内

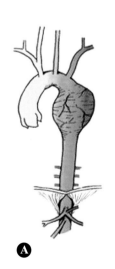
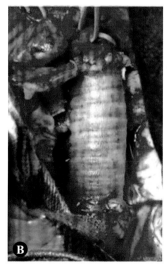
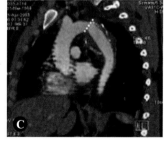
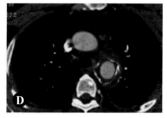

▲ 图 8-5　A 和 B. 经左胸腔行主动脉旁路移植用于修复 I 型降主动脉瘤；C 和 D. 术后主动脉 CTA 影像

治疗的术前风险评估体系[49]。虽然 mFI 能更好地描述了与患者虚弱相关的术后死亡率和发病率，但是该指数最初是根据开放修复手术的经验而指定的[44]。该评分最近已用于血管腔内修复[50]，表明术前存在的肺部疾病和肺功能不全是术后并发症发生的有效预测因素。同时，该评分也可用于评估侵入性术前风险因素。

（二）支架移植物

1. GORE TAG® 可主动调控胸主动脉覆膜支架系统（W.L.Gore and Associates, Flagstaff, Arizona, United States）

该产品支架材料为镍钛合金，覆膜材料为ePTFE。这是一种由 ePTFE 和镍钛合金制成的带覆膜支架系统，支架两端带有密封袖口和不透射线标记。可用直径为 21~45mm，长度为100~200mm，允许放大率为 6%~33%，可提供锥形产品。但是，移植物需要外部导入鞘。

该系统在支架完全展开之前提供了支架半释放阶段，术者可以在该阶段再次确定支架的释放位置。同时，在两次释放阶段都可以进行近端成角的调整以消除"鸟嘴"现象。它还提供了一个辅助的角度控制，以抵消"鸟嘴"现象。值得注意的是，该系统具有两大优势，可提高远端锚定区水平的精准锚定：首先，第二阶段的释放是支架从尾端向头端打开；其次，支架远端提供标记物，该标记物可标记移植物和主动脉壁之间的垂直投影[51]。

2. Medtronic Navient™ 胸主动脉覆膜支架系统（Medtronic, Santa Rosa California, United States）

Navion 是 Valiant 胸主动脉覆膜支架系统的超细外鞘产品，外径可减少 4F（外径分别为18F、20F 或 22F，系统总长度为 93cm）。该系统有两种近端装置配置：FreeFlo 和 CoveredSeal。FreeFlo 花冠设计分散了裸支架应力的同时延长了锚定区；全新 CoveredSeal 设计使覆膜完全包裹支架金属部分，同时提供快速、精准的近端定位。FreeFlo 花冠使锚定区要求更短（20mm）。头部更短，可减少血管损伤。金属支架环间的

距离增大，以增加支架顺应性。Navion 胸主动脉覆膜支架系统可提供的长度规格为 60mm、100mm、175mm 和 225mm，分直筒型或锥型（最大为 6mm）[52]。支架移植物通过一种"pull-loading"特殊技术装载于外鞘内，该技术可精准预测支架释放后支架近/远端的锚定位置。但是，Medtronic 公司暂时将该产品退出市场。

3. Terumo Relays®Plus-Pro 胸主动脉覆膜支架系统（Terumo Aortic, Sunrise, Florida, United States）

该产品由支架和覆膜两部分组成，支架材料为镍钛合金，覆膜材料为医用涤纶织物。可用直径为 22~46mm，长度为 100~250mm。同时拥有裸冠和无裸冠（全覆膜）产品，并且提供带锥度产品。纵向支撑由背筋提供。与上一代相比，新款 RelayPro 减少了 S 形支撑杆的长度，并将输送系统外鞘直径减小 3~4F。

支架置入分为两个步骤完成：首先，推送输送系统到达预定位置；其次，缓慢撤回移植物外鞘，释放支架。双鞘系统和柔韧的内鞘可使输送系统很轻松地通过迂曲的主动脉。

在 NBS 的构造中，S 形纵向支撑杆提供纵向支撑强度，确保长期稳定性，减少潜在位移和短缩的可能性。S 形设计增加了柔韧性，可顺应弓部解剖结构自然扭曲，避免所谓的"鸟嘴"效应[53]。

4. Jotec E-Vitas® 胸主动脉覆膜支架系统

该产品有三种类型可供选择：仅近端存在裸区、仅远端存在裸区和全覆膜。直径为24~44mm，长度为 80~230mm。该产品无外鞘，最小直径 20F。

5. Cook Zenith Alpha® 胸主动脉覆膜支架系统

Cook Zenith Alpha 胸主动脉覆膜支架系统（Cook Medical）是具有 pro-form 技术的 TX2 支架的改进产品，由编织聚酯织物结合自膨式镍钛合金骨架组成。其外鞘直径较小，分为 16F、18F或 20F（外径分别为 6.0mm、7.1mm 或 7.7mm）三个规格。具有 FreeFlo 构型的近端主体组件包括近端裸支架和固定倒钩。通过支架远端 FreeFlo

构型加强位于弯曲解剖结构区域的支架稳定[54]。

（三）胸主动脉瘤腔内修复术

1. 主动脉尺寸与治疗方案

主动脉相关指标的测量对于血管腔内处理至关重要。其决定了是否适合腔内处理，以及为选择合适的腔内支架提供依据。

CTA 是主动脉瘤的首选检查手段，在急诊状态下也是如此。CT 层厚要求为 1mm，甚至更薄。这样有助于动脉影像的 3D 重建。

血管入路，如股动脉和髂动脉，必须足以支持腔内移植物输送系统（18～25F）的通过。例如，髂动脉的直径至少应为 8mm。

近端与远端锚定区的血管直径不能超过 40mm，长度则需超过 20mm。目前主动脉腔内支架最大直径为 42mm。放大率控制在15%～25%[41]。手术操作可以在局麻下进行。但是，多数患者病情危重，全麻状态在造影和支架置入时对呼吸的控制较为容易，因此建议术中给予全麻处理。

可通过手术切开或经皮穿刺方式建立股动脉通路，经股动脉导入腔内移植物。除非需重建股动脉、动脉钙化严重及直径过细时需手术切开建立动脉通路，经皮穿刺通常是首选方式。而动脉严重钙化和直径过细常是经皮穿刺失败的主要原因，往往会导致假性动脉瘤或夹层等并发症。

TEVAR 仅需单侧股动脉通路就可实现支架置入。对侧股动脉通路常用来进行主动脉造影。左肱动脉通路也可作为术中造影的主要替代入路。左肱动脉通路另一个主要作用是标记左锁骨下动脉起点，从而防止在置入覆膜支架的时候误将左锁骨下动脉覆盖。

C 臂 X 线机在位于左前斜投影（LAO 45°～60°）下可获得自主动脉根部至胸主动脉的清晰影像。而侧位投影的主动脉造影可显示胸降主动脉的远端部分。进行主动脉造影期间患者需暂停呼吸，对比剂总量为 30ml 或 20ml，速度为15ml/s 或 20ml/s。

依照不同产品说明书释放主动脉腔内支架。

支架释放期间可通过控制血压的方式减小支架误放概率，还可通过球囊使支架得到更好的塑形（图 8-6）。最后，术后再次行造影，确认无内漏等情况后结束手术。

2. 近端和远端锚定区的延伸

锚定区的最大直径在 40～42mm，最小锚定长度为 20mm，横截面血栓面积＜50%，壁钙化范围＜25%，弯曲指数＜1.1[55]。

在临床工作中由于主动脉解剖结构不佳，将锚定区延伸至弓部 2 区的情况是比较常见的[56]。左锁骨下动脉覆盖率与中期心血管事件的发生率密切相关[57]，左锁骨下动脉血供重建后截瘫的发生率则显著减少[58]。

因此，指南推荐[2, 59]左锁骨下动脉需常规给予重建（图 8-7）。在急诊情况下，尤其如前期利用左胸廓内动脉进行冠状动脉搭桥的患者，需在急诊环境下给予左锁骨下动脉重建。

3. 左锁骨下动脉外科重建

(1) 锁骨下动脉 – 颈动脉转位术：可以通过内侧（平行于胸锁乳突前方）或外侧（锁骨上横向皮肤切口）进行。有些术者[60]更喜欢内侧入路，因为内侧入路更容易显露 LSA 残端。

(2) 颈动脉 – 锁骨下动脉旁路术：该手术建

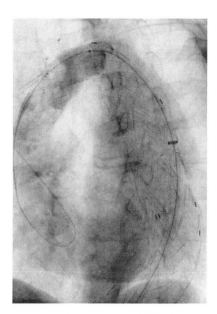

▲ 图 8-6　球囊近端成形

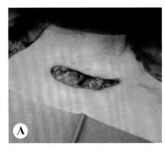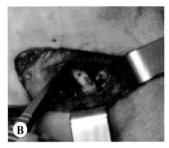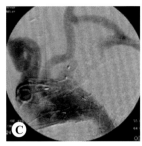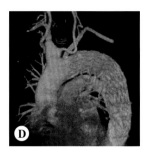

▲ 图 8-7　左锁骨下动脉 – 左颈总动脉旁路移植（A 至 C）和烟囱技术（D）重建左锁骨下动脉血供

议使用人造血管完成，并且最好使用锁骨上单切口。该手术需在椎动脉起始部近端结扎或血管塞栓塞掉锁骨下动脉。

两种技术临床上均有使用。多数医生更倾向于锁骨下动脉 – 颈动脉转流术[61]。但是，最新研究表明，这两种技术在支架通畅性、心血管事件发生率或死亡率方面没有显著性差异[62]。

左锁骨下动脉也可以利用腔内技术给予重建，如平行支架技术（"烟囱"或"潜望镜"）。用于左锁骨下动脉的单支分支支架已完成各项指标的检测，并且结果令人满意[63]，但仍需进一步的中期和晚期临床试验结果评估其最终安全性。

近期有学者通过 2 年随访发现，烟囱支架技术与颈动脉–锁骨下分流术的短期疗效基本一致，如死亡率、神经事件发生率、主动脉再干预率、Ⅰa 型内漏发生率等[64]。

对于不能耐受去分支手术、手术时间过长及全麻的患者来说，近端和（或）远端锚定区的腔内固定技术可能更为合适（图 8-8）。DuBois 等[55] 对锚定区良好（仅接受 TEVAR）与锚定区欠佳［接受 TEVAL 和内锚和（或）平行支架］的患者进行了对比研究，两组患者均表现出较低的主动脉退行性病变及Ⅰ型内漏发生率。Ongstad 等研究指出[65]，TEVAR 联合内固定技术是安全且有效的。同时发现，一期 TEVAR 合并内锚定的内漏发生率显著低于延期实施内锚定的情况（5.4% vs. 11.8%）。

涉及远端锚定区时，腹腔干动脉是否可以覆盖是一个重要问题[66]。需在术中球囊阻断腹腔干动脉的基础上行选择性肠系膜上动脉造影，观察

腹腔干动脉与肠系膜上动脉之间侧支循环开放情况。如两者之间侧支循环开放良好，则覆膜支架可覆盖腹腔干动脉。下述情况禁止覆盖腹腔干动脉：腹腔干动脉与肠系膜上动脉之间支循环开放不良、肠系膜上动脉灌注不良、门静脉灌注不良及任何其他可能减少肝脏和胃肠道血管灌注的手术[66]。在适合患者中，腹腔干动脉覆盖在胸腹主动脉瘤修复是安全的[67]。对于远端锚定区迂曲或较短的情况，采用腔内锚定技术可有效降低支架的移位发生率[68]。

（四）结果和并发症

TEVAR 术后早期和中期随访结果良好，2 年随访动脉瘤相关生存率和总生存率分别为 97% 和 75%[69]。但是，伴随随访时间的延长，需二次干预和动脉瘤相关死亡患者数量逐渐增加。研究发现，腔内修复和开放手术的 5 年生存率分别为 68% 和 67%[41]。而腔内修复 5 年再干预率逐步增加，在 13.2%～22%[70, 71]，主要原因为内漏和主动脉的自身退行性改变。多变量分析显示，慢性主动脉夹层、结缔组织紊乱和接受杂交手术患者需二次干预概率更大。

腔内处理截瘫发生率低于开放手术，其概率在 2.5%～6%[72]。脑卒中的发生率在 2.2%～3.1%[73, 74]，主要由导丝和导管侵扰主动脉弓部引起。术前应重点评估主动脉弓部及弓部三分支动脉情况。如果该区域存在严重的动脉粥样硬化病变，腔内修复则需谨慎[20]。

主动脉逆撕性夹层是一种少见但非常严重的并发症，其发生率为 1.6%[75]，死亡率为 37.1%[76]。上述研究结果是在未考虑结缔组织紊

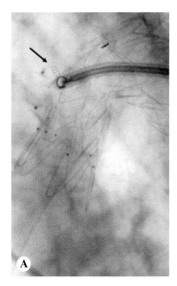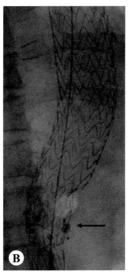

▲ 图 8-8 位于支架近端和远端锚定区的内固定器（箭）

乱的情况下得出。危险因素有慢性或复杂的 B 型主动脉夹层患者接受 TEVAR 治疗、马方综合征、吸烟、高血压、支架带背筋和长度＜165mm[77]。目前无主动脉逆撕性夹层发生时间方面的相关数据。

内漏是血管内修复术后最常见的并发症。其在术后不同时期均可发生。Makaroun 等[69] 报道术后 1 年和 2 年的内漏发生率分别为 7% 和 9%。Ⅰ 型内漏指近端或远端边缘支架与管壁贴附不紧密，血流沿支架与管壁间缝隙进入瘤腔发生的内漏。内漏可诱导较高动脉瘤破裂风险。一般来说，在 Ⅰa 型内漏情况下，主动脉瘤腔内动脉压力与正常动脉内压力相同，因此该型内漏危险性最大。Ⅰ 型内漏需要二次干预。根据我们的经验，Endoanchors 技术对 Ⅰa 型内漏的治疗具有良好的临床效果。Ⅱ 型内漏起源于分支动脉回流，最常见的是锁骨下动脉回流。肋间动脉导致渗漏通常可自然闭合。如果 TEVAR 术中就存在的左锁骨下动脉回流，则需要二次干预。Ⅲ 型内漏是由原支架断裂引起。事实上，胸主动脉比腹主动脉更易移位和弯曲，这通常会导致血管腔内移植物移位发生率增高。Ⅳ 型内漏则是由支架覆膜渗漏引起。因此，Ⅴ 型内漏往往是在未明确检测到内漏的情况下诊断的，但临床上仍可观察到部分

病例出现动脉瘤持续扩张的情况。如果在定期随访中发现瘤体增大速度超过每年 1cm，则需要及时再次干预。

最后，其他并发症有假性动脉瘤、夹层、手术部位感染、淋巴囊肿、动脉血栓形成。发病率在 1.8%～2.8%，并且女性和肱动脉穿刺患者发病率则更高[78]。

（五）囊状动脉瘤

囊状动脉瘤预后较梭形动脉瘤差。主动脉扩大的主要原因是动脉壁局部薄弱，病因可能是内膜局部撕裂型内在因素，也可能是感染型外在因素[41]。当动脉瘤压迫邻近脏器时，则可引起疼痛等相应症状，具体情况取决于压迫部位和程度。

囊状动脉瘤的手术指征较梭形动脉瘤更为模糊。目前，文献主要以案例研究为主。因此，囊状动脉瘤修复的直径阈值低于梭形动脉瘤[41]，并且通常采用腔内技术（图 8-9）。因此，需要更大样本的研究来确定这种特殊类型动脉瘤的最佳治疗方案。

（六）真菌性动脉瘤

1885 年，William Osler 在心内膜炎的临床背景下，介绍了多发性主动脉弓动脉瘤，并引入了"真菌性动脉瘤"这一概念[79]。现在，这一术语指所有具有感染性病因的动脉瘤。这种感染通常是细菌性的，常见病原菌为沙门菌和金黄色葡萄球菌。感染起源可以是血管内（菌血症伴败血症栓塞和主动脉动脉粥样硬化表面定植菌）或血管外感染部位。

临床症状包括全身不适、发热、背痛，并伴随白细胞增多和 CRP 高表达。PET/CT 在诊断真菌性动脉瘤方面具有高度的灵敏度和特异度[27]，因此在条件允许情况下作为首选检查。

真菌性动脉瘤发病率相对较低，在 0.6%～2%[22]，但目前无公认最佳治疗方法。开放手术一直被视为治疗真菌性动脉瘤的最佳治疗方式，切除被感染的主动脉组织，并使用生物或假体材料进行原位移植替代。也可以构建解剖旁路，避免将新移植物放置在感染区域。同时，原位冷冻保

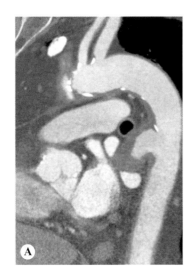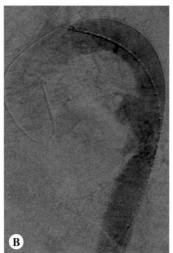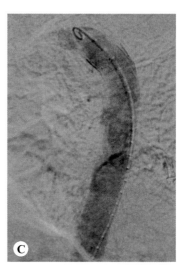

▲ 图 8-9　囊性动脉瘤轻微压迫左支气管和左肺静脉的 CTA 影像（A）和相关血管内修复的术中造影（B 和 C）

存同种动脉移植的临床效果也非常令人满意[80]。但是开放手术死亡率很高[81]，这也是未来必须解决的主要问题之一。

以前，真菌性动脉瘤的腔内处理仅作为开放手术前的过渡性治疗。但是，近几年腔内处理作为一种永久解决方案显示出良好的临床效果。最近的一系列研究[82, 83]表明，如果在静脉抗生素治疗开始后进行腔内处理，并且在干预后至少抗生素再持续治疗 6 周，其预后良好。

（七）胸降主动脉瘤破裂

胸主动脉瘤破裂非常凶险，据统计每年每 100 000 人中可发生 5 例[10]。它与动脉瘤持续性扩大密切相关（图 8-10）。虽然外渗血液可暂时由心包和胸膜等主动脉周围结构控制，但死亡率仍很高，只有约 41% 的患者活着到达医院[10]。

典型的首发症状是胸痛或背痛，通常伴有低血压。在任何情况下，应进行 CTA 以确定动脉瘤的解剖特征并选择最佳治疗方案。

破裂胸降主动脉瘤传统上采用开放手术修复，但并发症发生率高。早期死亡率在 33%～45%[47, 84]。术后 30 天并发症发生率在 49%[47]，其中心脏系统并发症 11%、脑卒中 3%、永久性脊髓损伤 2%、呼吸并发症 13%、肾衰竭 20%[47, 84]。事实上，在存活患者中仍有发生严重系统性并发症的风险。虽然

目前尚缺乏关于开放性修复与腔内修复破裂胸降主动脉瘤临床效果的前瞻性随机对照试验结果，但有文献提供了一些关于该方面的大型研究和 Meta 分析。

目前情况是即使在急诊环境下，TEVAR 仍比开放手术更安全。因此，目前的指南建议腔内途径作为一线治疗方案[2]。一项多中心研究表示早期死亡率为 19%，心肌梗死发生率为 3.5%，脑卒中发生率为 4.1%，永久性截瘫发生率为 3.1%[84]。特别指出，手术例数多的中心与手术例数少的中心在上述指标中存在差异。也有一些研究报道早期术后并发症发生率约 45%[85]。

我们之前讨论过急诊环境下左锁骨下动脉的处理：除了左胸廓内动脉或明显占优势的左椎动脉的冠状动脉旁路移植术患者，多数情况下可以覆盖左锁骨下动脉。如果在未及时进行左锁骨下动脉血供重建的情况下出现相关症状，此时可进行补救性血供重建[86]。

主动脉瘤破裂及其他情况（如钝性主动脉创伤）会导致血胸形成。早期研究指出，主动脉瘤破裂后出现血胸可增加死亡率[87]，主要原因与肺部并发症有关。最近报道关于血胸处理的问题，提出对出现呼吸系统并发症的患者进行血胸的引流处理可能与降低死亡率密切相关[88]。

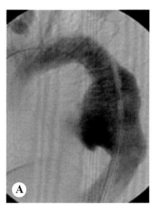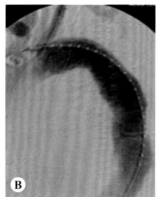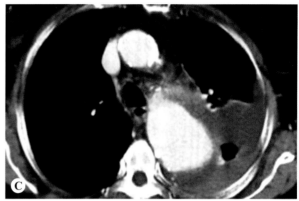

▲ 图 8-10 术中降主动脉瘤破裂的术中造影图像（**A** 和 **B**）和主动脉 **CTA** 大量血胸影像（**C**）

结论

尽管降主动脉瘤的发病率低于腹主动脉瘤，但降主动脉瘤修复一直是血管外科的一个难点，尤其是在急诊环境下。

TEVAR 是目前的首选处理方案，与开放修复手术相比，并发症发生率在可接受范围内。

开放手术仍然是结缔组织紊乱、真菌性和炎性动脉瘤患者的最佳选择。由于在过去几十年中，开放手术成功率逐步提高，因此该技术依旧是每一位血管外科医生必备技能。

总之，胸降主动脉瘤的治疗仍在不断发展，寻找新的策略以减少并发症尤为重要。

参考文献

[1] DeBakey ME, Cooley DA. Successful resection of aneurysm of thoracic aorta and replacement by graft. J AMA 1953;152(8):673-6.

[2] Riambau V, Böckler D, Brunkwall J, Cao P, Chiesa R, Coppi G, et al. Editor's choice-Management of descending thoracic aorta diseases: clinical practice guidelines of the European Society for Vascular Surgery (ESVS). Eur J Vasc Endovasc Surg 2017;53(1):4-52.

[3] Kälsch H, Lehmann N, Möhlenkamp S, Becker A, Moebus S, Schmermund A, et al. Body-surface adjusted aortic reference diameters for improved identification of patients with thoracic aortic aneurysms: results from the population-based Heinz Nixdorf Recall study. Int J Cardiol 2013;163(1):72-8.

[4] Coady MA, Rizzo JA, Hammond GL, Mandapati D, Darr U, Kopf GS, et al. What is the appropriate size criterion for resection of thoracic aortic aneurysms? J Thorac Cardiovasc Surg 1997; 113(3):476-91 discussion 489-91.

[5] Koullias G, Modak R, Tranquilli M, Korkolis DP, Barash P, Elefteriades JA. Mechanical deterioration underlies malignant behavior of aneurysmal human ascending aorta. J Thorac Cardiovasc Surg 2005;130(3):677-83.

[6] Doroghazi RM, Slater EE, DeSanctis RW, Buckley MJ, Austen WG, Rosenthal S. Long-term survival of patients with treated aortic dissection. J Am Coll Cardiol 1984;3(4):1026-34.

[7] Loeys BL, Schwarze U, Holm T, Callewaert BL, Thomas GH, Pannu H, et al. Aneurysm syndromes caused by mutations in the TGF-beta receptor. N Engl J Med 2006;355(8):788-98.

[8] Albornoz G, Coady MA, Roberts M, Davies RR, Tranquilli M, Rizzo JA, et al. Familial thoracic aortic aneurysms and dissections incidence, modes of inheritance, and phenotypic patterns. Ann Thorac Surg 2006;82(4):1400-5.

[9] Davies RR, Goldstein LJ, Coady MA, Tittle SL, Rizzo JA, Kopf GS, et al. Yearly rupture or dissection rates for thoracic aortic aneurysms: simple prediction based on size. Ann Thorac Surg 2002;73(1):17-27 discussion 27-8.

[10] Johansson G, Markström U, Swedenborg J. Ruptured thoracic aortic aneurysms: a study of incidence and mortality rates. J Vasc Surg 1995;21(6):985-8.

[11] Perko MJ, Nørgaard M, Herzog TM, Olsen PS, Schroeder TV, Pettersson G. Unoperated aortic aneurysm: a survey of 170 patients. Ann Thorac Surg 1995;59(5):1204-9.

[12] Mitchell RS. Stent grafts for the thoracic aorta: a new paradigm? Ann Thorac Surg 2002;74(5):S181820 discussion S1825-32.

[13] Kieffer E, Chiche L, Cluzel P, Godet G, Koskas F, Bahnini A. Open surgical repair of descending thoracic aortic aneurysms in the endovascular era: a 9-year single-center study. Ann Vascu Surg 2009;23(1):60-6.

[14] Svensson LG, Kouchoukos NT, Miller DC, Bavaria JE, Coselli JS, Curi MA, et al. 3rd; Society of Thoracic Surgeons Endovascular Surgery Task Force. Expert consensus document on the treatment of descending thoracic

aortic disease using endovascular stent-grafts. Ann Thorac Surg 2008;85(1 Suppl):S1-41.

[15] Melton 3rd LJ, Bickerstaff LK, Hollier LH, Van Peenen HJ, Lie JT, Pairolero PC, et al. Changing incidence of abdominal aortic aneurysms: a population-based study. Am J Epidemiol 1984;120(3):379-86.

[16] Ito S, Akutsu K, Tamori Y, Sakamoto S, Yoshimuta T, Hashimoto H, et al. Differences in atherosclerotic profiles between patients with thoracic and abdominal aortic aneurysms. Am J Cardiol 2008;101(5):696-9.

[17] Isselbacher EM. Thoracic and abdominal aortic aneurysms. Circulation 2005;111(6):816-28.

[18] Vapnik JS, Kim JB, Isselbacher EM, Ghoshhajra BB, Cheng Y, Sundt 3rd TM, et al. Characteristics and outcomes of ascending vs descending thoracic aortic aneurysms. Am J Cardiol 2016;117(10):1683-90.

[19] Isselbacher EM, Lino Cardenas CL, Lindsay ME. Hereditary influence in thoracic aortic aneurysm and dissection. Circulation 2016;133(24):2516-28.

[20] Canaud L, Alric P. Chirurgie des anévrismes de l'aorte thoracique et thoraco-abdominale. Encicl Méd Chir 2019;14:(3).

[21] Huynh TT, Miller 3rd CC, Estrera AL, Porat EE, Safi HJ. Thoracoabdominal and descending thoracic aortic aneurysm surgery in patients aged 79 years or older. J Vasc Surg 2002;36(3):469-75.

[22] Sörelius K, Wanhainen A, Furebring M, Björck M, Gillgren P, Mani K, et al. Nationwide study of the treatment of mycotic abdominal aortic aneurysms comparing open and endovascular repair. Circulation 2016;134(23):1822-32.

[23] Sörelius K, Wanhainen A, Wahlgren CM, Langenskiöld M, Roos H, Resch T, et al. Nationwide study on treatment of mycotic thoracic aortic aneurysms. Eur J Vasc Endovasc Surg 2019;57(2):239-46.

[24] Dudzinski DM, Isselbacher EM. Diagnosis and management of thoracic aortic disease. Curr Cardiol Rep 2015;17(12):106.

[25] Wicky S, Wintermark M, Schnyder P, Capasso P, Denys A. Imaging of blunt chest trauma. Eur Radiol 2000;10(10):1524-38.

[26] Wang Y, Alkasab TK, Narin O, Nazarian RM, Kaewlai R, Kay J, et al. Incidence of nephrogenic systemic fibrosis after adoption of restrictive gadolinium-based contrast agent guidelines. Radiology 2011;260(1):105-11.

[27] Walter MA, Melzer RA, Schindler C, Müller-Brand J, Tyndall A, Nitzsche EU. The value of [18F]FDG-PET in the diagnosis of large-vessel vasculitis and the assessment of activity and extent of disease. Eur J Nucl Med Mol Imaging 2005;32(6):674-81.

[28] Lortz J, Tsagakis K, Rammos C, Horacek M, Schlosser T, Jakob H, et al. Intravascular ultrasound assisted sizing in thoracic endovascular aortic repair improves aortic remodeling in type B aortic dissection. PLoS One 2018;13(4):e0196180.

[29] Fernandez JD, Donovan S, Garrett Jr HE, Burgar S. Endovascular thoracic aortic aneurysm repair: evaluating the utility of intravascular ultrasound measurements. J Endovasc Ther 2008; 15(1):68-72.

[30] Chahwala V, Tashiro J, Baqai A, Gologorsky E, Rey J,

Robinson HR. Endovascular repair of a thoracic aortic aneurysm in pregnancy at 22 weeks of gestation. J Vasc Surg 2015;62(5):1323-5.

[31] Evangelista A, Flachskampf FA, Erbel R, Antonini-Canterin F, Vlachopoulos C, Rocchi G, et al. European Association of Echocardiography; Document Reviewers; Pepi M, Breithardt OA, Plonska-Gosciniak E. Echocardiography in aortic diseases: EAE recommendations for clinical practice. Eur J Echocardiogr 2010;11(8):645-58.

[32] Tanaka H, Ogino H, Minatoya K, Matsui Y, Higami T, Okabayashi H, et al. Japanese Study of Spinal Cord Protection in Descending and Thoracoabdominal Aortic Repair Investigators. The impact of preoperative identification of the Adamkiewicz artery on descending and thoracoabdominal aortic repair. J Thorac Cardiovasc Surg 2016;151(1):122-8.

[33] Nijenhuis RJ, Jacobs MJ, Jaspers K, Reinders M, van Engelshoven JM, Leiner T, et al. Comparison of magnetic resonance with computed tomography angiography for preoperative localization of the Adamkiewicz artery in thoracoabdominal aortic aneurysm patients. J Vasc Surg 2007;45(4):677-85.

[34] Acher C, Wynn M. Outcomes in open repair of the thoracic and thoracoabdominal aorta. J Vasc Surg 2010;52(4 Suppl):3S-9S.

[35] Greenberg RK, Lu Q, Roselli EE, Svensson LG, Moon MC, Hernandez AV, et al. Contemporary analysis of descending thoracic and thoracoabdominal aneurysm repair: a comparison of endovascular and open techniques. Circulation 2008;118(8):808-17.

[36] Coselli JS, LeMaire SA, Köksoy C, Schmittling ZC, Curling PE. Cerebrospinal fluid drainage reduces paraplegia after thoracoabdominal aortic aneurysm repair: results of a randomized clinical trial. J Vasc Surg 2002;35(4):631-9.

[37] Griepp RB, Griepp EB. Spinal cord perfusion and protection during descending thoracic and thoracoabdominal aortic surgery: the collateral network concept. Ann Thorac Surg 2007;83(2):S8659 discussion S890-2.

[38] Chiesa R, Melissano G, Marrocco-Trischitta MM, Civilini E, Setacci F. Spinal cord ischemia after elective stent-graft repair of the thoracic aorta. J Vasc Surg 2005;42(1):11-17.

[39] Tenorio ER, Eagleton MJ, Kärkkäinen JM, Oderich GS. Prevention of spinal cord injury during endovascular thoracoabdominal repair. J Cardiovasc Surg 2019;60(1):54-65.

[40] Kärkkäinen JM, Cirillo-Penn NC, Sen I, Tenorio ER, Mauermann WJ, Gilkey GD, et al. Cerebrospinal fluid drainage complications during first stage and completion fenestrated-branched endovascular aortic repair. J Vasc Surg 2020;71(4):110918-e2.

[41] Cronenwett J.L., Wayne Johnston K., editors. Rutherford's vascular surgery. Vol 2, 8th ed. Philadelphia, PA: Elsevier; 2014.

[42] Greenberg R., Risher W. Clinical decision making and operative approaches to thoracic aortic aneurysms. Surg Clin North Am 1998;78(5):805-826.

[43] Zierer A, Melby SJ, Lubahn JG, Sicard GA, Damiano Jr RJ, Moon MR. Elective surgery for thoracic aortic aneurysms: late functional status and quality of life. Ann Thorac Surg 2006; 82(2):573-8.

[44] Ehlert BA, Najafian A, Orion KC, Malas MB, Black 3rd JH, Abularrage CJ. Validation of a modified Frailty Index to predict mortality in vascular surgery patients. J Vasc Surg 2016;63(6):1595-601 e2.

[45] Mohebali J, Carvalho S, Lancaster RT, Ergul EA, Conrad MF, Clouse WD, et al. Use of extracorporeal bypass is associated with improved outcomes in open thoracic and thoracoabdominal aortic aneurysm repair. J Vasc Surg 2018;68(4):941-7.

[46] Crawford ES, Crawford JL, Safi HJ, Coselli JS, Hess KR, Brooks B, et al. Thoracoabdominal aortic aneurysms: preoperative and intraoperative factors determining immediate and long-term results of operations in 605 patients. J Vasc Surg 1986;3(3):389-404.

[47] Schermerhorn ML, Giles KA, Hamdan AD, Dalhberg SE, Hagberg R, Pomposelli F. Population-based outcomes of open descending thoracic aortic aneurysm repair. J Vasc Surg 2008; 48(4):821-7.

[48] Patel HJ, Shillingford MS, Mihalik S, Proctor MC, Deeb GM. Resection of the descending thoracic aorta: outcomes after use of hypothermic circulatory arrest. Ann Thorac Surg 2006;82(1):905 discussion 95-6.

[49] Chiu P, Goldstone AB, Schaffer JM, Lingala B, Miller DC, Mitchell RS, et al. Endovascular versus open repair of intact descending thoracic aortic aneurysms. J Am Coll Cardiol 2019; 73(6):643-51.

[50] Harris DG, Olson SL, Panthofer AM, Matsumura JS, DiMusto PD. A frailty-based risk score predicts morbidity and mortality after elective endovascular repair of descending thoracic aortic aneurysms. Ann Vascu Surg 2020;67:90-9.

[51] Antonello M, Squizzato F, Dall'Antonia A, Grego F, Piazza M. Gore Tag thoracic endograft with active control system: landing accuracy and wall apposition in an initial clinical experience. Ann Vasc Surg 2019;58:261-9.

[52] Azizzadeh A, Desai N, Arko 3rd FR, Panneton JM, Thaveau F, Hayes P, et al. Pivotal results for the Valiant Navion stent graftsystem in the Valiant EVO global clinical trial. J Vasc Surg 2019;70(5):1399-408 e1.

[53] Riambau V, Giudice R, Trabattoni P, Llagostera S, Fadda G, Lenti M, et al. Prospective multicenter study of the low-profile Relay stent-graft in patients with thoracic aortic disease: the Regeneration Study. Ann Vascu Surg 2019;58:180-9.

[54] Illig KA, Ohki T, Hughes GC, Kato M, Shimizu H, Patel HJ, et al. Zenith TX2 Low Profile Study Investigators. One-year outcomes from the international multicenter study of the Zenith Alpha Thoracic Endovascular Graft for thoracic endovascular repair. J Vasc Surg 2015;62(6):1485-94 e2.

[55] DuBois BG, Houben IB, Khaja MS, Yang B, Kim KM, van Herwaarden JA, et al. Thoracic endovascular aortic repair in the setting of compromised distal landing zones. Ann Thorac Surg 2020; S0003-4975(20)31105-X.

[56] Ishimaru S. Endografting of the aortic arch. J Endovasc Ther 2004;11(Suppl 2):II62-71.

[57] Piazza M, Squizzato F, Milan L, Miccoli T, Grego F, Antonello M. Global Registry for Endovascular Aortic Treatment (GREAT) Investigators. Incidence and predictors of neurological complications following thoracic endovascular aneurysm repair in the global registry for endovascular aortic treatment. Eur J Vasc Endovasc Surg 2019;58(4):512-19.

[58] Huang Q, Chen XM, Yang H, Lin QN, Qin X. Effect of left subclavian artery revascularisation in thoracic endovascular aortic repair: a systematic review and meta-analysis. Eur J Vasc Endovasc Surg 2018;56(5):644-51.

[59] Matsumura JS, Lee WA, Mitchell RS, Farber MA, Murad MH, Lumsden AB, et al. Society for Vascular Surgery. The Society for Vascular Surgery practice guidelines: management of the left subclavian artery with thoracic endovascular aortic repair. J Vasc Surg 2009;50(5):1155-8.

[60] Canaud L, Ziza V, Ozdemir BA, Berthet JP, Marty-Ané CH, Alric P. Outcomes of left subclavian artery transposition for hybrid aortic arch debranching. Ann Vascu Surg 2017;40:94-7.

[61] Cinà CS, Safar HA, Laganà A, Arena G, Clase CM. Subclavian carotid transposition and bypass grafting: consecutive cohort study and systematic review. J Vasc Surg 2002;35(3):422-9.

[62] Zamor KC, Eskandari MK, Rodriguez HE, Ho KJ, Morasch MD, Hoel AW. Outcomes of thoracic endovascular aortic repair and subclavian revascularization techniques. J Am Coll Surg 2015; 221(1):93-100.

[63] Roselli EE, Arko 3rd FR, Thompson MM, Valiant Mona LSA;. Trial Investigators. Results of the Valiant Mona LSA early feasibility study for descending thoracic aneurysms. J Vasc Surg 2015;62(6):1465-71 e3.

[64] Piffaretti G, Pratesi G, Gelpi G, Galli M, Criado FJ, Antonello M. Collaborators in the ISLA Study. Comparison of two different techniques for isolated left subclavian artery revascularization during thoracic endovascular aortic repair in zone 2. J Endovasc Ther 2018;25(6):740-9.

[65] Ongstad SB, Miller DF, Panneton JM. The use of EndoAnchors to rescue complicated TEVAR procedures. J Cardiovasc Surg 2016;57(5):716-29 PMID: 27465392.

[66] Libicher M, Reichert V, Aleksic M, Brunkwall J, Lackner KJ, Gawenda M. Balloon occlusion of the celiac artery: a test for evaluation of collateral circulation prior endovascular coverage. Eur J Vasc Endovasc Surg 2008;36(3):303-5.

[67] Piffaretti G, Fontana F, Franchin M, Bacuzzi A, Dorigo W, Castelli P, et al. Total endovascular treatment for extent type 1 and 5 thoracoabdominal aortic aneurysms. J Thorac Cardiovasc Surg 2017;154(5):1487-96 e1.

[68] Reyes Valdivia A, Busto Suárez S, Duque Santos Á, Zanabili Al-Sibbai AA, Gandarias Zúñiga C, Chaudhuri A. Evaluation of EndoAnchor aortic wall penetration after thoracic endovascular aortic repair. J Endovasc Ther 2020;27(2):240-7.

[69] Makaroun MS, Dillavou ED, Kee ST, Sicard G, Chaikof E, Bavaria J, et al. Endovascular treatment of thoracic aortic aneurysms: results of the phase II multicenter trial of the GORE TAG thoracic endoprosthesis. J Vasc Surg 2005;41(1):1-9.

[70] Hellgren T, Wanhainen A, Steuer J, Mani K. Outcome of endovascular repair for intact and ruptured thoracic aortic aneurysms. J Vasc Surg 2017;66(1):21-8.

[71] Geisbüsch P, Hoffmann S, Kotelis D, Able T, Hyhlik-Dürr A, Böckler D. Reinterventions during midterm follow-up after endovascular treatment of thoracic aortic disease. J Vasc

Surg 2011;53(6):1528-33.

[72] Bavaria JE, Appoo JJ, Makaroun MS, Verter J, Yu ZF, Mitchell RS. Gore Tag Investigators. Endovascular stent grafting versus open surgical repair of descending thoracic aortic aneurysms in low-risk patients: a multicenter comparative trial. J Thorac Cardiovasc Surg 2007;133(2):369-77.

[73] Sullivan TM, Sundt 3rd TM. Complications of thoracic aortic endografts: spinal cord ischemia and stroke. J Vasc Surg 2006; 43(Suppl A):85A-8A.

[74] Buth J, Harris PL, Hobo R, van Eps R, Cuypers P, Duijm L, et al. Neurologic complications associated with endovascular repair of thoracic aortic pathology: incidence and risk factors. A study from the European Collaborators on Stent/Graft Techniques for Aortic Aneurysm Repair (EUROSTAR) registry. J Vasc Surg 2007;46 (6):1103-10 discussion 1110-1.

[75] Canaud L, Ozdemir BA, Patterson BO, Holt PJ, Loftus IM, Thompson MM. Retrograde aortic dissection after thoracic endovascular aortic repair. Ann Surg 2014;260(2):389-95.

[76] Chen Y, Zhang S, Liu L, Lu Q, Zhang T, Jing Z. Retrograde type A aortic dissection after thoracic endovascular aortic repair: a systematic review and meta-analysis. J Am Heart Assoc 2017;6(9):e004649.

[77] Ma T, Dong ZH, Fu WG, Guo DQ, Xu X, Chen B, et al. Incidence and risk factors for retrograde type A dissection and stent graft-induced new entry after thoracic endovascular aortic repair. J Vasc Surg 2018;67(4):1026-33 e2.

[78] Lomazzi C, Mascoli C, de Beaufort HWL, Cao P, Weaver F, Milner R, et al. GREAT Participants. Gender related access complications after TEVAR: analysis from the Retrospective Multicentre Cohort GORE® GREAT Registry Study. Eur J Vasc Endovasc Surg 2020;60(2):203-9.

[79] Müller BT, Wegener OR, Grabitz K, Pillny M, Thomas L, Sandmann W. Mycotic aneurysms of the thoracic and abdominal aorta and iliac arteries: experience with anatomic and extraanatomic repair in 33 cases. J Vasc Surg 2001;33(1):106-13.

[80] Bisdas T, Bredt M, Pichlmaier M, Aper T, Wilhelmi M, Bisdas S, et al. Eight-year experience with cryopreserved arterial homografts for the in situ reconstruction of abdominal aortic infections. J Vasc Surg 2010;52(2):323-30.

[81] Oderich GS, Bower TC, Cherry Jr KJ, Panneton JM, Sullivan TM, Noel AA, et al. Evolution from axillofemoral to in situ prosthetic reconstruction for the treatment of aortic graft infections at a single center. J Vasc Surg 2006;43(6):1166-74.

[82] Kan CD, Yen HT, Kan CB, Yang YJ. The feasibility of endovascular aortic repair strategy in treating infected aortic aneurysms. J Vasc Surg 2012;55(1):55-60.

[83] Sörelius K, Mani K, Björck M, Sedivy P, Wahlgren CM, Taylor P, et al. European MAA Collaborators. Endovascular treatment of mycotic aortic aneurysms: a European multicenter study. Circulation 2014;130(24):2136-42.

[84] Jonker FH, Trimarchi S, Verhagen HJ, Moll FL, Sumpio BE, Muhs BE. Meta-analysis of open versus endovascular repair for ruptured descending thoracic aortic aneurysm. J Vasc Surg 2010;51(4):1026-32 1032.e-11032.e2.

[85] Hammo S, Larzon T, Hultgren R, Wanhainen A, Mani K, Resch T, et al. Outcome after endovascular repair of ruptured descending thoracic aortic aneurysm: a national multicentre study. Eur J Vascu Endovasc Surg 2019;57(6):788-94. Available from: https://doi.org/10.1016/j.ejversus.2018.10.029 Epub 2019 Mar 22. PMID: 30910493.

[86] Piffaretti G, Benedetto F, Menegolo M, Antonello M, Tarallo A, Grego F, et al. Outcomes of endovascular repair for blunt thoracic aortic injury. J Vasc Surg 2013;58(6):1483-9.

[87] Jonker FH, Verhagen HJ, Lin PH, Heijmen RH, Trimarchi S, Lee WA, et al. Outcomes of endovascular repair of ruptured descending thoracic aortic aneurysms. Circulation 2010;121(25):2718-23.

[88] Piffaretti G, Menegolo M, Kahlberg A, Mariscalco G, Rinaldi E, Castelli P, et al. Hemothorax management after endovascular treatment for thoracic aortic rupture. Eur J Vasc Endovasc Surg 2015;50(5):608-13.

第9章 主动脉夹层的正确鉴别和治疗

Aortic dissections—the correct identification and treatment

Daniel Miles　Cassra Arbabi　Don Baril　Ali Azizzadeh　著
任露霞　熊　江　译

主动脉夹层是由于高速血流冲击主动脉时，导致管壁中内膜分离，血液经内膜撕裂口流入中膜层而引发的。原始真腔和假腔形成"双管"结构，假腔血液充盈并扩大时，真腔受压，血流受阻，导致中膜撕裂从裂口处向近心端或远心端延伸。夹层向近心端撕裂将引发冠状动脉受损、主动脉瓣关闭不全和心脏压塞等问题，这也是患者死亡的关键原因；向远端撕裂将导致主动脉各分支血管受累，从而引发各种缺血症状。无名动脉或颈动脉受累会引发脑卒中；肋间动脉或腰动脉受累闭塞会引发脊髓缺血（SCI）症状；肠系膜并发症和肾动脉受损会导致肝损伤、肠缺血、肾损伤；夹层和（或）髂、股动脉血栓将引起下肢缺血。此外，主动脉夹层通常还包括下述两种病理改变：壁间血肿（intramural hematoma，IMH），不能识别撕裂入口；主动脉穿透性溃疡（penetrating aortic ulcer，PAU），无明显的延伸型病变。

报道显示，65% 的夹层发生在升主动脉，25% 发生在降主动脉，仅 10% 发生在腹主动脉，也就是说主动脉夹层可能发生在主动脉的任何部位[1]。而撕裂口位置、受累动脉区域这些解剖信息也为主动脉夹层的分型提供了依据，此外本章还将讨论时间因素。

主动脉夹层是血管外科医生最常遇到的致命性疾病，及时诊断和治疗对该病至关重要。Meszaros 等的一项大型研究表明，21% 的在院急性主动脉夹层患者死于入院前，50% 的患者会死于入院 24h 内[2]。在夹层早期，用药物控制心率和血压是公认的治疗观点，同时外科治疗也至关重要，在多数情况下可阻断内膜撕裂、恢复真腔血流、使血液流向所有一级主动脉分支。目前腔内器材多应用于高风险患者，但 A 型主动脉夹层（type A aortic dissection，TAAD）患者通常仍需接受紧急开放手术。同理，尽管 TEVAR 已成为 B 型主动脉夹层（type B aortic dissection，TBAD）的首选治疗方法，但是有时仍需开放手术。

本章综述了主动脉夹层的发病机制、分型、临床表现、诊断方法，以及可预见的有效治疗方式，但不包括手术具体步骤和所用器材技术细节。本章将重点提出主动脉夹层患者终身管理的相关策略。

一、发病机制

主动脉壁由内、中、外膜三层结构组成，内膜是主动脉腔的内皮层；中膜含有弹性成分、胶原、平滑肌及滋养血管；外膜为结缔组织层，赋予管壁一定强度。其中发生在主动脉中膜层的囊性坏死是胶原和弹力纤维的退行性改变，高血压和年龄增大会加速上述病理变化进程，从而促进许多结缔组织病（connective tissue disorder，CTD）发展为自发性主动脉夹层。事实证明，与对照组相比，夹层患者中膜囊性坏死更多见[3]。另有一些研究表明，滋养血管发生动脉粥样硬化且自发破裂时会形成内膜裂口，从而诱发夹层[4]。IMH、PAU 与主动脉夹层可能源于相似病因，当夹层内的低血流量导致血栓形成后，就可能形成IMA；而 PAU 多源于发生在动脉粥样硬化部位且尚未形成夹层平面的内膜损伤。

一般来说，夹层的发展开始于主动脉外侧或大弯侧的横向撕裂口，最初由管壁剪切应力介导，可顺向或逆向进行。这种剪切应力被定义为单位时间内的压力变化（dP/dt），它是初始治疗的首要目标。主动脉的窦管连接处和左锁骨下动脉（LSA）根部附近存在最高剪切应力，它们分别是 TAAD 和 TBAD 的常发部位[5]。因此，假

腔通常由主动脉的后侧方发出，而真腔则多位于主动脉小弯中内侧，这也是腹腔干、肠系膜上动脉、右肾动脉多从真腔发出而左肾动脉和肠系膜下动脉多从假腔发出的原因。由于假腔外膜层的刚度高于真腔的弹性中膜层，血流进入假腔致腔内压强增大时，假腔开始扩张并延伸，真腔受压缩小，而整个主动脉仍表现为扩张状态。此外，在一级主动脉的分支部位通常会形成一个再撕裂口，以维持假腔血流通畅，避免假腔血栓形成；反之，假腔内压强持续增大将导致外膜甚至整个主动脉发生破裂。

除破裂以外，主动脉夹层的临床表现均源自管腔的动态或静态梗阻（图 9-1）。

梗阻导致的最终结果为终末器官缺血，患者终末器官功能障碍时提示灌注不良综合征的形成，而临床上将近 1/3 的主动脉夹层患者都存在

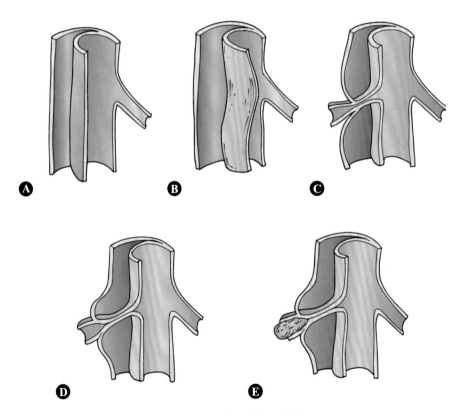

▲ 图 9-1 灌注不良的类型

A 和 B. 在心脏周期中，夹层隔膜间歇性脱进入分支血管，形成动态梗阻；C 至 E. 夹层撕裂至分支血管引起固定阻塞、完全性血栓形成，形成静态梗阻（引自 Rutherford's Vascular Surgery and Endovascular Therapy，9th Edition.Copright Elsevier，2019）

灌注不良的情况[6]。正如其名，静态梗阻为主动脉一级分支存在固定血流量不足，夹层延伸至分支血管的根部并压迫分支管腔，此后腔内血流减少、分支动脉血栓形成、缺血加剧。分支血管的内膜完全撕裂并脱垂到管腔内形成静态梗阻时极有可能形成血栓。相对来说，动态梗阻时分支血管是完整的，其发生原因为心缩期假腔对真腔的压迫阻碍了血管的充分灌注。

管理策略方面，动态梗阻有望通过控制血压和封闭裂口来改善，而静态梗阻需接受进一步的治疗。总的来说，主动脉夹层进行 TEVAR 的早期目标是封闭撕裂口，恢复真腔血压，诱导假腔血栓形成。灌注不足分为影像学灌注不足和（或）临床灌注不足，终末器官功能障碍尤其是相关血管区域缺血时称为临床灌注不足综合征，此类患者预后往往很差，死亡率高达 50%，因此早鉴别、早治疗显得至关重要[6]。

二、分型

进行主动脉夹层的分型主要考虑三个必要因素：撕裂口位置、症状开始的时间、是否存在夹层相关并发症。

1965 年，DeBakey 医生对主动脉夹层进行了解剖学分型，该方法基于撕裂口的解剖位置及全主动脉受累范围（图 9-2）。

1970 年，Daily 医生提出仅根据撕裂口的解剖位置来进行分型，即 Stanford 分型法（图 9-2）：撕裂口位于升主动脉为 TAAD，位于降主动脉为 TBAD。

Stanford 分型法在临床上最常用，长期以来以功能型应用于治疗选择。除瓣膜干预和全弓置换术外，大部分的 Stanford A 型主动脉夹层都要求心外科手术团队利用停循环来置换升主动脉。Stanford B 型主动脉夹层发自主动脉弓的远端，通常都需要接受 TEVAR 治疗。

近期，Lombardi 等提出了 SVS/STS 分型法，该方法涉及主动脉更多特定的解剖信息[7]（图 9-3）。值得注意的是，该方法关注了主动脉的

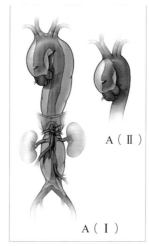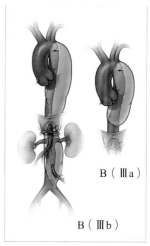

▲ 图 9-2 主动脉夹层的 DeBakey 和 Stanford 分型

DeBakey Ⅰ：撕裂口开始于升主动脉，并延伸至降主动脉；DeBakey Ⅱ：撕裂口仅位于升主动脉，未累及降主动脉；DeBakey Ⅲa：撕裂口位于降主动脉胸段，未累及腹主动脉；DeBakey Ⅲb：撕裂口位于降主动脉胸段，并延伸累及腹主动脉；Stanford A：撕裂口位于升主动脉段；Stanford B：撕裂口位于降主动脉段

12 个区域，而以往的分型方法并没有全面关注受累的主动脉弓部情景。TAAD 通常发自 0 区（无名动脉近端），伴随一个下标界定的远端区域。TBAD 则可能开始和终止于 1～11 的任何一个区域，因此伴随两个下标界定的近端和远端区域。此外，IMH 的定义方法与 TAAD 或 TBAD 相似，PAU 仅局限于一个解剖部位，因此每个穿透性溃疡仅用一个下标界定。

过去将主动脉夹层分为急性期和慢性期，最近 SVS 和 STS 根据患者的预后和内膜片的形态学研究将主动脉夹层按时间重新分为四类，其中症状于 24h 内出现为超急性期，于 24h 至 14 天内出现为急性期。上述时间区别具有重要的临床意义，因为将近 3/4 的夹层患者会死于该时间窗。症状出现并持续 90 天之后转入慢性期，此后内膜片纤维化、柔顺性降低；主动脉开始进行正性或负性重塑。目前来说，亚急性期（15～90 天）是行选择性 TEVAR 的最佳时期[8]，该时间段内膜片最易发生形态重塑，患者发生主要不良事件（如逆行性 A 型夹层）的风险也较低。

无论分型如何，夹层相关并发症都有可能影

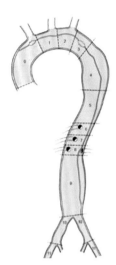

分型	近端范围	远端范围
A_D 撕裂入口： 0区	0 1 2 3	0 1 2 3
B_{PD} 撕裂入口： ≥1区	4 5 6 7 8 9	4 5 6 7 8 9
I_D 累及0区的不 明撕裂入口	10 11 12	10 11 12

▲ 图 9-3 主动脉夹层的 SVS/STS 分型系统

引自 Journal of Vascular Surgery, Lombardi et. al., Society for Vascular Surgery(SVS) and Society of Thoracic Surgeons (STS) reporting standards for type B aortic dissections, 71(3), Page 728, Copyright Elsevier, 2020

响治疗策略的选择，如"复杂型""高风险""非复杂型"对患者有很重要的治疗意义。存在破裂、先兆破裂、灌注不足综合征等情况的为复杂型主动脉夹层。出现以下情况为高风险主动脉夹层：主动脉迅速扩张、动脉瘤样变性、疼痛无法控制（<12h）、顽固性高血压需使用三种药物（最大剂量）来控制、动脉直径>40mm、假腔腔径>22mm、撕裂口位于主动脉小弯侧、血性胸腔积液、因主动脉夹层再次住院、放射影像学表现灌注不良。未出现上述任何一项临床或放射影像学表现的患者为非复杂型。此外，TAAD 患者出现冠状动脉损伤、心脏压塞、夹层相关性主动脉瓣功能不全时归为复杂型[9]。然而，在所有需要进行紧急开放手术的 TAAD 病例中，上述分类标准存在一定争议。将近 25% 的 TBAD 患者由于临床表现为复杂型，与高风险 TBAD 相比，他们需要更早进行干预。

三、流行病学

总的来说，急性主动脉夹层的年发病率是每 10 万人中有 3~4 人[10]，大量研究表明，该病发病的男女比例为（2~4）：1。相较之下，TAAD

更常见，IRAD 数据库显示，62.6% 的急性主动脉夹层属于 A 型，TBAD 则更多见于非裔美籍患者[11]。前者发病高峰期是 50—60 岁，后者发病峰期稍晚，在 60—70 岁，PAU 则多见于 70 岁以上的老年人[12]。对于年轻患者，应考虑是否存在遗传性病因，事实表明，所有 40 岁以下的年轻患者中超过一半都患有马方综合征[13]。此外，主动脉夹层似乎更高发于冬季和晨间。

四、危险因素

急性主动脉夹层有几个常见的危险因素，近来更多国际注册研究提出了相关的宝贵数据。IRAD 数据指出，76.6% 的急性主动脉夹层患者因高血压而出现管壁剪切应力相应增加的情况[11]。此外，年龄增长也会导致剪切应力增加、血管壁结缔组织发生改变。吸烟和动脉粥样硬化会引起动脉内膜损伤、结缔组织退行性改变，增加主动脉夹层的发病风险。可卡因的缩血管和高血压效应也能促进主动脉夹层的发生。

心血管系统存在结构异常，如主动脉二瓣化、主动脉缩窄、主动脉环扩张和 Kommerell 憩室，都与主动脉夹层的发生相关，这些病理学改变引起的血流变化将导致动脉壁剪切应力增加。

许多遗传性结缔组织病也能促进主动脉夹层的发展，尤其是马方综合征、Loeys-Dietz 综合征、Ehlers-Danlos 综合征、家族性 TAAD。总之，其中已涉及至少 14 种遗传性疾病。目前相关领域正在持续研究中，未来更多遗传标志物将被发现，并为临床医生提供早期检测能力，以此来鉴定高危患者。

尽管妊娠诱发夹层的情况较少见，与同龄非妊娠期女性相比，前者发生主动脉夹层的概率仍为后者的 4 倍，典型的妊娠期夹层是由高血压导致的先兆子痫所引发的。

五、临床表现

简要的病史和体格检查能协助评估可疑或确诊的主动脉夹层，此外应重视任何个人或家族的主动脉综合征或结缔组织病病史。疼痛是主动脉夹层最常见的临床表现，TAAD 患者疼痛多位于胸背部，BAD 患者疼痛多位于腹部。疼痛开始突然，发展迅速，"撕裂性"和"最糟糕"也因此成了夹层疼痛的代名词，这也是夹层患者寻求医疗帮助的最常见原因。若控制血压后疼痛得以改善，就该警惕患者是否发生了主动脉夹层，此时应避免触诊，以防疼痛再次出现。IMH 伴随疼痛时症状与急性主动脉夹层相似，PAU 的疼痛定位于相应的受累主动脉段。

夹层发生时患者血压可高可低。低血压暗示主动脉可能发生了破裂，更常见于继发于心脏压塞或主动脉瓣的 TBAD 病变。实施夹层的一线处置时，脉压的控制是首要因素，低血压患者只能在病理学改变逆转之后进行。体格检查发现患者心音低沉或有心脏杂音时应进一步检查，若发现手臂或下肢血压值降低，就该警惕是否存在头臂血管或下肢血管受累。

此外，患者还会出现明显的灌注不足或灌注不足综合征。例如，髂血管或头臂血管受累将导致脉搏减少或肢体血压降低；主动脉弓受累将引起晕厥和脑卒中，此时应注意区分脊髓损伤与脑卒中，它们分别由腰部或肋间血管受损所致；腹痛出现应考虑肠系膜缺血的可能。在 Cambria 等的一项研究中，各受累血管占比情况如下：髂 - 股动脉 35%，颈总动脉 21%，LSA 14%，头臂干 14%[6]。

六、诊断

主动脉夹层诊断应该进行适度的临床关注、回顾全面病史及进行体格检查。主动脉夹层的鉴别诊断相对困难，初次诊断中有 37% 的 A 型主动脉夹层患者会被漏诊[14]。急性冠脉综合征（acute coronary syndrome，ACS）的常见症状为胸背疼痛，发作时通常能被察觉。确诊的主动脉夹层失去了实验室诊断价值，但其 ECG 表现类似于肌钙蛋白血症，除非存在近心端、冠状动脉和瓣膜受累，否则除窦性心动过速外极少出现其

他改变。胸部 X 线虽不用于确诊，但以下三项体征能提示夹层的发生：纵隔轮廓扩大，心脏增大，胸腔积液。

目前来说，CTA 是诊断主动脉夹层的金标准，其灵敏度为 83%～95%，特异度为 87%～100%。通过 CTA 能观察到整条主动脉及内膜片的成像，能辨别真假腔，也能评估所有分支血管的情况。基于其重要性，许多医学中心都能迅速得到患者的非侵入性动脉 CTA。B 型主动脉夹层仅通过 CTA 就能确诊，CTA 甚至能确定诊疗计划。CTA 下的升主动脉可视性稍差，最好选用超声心动图对 A 型夹层或主动脉近端部分进行评估。ECG 门控 CTA 是一种特殊类型的 CTA（也被称为冠状动脉门控 CTA），它通过与心脏运动同步的成像方式提供了近端主动脉的高分辨率图像。

TEE 和经胸超声心动图（trans-thoracic echocardiography，TTE）利用超声影像技术捕捉心脏及其周围结构的动态图像。临床上 TTE 不如 TEE 常用，只有在评估紧急情况或 TEE 不可行时它才被派上用场。用 TEE 探查升主动脉夹层时灵敏度达 98%，它还能提供夹层、冠脉血管和瓣膜的动态血流数据[15]。尽管 TEE 能使膈下的主动脉区域成像清楚，最初却被用于 A 型主动脉夹层的诊断。此外，TTE 和 TEE 在血管造影禁忌时能发挥重要作用。

成像方面，MRA 的灵敏度和特异度均优于 CTA，前者能较好地探查撕裂的内膜和内膜片。MRA 比较费时，不宜作为危重患者的首选诊断方法，即 MRA 的实用性次于 CTA，因此 MRA 不太可能替代 CTA 成为主动脉夹层的主要成像方式。

七、治疗

一旦确诊，TAAD 和 TBAD 早期处理方案相似，即将患者转入 ICU 病房，使其接受有创血压监测和控制心率治疗。药物干预目的在于控制患者心率≤60 次 / 分，收缩压＜120mmHg。Suzuki 等核验 IRAD 数据库后提出，无论患者的分型或处理策略如何，β 受体拮抗药的使用能改善所有

主动脉夹层患者的预后[16, 17]。值得注意的是，滥用可卡因和苯丙胺的患者应接受 α、β 受体拮抗药和拉贝洛尔的混合治疗，以此避免非对抗性 α 肾上腺素能活动。研究表明，高血压的二线治疗药物钙通道阻滞药在 TBAD 患者的外科干预和药物治疗中都能发挥良好作用。ACEI 的疗效虽不明显，但并未提高患者的死亡率。血管扩张药可能引发反射性心动过速，应谨慎使用。

有效镇痛是早期药物治疗的关键点，因为疼痛会引起儿茶酚胺的释放，加快心率，升高血压，不利于主动脉夹层的治疗。

外科治疗则致力于去除或封闭撕裂口，恢复真腔血流，并且首次手术应尽量解决与夹层相关的任何灌注不足或并发症问题。

（一）A 型主动脉夹层

实现早期心率控制和镇痛后，所有 TAAD 患者都应向心血管外科医生寻求帮助。能承担手术干预风险的所有患者都应接受开放手术治疗，原因是仅行药物治疗的 TAAD 患者死亡率更高，两者分别为 17% vs. 55%[11]。心血管外科医生会根据心脏停搏、弓分支、主动脉瓣、冠状动脉的修复或置换的需要而行开放性手术。开放性升主动脉和主动脉弓修复术与 TEVAR 手术的联合叫作"冰冻象鼻技术"，被广泛用于改善灌注不良和促进主动脉重塑。目前，尚无 TAAD 腔内修复术。目前在美国有研究正在调查如何将升主动脉支架移植物应用于因风险存在无法进行开放性手术的患者，这将为该治疗领域带来新的曙光。

（二）B 型主动脉夹层

相较于 TAAD，非复杂型 TBAD 患者在急性期接受开放手术后死亡率高达 30%，而药物治疗的死亡率仅 10%[17]。因此，多数患者将首先在重症监护室接受监测，与 TAAD 患者一样进行静脉控心率治疗，随后转变为口服药物治疗；复杂型、高风险、伴随动脉瘤样变性的慢性期 TBAD 患者应接受外科治疗。上述治疗可以通过传统的开放瘤体切除和置换手术、TEVAR 及致力于改善灌注不足的开窗术来实现。

如果没有禁忌证，复杂型 TBAD 患者应尽早接受 TEVAR 修复术，以实现近端撕裂口封闭、真腔重新扩张、假腔闭合、所有内脏血流恢复的最终目标。手术采用支架型血管，在内膜撕裂区展开，封闭进入假腔的血流入口。术后血流仅通过真腔，真腔重新扩张，假腔即刻减压并收缩（图 9-4）。

IVUS 是一个很有用的辅助检查手段，可以较好地识别解剖部位及支架型血管在真腔内置入的位置（图 9-5）。在撕裂口近端预留一个最小 20mm 的锚定区域，可使大多数器材实现良好的封闭效果，LSA 区域覆盖即可获得足够的近端封闭区，紧急情况（破裂或灌注不足）下将基于后期需要对 LSA 进行覆盖和处理。SVS 指南建议在特定情况下对 LSA 进行重建［通常建立左颈总动脉（left common carotid artery，LCCA）］，包括 LSA 旁路或实施 LSA 到 LCCA 移位术[18]（图 9-6）。术中应预留足够长的覆盖区，同时要预防 SCI。这是一种平衡，覆盖区的长度与主动脉的良性重塑呈正相关。主动脉破裂时，通常需要修复更长的主动脉区域，此时移植物覆盖范围的远端可达到腹腔干。长段主动脉覆盖完成后，引流脑脊液能有效降低 SCI 的风险。为降低术中并发症（即逆行性 TAAD）发生的风险，通常选择最小放大率的内移植物（<10%），此外应尽量避免采用近端移植物球囊扩张。

急诊介入治疗对复杂型 TBAD 至关重要，仅当患者没有合适的近端锚定区或其解剖结构不适宜接受腔内修复术时才实施开放性手术。术中根据受累主动脉段来进行入路选择，可通过左后外侧开胸、胸腹联合切口、腹膜外、经腹手术实现。胸部或胸腹部入路要求单肺通气联合全心旁路或左心旁路术，也可实施低温下选择性内脏灌注。手术选择合适的涤纶分支支架，去除近端裂口后，限制需置换的血管长度至最小，以尽可能减小 SCI 发生的风险（发生率为 32%）[19]。$T_{8\sim12}$ 段解剖情况复杂，其间有为脊髓供血的肋间动脉，还有 Adamkiewicz 动脉，手术时应当给予保留。此

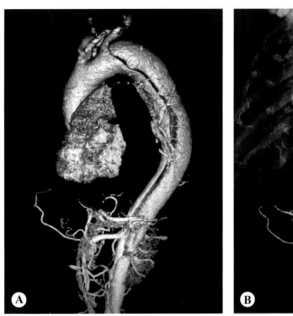
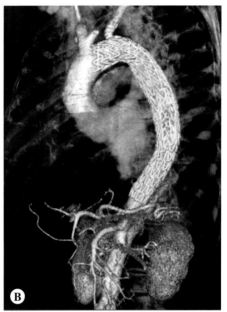

▲ 图 9-4 B 型主动脉夹层（A）和 II 区 TEVAR 于左锁骨下分支展开，实现假腔封闭、真腔血流恢复（B）的 CT 重建图像

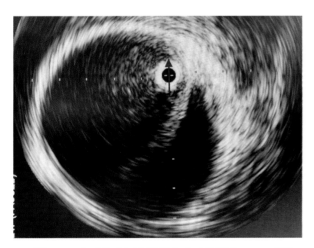

▲ 图 9-5 主动脉夹层内膜片和真腔管道的 IVUS 影像

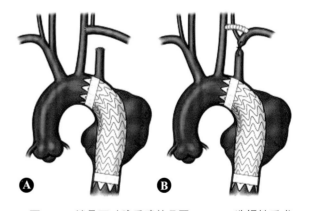

▲ 图 9-6 锁骨下动脉重建的 II 区 TEVAR 选择性手术

A. 左锁骨下动脉至左颈总动脉移位术；B. 左颈总动脉至左锁骨下动脉旁路术及左锁骨下动脉近端结扎术 [引自 Journal of Vascular Surgery, 45(1), Riesenman et al., Coverage of the left subclavian artery during thoracic endovascular aortic repair, pp.9095, Copyright Elsevier, 2007]

外，缝合远端裂口对封闭假腔也有重要作用。

高风险 TBAD 处置起来相对困难，已成为近期的研究重点。注册的 VIRTUE 研究数据表明，将 TEVAR 延迟至亚急性期（症状开始出现后的第 14～90 天）能明显减少并发症，并且未错过主动脉良性重塑的最佳时机 [20, 21]。手术时间过早，出现并发症的风险较高，因为此时内膜片过薄、主动脉壁处于炎症状态。综上所述，若高风险 TBAD 患者在药物控制和监测后达稳定状态，手术时间应延迟至亚急性期。

药物治疗能使非复杂型 TBAD 患者 1 年生存率达 90%[22]，但作为一种终身性疾病，动脉瘤样变性是慢性期最常见的干预指征，密切随访与监测对患者远期治疗尤为关键。近期 Ray 等提出，将主动脉直径超过 44mm 和患者年龄超过 60 岁作为死亡率的独立预测因子[23]。动脉瘤样变性的已知危险因素包括假腔内部分血栓形成、撕裂口>10mm、主动脉直径>40mm，而接受药物治疗的患者近40%都存在上述危险因素[24]，以上显示密切随访与监测的重要性。当患者出现以下情况，就应考虑接受选择性TEVAR：主动脉迅速扩张（每年>4mm）、主动脉直径达5.5mm、疼痛复发、灌注不良加剧。

值得一提的是，尽管开窗术随TEVAR的广泛应用而没落了，它仍可作为灌注不良的有效辅助治疗方法，分为腹腔干水平以上的主动脉阻断术和延伸至内脏动脉的主动脉切开术。术中首先将内膜片广泛切除，缝合内膜和血管壁以修复受损的内脏动脉开口，其次进行内脏区域主动脉切开，而后使用特氟隆补片加固吻合口，并用管状移植物置换肾下动脉。该技术较好地平衡了真假腔血流，减轻内脏动脉的动力性梗阻。此外，开窗术还能通过腔内方式实现，如用IVUS辨别血管的自然窗口后实现经腹股沟入路真腔。若存在自然窗口，则经此将导丝直接送入假腔，否则就利用导丝和返回装置来进入假腔。同时也要注意，术前需建立分支血管如肾动脉，并置入支架以防假腔减压后发生阻塞。一旦假腔入路建立成功，便可采用多种方法来实施开窗术。将12mm或更大的球囊经窗口置入后，完成血管成形术和支架置入，从而平衡腔间压强。"cheese-wire"技术则是经对侧入路进入假腔内抓捕导丝，轻轻向下来回切割形成一个纵向窗口以实现两腔的压力平衡。手术结束时，通过记录两侧股动脉压力来确认开窗是否成功。

八、终身管理与随访

主动脉夹层患者经诊治后，仍需接受终身随访。药物治疗的TBAD患者近一半将在5年内发生主动脉增长，其中20%～50%的患者会出现动脉瘤样扩张[25, 26]，10%～20%的患者甚至可能发生夹层后动脉瘤破裂。为确保患者TEVAR术后尽可能呈现良好效果，终身监测/随访策略显得尤为重要[27]。随访过程中应留下患者的影像学资料，尤其是确诊或修复术后1个月、6个月及1年的CT图像。若三次图像均未出现问题，此后每年复查一次CTA即可。

参考文献

[1] Hagan PG, Nienaber CA, Isselbacher EM, Bruckman D, Karavite DJ, Russman PL, et al. The International Registry of Acute Aortic Dissection (IRAD): new insights into an old disease. J Am Med Assoc 2000;283(7):897-903. Available from: https://doi.org/10.1001/jama.283.7.897.

[2] Meszaros I, Morocco J, Szlavi J. Epidemiology and clinicopathology of aortic dissection. Chest 2000; 117(5): 1221-3.

[3] Marsalese DL, Moodie DS, Lytle BW, Cosgrove DM, Ratliff NB, Goormastic M, et al. Cystic medial necrosis of the aorta in patients without Marfan's syndrome: surgical outcome and longterm follow-up. J Am Coll Cardiol 1990;16(1):68-73. Available from: https://doi.org/10.1016/0735-1097(90)90458-2.

[4] Osada H, Kyogoku M, Ishidou M, Morishima M, Nakajima H. Aortic dissection in the outer third of the media: what is the role of the vasa vasorum in the triggering process? Eur J CardioThorac Surg 2013;43(3):e82-8. Available from: https://doi.org/10.1093/ejcts/ezs640.

[5] Nathan DP, Xu C, Gorman JH, Fairman RM, Bavaria JE, Gorman RC, et al. Pathogenesis of acute aortic dissection: a finite element stress analysis. Ann Thorac Surg 2011;91(2):458-63. Available from: https://doi.org/10.1016/j.athoracsur.2010.10.042.

[6] Cambria RP, Brewster DC, Gertler J, Moncure AC, Gusberg R, David Tilson M, et al. Vascular complications associated with spontaneous aortic dissection. J Vasc Surg 1988;7(2):199-209. Available from: https://doi.org/10.1016/0741-5214(88)90137-1.

[7] Lombardi JV, Hughes GC, Appoo JJ, Bavaria JE, Beck AW, Cambria RP, et al. Society for Vascular Surgery (SVS) and Society of Thoracic Surgeons (STS) reporting standards for type B aortic dissections. J Vascu Surg 2020;71(3):723-47. Available from: https://doi.org/10.1016/j.jvs.2019.11.013.

[8] Nienaber CA, Kische S, Rousseau H, Eggebrecht H, Rehders TC, Kundt G, et al. Endovascular repair of type B aortic dissection: long-term results of the randomized investigation of stent grafts in aortic dissection trial. Circ Cardiovasc Interv 2013;6(4):407-16. Available from: https://doi.org/10.1161/CIRCINTERVENTIONS. 113.000463.

[9] Hiratzka LF, Bakris GL, Beckman JA, Bersin RM, Carr VF,

et al. 2010 ACCF/AHA/AATS/ACR/ASA/SCA/SCAI/SIR/ STS/SVM guidelines for the diagnosis and management of patients with Thoracic Aortic Disease: a report of the American College of Cardiology Foundation/American Heart Association Task Force on Practice Guidelines, American Association for Thoracic Surgery, American College of Radiology. Society of Thoracic Surgeons, and Society for Vascular Medicine. Circulation 2010;121(13):266-369.

[10] Black J, Manning WJ. Overview of acute aortic disc ion and other acute aortic syndromes. (n.d.).

[11] Evangelista A, Isselbacher EM, Bossone E, Gleason TG, Di Eusanio M, Sechtem U, et al. Insights from the international registry of acute aortic dissection: a 20-year experience of collaborative clinical research. Circulation 2018;137(17):1846-60. Available from: https://doi. org/10.1161/CIRCULATIONAHA. 117.031264.

[12] Cho KR, Stanson AW, Potter DD, Cherry KJ, Schaff HV, Sundt TM, et al. Penetrating atherosclerotic ulcer of the descending thoracic aorta and arch. J Thorac Cardiovasc Surg 2004;127(5):1393-401. Available from: https://doi. org/10.1016/j.jtcvs.2003.11.050.

[13] Januzzi JL, Isselbacher EM, Fattori R, Cooper JV, Smith DE, Fang J, et al. Characterizing the young patient with aortic dissection: results from the international registry of aortic dissection (IRAD). J Am Coll Cardiol 2004;43(4):665-9. Available from: https://doi.org/10.1016/j.jacc.2003.08.054.

[14] Hirata K,WakeM, Takahashi T, Nakazato J, Yagi N, Miyagi T, et al. Clinical predictors for delayed or inappropriate initial diagnosis of type a acute aortic dissection in the emergency room. PLoS One 2015;10 (11). Available from: https://doi.org/10.1371/journal.pone.0141929.

[15] Keren A, Kim CB, Hu BS, Eyngorina I, Billingham ME, Mitchell RS, et al. Accuracy of biplane and multiplane transesophageal echocardiography in diagnosis of typical acute aortic dissection and intramural hematoma. J Am Coll Cardiol 1996;28(3):627-36. Available from: https://doi. org/10.1016/S0735-1097(96)00186-6.

[16] Suzuki T, Isselbacher EM, Nienaber CA, Pyeritz RE, Eagle KA, Tsai TT, et al. Type-selective benefits of medications in treatment of acute aortic dissection (from the International Registry of Acute Aortic Dissection [IRAD]). Am J Cardiol 2012;109(1):122-7. Available from: https://doi.org/10.1016/ j.amjcard.2011.08.012.

[17] Suzuki T, Mehta RH, Ince H, Nagai R, Sakomura Y, Weber F, et al. Clinical profiles and outcomes of acute type B aortic dissection in the current era: lessons from the International Registry of Aortic Dissection (IRAD). Circulation 2003;108(10):II312-17.

[18] Upchurch G, Escobar G, Azizzadeh A. Society for Vascular Surgery clinical practice guidelines of thoracic endovascular aortic repair for descending thoracic aortic aneurysms. J Vasc Surg 2021;73(1S)):55S-83S.

[19] Safi HJ, Miller CC, Reardon MJ, Iliopoulos DC, Letsou GV, Espada R, et al. Operation for acute and chronic aortic dissection: recent outcome with regard to neurologic deficit and early death. Ann Thorac Surg 1998;66(2):402-11. Available from: https://doi. org/10.1016/S0003-4975(98)00533-5.

[20] VIRTUE Registry Investigators. Mid-term outcomes and aortic remodelling after thoracic endovascular repair for acute, subacute, and chronic aortic dissection: the VIRTUE registry. Eur J Vasc Endovasc Surg 2014;48(4):363-71.

[21] Thrumurthy S, Karthikesalingam a, Patterson B. A systematic review of mid-term outcomes of thoracic endovascular repair (TEVAR) of chronic type B aortic dissection. Eur J Vasc Endovasc Surg 2011;42(5):632-47.

[22] Winnerkvist A, Lockowandt U, Rasmussen E, Ra°degran K. A prospective study of medically treated acute type B aortic dissection. Eur J Vasc Endovasc Surg 2006;32(4):349-55. Available from: https://doi.org/10.1016/j.ejvs.2006.04.004.

[23] Ray HM, Durham CA, Ocazionez D, Charlton-Ouw KM, Estrera AL, Miller CC, et al. Predictors of intervention and mortality in patients with uncomplicated acute type B aortic dissection. J Vasc Surg 2016;64(6)):1560-8. Available from: https://doi.org/10.1016/j.jvs.2016.07.111 Mosby Inc.

[24] Debakey M, Henly W, Cooley DA. Surgical management of dissecting aneurysms of the aorta. Thorac Cardiovascu Surg 1965;49:130-48.

[25] Durham CA, Aranson NJ, Ergul EA, Wang LJ, Patel VI, Cambria RP, et al. Aneurysmal degeneration of the thoracoabdominal aorta after medical management of type B aortic dissections. J Vascu Surg 2015;62(4):900-6. Available from: https://doi.org/10.1016/j. jvs.2015.04.423 Mosby Inc.

[26] Fattori R, Montgomery D, Lovato L, Kische S, Di Eusanio M, Ince H, et al. Survival after endovascular therapy in patients with type b aortic DISSECTION: a report from the international registry of acute aortic dissection (IRAD). JACC: Cardiovasc Interv 2013;6(8):876-82. Available from: https://doi.org/10.1016/ j.jcin.2013.05.003.

[27] Bernard Y, Zimmermann H, Chocron S, Litzler JF, Kastler B, Etievent JP, et al. False lumen patency as a predictor of late outcome in aortic dissection. Am J Cardiol 2001;87(12):1378-82. Available from: https://doi. org/10.1016/S0002-9149(01)01556-9.

第 10 章 胸 – 腹主动脉瘤的治疗时机与选择

Thoraco-abdominal aortic aneurysms: when and how to do it

Omar Selim　Thomas L. Forbes　著
张　章　译

缩略语

腹主动脉瘤	abdominal aortic aneurysm	AAA
胸腹主动脉瘤	thoracoabdominal aortic aneurysm	TAAA
美国心脏协会	American Heart Assocation	AHA
美国国家外科手术质量改进计划	National Surgical Quality Improvement Program	NSQIP
填充红细胞	packed red blood cell	pRBC
脑脊液	cerebrospinal fluid	CSF
经食管超声心动图	trans-esophageal/esophageal echocardiography	TOE/TEE
运动诱发电位	motor evoked potential	MEP
左心转流	left heart bypass	LHB
深低温停循环	deep hypothermic circulatory arrest	DHCA
平均动脉压	mean arterial pressure	MAP
主动脉腔内修复术	endovascular aortic repair	EVAR
开窗 / 分支 EVAR	fenestrated/branched EVAR	F/BEVAR
定制设备	custom-made device	CMD
经改良内移植物	physician modified endograft	PMEG

主动脉瘤包括大量的解剖变异和临床表现，其中最具挑战性的当属胸腹主动脉瘤（thoracoabdominal aortic aneurysm，TAAA），因为典型的 TAAA 会同时累及胸、腹主动脉段及内脏血管。在美国，这类动脉瘤约占所有主动脉瘤中的 10%，发病率约每 10 万人中有 10.4 人[1]。

大约80%的TAAA继发于动脉中膜硬化性退行性变，15%～20%继发于主动脉夹层。发生主动脉夹层和主动脉瘤样扩张的患者通常更年轻，并有可能具有潜在的结缔组织病。在一些罕见病例中，TAAA可能继发于系统性血管炎及感染[1-4]。

一、术前管理

（一）选择性修复适应证

与肾下腹主动脉瘤不同，尚无高质量研究证据支持TAAA瘤体的具体干预直径大小阈值[5]。基于多种自然病史和介入高风险评估研究，如来自Crawford和Elefteriades的研究[2, 6]，建议当瘤体直径到达6.0～6.5cm时进行腔内修复术。该瘤体直径手术干预标准，高于肾下腹主动脉瘤的介入手术指征，这反映了TAAA的腔内操作风险比腹主动脉瘤更高。与其他的动脉瘤样扩张性疾病一致，不论瘤体大小，症状型TAAA需要干预。另外，对于瘤体较小但破裂风险较高的囊状胸腹主动脉瘤，也应积极考虑干预[1]。

（二）术前评估

在TAAA进行腔内修复术前，应对患者是否适合手术进行细致评估。标准的术前实验室检查、ECG和胸部影像学检查均应完善。AHA指南建议，有心肌缺血症状或体征的患者应进行进一步的检测，并对明显的病变进行针对性干预。没有证据支持应对无症状但有血流动力学表现的冠心病患者进行干预[7]。特别是对于开放的TAAA修复，心脏风险分层是至关重要的，因为这些患者中的大多数将会存在症状性或隐匿性冠状动脉疾病风险[8, 9]，而心脏病是开放性修复术后死亡的主要原因。然而，对于腔内修复术而言，扩大心脏疾病排查的获益尚无定论[10, 11]。

由于TAAA修复术后存在肺部并发症风险，应在术前对患者进行常规肺功能检查。应在择期手术前对所有肺部疾病患者启动戒烟并给予适当药物治疗[1]。术前及术后肾功能不全往往预示着较高的TAAA术后死亡率。术前应评估潜在的可逆性肾功能不全，如使用DUS评估是否存在肾动脉狭窄，并纳入详细的术前计划中。术前还应该考虑进行充分的静脉补液，以及其他减轻对比剂剂量的策略[1]。最后，在评估患者风险时，也应考虑患者的虚弱或功能状态。美国国家外科手术质量改进计划（National Surgical Quality Improvement Program，NSQIP）的数据表明，在接受动脉瘤修复的患者中，功能状态可预测死亡率[12]。有趣的是，研究表明，年龄并不是功能状态良好的替代评估手段，也不是开放或胸主动脉修复后功能恢复的预测指标[13, 14]。

二、解剖分类

无论病因如何，TAAA修复需要不同的手术策略和考虑，这取决于解剖变异[4, 9, 15]。不仅技术上的考虑因为类别不同而存在差异，而且不同解剖变异的手术风险也不同。自30年前引入胸腹动脉瘤Crawford分类以来，该分类一直是描述胸腹主动脉病理的金标准[15, 16]。简而言之，Ⅰ型TAAA累及整个胸降主动脉，但只延伸到腹主动脉近端，这类胸腹主动脉瘤约占25%。Ⅱ型TAAA累及整个胸降主动脉及全部或大部分腹主动脉段，约占30%。Ⅲ型TAAA累及胸降主动脉的一小段，起自约第6肋间隙水平，并向远端扩展至腹主动脉段，约占少于25%。Ⅳ型TAAA累及范围局限于腹主动脉段，包括内脏区动脉和肾动脉，发病率也少于25%[1, 17]。最近，Safi和Miller提出了一个加入了Ⅴ型的改良分型方法，Ⅴ型TAAA起自第6肋间隙远端胸降主动脉和腹主动脉内脏段，直径逐渐缩小，至肾动脉远端后恢复正常直径[18]（图10-1）。

三、手术管理：开放手术

胸腹主动脉瘤开放手术修复的首要原则在现代依然适用。连续夹闭、远端主动脉灌注、心脏停搏、脑脊液引流和控制低温体外循环是开胸-腹外科手术的主要内容，并从历史水平上显著降低了这些手术的死亡率和并发症发生率[1, 19, 20]。

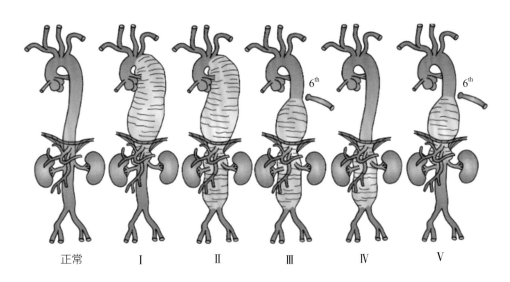

正常　　Ⅰ　　Ⅱ　　Ⅲ　　Ⅳ　　Ⅴ

▲ 图 10-1　TAAA 的改良 Crawford 分型
引自 Rutherford's vascular surgery and endovascular therapy, 9th Edition, 2019

从一些近现代数据来看，Adams 在其早期胸主动脉修复术的尝试中发现截瘫的发生率约 25%[21]。Debakey 在其首个小规模 TAAA 修复术研究中发现围术期死亡率高达 26%；如果把迟发的动脉瘤相关死亡数据也纳入统计，死亡率将高达 33%[22]。这样的结果是常态，直到 Crawford 在 1974 年发表了其 TAAA 修复系列数据，该系列中围术期死亡率和永久性截瘫率都为 4%[23]。尽管在该系列中迟发动脉瘤相关死亡和暂时性的截瘫发生率依然很高，但这些结果使人们看到了希望。总的来说，Crawford 的开放 TAAA 修复的累积经验，总死亡率为 8%，瘫痪风险为 16%[9]，成为现代主动脉外科医生衡量他们成功的基准。

四、麻醉

（一）主动脉交叉夹闭阻断的生理变化

在讨论关于开放 TAAA 修复的麻醉问题前，有必要对主动脉夹闭阻断后导致的生理损伤类型进行概述。最主要的损伤是心血管本身：后负荷增加，平均动脉压增加减少[24]。尽管阻断位置在一定程度上起作用，但是前负荷也会受到影响；如果主动脉被夹在腹腔动脉以上的位置，由于血容量主要向心脏、肺和颅内再分布，前负荷会显著增加[25, 26]。为了在这些变化过程中维持心输出

量，患者的心肌需氧量和耗氧量都会显著增加。为满足这种耗氧量升高的需求，冠状动脉血流也必须相应增加。尽管对于有冠脉疾病和心脏储备减少的患者，这种增加很可能是不够的。这一系列改变可能导致左心室失代偿和心功能衰竭，对这些患者来说可能是灾难性的。值得注意的是，夹闭阻断的解剖平面影响了这些血流动力学变化的严重程度。在一项关于钳夹阻断过程中心肌功能的研究中，腹腔下夹闭只引起平均动脉压、心室充盈压和射血分数的微小变化。腹腔上夹闭可显著影响这些变量，使射血分数降低 40%，并导致 92% 的患者出现左心室室壁运动异常。在所有患者中，腹腔下夹闭不会诱发室壁运动异常[24]。由此可以预见，解除阻断后具有显著低血压和后负荷降低的相反效果。发生这种情况的两个主要机制：一是钳夹移除后后负荷的减少，二是血容量再分配到因前期缺氧所致的发生扩张的外周血管中[26]。

除了对心血管系统影响之外，主动脉钳夹阻断还会对内脏、肾脏、肺和脊髓的功能造成影响。内脏及肾脏影响主要来源于肾上或腹腔上水平阻断后所致的内脏动脉缺血。据文献报道，在进行主动脉手术的患者中内脏缺血并发症的发生率是 1%～10%，一旦发生内脏缺血，将导致 25%

的围术期死亡率。据发现，阻断的解剖位置、钳夹时间、术前肾功能不全及潜在肠系膜血管疾病都是术后内脏缺血的重要预测因素[25, 27, 28]。尤其是内脏缺血和缺血再灌注损伤，将会导致血浆内的促炎因子明显升高。这些促炎因子水平会随着阻断时间和内脏缺血时间的延长而明显升高（＞40min），这将与更严重的术后器官功能衰竭密切相关[29-31]。在主动脉手术中，使用主动脉远端灌注或内脏血管直接灌注等辅助手段也可以保护脏器[1]。

关于主动脉夹闭对肾脏的影响，已发现肾下夹闭可减少45%的肾血流，而肾上夹闭可减少80%。即使在去除阻断钳后，肾脏血流仍会在一段时间内维持血流减少状态[26]。除了主动脉阻断所致的肾脏缺血，下肢缺血再灌注可通过肌肉坏死和肌红蛋白尿导致肾衰竭[32]。由于与围术期死亡率的密切相关性，肾脏并发症在TAAA手术中的重要性越来越受到重视[33]。肾上阻断后的肾衰竭发生率高达13%，而肾下阻断肾衰竭发生率为5%[25]。就TAAA累及范围而言，需要进行Ⅱ型动脉瘤修复术的患者术后肾衰竭发生率最高[34]。肾衰竭的高危因素包括术前肾功能不全、＞50岁且同时伴有冠脉疾病、围术期输血需求较高（＞5U红细胞）[25, 35]。值得注意的是，研究表明，术中排尿量并不能预测术后肾衰竭的发展状况[36]。虽然提出了许多术中肾脏保护策略，如远端主动脉灌注和选择性肾灌注[37]，但是尽量减少主动脉阻断时间，确保术中充分水化，仍然是肾脏保护的主要策略[25, 26]。

在主动脉手术的并发症中，最令人担心的可能是脊髓缺血导致的术后截瘫。患者不仅会身体残疾，而且整体上治疗效果也将会更糟糕[38]。正如预期的那样，脊髓缺血的风险随着TAAA的累及范围和程度而增加，Ⅱ型TAAA修复的截瘫风险最高，发生率为8.2%；Ⅰ型修复的报道为3.9%[20, 39]。与其他与主动脉阻断相关的并发症一样，交叉钳夹时间影响脊髓并发症的发生率，钳夹时间＞60min则会大大增加神经损伤的

风险[40]。在讨论主动脉术后脊髓并发症时，需要全面了解脊髓的血供。脊髓血液是由一条脊髓前动脉和两条脊髓后动脉供应，它们分别供应脊髓的前2/3和后1/3。脊髓前动脉从椎动脉起源，而大多数病例的脊髓后动脉起源于小脑后下动脉。这些动脉沿着脊髓向下延伸，尽管为了将整个脊髓灌注到颈部以外，它们仍然需要一些神经根动脉灌注作为补充。在颈椎水平外，脊髓灌注由上到下主要依赖于神经根动脉、后肋间动脉、椎动脉和骶外侧动脉。主要的节段性神经根动脉是Adamkiewicz动脉，它通常起源于$T_{8\sim12}$水平。关于主动脉交叉夹闭的效果，如果夹闭的水平靠近Adamkiewicz动脉，则前脊髓缺血的风险增加，特别是当需要更换的主动脉的长度很广泛时[41]。

脊髓灌注压是在主动脉手术后截瘫的发展中起重要作用的另外一个因素。它是由钳夹阻断远端主动脉的压力和鞘内脑脊液压力差决定的。在交叉夹闭过程中，有两种因素受到了影响：钳夹远端的主动脉压下降，而脑脊液压会因为血液再分配进入颅内而相应增加[26, 41]。考虑到这一点，改善脊髓灌注压力的主要方法要么是升高主动脉压力，要么是降低脑脊液压力。增加钳夹远端主动脉压力，通常通过左心旁路或其他远端灌注方式[40]。而对于降低脑脊液压力，脑脊液引流已被广泛研究，并被证实可将截瘫和下肢瘫的相对风险降低80%[18, 42, 43]。通常，以脑脊液目标压力定为10～12mmHg，并密切监测引流量和引流速度。这是为了避免因硬脑膜静脉牵引和撕裂而引起的脑出血并发症。迄今为止，尽管脑脊液引流仍然存在风险，但它仍是减少围术期脊髓损伤的唯一干预措施，这一点已被随机对照研究证据支持。最近的一项Meta分析显示，合并并发症发生率为6.5%，脑脊液引流死亡率为0.9%[44]。

所有这些并发症都强调了团队在合理化围术期医疗管理、风险分层和术中麻醉管理的重要性。此外，尽管现在已经开发了一些辅助治疗措施，可以减少与主动脉交叉夹闭相关的并发症，但尽可能减少阻断时间仍然是主动脉开放手术的

核心。

（二）术中监测策略

鉴于 TAAA 开放修复术中患者的生理功能往往会出现广泛变化，所以对这些患者的麻醉监测需求往往相当广泛，而且监测方式由于手术方式不同而需要改进。尽管经左胸的手术入路可能需要重新对心前区导联进行定位，但是像其他手术一样，ECG 也适用于这些手术。有创动脉压监测也是手术的标准，尽管由于主动脉交叉钳的位置，也需要通过右侧动脉导管进行。在某些情况下，远端主动脉压也可以通过股动脉入路进行监测。为了便于复苏，建立中心静脉通路对于这些病例也是必要的，可以通过该通路输注血管活性药物并监测术中中心静脉压力。如前所述，有大量证据支持在 TAAA 手术修复中使用脑脊液引流策略[43, 45]。由于有诸多强有力的证据支持脑脊液引流和监测的作用，因此脑脊液引流被认为是许多 TAAA 修复的标准辅助方式，特别在Ⅰ型和Ⅱ型动脉瘤手术中。尽管基于部分经验认为肺动脉压力监测也可能是有用的，但目前尚无定论。TEE 虽然在其他心脏手术中很常见，并且能提供关于患者心血管状况的丰富信息，但可能很少作为常规方式用于 TAAA 修复的监测。其原因是患者进行手术时的体位、手术操作、气管插管和胃管的使用上的差异可能会限制 TEE 的监测图像质量，导致其实用性也大打折扣。最后，运动诱发电位（motor evoked potentials，MEP）监测有助于 TAAA 手术的管理，并可提醒手术团队患者脊髓灌注的变化情况[46]。除了一些例外和医生的偏好，这些上述的监测策略已被公认为是 TAAA 修复术的常规[31, 47, 48]。

五、术中管理

在麻醉诱导前，常规监测、镇静和动脉导管插入。如果要使用 MEP 监测，则必须注意使用短效肌肉松弛药和使用较低剂量的吸入性麻醉药，因为这两者都会干扰 MEP 监测。其他监测的设置如前所述。使用左侧开胸或胸腹切口需要

塌陷左肺，以改善显露并降低因操作所引起的肺损伤的发生率。这就需要用进行单肺支气管插管，或者左支气管堵塞。常规使用连续自体血回输，在开始切开前，患者进入 32～34℃的轻度低温状态，以降低基础代谢率，这点对脊髓灌注保护非常重要。

在钳夹阻断之前，视情况所需，可使用左心转流（left heart bypass，LHB）或被动分流等辅助心脏减荷，并予以 100U/kg 静脉全身肝素化。应用肝素涂层体外循环管道，予以此剂量的肝素是足够的。据报道，在某些患者中，肝素用量甚至可以更低，尽管是创伤患者[49]。一旦放置交叉阻断钳，必须小心维持患者的收缩压在相对正常的 120～150mmHg。使用像 LHB 这样的主动心脏减荷通路可以帮助实现这一点，因为该通路的血流量可增可减，能够保持近端维持一个理想压力。当交叉阻断钳向远端移动时，后负荷开始向更正常的水平下降。在不使用主动 LHB 通路的情况下，可以使用血管舒张药物（如硝酸甘油）来降低后负荷。首要的麻醉目标是要在去除阻断后，达到正常或维持高灌注状态，这些可通过持续自体血回输，输库存血或补液实现。在逐渐去除钳夹阻断的过程中，患者也可以摆放为头低足高位（Trendelenburg 体位），以维持理想的心输出量。有时尽管充分复苏，但是患者仍可能因心力衰竭或血管舒张而导致血流动力学不稳定，这时就可能需要使用血管活性药物。

一旦手术修复完成，应使用静脉注射鱼精蛋白进行肝素化中和。患者此时可能会出现凝血功能障碍迹象，这时应采用经验性治疗或通过快速凝血试验来判断情况。在闭合切口前，左肺应重新充气。也可能会出现一些支气管内出血的情况，这通常是自限性的，可通过纠正凝血功能障碍或肝素抗凝来解决。在这个阶段，患者需要转入重症监护室进行术后护理[31, 44, 47, 48]。

六、器官保护

TAAA 患者的最大并发症风险主要包括继发

于左心劳损引起的后负荷增加的心脏失代偿或远
端器官缺血。肾脏和脊髓缺血仍然是该类手术最
可怕的并发症之一。因此，有多种策略和技术可
以最大限度地降低这些风险，其具体组合应根据
病例的个体情况而定，同时要考虑患者因素及主
动脉病变所累及范围 [1, 19, 20]。

对于Ⅰ型主动脉瘤修复，使用轻度全身低温。
自最早的主动脉修复术以来，据证实这种措施具
有保护作用 [50]。最近的研究表明，低体温的保
护机制主要是通过在组织和细胞水平降低代谢活
动 [51]，轻度全身性低体温最常描述的参数是允许
将患者体温降至 32～34℃，深低温体外循环仅用
于无法进行近端主动脉钳夹阻断的患者，如主动
脉破裂或其他技术因素中的弓部动脉瘤等 [19, 20]。

脊髓损伤可能是 TAAA 修复后最可怕的并
发症，并且通常采用许多策略来降低脊髓缺血的
风险。文献中支持最多的干预措施是使用脑脊液
（CSF）引流改善脊髓灌注压 [43, 52]。对于Ⅰ型动脉
瘤修复，术前常规插入 CSF 引流管。这是许多具
有大容量中心的做法 [19, 20]，尽管 CSF 引流存在
一定风险，包括颅内出血、脊髓周围血肿和脑膜
炎 [44, 53]。MEP 监测也可作为辅助手段，帮助指
导手术入路和 CSF 引流。MEP 信号变化可提示
关键肋间动脉丢失。据证明，MEP 引导脊髓灌注
措施（如增加 CSF 引流、增加 MAP 和重新连接
肋间动脉）有益 [46]。就麻醉师而言，这确实需要
一些特殊的考虑（图 10-2），主要包括选择短效
麻醉药，因为长效麻醉药可能干扰神经监测。

七、Crawford Ⅰ型

当进行手术时，不同类型的 TAAA 需要不同
的考虑。尽管在不同程度的修复术中存在一些相
似之处，但每种类型的手术之间都有很大差异，
因此需要分别对每种类型进行讨论。Ⅰ型 TAAA
修复术涉及整个胸降主动脉，包括内脏腹主动

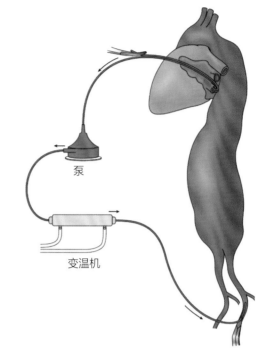

▲ 图 10-2　左心转流环路
引自 Rutherford's vascular surgery and endovascular therapy, 9th Edition, 2019

脉。我们将讨论如何以开放手术的方式解决这些
病变。

（一）器官保护方法 *

对于Ⅰ型 TAAA 修复术，许多中心在完成近
端主动脉吻合时常规使用 LHB 以保护脊髓和器
官。一项回顾性研究将 Coselli 组纳入了研究，使
用 LHB 进行Ⅰ型 TAAA 修复并发现 LHB 组和
非 LHB 组截瘫的发生率相似，尽管 LHB 组的钳
夹时间明显更长。因此，该研究提示在这些病例
中 LHB 对脊髓灌注具有保护作用 [54, 55]。LHB 的
另外一个好处是能够提供选择性内脏灌注，即使
在内脏区主动脉打开后也完全可做到，这可以通
过使用动脉管路连接到 LHB 回路的球囊导管来
完成。

肾缺血及其后遗症是复杂性动脉瘤患者发病
和死亡的主要因素之一。正如通常用于预防内脏

---

*. 译者注：原著此处有部分内容与前文重复，中文版中结合上下文予以删减。

缺血的肠系膜血管选择性灌注一样，目前已经测试了许多通过灌注保护肾脏的策略。已有研究开始关注低温晶体液输注（4℃）、等温血液灌注和低温血液灌注之间的差别。在这三种血液灌注方式中，已发现等温血液对肾功能不全的保护作用最小，而冷血和冷晶体液具有类似的肾脏保护作用。然而，冷血与术后截瘫发生率增加有关[56, 57]。虽然目前这种相关性的原因尚不清楚，但是许多中心目前根据这些数据，使用冷晶体液输注进行肾脏灌注保护。

（二）手术体位

诱导麻醉并开始适当监测后，进行患者体位设置。通过使用可充放气袋辅助定位，并将患者置于改良的右侧卧位。患者肩膀与床成60°，臀部与床旋转至30°～45°夹角，部分弯曲，双腿平行于床。为了允许足够的旋转，将患者的右臂放在头顶的吊带中，并放置肩枕以减轻右肩的负荷。深度延展手术床，充分展开髂嵴与肋缘之间的空间[1, 19, 20, 58]（图10-3）。

（三）术中显露

随后以标准方式进行准备和悬吊，注意确保进入左胸、远端腹部和双侧腹股沟。对于Ⅰ型动脉瘤修复，切口选择在肩胛骨和脊突之间开始，在第5肋或第6肋间隙的水平，在前外侧弯曲并继续穿过肋缘。延续至脐部水平，终止于脐部左侧[1, 58]。

为了显露胸主动脉，必须将背阔肌、前锯肌和腹直肌分开。在进入胸膜腔之前开始单肺通气。在下肋间隙锐性分离，连接胸切口和腹部切口。如有必要，可以切除整个肋骨以帮助手术显露。一旦进入胸膜腔，下肺韧带就会分开，之后肺可以上下缩回，注意不要因过度操作而损伤该韧带。通过这种方式将胸主动脉远端显露。在近端，去除胸主动脉周围纵隔组织，充分显露以准备近端钳夹部位。必须注意避免损伤迷走神经和喉返神经，因为它们靠近左锁骨下动脉起源处。如果可能，应准备左锁骨下动脉远端的钳夹部位，但如果动脉瘤涉及左锁骨下动脉的起源，则可能需要钳夹左颈总动脉和锁骨下动脉之间。显

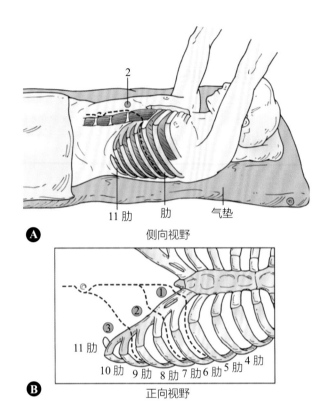

▲ 图10-3　A. 患者切口定位。延伸到主动脉弓部水平的动脉瘤通过第5肋间隙进入。Ⅰ型和Ⅱ型动脉瘤通过第5肋或第6肋间隙进入。Ⅲ型动脉瘤可以通过第7或第8肋间隙进入，而Ⅳ型动脉瘤可以通过第10肋间隙进入。B. 动脉瘤范围胸部切口的前视图
引自 Rutherford's vascular surgery and endovascular therapy, 9th Edition, 2019

露胸主动脉的其余部分，分离食管和主动脉软组织间隙。横膈在前胸壁附近呈径向分离几厘米，以避免膈神经损伤[1, 19, 20, 58]。

随后显露腹主动脉，这种显露是通过解剖到腹直肌和筋膜外侧的腹壁肌肉组织开始的。纵向划开腹直肌前后鞘，然后切开腹内外斜肌、横腹肌，轻轻提起腹膜并打开，显露腹膜后脂肪。腹膜和腰大肌之间的平面一直延伸到膈肌水平，游离肾筋膜并向前抬起。通过这样显露肾下和内脏主动脉节段。解剖分离主动脉周围脂肪腹膜，进一步显露内脏血管来源。在这个水平上，左肾动脉和肾腰静脉可用于定向解剖。肾腰静脉的结扎和分离也可用于左肾进一步向内侧回缩，以此协助显露内脏区主动脉。在患者有主动脉后左肾静

脉的情况下，保持左肾原有位置，将肾静脉在性腺和肾上腺分支的远端结扎，以便保持充分的侧支回流。分开膈肌脚和正中弓状韧带，可使主动脉有更好的游离度，这样更容易显露腹腔、肠系膜上和左肾区域动脉。也可以向左内侧旋转内脏，将左结肠、脾和左肾翻向患者的右侧，从而实现经腹显露[1, 19, 20, 58]（图 10-4 和图 10-5）。

（四）钳夹和主动脉修复

主动脉充分显露后，解剖游离并仔细准备好钳夹阻断部位的近远端血管。在近端，左锁骨下动脉的远端部位是比较理想的阻断部位。然而，

由于动脉瘤的累及范围，有时可能需要将左锁骨下动脉在近端钳夹。这种情况下，要对阻断后造成的影响进行全面的思考并谨慎处理。如果患者以前曾接受过冠状动脉搭桥手术，还需要进行左胸廓内动脉旁路重建。在这些情况下，建议进行左颈总动脉至左锁骨下动脉旁路，以降低因桥血管血供中断引发的心脏缺血风险，该技术无须使用体外循环或深低温心脏停搏[59]。此外，在显露远端主动脉弓时也要格外小心，因为操作中存在一定的脑梗死风险。通常需要解剖动脉导管的残余部分，并控制部分左锁骨下动脉[19, 20]。

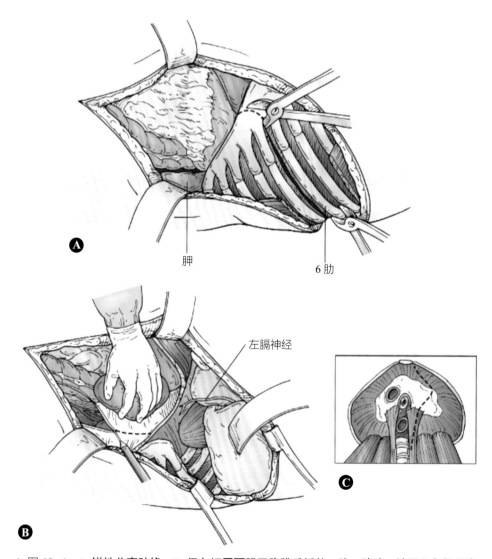

▲ 图 10-4　**A.** 锐性分离肋缘；**B.** 径向切开隔膜至腹膜反折处，脾、胰腺、结肠和左肾从腹膜后取出，注意不要损伤腰大肌筋膜；**C.** 腹膜后显露的横截面

引自 Rutherford's vascular surgery and endovascular therapy, 9th Edition, 2019

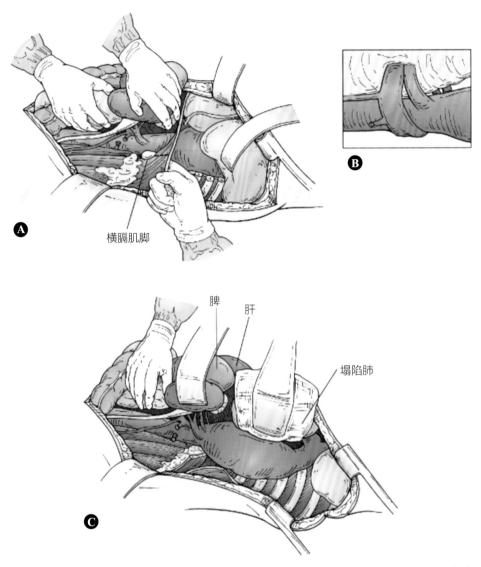

▲ 图 10-5　**A.** 通过主动脉裂孔切开隔膜，分离下肺韧带和主动脉周围淋巴组织；**B.** 偶尔会发现主动脉后左肾静脉，这可以在血管夹之间分开，并在主动脉重建完成时重新吻合；**C.** 完成胸腹主动脉显露，左肾向前移动

引自 Rutherford's vascular surgery and endovascular therapy, 9th Edition, 2019

　　在放置近端主动脉阻断钳或开始 LHB 之前，患者应接受全身中等剂量肝素化，通常用量约为 100U/kg，有助于防止血栓栓塞和维护微循环稳定。这种水平的肝素化也与现在的 LHB 回路设备要求兼容，在 LHB 管道内部涂有肝素或磷酸胆碱以抑制凝血级联反应，并减少血小板聚集[60]。左心房套管通过下肺静脉插入，输出套管插入远端降胸主动脉。LHB 流量以大约 500ml/min 的速度启动，并放置近端钳夹。然后，放置

远端钳夹，通常在 $T_{4\sim7}$ 水平。LHB 血流量逐渐增加，以维持正常的动脉和静脉充盈压，流量通常在 1500～2500ml/min[19, 20]。

　　打开近端动脉瘤腔并清除附壁血栓。切除所有已发生剥离的内膜片，如果有主动脉背侧出血，则缝合所有的肋间动脉。为确保在术中不损伤食管，应充分游离并切断主动脉。用 3-0 或 4-0 聚丙烯缝线进行全层连续外翻缝合，如果有必要，可用毛毡垫加固。当吻合口完成时，将阻

断钳移到移植物上，并测试吻合口。停用 LHB，松开远端阻断钳，然后纵向打开动脉瘤的其余部分，清除碎片。如果内脏和肾血管起源较近，则对其进行套管灌注，肾脏用冷晶体液，用 200ml/min 温血灌注关闭 LHB 循环[19, 20]。

在 $T_{7\sim 12}$，最多有 3 对肋间动脉补片与移植物吻合。如果可能，按吻合口建立顺序向前推进阻断钳位置，以尽量减少缺血。将内脏和肾动脉并入斜面的远端吻合口中，并对移植物进行排气，清除所有的残留物质。所有撕裂的夹层内膜均应清理。取下阻断钳并中和肝素。充分止血后使用温盐水冲洗逆转低温循环。评估远端和内脏循环情况，然后用动脉瘤壁包裹移植物，聚丙烯缝合线连续缝合关闭瘤体，放置两条胸腔引流管后关胸[19, 20]（图 10-6）。

八、Crawford Ⅱ型

Ⅱ型胸腹主动脉瘤手术的发病率和死亡率风险最大，大多数患者的死亡率、截瘫和肾衰竭的发生率较高[19, 20]。因此，与其他类型 TAAA 修复术相比，这些病例通常需要使用最多的器官保护辅助剂。与Ⅰ型 TAAA 修复一样，支持其使用的最有力证据的辅助方法是 CSF 引流[43, 52]。此外，虽然 LHB 尚未显示可改善开放Ⅰ型修复的截瘫率，但同一研究显示，使用 LHB 进行Ⅱ型修复，对于降低截瘫率具有统计学意义[54]。

从广义上讲，开放性Ⅱ型修复术的器官保护方法与Ⅰ型修复术的方法相同：使用轻度全身性低温循环和 CSF 引流。许多中心也在使用 LHB 进行近端吻合术。经常使用肾脏冷灌注和温血内脏灌注，此外还经常使用 MEP 监测。当诱导麻醉并开始监测后，患者应采用改良右侧卧位[1, 19, 20]。

在手术显露方面，从第 5 肋或第 6 肋间隙开始做胸腹切口，切口超过脐部水平以允许显露远端腹主动脉。如果患者也有需要治疗的髂动脉瘤，切口可进一步向耻骨延伸。胸部和内脏主动脉的显露方式与Ⅰ型动脉瘤修复术大致相同。在

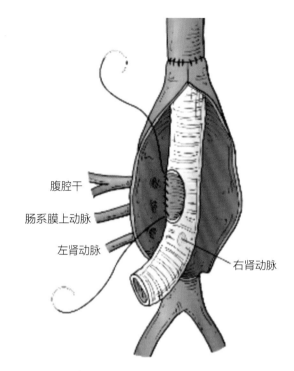

腹腔干
肠系膜上动脉
左肾动脉
右肾动脉

▲ 图 10-6　将内脏段与 Carrel 补片中的移植物吻合时，保持补片尽可能窄是关键，即以最大限度降低补片动脉瘤的风险，也可以使用带有内脏和肾脏移植物的预制移植物，如 Coselli 移植物

引自 Rutherford's vascular surgery and endovascular therapy, 9th Edition, 2019

远端肾下主动脉和髂动脉显露期间应注意避免损伤左侧输尿管，因为它可能是与主动脉旁组织紧密粘连的。应根据标准原则对近端和远端钳夹部位进行显露和规划[1, 19, 20]。

修复的初始步骤与前述大致相同，包括插管 LHB、近端钳夹、吻合和创建肋间动脉吻合岛。阻断钳也尽可能按顺序向前推进。在内脏主动脉水平，识别灌注口。内脏动脉或肾动脉狭窄并不少见，可通过动脉内膜切除术、支架置入术或插入移植术进行治疗[61]。内脏主动脉修复的两种主要策略涉及内脏血管的吻合或使用预制的分支移植物。对于前者，通常可以将内脏血管和右肾重新植入单个补片，而左肾通常单独重新植入。对于结缔组织病患者，使用分支移植物可能有益于降低内脏补片动脉瘤的风险[1, 19, 20]。

当上述步骤全部完成，阻断钳将再次按顺序

向下推进，并完成远端吻合术。重新吻合植入更多粗大的腰动脉或将它们合并后移植到远端吻合口中可能是对患者有益的。如果存在髂动脉瘤，必须注意确保至少一条髂内动脉以进行脊髓灌注。手术完成后，瘤体及胸腹切口关闭过程如前所述 [1, 19, 20]。

九、Crawford Ⅲ和Ⅴ型

Ⅲ型动脉瘤始于胸降主动脉，传统上包括在内脏主动脉区结束的动脉瘤，以及以主动脉分叉部结束的动脉瘤。Safi 修订版将这组动脉瘤分为Ⅲ型（以主动脉分叉处结束）和Ⅴ型（仅止于肾动脉远端）。就我们的目的而言，这两种类型的动脉瘤修复术非常相似，因此在后文将一并讨论。患者采用与Ⅰ型和Ⅱ型修复术相同的改良右外侧卧位，因为无须显露左锁骨下动脉弓部和远端弓，因此切口选择从第7肋或第8肋间进入。至于Ⅱ型动脉瘤修复，切口远端的延长取决于所需的肾下主动脉显露长度 [1, 19, 20, 58]。

就器官保护辅助而言，常采用 CSF 引流、肾脏冷灌注和控制性低血压。既往接受过主动脉修复术或心功能差、远端主动脉灌注和心脏减压的患者可能以 LHB 或被动分流的形式进行 [62]。一旦动脉瘤显露，钳夹在预先计划的近端吻合口部位上方约 3cm 处和远端部位进行阻断。动脉瘤打开后，手术采用与Ⅰ型和Ⅱ型手术大致相同的方式进行，肋间动脉仍需进行重建。特别是对于既往接受过主动脉手术的患者，尽管与范围更大的动脉瘤修复术相比，可能需要更少的肋间动脉重建数量。其他手术步骤与前述类型动脉瘤修复术相同 [1, 19, 20, 58]。

十、Crawford Ⅳ型

Ⅳ型动脉瘤开始于内脏主动脉水平，可进展至主动脉分叉或髂动脉。因此，这些动脉瘤的显露切口位置较低，选择在第10肋间隙。对于局限于主动脉的动脉瘤，切口可以保持笔直。对于合并髂动脉瘤的患者，切口应经直肠旁至耻骨，

以更好地显露病变部位。游离左侧膈肌脚以获得充分的腹腔干上方阻断部位，其他腹膜后组织的解剖和显露如前所述 [58, 63]。

Ⅳ型动脉瘤主要以钳夹 – 缝合方式修复，CSF 引流或远端主动脉灌注的方式如前所述。动脉瘤以标准方式打开，将近端吻合口修剪为斜面重建，这种方式的好处是可以在吻合时将内脏动脉和右肾动脉一并纳入，而左肾动脉通常单独重建。如果可能，瘤颈处所有成对的粗大腰动脉都应纳入吻合口。以标准方式进行远端修复，关腹等方法如前所述 [27, 63–65]。

（一）手术管理：血管腔内手术

开窗和分支型 EVAR（fenestrated and branched EVAR，F/BEVAR）治疗 TAAA 已变得越来越普遍 [66]。该技术最早在 1999 年用于治疗，通过将腔内隔绝密封区延伸至肾动脉开窗的上方来治疗肾周型主动脉瘤 [67, 68]。通过移植物分支或开窗，将隔绝区扩展到标准 EVAR 的上方位置，这个原理仍然是当代 F/BEVAR 的核心。

（二）器具耗材总览

F/BEVAR 的标准术语由 SVS 定义。开槽是指在移植物的远端或近端边缘切出的半圆形切口。开窗是在移植物上切割开my口以灌注分支血管的窗口，分支是指从移植物主体延伸出来的圆柱形覆膜管道 [69, 70]。开窗和分支技术都需要从主动脉移植物主体到靶血管进行支架桥接以进行灌注 [71]。

关于器具耗材的类型，目前大多数 F/BEVAR 技术都是定制耗材器具（custom-made device，CMD）。这些移植物完全根据患者的主动脉解剖结构量身定制，可以使用开窗或分支，也可以用预装的导丝导管引导开窗和分支 [69, 72–74]。使用 CMD 的局限性之一是，在制造耗材并交付置入患者之前所需时间长，为 6～8 周。在需要紧急手术的情况下，这是不可接受的。因此，由经改良内移植物（physician modified endograft，PMEG）和常备耗材就出现了。PMEG 技术包括将腔内移植物在台下释放和医生改造移植物使其

适应患者的个体解剖结构。对改造后的移植物进行重新装配和释放。目前有许多文献描述了移植物的修改技术[75-77]。为了应对 CMD 的局限性，许多耗材厂家开发了现成的设计，可适用于大多数患者的解剖结构[78-81]。这些现成耗材的好处是随时可取，但是这种成品化的设计并无法适应所有患者特殊和极端的主动脉解剖结构。CMD 和现成移植物是本章的主要讨论焦点（图 10-7 和图 10-8）。

（三）术前计划

与标准 EVAR 相比，成功的 F/BEVAR 更依赖于良好的术前计划。手术计划的关键在于充分细致的影像学检查，常采用 CTA 从胸廓出口到股骨头的薄层（<2mm）进行扫描。使用专门 CTA 图像处理软件进行细致测量也是术前规划的关键[82-86]。根据最近的 SVS 指南，F/BEVAR 手术计划时需要确定的关键要素是：①入路血管的情况；②近端锚定区；③远端锚定区；④肾动脉和内脏动脉的位置、角度和狭窄程度；⑤主动脉弓和锁骨下动脉的情况[69]。

近端锚定区的质量和长度是腔内修复术后远期疗效的关键因素，因为对近端不良瘤颈的妥协可导致并发症，如 I A 型内漏和移植物移位，这点在标准 EVAR 手术早已有定论[69, 87]。髂 - 股段入路血管的质量也至关重要，因为与标准 EVAR 不同，两侧入路都需要能够进入超过 18F 的介入器械。在入路不良的情况下，可考虑使用髂动脉人工血管入路或上肢入路。在规划上肢入路时，应该充分考虑主动脉弓解剖结构及动脉粥样硬化的程度，因为这两个因素都会影响使用腋窝或肱动脉通路技术的可行性和风险指数[69, 71, 87]（图 10-9）。

内脏主动脉及内脏和肾血管的形态是另外一个需要规划的关键因素，因为它们会影响开窗或分支的选择及 F/BEVAR 的技术成功[71]。首先，由于靶血管所在区的主动脉直径较窄，如果靶血管位于近端或远端锚定区内，则可以使用开窗或开槽。如果靶血管位于动脉瘤囊内，移植物与分

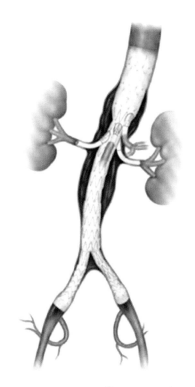

▲ 图 10-7　**Cook t-Branch 装置，即一种带分支的主动脉内移植物**
引自 Rutherford's vascular surgery and endovascular therapy, 9th Edition, 2019

支靶血管之间的间隙>10mm，或者主动脉与靶血管之间的角度<60°，则使用分支技术可能更合适。可以设计具有开窗和分支组合的 CMD，以适应不同分支靶血管的解剖特点。分支血管的重建策略也可以根据基础解剖结构进行定制；与股动脉入路相比，使用上肢入路可能更容易选择目标分支和成角过大的内脏血管[69, 71, 87]。虽然有些报道已经展示了一些分支和开窗之间在肾动脉重建后结局的差异[88, 89]，但并未发现显著的统计学差异。关于内脏血管分支重建，要考虑的最终策略是使用预装分支，这些预装分支可以预先快速定位和快速桥接[69, 87]。

（四）器官保护

与开放性 TAAA 手术一样，TAAA 的腔内修复也有导致脊髓缺血和肾衰竭的风险，需要操作者仔细考虑。虽然腔内手术避免了主动脉钳夹阻断的生理性损伤，但开放和腔内修复的脊髓缺

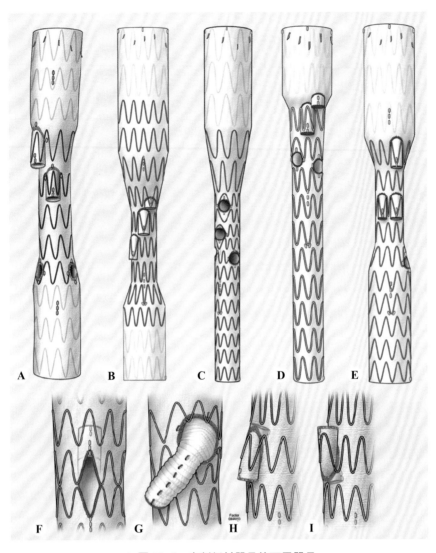

▲ 图 10-8　定制耗材器具的可用器具

A 至 E. 具有交替的分支和开窗；F 至 I. 内部、螺旋、下行和上行分支的示例（引自 Endovascular Aortic Repair: Current Techniques with Fenestrated, Branched and Parallel Stent-Grafts, 2017）

血机制确实存在一些类似之处。术中因覆盖肋间动脉导致的脊髓梗死、缺血再灌注损伤和脊髓水肿是其主要诱发因素。前者难以以腔内方式再补救，因为无法进行再置入，而后者通常是由于腔内 TAAA 修复术中髂内血管闭塞，而不是由于主动脉近端闭塞而发生 [90, 91]。脊髓缺血的另外一种机制在腔内修复术中更具特异性，这便是继发于导管和导丝操作的微栓塞形成 [92]。与开放修复术一样，维持足够的 MAP、CSF 引流和 MEP 监测是将脊髓缺血风险降至最低的主要方法 [93]。此外，还有一些特定用于腔内修复术中的脊柱保护策略。一种是尽快恢复胃下动脉和股动脉血流的策略，这可能涉及使用股动脉导管进入，将股动脉鞘撤回胃下动脉水平以下，或者在内脏动脉和肾动脉支架置入之前完成主体和分叉的释放。这些操作可以最大限度地减少脊髓缺血再灌注损伤。如果通过此类操作不能很好地使 MEP 恢复，则先不释放内脏支或髂支支架，以便脊髓得到充分灌注 [94, 95]。也有证据支持可以采用缺血预处理策略，作为将脊髓缺血风险降至最低的另一种方法 [96-98]。

与预防脊髓缺血一样，也有许多减少腔内治

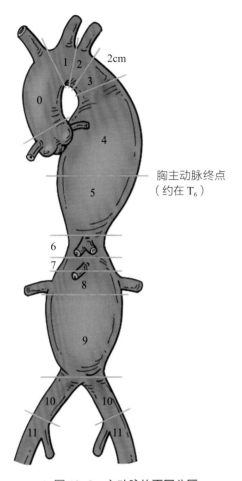

▲ 图 10-9　主动脉的不同分区

引自 Rutherford's vascular surgery and endovascular therapy, 9th Edition, 2019

胸主动脉终点
（约在 T_6）

疗 TAAA 期间肾脏并发症的策略。与 TAAA 修复术不同，TAAA 开放修复术的肾脏影响，主要是由于继发于交叉钳夹阻断的肾缺血时间，而腔内修复的肾损伤主要继发于对比剂肾病和栓塞，或者继发于导管和导丝操作的肾动脉损伤。据证明，术前用晶体液或碳酸氢盐补液对患者有益，尤其是已有肾功能不全的患者[99, 100]。术中精确的腔内操作技术至关重要，应避免导致产生夹层或内脏动脉栓塞的粗暴操作。还必须注意确保肾动脉支架的远端没有放置在可能容易发生支架变形和闭塞的血管扭曲区域。最后，应避免支架移植物定位不准确，因为移植物操作及相关的手术和肢体缺血时间增加已被证实会导致肾脏并发症[101, 102]。最后，减少对比剂使用量及使用低

渗对比剂可以改善肾脏结局。使用融合成像或 IVUS 有助于降低对比剂剂量[103]。

十一、全腔内修复

与开放修复术相比，腔内修复术的麻醉注意事项更为简单。CSF 引流和充分的 MAP 维持仍然很重要，在接受 MEP 监测的患者中使用短效肌松药也很重要。然而，交叉钳夹阻断和体外循环的生理变化在腔内手术中并不存在。大多数文献报道均采用全身麻醉进行手术，因为需要让患者在术中维持长时间的手术体位保持不动，这对准确定位并释放移植物是非常重要的[69, 71]。

关于手术步骤，第一步是完成术前计划的移植物入路切开或穿刺。在移植物进入之前，在透视下确认分支和开窗的位置。沿加硬导丝将移植物送入，使分支和开窗位置与目标血管对齐。该过程可使用血管造影并通过融合成像进行引导。将移植物缓慢释放，并确保其保持最佳位置。对于从对侧股动脉入路的开窗，插入一个 20F 或 22F 的鞘，并通过这个大鞘进入几个 5F 导引鞘。移植物通过这些鞘管与每个开窗及目标血管进行选择。将加硬导丝插入靶血管中，沿导丝将 6F 或 7F 长鞘进入靶血管。将合适的桥接支架通过鞘管在靶血管中定位释放，所有分支支架均通过此方法逐一释放，撤出主体支架束径导丝，近端锚定区可用球囊塑形使之进一步贴服。桥接支架的位置为突入主体移植物中 4～5mm，然后使用 10mm 短球囊进行扩张。进行造影确认这些桥接点的位置并评估有无内漏[69, 71, 104]。

如果手术计划要求从上方入路，则将 12F 鞘推进胸主动脉，以提供稳定的导管支撑。当主动脉弓重度扭曲时，通过建立上肢和股动脉牵张导丝通路，将该鞘向前推进是可行的。可以将该导丝固定好，以提供稳定的入路支撑，在该鞘管内推进一个 9F 或 10F 长鞘，选择和进入每个靶血管分支。从最远端的分支开始，按顺序逐一进入每个分支动脉。理想情况下，鞘应进入目标血管并与其重叠 2cm。在同时具有开窗和分支的移植

物中，首先按上述方式完成开窗，然后再完成分支重建[69, 71, 104]。

当内脏血管修复完成后，继续完成剩余修复，如远端髂支延伸组件。流程与标准 EVAR 大致相同。首先，为了避免肾下输送系统造成桥接支架移位，桥接支架的输送鞘必须在完成远端髂支重建后才能取出。其次，确保髂支和内脏分支之间有足够的重叠也很重要。最后，通过多角度血管造影来评估手术是否成功[69, 71, 104]（图10-10）。

十二、杂交和分阶段修复

如前所述，同期开放或腔内修复的手术风险，特别是对于Ⅱ型动脉瘤而言，还是非常巨大的。近年来对分期和杂交手术的探索也从未停

止，以期能够降低手术风险。首先，分期腔内修复已被证实能够降低脊髓缺血风险，特别是对于Ⅰ型和Ⅱ型动脉瘤[95, 105]。分期手术降低脊髓缺血风险的原理有些类似于缺血预处理[106]。此外学者也在探索杂交分期手术，将其作为能够将 TAAA 手术风险降至最低的一种方式。特别是对于Ⅱ型动脉瘤修复术而言，研究提示近端 TEVAR 后分期开放性远端修复术的结局优于同期修复术[107]。一项研究表明，分期杂交修复可提高Ⅱ型 TAAA 修复的医疗性价比，尽管总体医疗花费会增加，但杂交分期修复却减少了并发症的发生[108]。

有一种正在探索的杂交手术方法是使用逆行主动脉去分支技术，然后以同期或分期的方式隔绝动脉瘤。去分支技术使外科医生能够得到更合适的主动脉近端健康锚定区。这在理论上是有好

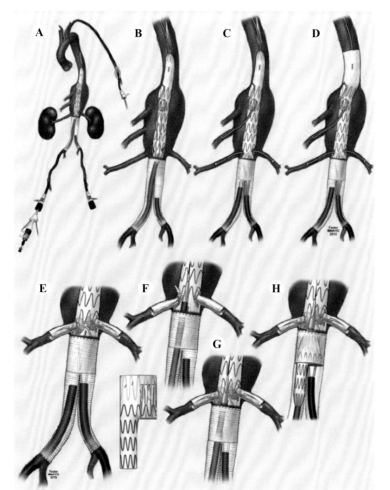

◀ 图 10-10　双分支、双开窗全血管内修复的示例

A.经肱动脉入路抓捕股动脉导丝；B.移植物部署到肾开窗正下方的水平；C.经股通路超选插管肾动脉；D.完全释放主体支架；E.肾和肠系膜桥接支架释放；F 和 G.球囊成形固定肾动脉中的桥接支架，同时推进和肾下移植物分支组件；H 至 J.分支支架被释放，并像在标准 EVAR 中一样扩张（引自 Endovascular Aortic Repair:Current Techniques with Fenestrated, Branched and Parallel Stent-Grafts, 2017）

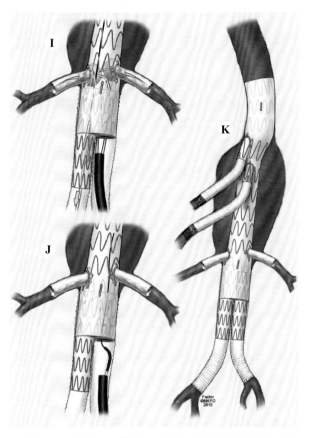

▲ 图 10-10（续）　双分支、双开窗全血管内修复的示例
H 至 J. 分支支架被释放，并像在标准 EVAR 中一样扩张；K. 通过释放腹腔和 SMA 桥接支架完成手术（引自 Rutherford's vascular surgery and endovascular therapy, 9th Edition, 2019）

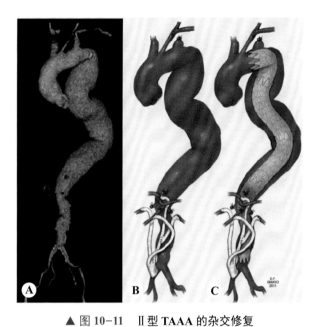

▲ 图 10-11　Ⅱ型 TAAA 的杂交修复
A. 术前 CTA 重建；B. 开放肾脏和内脏去分支；C. 释放主动脉支架移植物后的最终效果。CTA. 计算机断层扫描血管成像（引自 Endovascular Aortic Repair:Current Techniques with Fenestrated, Branched and Parallel Stent-Grafts, 2017）

处的，因为在开放手术去分支时主动脉并没有被交叉钳夹阻断，因而手术风险更低，所以在接下来的腔内治疗阶段，也几乎没有心血管风险。尽管 UCLA 和 UMich 在这方面的一系列研究结果令人鼓舞[109-111]，但由于死亡率和发病率存在高度变异，两个大型技术研究及一个美国注册机构已经开始关注该项技术[112-114]。目前，也许最好的处理方法是，在其他方法不可行的情况下，再考虑使用该项技术[69, 115]（图 10-11）。

十三、患者预后

Crawford 等发表的关于开放性 TAAA 修复术的结果，为外科医生治疗这种存在复杂病理变化的患者奠定了基准[9]。尽管让人们看到了希望，但这些结果和其他系列研究的结果仍然

提示，治疗该疾病存在显著的发病率和死亡率。对于治疗 TAAA 病变，F/BEVAR 治疗方法的出现，提出了这项技术是否可以改善患者预后的问题。遗憾的是，目前仍没有对这两种 TAAA 修复方法进行随机对照研究，并且现有对比数据质量较差。Rocha 等在最近总结了现有的比较研究，通过匹配的队列研究发现，在早期，腔内治疗组和开放手术组的死亡率并没有显著差异，尽管纳入的不匹配数据显示，腔内手术组有早期死亡获益（RR=0.65），脊髓损伤获益（RR=0.65）；脑卒中和长期透析风险两组无明显差异[116]。此外，该研究组对腔内和开放 TAAA 修复术的所有同期数据结果进行了更广泛的 Meta 分析，结果却更加模棱两可：院内死亡率（7.4% vs. 8.9%）、永久性瘫痪（5.2% vs. 4.4%）、永久性透析（3.7% vs. 3.8%）和脑卒中（2.7% vs. 3.9%）相当。腔内组术后脊髓损伤显著更高（13.5% vs. 7.4%），开放组术后透析显著更高（6.4% vs. 12.0%）[117]。

值得注意的是，自 Crawford 系列研究出版以

来的近 30 年中，TAAA 修复后的死亡率似乎没有显著下降，但值得称赞的是，最近系列研究提示目前手术所致的脊髓损伤要少得多。尽管有一些建议表明腔内 TAAA 修复术可改善早期死亡，但根据有限的可用数据，两种手术总体结局似乎差不多。因此，应根据患者的个体解剖特点和合并症来调整选择手术方法。同样重要的是，此类这些修复手术应在经验丰富的大容量中心进行，因为据证明手术例数可预测 TAAA 修复手术的成功[118-120]。

参考文献

[1] Upchurch Jr. GR, Perry RJ. Thoracic and thoracoabdominal aortic aneurysms and dissections. In: Sidawy AN, Perler BA, editors. Rutherford's vascular surgery and endovascular therapy. 9th ed Elsevier; 2019.

[2] Coady MA, Rizzo JA, Goldstein LJ, Elefteriades JA. Natural history, pathogenesis, and etiology of thoracic aortic aneurysms and dissections. Cardiol Clin 1999;17(4):615-35.

[3] Durham CA, Aranson NJ, Ergul EA, Wang LJ, Patel VI, Cambria RP, et al. Aneurysmal degeneration of the thoracoabdominal aorta after medical management of type B aortic dissections. J Vasc Surg 2015;62(4):900-6.

[4] Panneton JM, Hollier LH. Nondissecting thoracoabdominal aortic aneurysms: part I. Ann Vascu Surg 1995;9(5):503-14.

[5] Merali FS, Anand SS. Immediate repair compared with surveillance of small abdominal aortic aneurysms. Vasc Med 2002;7 (3):249-50.

[6] Crawford ES, Hess KR, Cohen ES, Coselli JS, Safi HJ. Ruptured aneurysm of the descending thoracic and thoracoabdominal aorta. Analysis according to size and treatment. Ann Surg 1991;213 (5):41725 discussion 25-6.

[7] Hiratzka LF, Bakris GL, Beckman JA, Bersin RM, Carr VF, Casey Jr. DE, et al. ACCF/AHA/AATS/ACR/ASA/ SCA/SCAI/SIR/STS/SVM Guidelines for the diagnosis and management of patients with thoracic aortic disease: a report of the American College of Cardiology Foundation/American Heart Association Task Force on Practice Guidelines, American Association for Thoracic Surgery, American College of Radiology, American Stroke Association, Society of Cardiovascular Anesthesiologists, Society for Cardiovascular Angiography and Interventions, Society of Interventional Radiology, Society of Thoracic Surgeons, and Society for Vascular Medicine. J Am Coll Cardiol 2010;55(14):e27-e129.

[8] Hertzer NR, Young JR, Kramer JR, Phillips DF, deWolfe VG, Ruschhaupt 3rd WF, et al. Routine coronary angiography prior to elective aortic reconstruction: results of selective myocardial revascularization in patients with peripheral vascular disease. Arch Surg 1979;114(11):1336-44.

[9] Svensson LG, Crawford ES, Hess KR, Coselli JS, Safi HJ. Experience with 1509 patients undergoing thoracoabdominal aortic operations. J Vasc Surg 1993;17(2):357-68 discussion 68-70.

[10] Ganapathi AM, Englum BR, Schechter MA, Vavalle JP, Harrison JK, McCann RL, et al. Role of cardiac evaluation before thoracic endovascular aortic repair. J Vasc Surg 2014;60(5):1196-203.

[11] Bub GL, Greenberg RK, Mastracci TM, Eagleton MJ, Panuccio G, Hernandez AV, et al. Perioperative cardiac events in endovascular repair of complex aortic aneurysms and association with preoperative studies. J Vasc Surg 2011;53(1) 21-7 e1-2.

[12] Hua HT, Cambria RP, Chuang SK, Stoner MC, Kwolek CJ, Rowell KS, et al. Early outcomes of endovascular versus open abdominal aortic aneurysm repair in the National Surgical Quality Improvement Program-Private Sector (NSQIP-PS). J Vasc Surg 2005;41(3):382-9.

[13] De Rango P, Isernia G, Simonte G, Cieri E, Marucchini A, Farchioni L, et al. Impact of age and urgency on survival after thoracic endovascular aortic repair. J Vasc Surg 2016;64(1):25-32.

[14] Dick F, Hinder D, Immer FF, Hirzel C, Do DD, Carrel TP, et al. Outcome and quality of life after surgical and endovascular treatment of descending aortic lesions. Ann Thorac Surg 2008;85 (5):1605-12.

[15] Crawford ES, Crawford JL, Safi HJ, Coselli JS, Hess KR, Brooks B, et al. Thoracoabdominal aortic aneurysms: preoperative and intraoperative factors determining immediate and long-term results of operations in 605 patients. J Vasc Surg 1986;3 (3):389-404.

[16] Crawford ES, Coselli JS. Thoracoabdominal aneurysm surgery. Semin Thorac Cardiovasc Surg 1991;3(4):300-22.

[17] Frederick JR, Woo YJ. Thoracoabdominal aortic aneurysm. Annals of Cardiothorac Surg 2012;1(3):277-85.

[18] Safi HJ, Miller 3rd CC. Spinal cord protection in descending thoracic and thoracoabdominal aortic repair. Ann Thorac Surg 1999;67(6):1937-9 discussion 53-8.

[19] Chiesa R, Melissano G, Civilini E. Surgical technique for extent I, II, and III thoraco-abdominal aortic aneurysms: the San Raffaele experience. In: Chiesa R, Melissano G, Zangrillo A, editors. Thoraco-abdominal aorta. Springer; 2011.

[20] Coselli JS, LeMaire S. Surgical technique for extent I, II, and III thoraco-abdominal aortic aneurysms: the Texas hearth institute experience. In: Chiesa R, Melissano G, Zangrillo A, editors. Thoraco-abdominal aorta. Springer; 2011.

[21] Adams HD, Van Geertruyden HH. Neurologic complications of aortic surgery. Ann Surg 1956;144(4):574-610.

[22] DeBakey ME, Crawford ES, Garrett HE, Beall Jr. AC, Howell JF. Surgical considerations in the treatment of

aneurysms of the thoraco-abdominal aorta. Ann Surg 1965;162 (4):650-62.

[23] Crawford ES. Thoraco-abdominal and abdominal aortic aneurysms involving renal, superior mesenteric, celiac arteries. Ann Surg 1974;179(5):763-72.

[24] Roizen MF, Beaupre PN, Alpert RA, Kremer P, Cahalan MK, Shiller N, et al. Monitoring with two-dimensional transesophageal echocardiography. Comparison of myocardial function in patients undergoing supraceliac, suprarenal-infraceliac, or infrarenal aortic occlusion. J Vasc Surg 1984;1(2):300-5.

[25] Eide TO, Aasland J, Romundstad P, Stenseth R, Saether OD, Aadahl P, et al. Changes in hemodynamics and acid-base balance during cross-clamping of the descending thoracic aorta. A study in patients operated on for thoracic and thoracoabdominal aortic aneurysm. Eur Surg Res 2005;37(6):330-4.

[26] Gelman S. The pathophysiology of aortic cross-clamping and unclamping. Anesthesiology 1995;82(4):1026-60.

[27] Kieffer E, Chiche L, Godet G, Koskas F, Bahnini A, Bertrand M, et al. Type IV thoracoabdominal aneurysm repair: predictors of postoperative mortality, spinal cord injury, and acute intestinal ischemia. Ann Vascu Surg 2008;22(6):822-8.

[28] Nathan DP, Brinster CJ, Woo EY, Carpenter JP, Fairman RM, Jackson BM. Predictors of early and late mortality following open extent IV thoracoabdominal aortic aneurysm repair in a large contemporary single-center experience. J Vasc Surg 2011;53 (2):299-306.

[29] Welborn 3rd MB, Douglas WG, Abouhamze Z, Auffenburg T, Abouhamze AS, Baumhofer J, et al. Visceral ischemia-reperfusion injury promotes tumor necrosis factor (TNF) and interleukin-1 (IL-1) dependent organ injury in the mouse. Shock 1996;6(3):171-6.

[30] Welborn MB, Oldenburg HS, Hess PJ, Huber TS, Martin TD, Rauwerda JA, et al. The relationship between visceral ischemia, proinflammatory cytokines, and organ injury in patients undergoing thoracoabdominal aortic aneurysm repair. Crit Care Med 2000;28(9):3191-7.

[31] O'Connor CJ, Rothenberg DM. Anesthetic considerations for descending thoracic aortic surgery: part II. J Cardiothorac Vasc Anesth 1995;9(6):734-47.

[32] Wahlberg E, Dimuzio PJ, Stoney RJ. Aortic clamping during elective operations for infrarenal disease: the influence of clamping time on renal function. J Vasc Surg 2002;36(1):13-18.

[33] Cambria RP, Davison JK, Zannetti S, L'Italien G, Atamian S. Thoracoabdominal aneurysm repair: perspectives over a decade with the clamp-and-sew technique. Ann Surg 1997;226 (3):294-303 discussion -5.

[34] LeMaire SA, Miller 3rd CC, Conklin LD, Schmittling ZC, Koksoy C, Coselli JS. A new predictive model for adverse outcomes after elective thoracoabdominal aortic aneurysm repair. Ann Thorac Surg 2001;71(4):1233-8.

[35] Godet G, Fleron MH, Vicaut E, Zubicki A, Bertrand M, Riou B, t al. Risk factors for acute postoperative renal failure in thoracic or thoracoabdominal aortic surgery: a prospective study. Anesth Analg 1997;85(6):1227-32.

[36] Alpert RA, Roizen MF, Hamilton WK, Stoney RJ, Ehrenfeld WK, Poler SM, et al. Intraoperative urinary output does not predict postoperative renal function in patients undergoing abdominal aortic revascularization. Surgery 1984;95(6):707-11.

[37] Jacobs MJ, Eijsman L, Meylaerts SA, Balm R, Legemate DA, de Haan P, et al. Reduced renal failure following thoracoabdominal aortic aneurysm repair by selective perfusion. Eur J Cardiothorac Surg 1998;14(2):201-5.

[38] LeMaire SA, Miller 3rd CC, Conklin LD, Schmittling ZC, Coselli JS. Estimating group mortality and paraplegia rates after thoracoabdominal aortic aneurysm repair. Ann Thorac Surg 2003;75 (2):508-13.

[39] Coselli JS, LeMaire SA, Miller 3rd CC, Schmittling ZC, Koksoy C, Pagan J, et al. Mortality and paraplegia after thoracoabdominal aortic aneurysm repair: a risk factor analysis. Ann Thorac Surg 2000;69(2):409-14.

[40] Coselli JS, LeMaire SA, de Figueiredo LP, Kirby RP. Paraplegia after thoracoabdominal aortic aneurysm repair: is dissection a risk factor? Ann Thorac Surg 1997;63(1):28-35 discussion -6.

[41] Cuzick L, Lopez A, Cooper Jr J. Pathophysiology of aortic crossclamping. In: Chiesa R, Melissano G, Zangrillo A, editors. Thoraco-abdominal aorta. Springer; 2011.

[42] Safi HJ, Campbell MP, Ferreira ML, Azizzadeh A, Miller CC. Spinal cord protection in descending thoracic and thoracoabdominal aortic aneurysm repair. Semin Thorac Cardiovasc Surg 1998;10(1):41-4.

[43] Coselli JS, LeMaire SA, Koksoy C, Schmittling ZC, Curling PE. Cerebrospinal fluid drainage reduces paraplegia after thoracoabdominal aortic aneurysm repair: results of a randomized clinical trial. J Vasc Surg 2002;35(4):631-9.

[44] Rong LQ, Kamel MK, Rahouma M, White RS, Lichtman AD, Pryor KO, et al. Cerebrospinal-fluid drain-related complications in patients undergoing open and endovascular repairs of thoracic and thoraco-abdominal aortic pathologies: a systematic review and meta-analysis. British Journal of Anesthesia 2018;120(5):904-13.

[45] Gaudino M, Khan FM, Rahouma M, Naik A, Hameed I, Spadaccio C, et al. Spinal cord injury after open and endovascular repair of descending thoracic and thoracoabdominal aortic aneurysms: A meta-analysis. J Thorac Cardiovasc Surg 2020;.

[46] Jacobs MJ, Mess WH. The role of evoked potential monitoring in operative management of type I and type II thoracoabdominal aortic aneurysms. Semin Thorac Cardiovasc Surg 2003;15(4):353-64.

[47] Cooper Jr J. Anesthetic management of open thoraco-abdominal aortic procedures: the texas heart institute experience. In: Chiesa R, Melissano G, Zangrillo A, editors. Thoraco-abdominal aorta. Springer; 2011.

[48] O'Connor CJ, Rothenberg DM. Anesthetic considerations for descending thoracic aortic surgery: part 1. J Cardiothorac Vasc Anesth 1995;9(5):581-8.

[49] Szwerc MF, Benckart DH, Lin JC, Johnnides CG, Magovern JA, Magovern Jr. GJ, et al. Recent clinical experience with left heart bypass using a centrifugal pump for repair of traumatic aortic transection. Ann Surg 1999;230(4):48490 discussion 90-2.

[50] Pontius RG, Brockman HL, Hardy EG, Cooley DA,

Debakey ME. The use of hypothermia in the prevention of paraplegia following temporary aortic occlusion: experimental observations. Surgery 1954;36(1):33-8.

[51] Strauch JT, Lauten A, Spielvogel D, Rinke S, Zhang N, Weisz D, et al. Mild hypothermia protects the spinal cord from ischemic injury in a chronic porcine model. Eur J Cardiothorac Surg 2004;25(5):708-15.

[52] Cina CS, Abouzahr L, Arena GO, Lagana A, Devereaux PJ, Farrokhyar F. Cerebrospinal fluid drainage to prevent paraplegia during thoracic and thoracoabdominal aortic aneurysm surgery: a systematic review and meta-analysis. J Vasc Surg 2004;40 (1):36-44.

[53] Weaver KD, Wiseman DB, Farber M, Ewend MG, Marston W, Keagy BA. Complications of lumbar drainage after thoracoabdominal aortic aneurysm repair. J Vasc Surg 2001;34(4):623-7.

[54] Coselli JS. The use of left heart bypass in the repair of thoracoabdominal aortic aneurysms: current techniques and results. Semin Thorac Cardiovasc Surg 2003;15(4):326-32.

[55] Coselli JS, LeMaire SA. Left heart bypass reduces paraplegia rates after thoracoabdominal aortic aneurysm repair. Ann Thorac Surg 1999;67(6):1931-4 discussion 53-8.

[56] Koksoy C, LeMaire SA, Curling PE, Raskin SA, Schmittling ZC, Conklin LD, et al. Renal perfusion during thoracoabdominal aortic operations: cold crystalloid is superior to normothermic blood. Ann Thorac Surg 2002;73(3):730-8.

[57] Lemaire SA, Jones MM, Conklin LD, Carter SA, Criddell MD, Wang XL, et al. Randomized comparison of cold blood and cold crystalloid renal perfusion for renal protection during thoracoabdominal aortic aneurysm repair. J Vasc Surg 2009;49(1):11-19.

[58] Oskowitz AZ, Archie M. Quinones-Baldrich W. Thoracic and thoracoabdominal vascular exposure. In: Sidawy AN, Perler BA,editors. Rutherford's vascular surgery and endovascular therapy. 9th ed Elsevier; 2019.

[59] Jones MM, Akay M, Murariu D, LeMaire SA, Coselli JS. Safe aortic arch clamping in patients with patent internal thoracic artery grafts. Ann Thorac Surg 2010;89(4):e31-2.

[60] Tagarakis GI, Tsilimingas NB. Heparin-coated extracorporeal circulation ystems in heart surgery. Recent Pat Cardiovasc Drug Discov 2009;4(3):177-9.

[61] LeMaire SA, Jamison AL, Carter SA, Wen S, Alankar S, Coselli JS. Deployment of balloon expandable stents during open repair of thoracoabdominal aortic aneurysms: a new strategy for managing renal and mesenteric artery lesions. Eur J Cardiothorac Surg 2004;26(3):599-607.

[62] Monnot A, Dusseaux MM, Godier S, Plissonnier D. Passive temporary visceral shunt from the axillar artery as an adjunct method during the open treatment of thoracoabdominal aortic aneurysm. Ann Vascu Surg 2016;36:127-31.

[63] Chiche L, Le Manach Y, Kieffer E. Surgical technique for extent IV thoraco-abdominal aortic aneurysms. In: Chiesa R, Melissano G, Zangrillo A, editors. Thoraco-abdominal aorta: surgical and anesthetic management. Milan: Springer; 2011.

[64] Eide TO, Romundstad P, Saether OD, Myhre HO, Aadahl P. A strategy for treatment of type III and IV thoracoabdominal aortic aneurysm. Ann Vascu Surg 2004;18(4):408-13.

[65] Eldrup-Jorgensen J, Bredenberg CE. Repair of type III and type IV thoracoabdominal aortic aneurysms by using a long beveled anastomosis: a description of technique. Surgery 1998;123(3):351-5.

[66] Buck DB, van Herwaarden JA, Schermerhorn ML, Moll FL. Endovascular treatment of abdominal aortic aneurysms. Nat Rev Cardiol 2014;11(2):112-23.

[67] Faruqi RM, Chuter TA, Reilly LM, Sawhney R, Wall S, Canto C, et al. Endovascular repair of abdominal aortic aneurysm using a pararenal fenestrated stent-graft. J Endovasc Surg 1999;6 (4):354-8.

[68] Browne TF, Hartley D, Purchas S, Rosenberg M, Van Schie G, Lawrence-Brown M. A fenestrated covered suprarenal aortic stent. Eur J Vasc Endovasc Surg 1999;18(5):445-9.

[69] Oderich GS, Forbes TL, Chaer R, Davies MG, Lindsay TF, et al. Reporting standards for endovascular aortic repair of aneurysmsinvolving the renal-mesenteric arteries. J Vasc Surg 2021;73 (1S):4S-52S.

[70] Fillinger MF, Greenberg RK, McKinsey JF, Chaikof EL. Society for Vascular Surgery ad hoc committee on TRS. Reporting standards for thoracic endovascular aortic repair (TEVAR). J Vasc Surg 2010;52(4):1022-33 33 e15.

[71] Robinson WP, Schanzer A, Simons JP, Upchurch Jr. GR. Fenestrated and branched endograft treatment of juxtarenal, paravisceral, thoracoabdominal, and aortic arch aneurysms. In: Sidawy AN, Perler BA, editors. Rutherford's vascular surgery and endovascular therapy. 9th ed Elsevier; 2019.

[72] Schanzer A, Baril D, Robinson 3rd WP, Simons JP, Aiello FA, Messina LM. Developing a complex endovascular fenestrated and branched aortic program. J Vasc Surg 2015;61(3):826-31.

[73] Greenberg R, Eagleton M, Mastracci T. Branched endografts for thoracoabdominal aneurysms. J Thorac Cardiovasc Surg 2010;140 (6 Suppl):S171-8.

[74] Oderich GS, Greenberg RK, Farber M, Lyden S, Sanchez L, Fairman R, et al. Results of the United States multicenter prospective study evaluating the zenith fenestrated endovascular graft for treatment of juxtarenal abdominal aortic aneurysms. J Vasc Surg 2014;60(6) 1420-8 e1-5.

[75] Coulter AH, Tan TW, Zhang WW. Physician modification of Gore C3 excluder endograft for treatment of abdominal aortic aneurysms anatomically unsuitable for conventional endovascular repair. J Vasc Surg 2014;59(6):1739-43.

[76] Oderich GS, Ricotta 2nd JJ. Modified fenestrated stent grafts: device design, modifications, implantation, and current applications. Perspect Vasc Surg Endovasc Ther 2009;21(3):157-67.

[77] Oderich GS, Fatima J, Gloviczki P. Stent graft modification with mini-cuff reinforced fenestrations for urgent repair of thoracoabdominal aortic aneurysms. J Vasc Surg 2011;54(5):1522-6.

[78] Schroeder M, Donas KP, Stavroulakis K, Stachmann A, Torsello G, Bisdas T. Anatomical suitability of the zenith off-the-shelf (pbranch) endograft in juxtarenal aortic aneurysms previously treated using the chimney technique. J Endovasc Ther 2017;24 (2):223-9.

[79] Sobocinski J, d'Utra G, O'Brien N, Midulla M, Maurel B, Guillou M, et al. Off-the-shelf fenestrated endografts: a realistic option for more than 70% of patients with

juxtarenal aneurysms. J Endovasc Ther 2012;19(2):165-72.

[80] Sweet MP, Hiramoto JS, Park KH, Reilly LM, Chuter TA. A standardized multi-branched thoracoabdominal stent-graft for endovascular aneurysm repair. J Endovasc Ther 2009;16 (3):359-64.

[81] Bisdas T, Donas KP, Bosiers M, Torsello G, Austermann M. Anatomical suitability of the T-branch stent-graft in patients with thoracoabdominal aortic aneurysms treated using custom-made multibranched endografts. J Endovasc Ther 2013;20(5):672-7.

[82] Schoenhagen P, Greenberg RK. 3-Dimensional planning of endovascular procedures with multi-detector computed tomography (MDCT): impact on procedural results and clinical outcome? Int J Cardiovasc Imaging 2008;24(2):211-13.

[83] Fillinger MF. Imaging of the thoracic and thoracoabdominal aorta. Semin Vasc Surg 2000;13(4):247-63.

[84] Kubo S, Tadamura E, Yamamuro M, Kanao S, Kataoka ML, Takahashi M, et al. Multidetector-row computed tomographic angiography of thoracic and abdominal aortic aneurysms: comparison of arterial enhancement with 3 different doses of contrast material. J Comput Assist Tomogr 2007;31(3):422-9.

[85] Moon MC, Greenberg RK, Morales JP, Martin Z, Lu Q, Dowdall JF, et al. Computed tomography-based anatomic characterization of proximal aortic dissection with consideration for endovascular candidacy. J Vasc Surg 2011;53(4):942-9.

[86] Flamm SD. Cross-sectional imaging studies: what can we learn and what do we need to know? Semin Vasc Surg 2007;20 (2):108-14.

[87] Mendes BC, Oderich GS. Sizing and planning fenestrated and multibranched endovascular repair. In: Oderich GS, editor. Endovascular aortic repair: current techniques with fenestrated, branched and parallel stent-grafts. Springer International Publishing; 2017.

[88] Martin-Gonzalez T, Pincon C, Maurel B, Hertault A, Sobocinski J, Spear R, et al. Renal outcomes following fenestrated and branched endografting. Eur J Vasc Endovasc Surg 2015;50 (4):420-30.

[89] Panuccio G, Bisdas T, Berekoven B, Torsello G, Austermann M. Performance of bridging stent grafts in fenestrated and branched aortic endografting. Eur J Vasc Endovasc Surg 2015;50 (1):60-70.

[90] Safi HJ, Estrera AL, Miller CC, Huynh TT, Porat EE, Azizzadeh A, et al. Evolution of risk for neurologic deficit after descending and thoracoabdominal aortic repair. Ann Thorac Surg 2005;80(6):2173-9.

[91] Eagleton MJ, Shah S, Petkosevek D, Mastracci TM, Greenberg RK. Hypogastric and subclavian artery patency affects onset and recovery of spinal cord ischemia associated with aortic endografting. J Vasc Surg 2014;59(1):89-94.

[92] Tanaka H, Minatoya K, Matsuda H, Sasaki H, Iba Y, Oda T, et al. Embolism is emerging as a major cause of spinal cord injury after descending and thoracoabdominal aortic repair with a contemporary approach: magnetic resonance findings of spinal cord injury. Interact Cardiovasc Thorac Surg 2014;19(2):205-10.

[93] Banga PV, Oderich GS, Reis de Souza L, Hofer J, Cazares Gonzalez ML, Pulido JN, et al. Neuromonitoring, cerebrospinal fluid drainage, and selective use of iliofemoral conduits to minimize risk of spinal cord injury during complex endovascular aortic repair. J Endovasc Ther 2016;23(1):139-49.

[94] Etz CD, Weigang E, Hartert M, Lonn L, Mestres CA, Di Bartolomeo R, et al. Contemporary spinal cord protection during thoracic and thoracoabdominal aortic surgery and endovascular aortic repair: a position paper of the vascular domain of the European Association for Cardio-Thoracic Surgerydagger. Eur J Cardiothorac Surg 2015;47(6):943-57.

[95] Oderich GS, Baker AC, Banga PV. Strategies to minimize risk of spinal cord injury during complex endovascular aortic repair. In: Oderich GS, editor. Endovascular aortic repair: current techniques with fenestrated, branched and parallel stent-grafts. Springer; 2017.

[96] Etz CD, Debus ES, Mohr FW, Kolbel T. First-in-man endovascular preconditioning of the paraspinal collateral network by segmental artery coil embolization to prevent ischemic spinal cord injury. J Thorac Cardiovasc Surg 2015;149(4):1074-9.

[97] Luehr M, Salameh A, Haunschild J, Hoyer A, Girrbach FF, von Aspern K, et al. Minimally invasive segmental artery coil embolization for preconditioning of the spinal cord collateral network before one-stage descending and thoracoabdominal aneurysm repair. Innovations (Phila) 2014;9(1):60-5.

[98] Branzan D, Etz CD, Moche M, Von Aspern K, Staab H, Fuchs J, et al. Ischaemic preconditioning of the spinal cord to prevent spinal cord ischemia during endovascular repair of thoracoabdominal aortic aneurysm: first clinical experience. EuroIntervention 2018;14(7):828-35.

[99] Taylor AJ, Hotchkiss D, Morse RW, McCabe J. PREPARED: PREParation for Angiography in REnal Dysfunction: a randomized trial of inpatient versus outpatient hydration protocols for cardiac catheterization in mild-to-moderate renal dysfunction. Chest 1998;114(6):1570-4.

[100] Hogan SE, L'Allier P, Chetcuti S, Grossman PM, Nallamothu BK, Duvernoy C, et al. Current role of sodium bicarbonate-based preprocedural hydration for the prevention of contrast-induced acute kidney injury: a meta-analysis. Am Heart J 2008;156 (3):414-21.

[101] Haddad F, Greenberg RK, Walker E, Nally J, O'Neill S, Kolin G, et al. Fenestrated endovascular grafting: the renal side of the story. J Vasc Surg 2005;41(2):181-90.

[102] Miller 3rd CC, Grimm JC, Estrera AL, Azizzadeh A, Coogan SM, Walkes JC, et al. Postoperative renal function preservation with nonischemic femoral arterial cannulation for thoracoabdominal aortic repair. J Vasc Surg 2010;51(1):38-42.

[103] Farber M, Vallabhaneni SR. Strategies to minimize risk of acute kidney injury during complex endovascular aortic repair. In: G.S. O, editor. Endovascular aortic repair: current techniques with fenestrated, branched and parallel stent-grafts. Springer; 2017.

[104] Oderich GS, Mendes BC. Techniques of implantation of fenestrated and multibranched stent grafts for visceral artery incorporation. In: Oderich GS, editor. Endovascular aortic repair: current techniques with fenestrated, branched and parallel stent-grafts. Springer; 2017.

[105] O'Callaghan A, Mastracci TM, Eagleton MJ. Staged endovascular repair of thoracoabdominal aortic aneurysms limits incidence and severity of spinal cord ischemia. J Vasc Surg 2015;61 (2):347-54 e1.

[106] Etz CD, Kari FA, Mueller CS, Brenner RM, Lin HM, Griepp RB. The collateral network concept: remodeling of the arterial collateral network after experimental segmental artery sacrifice. J Thorac Cardiovasc Surg 2011;141(4):1029-36.

[107] Johnston WF, Upchurch Jr. GR, Tracci MC, Cherry KJ, Ailawadi G, Kern JA. Staged hybrid approach using proximal thoracic endovascular aneurysm repair and distal open repair for the treatment of extensive thoracoabdominal aortic aneurysms. J Vasc Surg 2012;56(6):1495-502.

[108] Hawkins RB, Mehaffey JH, Narahari AK, Jain A, Ghanta RK, Kron IL, et al. Improved outcomes and value in staged hybrid extent II thoracoabdominal aortic aneurysm repair. J Vasc Surg 2017;66(5):1357-63.

[109] Patel HJ, Upchurch Jr. GR, Eliason JL, Criado E, Rectenwald J, Williams DM, et al. Hybrid debranching with endovascular repair for thoracoabdominal aneurysms: a comparison with open repair. Ann Thorac Surg 2010;89(5):1475-81.

[110] Patel R, Conrad MF, Paruchuri V, Kwolek CJ, Chung TK, Cambria RP. Thoracoabdominal aneurysm repair: hybrid versus open repair. J Vasc Surg 2009;50(1):15-22.

[111] Quinones-Baldrich W, Jimenez JC, DeRubertis B, Moore WS. Combined endovascular and surgical approach (CESA) to thoracoabdominal aortic pathology: a 10-year experience. J Vasc Surg 2009;49(5):1125-34.

[112] Bakoyiannis CN, Economopoulos KP, Georgopoulos S, Klonaris C, Shialarou M, Kafeza M, et al. Fenestrated and branched endografts for the treatment of thoracoabdominal aortic aneurysms: a systematic review. J Endovasc Ther 2010;17(2):201-9.

[113] Moulakakis KG, Mylonas SN, Avgerinos ED, Kakisis JD, Brunkwall J, Liapis CD. Hybrid open endovascular technique for aortic thoracoabdominal pathologies. Circulation 2011;124 (24):2670-80.

[114] Oderich GS, Farber M, Quinones-Baldrich W, Greenberg R, Jr, Upchurch GR, Timaran C, (eds.) Preliminary results of the North American Complex Abdominal Debranching registry. Vascular *Annual Meeting*; June 18, 2011; Chicago, IL.

[115] Benrashid E, Wang H, Andersen ND, Keenan JE, McCann RL, Hughes GC. Complementary roles of open and hybrid approaches to thoracoabdominal aortic aneurysm repair. J Vasc Surg 2016;64(5):1228-38.

[116] Rocha RV, Friedrich JO, Elbatarny M, Yanagawa B, Al-Omran M, Forbes TL, et al. A systematic review and meta-analysis of early outcomes after endovascular versus open repair of thoracoabdominal aortic aneurysms. J Vasc Surg 2018;68(6):1936-45 e5.

[117] Rocha RV, Lindsay TF, Friedrich JO, Shan S, Sinha S, Yanagawa B, et al. Systematic review of contemporary outcomes of endovascular and open thoracoabdominal aortic aneurysm repair. J Vasc Surg 2020;71(4):1396-412 e12.

[118] Cowan Jr. JA, Dimick JB, Henke PK, Huber TS, Stanley JC. Upchurch GR, Jr. Surgical treatment of intact thoracoabdominal aortic aneurysms in the United States: hospital and surgeon volume-related outcomes. J Vasc Surg 2003;37(6):1169-74.

[119] Maurel B, Delclaux N, Sobocinski J, Hertault A, Martin-Gonzalez T, Moussa M, et al. The impact of early pelvic and lower limb reperfusion and attentive peri-operative management on the incidence of spinal cord ischemia during thoracoabdominal aortic aneurysm endovascular repair. Eur J Vasc Endovasc Surg 2015;49(3):248-54.

[120] Polanco AR, D'Angelo AM, Shea NJ, Allen P, Takayama H, Patel VI. Increased hospital volume is associated with reduced mortality after thoracoabdominal aortic aneurysm repair. J Vasc Surg 2021;73(2):451-8.

第 11 章 主－髂动脉闭塞治疗
How to treat aorto-iliac occlusions?

Claudio Bianchini Massoni Alessandro Ucci Paolo Perini Bilal Nabulsi Antonio Freyrie 著
杨 林 译

一、定义

外周动脉疾病（peripheral arterial disease，PAD）是一种慢性动脉粥样硬化性疾病，可导致动脉管腔进行性缩小。作为累及腹股沟下动脉的外周闭塞性疾病，主－髂动脉 PAD 可导致下肢跛行或慢性重症肢体缺血（chronic limbthreatening ischemia，CLTI）。下肢间歇性跛行是肌肉活动引起的肌肉疼痛，短暂休息后可缓解。由主－髂动脉疾病引起的间歇性跛行通常累及臀部或大腿，并可能导致男性阳痿[1]。CLTI 是 PAD 的终末期，不但发病率和死亡率高，而且会引起肢体丧失、疼痛及生活质量降低[2]。CLTI 的诊断需要记录与缺血性静息痛或组织丢失（溃疡或坏疽）相关的动脉病变[2]。

术语"Leriche 综合征"不恰当地用于指代主－髂动脉狭窄闭塞性疾病。1923 年，法国外科医生 René Leriche[3]描述了一种腹主动脉末端血栓性疾病，其特征是典型的三联征：跛行、阳痿和股动脉搏动减弱。但是这种三联征，并不总是出现于主－髂动脉 PAD 当中。

二、流行病学

PAD 是一种全球性疾病，2000—2010 年患者数量增加了近 1/4[4]。PAD 的发生率与年龄相关，占到了 70 岁人群的 1/10 和 80 岁以上人群的 1/6[4]。吸烟、糖尿病、高血压、高胆固醇血症、肥胖、慢性肾衰竭（尤其是终末期肾病）是 PAD 的危险因素[5]。男性的主动脉－髂骨受累比女性更常见[6]。此外，患有主－髂动脉疾病的患者相对更加年轻，而老年患者更容易发生股－腘动脉或腘动脉以远动脉闭塞[6]。有吸烟习惯或高胆固醇血症的患者近端病变（主动脉或髂动脉段）比远端（股－腘或膝下动脉）病变更常见[6]。

主－髂动脉疾病的一种表现涉及主－髂动脉段直径较小（发育不全）的年轻至中年女性吸烟者[7]。这些解剖条件的患者更容易因轻度病变而出现动脉管腔的明显狭窄。

三、病变特征

主－髂动脉慢性闭塞性疾病的血流动力学后果和临床表现取决于动脉病变的几个特征。动脉粥样硬化性病变可以造成动脉管腔直径减少，但能维持管腔的通畅（狭窄）或导致动脉管腔的完全消失（闭塞）。髂动脉的单一动脉粥样硬化病变很少见，在大多数情况下，呈现为多节段病变，并且涉及长段的髂－股动脉。病变的位置和长度对于确定疾病的严重程度至关重要；与髂总动脉（common iliac artey，CIA）和髂外动脉（external iliace artery，EIA）的闭塞相比，EIA 起始处的狭窄病变在理论上更少引起严重的血流动力学改变和临床后果。在 EIA 狭窄或闭塞的情况下，髂内动脉（internal iliac artery，IIA）对于保持盆腔循环和侧支很重要。

根据动脉闭塞的范围和时间，闭塞部位周围可形成侧支循环以维持下肢灌注。侧支循环形成的代偿通路有多种（胸廓内动脉、腹壁上动脉、腹壁下动脉、回旋髂深动脉、髂-腰动脉、腰动脉、骶正中动脉、Riolan 动脉弧等）[8]。

主-髂动脉的严重病变往往需要更复杂的再通技术、伴随更高的技术失败率和潜在的动脉壁损伤风险。而对于软斑块的病变，虽然更容易通过病变，但远端栓塞的风险也不容忽视。

四、解剖分期

2007 年发表的 TASC II 报道了主-髂动脉病变的分类[5]。根据动脉病变的形态、累及范围和疾病严重程度，分为四型：A、B、C 和 D。最简单局灶性病变被归类为 A 型，而 D 型病变代表最弥漫、最广泛和最复杂的病变（表 11-1）。

最新的全球血管指南[2] 报道了全球肢体解剖分期系统（Global Limb Anatomic Staging System，GLASS），其中还包括一个简化的主-髂动脉流入分期系统。根据该系统，根据病变类型和范围，可将主动脉病变分为两期（表 11-2）。

治疗

PAD 的治疗是多方面的，包括生活方式改变、药物治疗和血管内干预。一般来说，最合适的治疗方法往往取决于患者的症状及临床表现。

1. 危险因素控制和药物治疗

对于无症状患者，建议首先控制 PAD 的危险因素[9]：控制高血压（动脉压＜140/90mmHg），维持正常血糖水平，预防高脂血症［维持低水平的总胆固醇、LDL-C、TG、Lp（a）］，对于肥胖症来说，减肥及戒烟对于预防无症状患者的症状发作至关重要[5]。

对于跛行患者，除了控制危险因素外，建议进行单一抗血小板药物治疗[9]。然而，对于患者临床获益而言最重要的疗法是运动康复锻炼。尤其是在监督下的运动锻炼，可以有效提高患者的步行能力[5]。与单一抗血小板药物治疗一样，其他口服药物（如西洛他唑）也对跛行患者的治疗有临床益处[10]。

2. 手术治疗指征

患者的症状和临床评估对于评估手术治疗的必要性至关重要。仅检测到主-髂动脉狭窄或闭塞并不能说明患者一定具有手术治疗的必要性和合理性。事实上，任何手术（血管内手术或外科手术）都会引起动脉出血、血栓形成和夹层的潜在风险，并可能使患者症状恶化。

对于跛行患者，药物治疗和有监督步行锻炼是推荐的一线治疗[5]。只有在步行锻炼和药物治疗无效后，才开始进一步的手术干预。手术失败或并发症的风险应与患者的生活质量进行比较。如果跛行导致与患者生活质量下降相关的无痛步行距离（＜20～50m）严重缩短，则应考虑进行手术干预，尤其是通过血管内手术[9]。在主-髂动脉病变的情况下，间歇性跛行常累及臀部和大腿肌肉。闭塞/狭窄的主-髂动脉段的再通保证了患者症状的消失。在男性中，髂内动脉的双侧受累可能是血管源性勃起功能障碍的原因[11]。

手术治疗的主要临床适应证是 CLTI，其特点是下肢静息痛或皮肤营养性病变[2]。在这些患者中，除了药物治疗（高血压和糖尿病的管理、降脂治疗、戒烟和控制体重等生活方式改变）和疼痛管理外，恢复足踝和足部的正向直线血流是手术干预的主要目标[2]。在 CLTI 的情况下，除了主-髂动脉病变外，可能同时存在腹股沟下动脉病变，因此，主-髂动脉病变的治疗可能不足以使疼痛消失或伤口愈合。

五、血管内治疗与外科治疗

几十年来，外科手术一直是治疗有症状主-髂疾病患者的唯一方式。自 20 世纪 90 年代以来，血管内治疗深刻改变了血管外科手术，尤其是在主-髂动脉区。如今，血管内治疗是大多数主-

表 11-1 TASC II 主 - 髂动脉病变分型

TASC A
- CIA 单侧或双侧狭窄
- EIA 单侧或双侧短段狭窄（≤3cm）

TASC B
- 肾下腹主动脉短段狭窄（≤3cm）
- 单侧 CIA 闭塞
- 涉及 EIA 的单个或多个狭窄（3~10cm）且未累及 CFA
- 未累及髂内开口及 CFA 的单侧 EIA 闭塞

TASC C
- 双侧 CIA 闭塞
- 双侧 EIA 狭窄（3~10cm）未累及 CFA
- 单侧 EIA 狭窄累及 CFA
- 累及髂内动脉和（或）CFA 起始的单侧 EIA 闭塞
- 严重钙化的单侧 EIA 闭塞伴或不伴髂内动脉和（或）CFA 起始

TASC D
- 肾下主 - 髂动脉闭塞
- 需要治疗的累及主 - 双髂动脉的弥漫性疾病
- 累及单侧 CIA、EIA 和 CFA 的弥漫多发狭窄
- CIA 和 EIA 单侧闭塞
- 双侧 EIA 闭塞
- 不适合腔内治疗的髂动脉狭窄伴 AAA
- 存在需手术治疗的其他主动脉或髂动脉病变

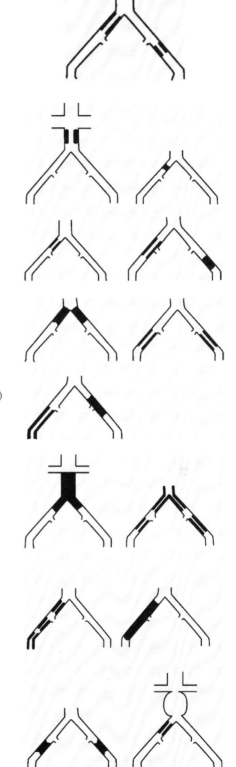

AAA. 腹主动脉瘤；CFA. 股总动脉；CIA. 髂总动脉；EIA. 髂外动脉
引自 Norgren L, et al. J Vasc Surg 2007; 45 Suppl S: S5-S67.

表 11–2 GLASS 中的主 – 髂动脉（流入）疾病分期
I	髂总和（或）髂外动脉狭窄，髂总或髂外动脉（非两者）慢性完全闭塞，肾下主动脉狭窄；这些病变任何组合
II	• 主动脉慢性完全闭塞；髂总和髂外动脉慢性完全闭塞；严重弥漫性疾病和（或）小直径（6mm）的髂总和髂外动脉；伴有动脉瘤疾病；AI 系统中严重的弥漫性支架内再狭窄 • 修饰因素：A. 没有明显的 CFA 病变；B. 显著的 CFA 病变（＞50% 狭窄）

AI. 主 – 髂动脉；CFA. 股总动脉

引自 Conte MS, et al.Eur J Vasc Endovasc Surg 2019;58(1S):S1-S109.e33.

髂动脉疾病的一线治疗方式，包括 TASC II C 型和 D 型病变 [9, 12]。在符合临床条件的患者中，对于复杂病例和血管内治疗失败病例来说，外科手术（如主 – 双股动脉搭桥术）的应用则会受到限制 [9]；仅在既往有血管内治疗失败的高危患者中才应考虑进行解剖外旁路。

（一）血管内治疗

1. 手术计划

对于主 – 髂动脉阻塞性疾病（aorto-iliac obstructive disease，AIOD）的血管内治疗，手术规划是一个关键点。安全有效的血管内手术治疗程序必须考虑几个因素。超声是一线的诊断手段，可用于主 – 髂动脉狭窄 – 闭塞性病变的鉴别。然而，为了准确识别动脉病变的类型和位置，制订精细的治疗步骤，进一步的检查必不可少。

术前计划的确定往往基于放射成像结果，如 CTA 或 MRI。当临床检查怀疑存在 AIOD 时，CTA 是最常用的影像学检查工具 [2]。

动脉病变的类型［狭窄和（或）闭塞］、受累节段的长度及其位置是术前需要考虑的重要特征。此外，CTA 的术前评估可用于鉴别斑块性质（钙化或软斑），也常被用于制订手术计划。为了达到直接和长期有效的手术结果，并减少局部和全身并发症，所有可能应用的材料和技术，必须根据这些影像学参数为具体操作进行精准的个性化设计。

如果 CTA 显示 AIOD 累及股总动脉（common femoral artery，CFA），引起严重狭窄或闭塞，则应考虑将杂交手术作为一线治疗方法。大量文献已经报道了采用动脉内膜剥脱术和主 – 髂动脉采用血管内治疗，对于 CFA 进行手术治疗，并且显示出杂交手术良好的中长期结果 [13, 14]。

2. 穿刺入路

根据阻塞性病变的解剖结构、病变的定位和手术用导引鞘的尺寸，可以从不同的入路部位进行 AIOD 的血管内治疗，包括经皮入路或手术切开。AIOD 可以通过双股动脉入路（对侧和同侧）和肱动脉入路（通常选左肱动脉）进行血管内治疗。不同入路都有其存在潜在的并发症和优势，而入路选择对于获得技术成功和降低局部并发症至关重要。

同侧股动脉入路在整个病变中可提供最佳的导管、导丝控制和透视的可追踪性，常用于治疗累及 CIA 和 EIA 的广泛性 AIOD 的治疗。该方法的一个明显限制是当 PAD 累及远端 EIA 时，放置鞘管的工作空间小于 2～3cm。

对侧股动脉入路可用于治疗 AIOD，尤其是当病变位于 CIA 的中部或远端或 EIA 时。当病变累及 CIA 起始时，很难从对侧入路进入 CIA 头端，在这些情况下应首选同侧入路或肱动脉入路。如果患者的主动脉分叉角度过小，那么在对侧髂动脉上使用导引鞘进行翻山操作可能具有一定挑战性，有时甚至难以进行翻山操作；这在手术计划中也是应考虑到的因素。

在超过 95% 的外周介入手术中，经股动脉入路是首选的入路部位。在一项涉及 15 000 多例患者的大型登记研究中，经皮股动脉入路的出血率为 3.9%[15]，而其他并发症（如假性动脉瘤）的发生率为 2.9%～3.8%[16, 17]。

经皮股动脉入路的禁忌证包括：CFA 狭窄或

闭塞、CFA 假性动脉瘤或真性动脉瘤或 CFA 上存在旁路吻合。在所有这些情况下，建议进行腹股沟切开操作。

经皮肱动脉入路可能是治疗 AIOD 的有效选择，在整个病变治疗中具有良好的可追踪性，并从顺行入路对病变进行有利的超选。即使有这些优点，这种方法也会受到所用材料的长度和手术所需的鞘管尺寸的限制。经皮肱动脉入路引起的并发症发生率在文献中报道为 3.8%，其中 1.5% 的穿刺入路假性动脉瘤可能需要治疗[18]。据文献报道，经皮肱动脉入路出血并发症的发生率为 1.9%～2.4%[15, 18]。

Bhardwaj 等报道了主–髂动脉手术和非股动脉入路是外周干预中出血的独立危险因素，因此，在制订手术方案时都应考虑[15]。

穿刺时，可以通过 X 线引导或超声引导来进行操作，后一种技术似乎更易、更快，应该被视为首选[16]。

如果手术需要 >6F 的鞘管，建议在肱动脉处进行外科切开穿刺。如果上肢存在用于透析的动静脉瘘，则应制订其他的穿刺计划。

3. 材料

多年来已经开发了几种治疗 AIOD 的材料。通常 0.035 英寸（约 0.89mm）导丝平台最常用于治疗 AIOD，但也可以使用 0.018 英寸（约 0.46mm）导丝来通过病变。在 AIOD 治疗中，经皮腔内血管成形术（percutaneous transluminal angioplasty，PTA）已完全被支架成形术取代，以取得更高的通畅率，并降低再狭窄和远端栓塞的发生率[19]。与材料最相关的选择是支架的选择。

我们提供了支架分类，便于更好地了解不同器材的特性。

金属裸支架（bare metal stent，BMS）：用于治疗 AIOD 的经典钢或镍钛合金支架。在这一系列支架中，我们需要认识两种不同类型的 BMS，即自膨胀 BMS（selfexpandable BMS，SE-BMS）和球囊扩张 BMS（balloon-expandable BMS，BE-BMS）。SE-BMS 通常更具有灵活性，径向力较小，

常用于治疗髂外动脉，因为该段动脉段的相对柔顺。关于这些支架的一个重要考虑因素是释放阶段。根据设备特性，释放支架既可以通过回拉操作也可以通过逐渐释放来完成。SE-BMS 在释放过程中存在前跳现象，从而可能存在定位不准确的缺点。BE-BMS 往往比 SE-BMS 支撑力更强，尤其适用于严重钙化病变。这种支架适合于 CIA 病变。在释放过程中，BE-BMS 定位更加准确。BE-BMS 应始终在保护套保护下进行推进，以防止支架与球囊断开的风险。

尽管这些支架具有不同的特点，但目前唯一的一个随机对照试验（randomized controlled trial，RCT）比较了主–髂动脉病变者中 SE-BMS 和 BE-BMS 的区别，显示前者在通畅性方面更具优势，在保肢率和并发症发生率上没有差异[20]。尽管如此，但在我们的经验中，应该首选 BE-BMS 来处理 CIA 病变中的严重钙化病变。

覆膜支架（covered stent，CS）：这一类支架是由镍钛合金结构成分组成的内移植物，上面覆盖有 PTFE 或 ePTFE 涂层。和 BMS 一样，CS 也分为 SE-CS 和 BE-CS。CS 通常用于长病变，能够预防 BMS 的远端栓塞。在 COBEST 试验中，CS 在中长期随访的通畅率方面表现优于 BMS，尤其是对于 TASC C 型和 D 型病变，但是在保肢率方面两者没有差异[21]。因此，CS 应该是 AIOD 的首选材料，尤其对于 TASC C 型和 D 型病变。对于 TASC A 型和 B 型病变，BMS 表现良好且持久，也比 CS 具有明显的经济效益优势。为了治疗合并腹主动脉瘤[22]或严重动脉粥样硬化导致远端栓塞的 TASC Ⅱ D 型主–髂动脉病变（图 11–1），还建议同期应用主–髂主动脉覆膜支架。应根据病变解剖结构、操作者的经验和手术成本选择合适的材料。

（二）血管内治疗示例

1. 孤立主动脉病变

孤立主动脉狭窄或闭塞（isolated aortic stenosis or occlusion，IASO）相对少见，但是在过去的 20 年中，有文献报道 IASO 的血管

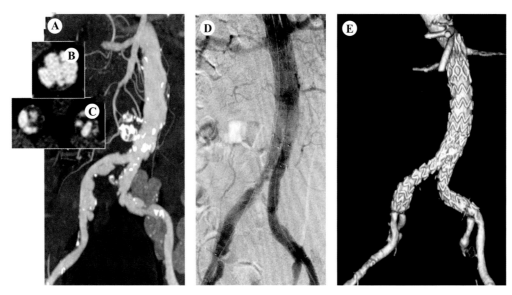

▲ 图 11-1　弥漫性主－髂动脉粥样硬化导致远端栓塞，采用主－髂动脉覆膜支架治疗

A. 术前 CTA 的最大密度影像；B 和 C. CTA 的轴位像显示主动脉和髂总动脉的严重动脉粥样硬化；D. 主－髂动脉覆膜支架释放后血管造影；E. 1 个月 3D-CTA 重建

内治疗。在这一类病变中，血管内治疗安全可行，并且在一些病例中表现出外科治疗的优势。在 IASO 中，支架置入比 PTA 临床结果表现更好，原因有二：①单独 PTA 后残余狭窄的减少；② PTA 后常需补救支架治疗远端肾下主动脉的残余夹层[23]。对于采用 SE-BMS 和 BE-BMS 的 IASO 治疗，在 40 个月的随访中，其一期通畅率为 80%，一期辅助通畅率为 95%[24]。此外，CS 已用于 IASO 的治疗，22 个月时的一期通畅率为 100%[25]。IASO 可以从肱动脉或股动脉入路操作。IASO 治疗期间的一个重要问题是内脏血管的保存，特别是肾动脉，如果涉及近肾主动脉，则需要用导丝保护。据报道，虽然此类技术死亡率为 2%，但其主要并发症（如出血或限流夹层）发生率则在 1.9%～11.7%[24, 26]。此时，往往必须进行及时补救程序或及时转为开放手术（如果可行），从而降低与手术相关的死亡率。因此，必须针对每种可能情况制订准确手术操作步骤。

如今，IASO 主要采用 CS 治疗，以降低出血、主动脉夹层和远端栓塞的风险。

2. 髂动脉病变

孤立性髂动脉狭窄或闭塞的血管内治疗已被广泛接受，现在被认为是治疗 TASC A 型和 B 型病变的一线方法。"腔内优先"方法适用于高危患者，也适用于进展的 TASC C 型和 D 型病变[9, 12]。腔内技术的长期结果是可靠的，5 年一期和二期通畅率分别为 71.4% 和 82.5%，总体并发症发生率为 13%。在所有并发症中，动脉破裂占 2.4%，限流性夹层占 3.6%。

考虑到这些潜在危及肢体和生命并发症的发生率，外科医生应时刻准备好进行血管内急救手术或在可行的情况下转为开放手术。

血管内治疗的优势在于相对于开放手术可显著缩短住院时间，并且两种技术在保肢率方面没有显著差异[27]。

在最近一项比较血管内治疗和外科治疗 AIOD 的 Meta 分析中，两组之间的 30 天死亡率存在差异[27]，该结果可能是由于因为外科手术组比血管内治疗组的年龄较小，但是重点是血管内治疗不会显著减少围术期死亡率。

这种类型的动脉病变可以同时使用 BE-BMS 和 SE-BMS 进行治疗，结果也有差异。通常更倾向于 BE-BMS 用于髂总动脉的严重钙化病变，SE-BMS 用于累及髂外动脉的狭窄（图 11-2）。

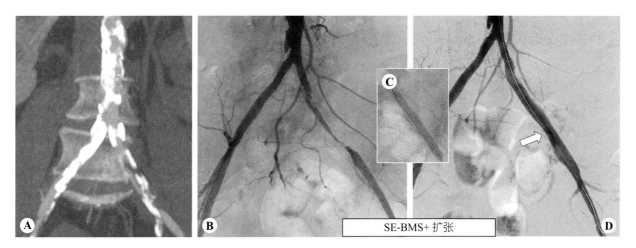

▲ 图 11-2　SE-BMS 治疗左髂总动脉和髂外动脉狭窄病变（TASC Ⅱ B 型病变）

A. 术前 CTA 的最大密度影像；B. 血管造影显示左髂总动脉（无开口受累）和髂外动脉近端部分的长狭窄；C. 狭窄预扩张；D. SE-BMS 在左髂总动脉和髂外动脉释放后血管造影，髂内动脉通畅（白箭）。TASC. 泛大西洋协作组共识；SE-BMS. 自膨胀金属裸支架

在 TASC C 型和 D 型病变进展的情况下，我们更倾向于使用 BE-CS 来提高一期通畅率，并降低由于动脉壁损伤导致的远端栓塞和出血风险。如果必须放置多个支架，可以同时进行点状支架和全程覆膜支架，但没有明确证据表明哪种技术是最佳解决方案。

3. 对吻支架技术

AIOD 的对吻支架技术包括在两个 CIA 病变中同时释放支架，并在远端肾下主动脉重叠。当 CIA 开口受累为双侧（图 11-3）或单侧（图 11-4）时，可应用该技术；在后一种情况下，该技术可以保护未患病的 CIA 免受斑块逃逸，从而避免动脉狭窄或闭塞。据研究发现，显示在通畅率和保肢率方面，与主 - 双股动脉搭桥相比，对吻支架显示出了相似的结果，并显著降低围术期并发症发生率[28]。因此，应考虑将对吻支架作为累及 CIA 开口病变的 AIOD 患者的一线治疗方案。

该操作需要两个动脉入路，并且必须在术前计划好入路的选择。操作者必须考虑到，对于通过腘动脉进行的对吻支架，SE-BMS 的应用可能具有挑战性且定位不精准。因此，我们更喜欢 BE-BMS 或 BE-CS 来使用进行对吻技术。

4. 主 - 髂动脉分叉病变的覆膜支架治疗

2013 年文献首次报道了主动脉分叉处覆膜血管内重建（covered endovascular reconstruction of aortic bifurcation，CERAB）技术[29]，被认为是对吻支架技术的一种演变。该技术被设想用于治疗累及肾下主动脉远端和髂动脉的复杂 AIOD。CERAB 需要双侧经皮或切开进入股动脉。一旦通过腔内或在内膜下通过病变，12mm BE-CS 在远端主动脉中释放，并在近端部分张开至 16mm。随后，两个 8mm BE-CS 被释放于主动脉支架的近端铆钉区和 CIA 的远端铆钉区[25, 29]。这项技术扩大了在严重长段 AIOD 病例中进行血管内治疗的可能性，技术成功率为 95%，3 年一期通畅率为 80%[30]。该手术的优点是可以安全地通过腔内和内膜下方法来治疗长段病变，因为 CS 远端栓塞的风险低，并有助于避免动脉壁损伤引起的大出血。如果 AIOD 广泛累及肾动脉旁的肾下主动脉，CERAB 的可行性则是有限的。据新技术报道，如 chimney-CERAB（Ch-CERAB），以延长完全肾下主动脉闭塞病例的血管内治疗，也取得了良好的效果[31]。然而，Ch-CERAB 技术要求高，现有文献较少[31]。推荐 Ch-CERAB 在病例丰富的大中心进行严格的选择和治疗。此外，还提出

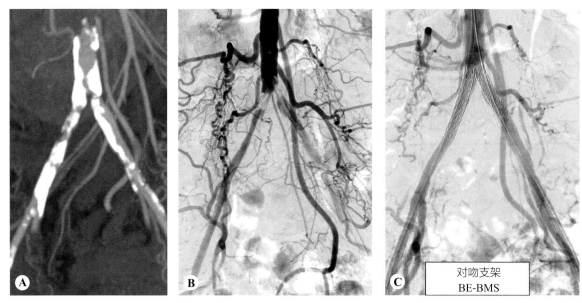

▲ 图 11-3 对吻支架技术（BE-BMS）治疗的双髂总动脉闭塞（TASC Ⅱ C 型病变）

A. 术前 CTA 的最大密度影响；B. 血管造影显示双髂总动脉闭塞并累及开口；C. 双侧 BE-BMS 在主和髂动脉（对吻支架技术）释放后血管造影。TASC. 泛大西洋协作组共识；SE-BMS. 自膨胀金属裸支架

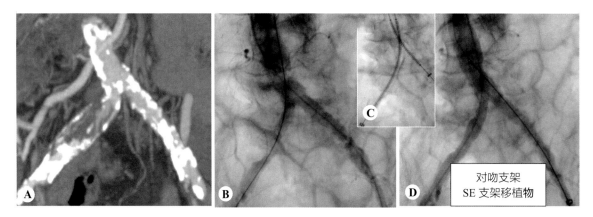

▲ 图 11-4 对吻支架技术（SE 支架移植物）治疗右髂总动脉狭窄合并扩张病变（TASC Ⅱ A 型病变）

A. 术前 CTA 的最大密度影像；B. 血管造影显示右髂总动脉狭窄，累及开口，导丝通过狭窄处；C. 根据对吻支架技术将 SE 支架移植物在两双动脉轴定位；D. 血管造影显示支架移植物释放后右髂动脉狭窄消失。TASC. 泛大西洋协作组共识；SE. 自膨胀

了一种改进的手术（Y 导丝配置技术）用于治疗主 - 髂动脉闭塞性疾病[32]。

5. 杂交手术

当 AIOD 严重狭窄或闭塞累及 CFA 时，有些因素可能会限制传统的血管内治疗的实施。根据 TASC Ⅱ 分型[5]，这些类型的病变为 TASC C 型和 D 型，因而应该采取外科手术处理 CFA 狭窄或闭塞病变[2]，原因如下：①CFA 是高活动区域，支架断裂和闭塞风险高；② CFA 的动脉粥样硬化病变常钙化严重，难以扩张；③跨股动脉分叉处放置支架（BMS 或 CS）可能导致 PFA 闭塞。由于 CFA 病变是严格需要外科治疗的区域，而对应的髂动脉病变的最佳选择是血管内治疗，因此采用杂交手术处理这些复杂病变；通过动脉内膜切除术（CFA with endoarterectomy，CFE）对 CFA 进行手术治疗，并通过血管内治疗在重建的 CFA

上进行髂动脉病变的血管内治疗（图 11–5）。关于这一手术过程，必须考虑下列一些技术因素。

- 首先进行 CFE 操作。

- CFE 可以通过外翻或直接成形术和补片修补术进行，效果均良好。

- CFA 重建完成后，就可以直接穿刺 CFA 并跟进导管、导丝进行操作。有的术者[13,33]更喜欢在完成缝合前在直视下将导线置入髂动脉，以降低内膜剥离的风险。

- 在髂动脉扩张性病变的情况下，可以从对侧股动脉或肱动脉入路以顺行方式通过病变。再从 CFA 的手术通道中抓取导丝，并且可以在导丝保护的情况下进行 CFE，这种操作可以提高设备的

可追踪性并降低夹层风险。

由于上述原因，杂交手术被认为是累及 CFA 的 AIOD 患者的首选方法[2]，并且现在是一种广泛使用的手术。在近 5 年的文献中，这种杂交手术的长期通畅率为 85%～90%[33]，技术成功率、通畅率和保肢率与开放手术结果相当，住院时间和 ICU 停留时间减少[14]。随着血管内材料的不断发展，一些经验表明，在杂交手术中，CS 相对于 BMS 更具优势，尤其是对于存在髂动脉扩张病变的患者[13,33]。

6. 术后药物治疗

文献中没有关于 AIOD 血管内治疗后术后药物治疗的具体方案的明确推荐（缺乏 RCT 研究

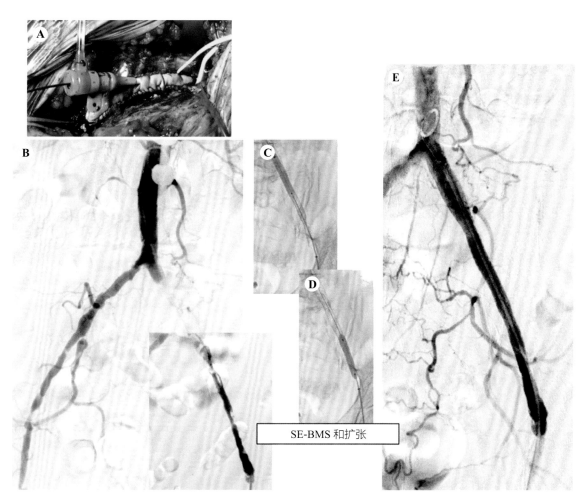

▲ 图 11–5　杂交治疗左髂 – 股动脉段的狭窄闭塞性病变（TASC Ⅱ D 型病变）

A. 股动脉内膜切除术后经牛心包补片置入 6F 穿刺鞘（逆穿）；B. 血管造影显示左髂总 – 髂外动脉闭塞；C 和 D. 左髂动脉放置 3 个 SE-BMS 后的后扩张；E. 血管造影显示左髂动脉通畅。TASC. 泛大西洋协作组共识；SE-BMS. 自膨胀金属裸支架

数据）。根据文献，AIOD 血管内治疗患者的常规术后治疗是 1 个月的双联抗血小板治疗，然后终生接受单一抗血小板治疗[20, 21]。考虑到释放支架的大小、血流通畅率和每位患者的大出血风险，抗血小板治疗应逐渐减少。尽管尚无明确数据，但术后 30 天双联抗血小板治疗似乎是合理选择。据报道，CLTI 患者（Rutherford 5 级和 6 级）术后每天使用一次低分子肝素的方案也具有一定优势[34]。

（三）外科手术治疗

长期以来，开放外科手术一直是治疗扩张性和钙化性 AIOD 的首选方法。尽管这些类型的手术在通畅性方面具有出色的结果，但它们的特点是围术期并发症和死亡率相当高，因此，具有相对严格的手术适应证[9, 12]。

1. 主 –（双）髂动脉旁路 / 髂动脉旁路

经腹腔外科搭桥手术的解剖指征是绕过动脉闭塞段，在动脉闭塞近远端相对健康动脉段进行近端和远端吻合。主 –（双）髂动脉或髂 – 髂动脉旁路之间的选择取决于闭塞性疾病的范围。在大多数情况下，主 – 髂动脉旁路是双侧的，因为主动脉和双髂动脉通路常常同时受累及。

为了到达远端腹主动脉的近端阻断区，首选经腹膜开腹方法。在单侧髂动脉病变的情况下，腹膜外入路可以确保控制髂动脉从起点到腹股沟韧带段。

髂动脉移植物的隧道准备是一个非常重要的问题。移植物必须按照自体动脉走行放置。对于左髂动脉，重要的是通过切开腹膜通过 meso-sigma 隧道，此时髂静脉损伤的风险不容忽视。在 EIA 中计划远端吻合时，必须避免引起血管夹层、移植物隧道和移植物压迫输尿管造成输尿管损伤。在髂外动脉中，应首选端 – 侧技术来保护 IIA 循环，否则应进行 IIA 直接血供重建。

在 5 年的随访中，髂动脉桥的一期通畅率为 85%，手术死亡率为 2.7%，低于报道的主 – 双股动脉搭桥手术死亡率（4.1%），而移植物感染率为 0.4%[35]。旁路的一期通畅率受患者临床表现的强烈影响，间歇性跛行患者 5 年一期通畅率为 90.8%，而 CLTI 患者 5 年的一期通畅率下降至 74.1%（P=0.0001）[35]。

2. 主 – 双股动脉搭桥

目前，主 – 双股搭桥术仅用于患有广泛 AIOD 或既往髂动脉血管内血供重建失败的年轻患者[12]。主 – 双股动脉搭桥常采用腹正中切口经腹膜入路（图 11-6）。与血管内手术一样，近肾主动脉的受累可能代表肾栓塞的潜在风险。在这些情况下，需要进行肾上主动脉交叉阻断。肾上主动脉交叉阻断后，可以在腹主动脉的近肾段纵向切开腹主动脉，去除血管内的血栓物质，随后可以进行动脉的直接缝合，可以阻断钳移至肾下段阻断，并可以在肾下主动脉的中部进行近端吻合（图 11-7）。吻合可以采用端 – 端方式或端 – 侧方式，前一种技术可以更好地覆盖主动脉壁和腹膜后组织。

移植物应在腹股沟韧带下通过，遵循人体动脉自然走行路径。如果 CFA 出现严重狭窄或闭塞，应进行动脉内膜切除和生物补片血管成形术，以获得可靠的远端吻合部位。

外科手术（open surgery，OS）已被广泛报道为治疗中低手术风险 AIOD 患者的有效选择。最近的一项 Meta 分析中，对超过 4000 例长期随访患者的血管内治疗（endovascular，EV）和 OS 治疗 AIOD 的结果进行了比较，两者在围术期死亡率（P=0.242）和围术期移植物血栓形成（P=0.686）方面无明显差异。然而，血管内治疗与术后住院时间（P=0.025）、术后心脏（P=0.048）、呼吸系统（P=0.0002）和肠道（P=0.028）并发症的显著减少相关[27]。另外，OS 显示出更好的一期通畅率（P=0.0002）和更好的长期总生存率（P=0.01），其二次干预率也明显减少[27]。

总之，每个操作手术都必须根据患者的临床风险、治疗意愿和病变解剖特点进行选择。对于患有广泛 AIOD 或既往血管内重建失败的年轻患者，OS 仍然是一项有效选择，其中 EV 手术只能提供极其复杂的技术和高经济成本的解决方案。

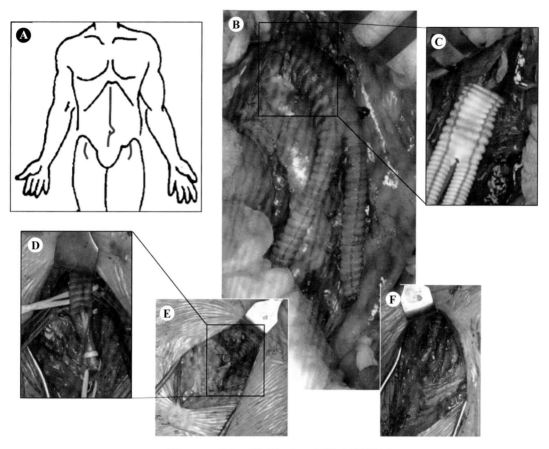

▲ 图 11-6　人工（涤纶）主 − 双股动脉搭桥术

A. 皮肤切口（红线）；B. 搭桥的腹部部分；C. 肾下主动脉和移植物之间的端 – 端吻合；D. 移植物和股总动脉之间的端 – 侧吻合；E. 移植物和右股总动脉之间的右侧远端吻合；F. 移植物和左股总动脉之间的左侧远端吻合

3. 解剖外血供重建：股 – 股动脉搭桥

在 CIA 或 EIA 广泛单侧闭塞的情况下进行耻骨上股 – 股动脉搭桥（femoro-femoral cross-over bypass，FFCB）。对于既往血管内治疗失败且手术治疗风险高的患者（如髂动脉搭桥术），建议作为一种治疗选择。

FFCB 需要仔细评估供体髂轴，以避免供体髂轴闭塞或供肢下肢发生严重缺血（窃血综合征）。根据患者的特点，FFCB 可以使用 PTFE 移植物、涤纶移植物或自体静脉进行。旁路应具有倒 C 形或柔 S 形，以避免移植物在隧道中扭曲，其中隧道建立在耻骨上的皮下。

FFCB 显示出与髂动脉搭桥一致的结果，文献报道其 5 年一期和二期通畅率分别在 49%～89% 和 68%～93%[36]，并且围术期并发症和长期并发症发生率降低[37]。FFCB 最严重的并发症是移植物感染，文献报道的发生率为 0.9%～6.2%，一旦发生往往可能危及肢体和生命[36]。一旦发生感染，必须切除搭桥血管，如果可能，建议用生物材料替代人工血管以避免发生 CLTI。

总之，FFCB 是急诊患者或急症病例的一个很好的选择，可以快速有效地进行血供重建，同时减少围术期并发症和死亡率。因此，FFCB 适应于严格选择的 CLTI、标准外科搭桥手术风险高、不适合血管内血供重建或紧急 / 急诊情况下的患者。而在 Rutherford 3 级患者中，并发症的风险并不能与手术的获益相匹配。

4. 解剖外血供重建：腋 – 股动脉搭桥术

对于具有 FFCB 禁忌证的双侧髂动脉闭塞或单侧髂动脉闭塞的重度 AIOD 高危患者来说，

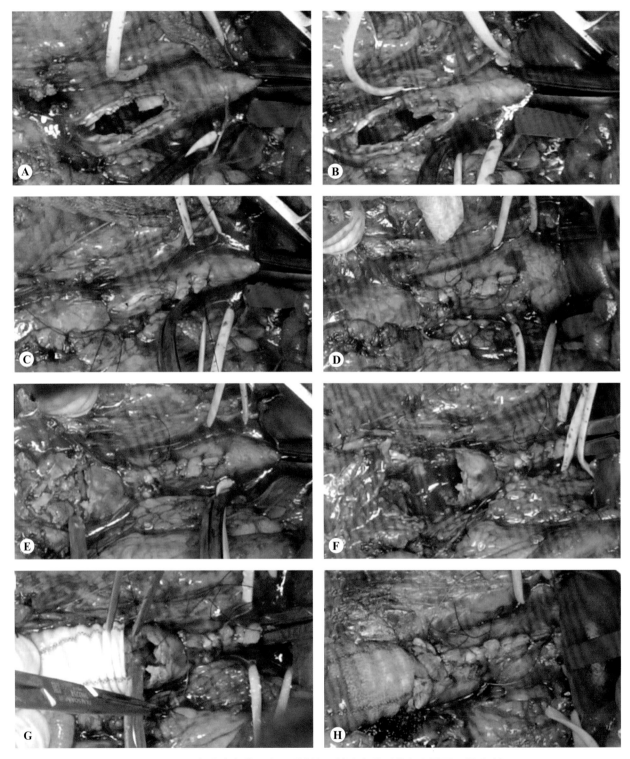

▲ 图 11-7 主动脉内膜切除和近端端 - 端吻合术（黄色血管环：肾动脉）

A. 肾下主动脉阻断和纵向动脉切开；B. 去除主动脉腔内的血栓物质；C. 直接缝合动脉；D. 肾上腺主动脉阻断移除；E. 主动脉内血栓横断；F. 去除血栓物质并阻断肾下主动脉；G. 缝合肾下主动脉和涤纶移植物之间的近端吻合；H. 近端吻合

腋 - 股动脉搭桥术（axillo-femoral bypass，AFB）和腋 - 双股动脉搭桥术（axillo-bifemoral bypass，AbFB）是手术血供重建的替代选择。

AFB 和 AbFB 技术要求较高，必须考虑若干技术因素才能获得高的技术成功并降低围术期并发症率和死亡率。

近端吻合通常在腋动脉水平以端 - 侧方式进行。吻合部位应在腋动脉的第一部分（锁骨下入路）或第二部分（胸三角入路）。腋动脉的近端部分比远端部分更稳定，从而降低了由于上肢外展引起的吻合口损伤的风险。

应使用长而直的隧道装置建立皮下隧道。隧道应穿过胸大肌下方，再经皮下朝向腋后动脉线；然后，隧道应下行保持在髂前上棘的内侧。如果可能，应避免反向切口以降低移植物感染风险，因此 AFB 和 AbFB 使用专用的肝素涂层 PTFE 移植物或涤纶移植物进行。

最近文献将 AFB 与主 - 股动脉搭桥术和 FFCB 进行了比较，显示出较高的围术期并发症

率、长期死亡率、随访发现不良肢体事件风险增高[37]。

至于 FFCB，AFB 可能具有更高的移植物感染风险，潜在危及肢体和生命的并发症发生率，此类手术后移植物感染率为 8%[38]。

总之，AFB 或 AbFB 具有比 FFCB 或经典血供重建术更低的通畅率，以及更高的围术期并发症、移植物感染率及长期死亡率风险。由于上述原因，这种类型的手术适合于标准手术风险高的患者，以及不适合血管内治疗，也不符合 FFCB 条件的患者。在这些特定的 CLTI 患者中，建议将 AFB 和 AbFB 作为保肢的最后手术选择。

5. 药物治疗

目前关于手术血供重建后的最佳药物治疗尚无报道，也没有关于这个特定主题的随机对照试验。在这些手术治疗之后，必须进行单一的抗血小板治疗，进一步的治疗（如双联抗血小板治疗或抗凝治疗）应针对每位患者合理选择，以平衡药物治疗的获益和大出血风险。

参考文献

[1] Neisen MJ. Endovascular management of aortoiliac occlusive disease. Semin Intervent Radiol 2009;26(4):296-302. Available from: https://doi.org/10.1055/s-0029-1242199.

[2] Rogers L, Schanzer A, Schneider P, Taylor S, De Ceniga MV, Veller M, et al. Global vascular guidelines on the management of chronic limb-threatening ischemia. Eur J Vasc Endovasc Surg 2019;58(1):S1-109. Available from: https://doi.org/10.1016/j. ejvs.2019.05.006 e33.

[3] Leriche R, Morel A. The syndrome of thrombotic obliteration of the aortic bifurcation. Ann Surg 1948;127(2):193-206. Available from: https://doi.org/10.1097/00000658-194802000-00001.

[4] Criqui MH, Rudan D, Rudan I, Aboyans V, Denenberg JO, McDermott MM, et al. Comparison of global estimates of prevalence and risk factors for peripheral artery disease in 2000 and 2010: a systematic review and analysis. Lancet 2013; 382(9901):1329-40. Available from: https://doi. org/10.1016/S0140-6736(13)61249-0.

[5] Norgren L, Hiatt WR, Dormandy JA, Nehler MR, Harris KA, Fowkes FGR. Inter-society consensus for the management of peripheral arterial disease (TASC II). J Vasc Surg 2007;45(1): S567. Available from: https://doi.org/10.1016/ j.jvs.2006.12.037.

[6] Diehm N, Shang A, Silvestro A, Do DD, Dick F, Schmidli J, et al. Association of cardiovascular risk factors with pattern of lower limb atherosclerosis in 2659 patients undergoing angioplasty. Eur J Vasc Endovasc Surg 2006;31(1):59-63. Available from: https:// doi.org/10.1016/j.ejvs.2005.09.006.

[7] Bucci F, Fiengo L, Hamati S, Plagnol P. Abdominal aortic occlusion of young adults. Interact Cardiovasc Thorac Surg 2012; 14(1):99-101. Available from: https://doi.org/10.1093/ icvts/ivr022.

[8] Wooten C, Hayat M, Du Plessis M, Cesmebasi A, Koesterer M, Daly KP, et al. Anatomical significance in aortoiliac occlusive disease. Clin Anat 2014;27(8):1264-74. Available from: https://doi.org/10.1002/c.22444.

[9] Peinetti F. Patologia ostruttiva cronica aorto-iliaca e delle arterie degli arti inferiori. Ital J Vasc Endovasc Surg 2015;22:25-68.

[10] Bedenis R, Stewart M, Cleanthis M, Robless P, Mikhailidis DP, Stansby G. Cilostazol for intermittent claudication. Cochrane Database Syst Rev 2014;2014(10). Available from: https://doi.org/10.1002/14651858.CD003748.pub4.

[11] Schanzer A, Sidawy AN, Clair DG, Geraghty PJ, McKinsey JF, Mills JL, et al. Society for vascular surgery practice guidelines for atherosclerotic occlusive disease of the lower

extremities: management of asymptomatic disease and claudication. J Vasc Surg 2015;61(3):2-41S. Available from: https://doi.org/10.1016/j. jvs.2014.12.009 e1.

[12] Vega de Ceniga M, Vermassen F, Verzini F, Chakfe N, Debus S, Hinchliffe R, et al. Editor's choice—2017 ESC guidelines on the diagnosis and treatment of peripheral arterial diseases, in collaboration with the European Society for Vascular Surgery (ESVS). Eur J Vasc Endovasc Surg 2018;55(3):305-68. Available from: https://doi.org/10.1016/j.ejvs.2017.07.018.

[13] Maitrias P, Deltombe G, Molin V, Reix T. Iliofemoral endarterectomy associated with systematic iliac stent grafting for the treatment of severe iliofemoral occlusive disease. J Vasc Surg 2017; 65(2):406-13. Available from: https://doi.org/10.1016/j. jvs.2016.07.130.

[14] Piazza M, Ricotta JJ, Bower TC, Kalra M, Duncan AA, Cha S, et al. Iliac artery stenting combined with open femoral endarterectomy is as effective as open surgical reconstruction for severe iliac and common femoral occlusive disease. J Vasc Surg 2011;54(2):402-11. Available from: https://doi.org/10.1016/j.jvs.2011.01.027.

[15] Bhardwaj B, Spertus JH, Kennedy KF, Schuyler Jones W, Safley D, Tsai TT, et al. Bleeding complications in lower-extremity peripheral vascular interventions. JACC Cardiovasc Interv 2019;12:1140-9. Available from: https://doi.org/10.1016/j.jcin.2019.03.012.

[16] Stone PA, Campbell JE, AbuRahma AF. Femoral pseudoaneurysms after percutaneous access. J Vasc Surg 2014;60(5):1359-66. Available from: https://doi.org/10.1016/j.jvs.2014.07.035.

[17] Hirano Y. Diagnosis of vascular complications at the puncture site after cardiac catheterization. J Cardiol 2004;43(6):259-65.

[18] Franz RW, Tanga CF, Herrmann JW. Treatment of peripheral arterial disease via percutaneous brachial artery access. J Vasc Surg 2017;66(2):461-5. Available from: https://doi.org/10.1016/j. jvs.2017.01.050.

[19] Goode SD, Cleveland TJ, Gaines PA. Randomized clinical trial of stents vs angioplasty for the treatment of iliac artery occlusions (STAG trial). Br J Surg 2013;100(9):1148-53. Available from: https://doi.org/10.1002/bjs.9197.

[20] Thomas N, Ragnar G, Harald B, Sebastian S, Klaus B, Wulf I, et al. Self-expanding vs balloon-expandable stents for iliac artery occlusive disease. JACC Cardiovasc Interv 2017;1694-704. Available from: https://doi.org/10.1016/j.jcin.2017.05.015.

[21] Anderson J, Dubenec S, Neale M, Puttaswamy V, Fletcher J, Altaf N, et al. Durability of the balloon-expandable covered versus bare-metal stents in the Covered versus Balloon Expandable Stent Trial (COBEST) for the treatment of aortoiliac occlusive disease. J Vasc Surg 2016;64(1):83-94. Available from: https://doi.org/10.1016/j.jversus.2016.02.064.

[22] Sirignano P, Mansour W, Capoccia L, Pranteda C, Montelione N, Speziale F. Results of AFX unibody stent-graft implantation in patients with TASC D aortoiliac lesions and coexistent abdominal aortic aneurysms. J Endovasc Ther 2017;24(6):846-51. Available from: https://doi.org/10.1177/1526602817730840.

[23] De Vries JPPM, Van Den Heuvel DAF, Vos JA, Van Den Berg JC, Moll FL. Freedom from secondary interventions to treat stenotic disease after percutaneous transluminal angioplasty of infrarenal aorta: long-term results. J Vasc Surg 2004;39(2):427-31. Available from: https://doi.org/10.1016/j.jversus.2003.08.032.

[24] Schwindt AG, Panuccio G, Donas KP, Ferretto L, Austermann M, Torsello G. Endovascular treatment as first line approach for infrarenal aortic occlusive disease. J Vasc Surg 2011;53(6):1550-e1. Available from: https://doi.org/10.1016/j.jvs.2011.02.007.

[25] Grimme FAB, Goverde PCJM, Verbruggen PJEM, Zeebregts CJ, Reijnen MMPJ. Editor's choice—First results of the covered endovascular reconstruction of the aortic bifurcation (CERAB) technique for aortoiliac occlusive disease. Eur J Vasc Endovasc Surg 2015; 50(5):638-47. Available from: https://doi.org/10.1016/j. ejvs.2015.06.112.

[26] Simons PCG, Nawijn AA, Bruijninckx CMA, Knippenberg B, de Vries EH, van Overhagen H. Long-term results of primary stent placement to treat infrarenal aortic stenosis. Eur J Vasc Endovasc Surg 2006; 32(6):627-33. Available from: https://doi.org/10.1016/j.ejvs.2006. 05.010.

[27] Premaratne S, Newman J, Hobbs S, Garnham A, Wall M. Metaanalysis of direct surgical vs endovascular revascularization for aortoiliac occlusive disease. J Vasc Surg 2020;72(2):726-37. Available from: https://doi.org/10.1016/j.jvs.2019.12.035.

[28] Dorigo W, Piffaretti G, Benedetto F, Tarallo A, Castelli P, Spinelli F, et al. A comparison between aortobifemoral bypass and aortoiliac kissing stents in patients with complex aortoiliac obstructive disease. J Vasc Surg 2017;65(1):99-107. Available from: https://doi.org/10.1016/j.jvs.2016.06.107.

[29] Goverde PCJM, Grimme F a B, Verbruggen PJEM, Reijnen MMPJ. Covered endovascular reconstruction of aortic bifurcation (CERAB) technique: a new approach in treating extensive aortoiliac occlusive disease. J Cardiovasc Surg (Torino) 2013;54(3):383-7.

[30] Taeymans K, Groot Jebbink E, Holewijn S, Martens JM, Versluis M, Goverde PCJM, et al. Three-year outcome of the covered endovascular reconstruction of the aortic bifurcation technique for aortoiliac occlusive disease. J Vasc Surg 2018;67 (5):1438-47. Available from: https://doi.org/10.1016/j.jvs.2017. 09.015.

[31] Dijkstra ML, Goverde PCJM, Holden A, Zeebregts CJ, Reijnen MMPJ. Initial experience with covered endovascular reconstruction of the aortic bifurcation in conjunction with chimney grafts. J Endovasc Ther 2017;24(1):19-24. Available from: https://doi. org/10.1177/1526602816673824.

[32] Kasemi H, Marino M, Dionisi CP, Di Angelo CL, Fadda GF. Seven-year approach evolution of the aortoiliac occlusive disease endovascular treatment. Ann Vascu Surg 2016;30:277-85. Available from: https://doi.org/10.1016/j.avsg.2015.07.016.

[33] Chang RW, Goodney PP, Baek JH, Nolan BW, Rzucidlo EM, Powell RJ. Long-term results of combined common femoral endarterectomy and iliac stenting/stent grafting for occlusive disease. J Vasc Surg 2008;48(2):362-7. Available from: https://doi.org/10.1016/j.jversus.2008.03.042.

[34] No Authors. Efficacy of oral anticoagulants compared with aspirin after infrainguinal bypass surgery (The Dutch Bypass Oral Anticoagulants or Aspirin Study): a randomised trial. Lancet 2000;355:346-51.

[35] Chiu KWH, Davies RSM, Nightingale PG, Bradbury AW, Adam DJ. Review of direct anatomical open surgical management of atherosclerotic aorto-iliac occlusive disease. Eur J Vasc Endovasc Surg 2010;39(4):460-71. Available from: https://doi.org/10.1016/j.ejversus.2009.12.014.

[36] Yuksel A, Cayir MC, Kumtepe G, Velioglu Y, Atli FH, Muduroglu A, et al. An overview and update of femorofemoral crossover bypass surgery as an extra-anatomic bypass procedure. Thorac Cardiovasc Surg 2018;66(3):266-72. Available from: https://doi.org/10.1055/s-0037-1613715.

[37] Saadeddin ZM, Rybin DV, Doros G, Siracuse JJ, Farber A, Eslami MH. Comparison of early and late post-operative outcomes after supra-inguinal bypass for aortoiliac occlusive disease. Eur J Vasc Endovasc Surg 2019;58(4):529-37. Available from: https://doi.org/10.1016/j.ejvs.2019.02.010.

[38] Davidović LB, Mitrić MS, Kostić DM, Maksimović ZV, Cvetković SD, Cinara IS, et al. Aksilobifemoralni bajpas. Srp Arh Za Celok Lek 2004;132(5-6):157-62. Available from: https://doi.org/10.2298/SARH0406157D.

第 12 章　腹主动脉瘤急诊和择期治疗策略

Elective and emergent repair of abdominal aortic aneurysm: selection of open or endovascular strategy

Lazar Davidovic　Igor Koncar　著

杨　林　译

对于现代医学来说，腹主动脉瘤（AAA）必须进行干预治疗。血管外科医生将面临两个具有挑战性的抉择：如何及何时治疗无症状 AAA？传统开放修复（open repair，OR）手术已经有约 70 年了，而且其长期结果在近几十年来也得到了显著改善。主动脉腔内修复术（endovascular aneurysm repair，EVAR）是 30 年前发明的一种微创治疗方法，近几十年来，其在可行性和耐用性结果方面一直在改进。如果没有及时和适当地治疗，可能会发生 AAA 破裂（rupture AAA，rAAA），从而对人体的多个器官、系统造成毁灭性破坏，经常导致死亡。由于其紧迫性，rAAA的治疗额外具有挑战性，也就是这些挑战性决定了其治疗方式的策略和选择。获得最佳结果的关键可能是提供 OR 和 EVAR 这两种选择，以及谨慎选择治疗策略。本章将介绍对破裂和择期 AAA 的开放及血管内修复的最新循证医学数据。

一、腹主动脉瘤的择期治疗

治疗注意事项

1. 适用于腔内修复的退行性腹主动脉瘤

AAA 的最常见形式包括退行性病变类型。如果 EVAR 可行，是否应该进行？具有争议的是对

年轻退行性 AAA 患者的治疗决策[1]。EVAR 的长期结果仍存在争议，尤其是在 EVAR1 试验中对患者随访 15 年之后，发现 EVAR 组患者动脉瘤相关的死亡率和再干预率更为常见[2]。如果"年轻"是预期寿命较长的代名词，那么患有 AAA和多种合并症的患者无论年龄大小都不应被认为是"年轻"的。因此，年龄不应是唯一的决策因素。对于预期寿命较长的患者，首选更持久的治疗方式。预期寿命而非年龄，也是 ESVS 指南中采用的决定性因素，其中应将 OR 视为预期寿命较长患者的首选治疗方式[3]。最新的 Meta 分析发现，EVAR 手术显著降低了住院死亡率[4]。然而，在高级别的医院和手术量较大的中心，结合仔细的术前选择和患者准备，可以保证 AAA 手术后的围术期死亡率非常低（约 1.0%）[5]。在我们中心，OR 是首选治疗方案，尤其是对 65 岁以下的患者，而 EVAR 可被考虑用于具有合适解剖结构的高危患者。相反，预期寿命较短的患者可能受益于 EVAR 而不是 OR，特别是当他们的手术风险高于平均水平时[3, 4]。

2. 不良解剖的退行性腹主动脉瘤

AAA 的累及范围是手术复杂性、结果和预后的决定因素之一。它可通过动脉瘤颈部、体

部和髂动脉及其直径、长度、角度、钙化和血栓形成进行评估。动脉瘤颈是最重要的解剖学参数之一。具有不良瘤颈或近肾腹 AAA（juxta renal AAA，JAAA）的治疗选择包括开窗 EVAR（fenestrated EVAR，F-EVAR）、烟囱式 EVAR（chimney EVAR，Ch-EVAR）、内锚定 EVAR 和 OR。一方面，每个选项都需要经验、专业知识、设备和一定手术例数，但是这些目前都比较匮乏[6]。然而，另一方面，研究结果支持此类策略，因为 JAAA 患者的 OR（3.4%）、FEVAR（2.4%）和 Ch-EVAR（5.3%）的 30 天死亡率没有差异[7]。最后，在适合开放手术的患者中，JAAA 的 OR 治疗结果更持久，并且在移植物通畅性和肾功能保护方面具有可接受的手术风险[8]。肾下 AAA 的一种不太复杂且更广泛使用的程序是标准 EVAR；然而，由于颈部或髂部路径不良，肾

下 AAA 符合标准 EVAR 的男性为 65%，女性为 40%[9]。随着技术和经验的改进，差异率也在发生变化，但白种人和亚洲 AAA 患者之间仍存在差异[10]。除了瘤颈的长度外，其明显的角度、形状、直径及血栓和严重钙化的存在，都可能限制标准 EVAR 的应用[11-13]。最近发表的 Delphi 共识文件定义了 EVAR 可行性的五个主动脉不良瘤颈标准和阈值（主动脉颈直径＞32mm、主动脉颈角度＞75°、主动脉颈长度＜10mm、环周钙化至少 50%、圆锥形瘤颈）[14]。作者还限定了患者的分类：标准 EVAR 可行患者；由于解剖条件限制，EVAR 不是首选；由于中等失败风险，不建议 EVAR；由于高风险不建议 EVAR，最后不适用 EVAR[14]（图 12-1）。

髂动脉严重迂曲和直径较小是 EVAR 的解剖学限制因素。由于成角、狭窄病变和钙化很

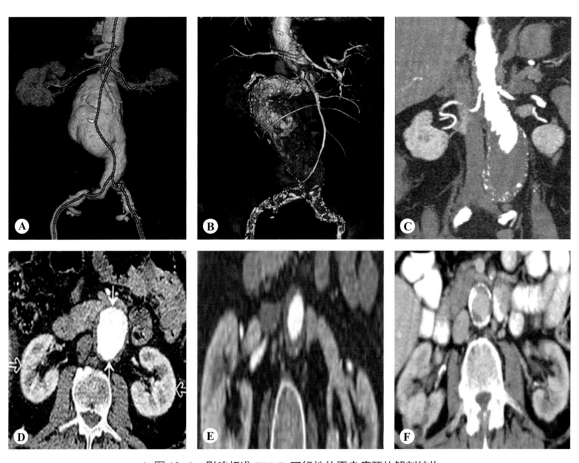

▲ 图 12-1　影响标准 EVAR 可行性的不良瘤颈的解剖结构

A. 长度＜10mm；B. 成角＞75°；C. 圆锥瘤颈；D. 宽度＞32mm；E. 环状血栓；F. 环状钙化。EVAR. 主动脉腔内修复术

常见，因此对这些特征的评估要复杂得多且难以分层。解剖严重程度分级（anatomic severity grading，ASG）评分等评分系统可能有助于改善患者选择[15]（图 12-2）。

3. 炎性腹主动脉瘤

炎性 AAA（inflammatory AAA，iAAA）的发生率介于 4%～7%[16]。由于该疾病在指南中的推荐强度不同，所以缺乏经验和文献数据[3, 17]。与常规 AAA 的倾向评分匹配组相比，iAAA 的 OR 治疗更具有挑战性[18]。除了更长的住院时间和 ICU 停留时间外，iAAA 患者术中邻近器官损伤更多发，导致围术期死亡率增加。从长远来看，应评估主动脉移植物感染的发生率[18]。血管内修复术 1 年总体死亡率表现更好，但在 2009 年的一项系统评价中其与动脉瘤相关的死亡率则相等[16]。术后肾积水会在术后慢慢消退，但都不在术后 30 天内。由于上述原因，EVAR 应被视为大多数 iAAA 的首选治疗方案，而对于那些患有肾积水且被认为是低风险的患者，OR 可能是首选[3, 16, 18]。及时诊断 iAAA 并正确评估输尿管、肾盏及肾积水的分期至关重要，因为这些对于手术选择及 OR 方案制订非常重要[19]。手术可采用多学科协作模式进行，并及时调整手术方案，将炎症组织［尤其是动脉瘤颈部、左肾静脉（left renal vein，LRV）和髂动脉周围的炎症组织］切除损伤风险降至最低。因此，只要有可能，在腹腔干上方钳夹（一种用于近端吻合的包容性技术），并将移植物间置可能会减少出血并缩短手术时间。

4. 罕见腹主动脉瘤及其注意事项

(1) 真菌性腹主动脉瘤：真菌性 AAA 仅占所有 AAA 的 0.6%～2%，感染是其主要病因[3, 17]。破裂和其他并发症（包括败血症）的风险在这些患者中更常见，无论肿瘤直径如何，此类 AAA 都必须进行治疗。该领域的主要争议在于无论采取何种策略，其结果都类似。据报道，当动脉瘤切除、主动脉残端缝合和腋 - 股旁路时，死亡率最高[5]。虽然血管内修复与"原位"OR 结果相

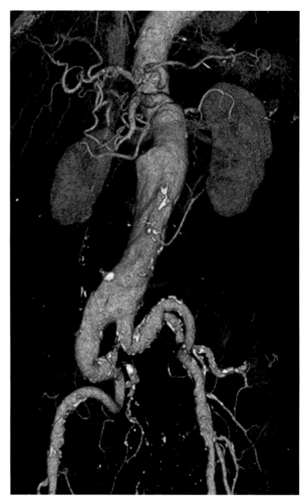

▲ 图 12-2　腹主动脉瘤和髂动脉延长患者 MDCT 血管造影，这可能会使主动脉腔内修复术复杂化或无法进行（取决于操作者的经验）

似[20]，但无论选择哪种策略，术前抗生素治疗都非常重要，干预前控制全身感染应与延长术后抗生素治疗相结合[21]。治疗策略是尽可能支持 OR 治疗；然而，在紧急情况下或患有多种合并症的患者中，EVAR 可作为桥接程序应用。

(2) 血栓性腹主动脉瘤：与外周动脉瘤不同，AAA 的完全血栓形成较为罕见，其发生率为手术治疗患者的 0.7%～2.8%[22-24]。急性 AAA 血栓形成的文献报道很少，迄今为止发表的病例不到 60 例[24, 25]。然而，在 AAA 的慢性和急性完全血栓形成的情况下，EVAR 不可行（图 12-3）。

(3) 相关的肾脏变异：在伴有肾脏变异的患者中，如果不排除可能导致肾脏缺血及其后果

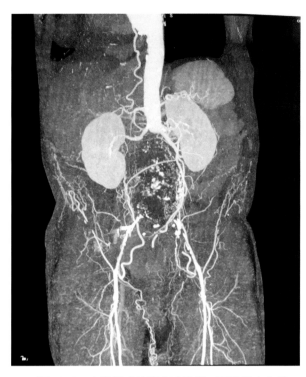

▲ 图 12-3 血栓形成的腹主动脉瘤，可见侧支血管

的副肾动脉，标准 EVAR 手术几乎不可能 [26, 29]。欧洲 [3] 和 SVS 指南 [17] 均建议在 AAA 的开放和血管内修复期间应保留直径>3mm 的副肾动脉。OR 提供了副肾动脉的最佳显露和保存，应是首选 [27, 28]；然而，高度专业化的团队可以在需要时提供血管内解决方案 [29]。

(4) 遗传性结缔组织病：孤立性 AAA 是结缔组织病的一种罕见表现，文献中仅有少数病例被报道 [30-33]。这些患者结缔组织的脆性增加可能导致早期或晚期并发症发生率更高 [32]。在 OR 治疗

期间，尽可能多地去除主动脉组织，将是防止未治疗主动脉段扩张的最佳解决方案。现实中的临床实践并不总是完美的病例条件，在既往主动脉修复、多种合并症或其他增加 OR 风险的情况下，EVAR 可能是最佳解决方案 [34-36]。

二、择期开放修复的主要技术考虑

（一）入路

通过中线切口的经腹膜入路主要用于肾下 AAA 的 OR 治疗，因为可更容易分离髂动脉和股动脉及探查腹腔 [5]。此外，对于血流动力学不稳定的患者，所有复苏程序都更容易进行。

（二）主动脉交叉阻断

AAA 手术期间的关键操作是主动脉交叉阻断（aortic cross clamping，ACC）。肾下 AAA 大多需要肾下 ACC[37, 38]。在动脉瘤颈的解剖过程中，应考虑不同的静脉变异（环主动脉或主动脉后 LRV、重复和左侧下腔静脉）以防止大出血。术前 MDCTA 对鉴别有帮助。矢状主动脉钳夹 ACC 更容易，但横向主动脉钳夹的使用可能会防止钙化主动脉壁的损伤。在 LRV 转位或临时横断后，近肾 AAA 的 OR 治疗需要肾上 ACC。在动员之前，肾上静脉和性腺静脉的结扎和阻断可能会降低受伤风险，同时在横断的情况下进行 LRV 的再吻合 [37, 38]（图 12-4）。

少见近肾 AAA 的择期 OR 需要腹腔干上方 ACC。远端出血控制主要通过钳夹双髂总动脉进行，除非涉及动脉瘤或闭塞性疾病，此时需要分

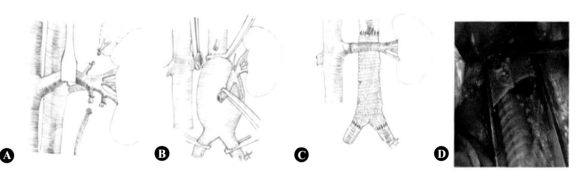

▲ 图 12-4　A. 通过肾上腺、性腺和腰椎分支的分离显露左肾静脉；B. 左肾静脉的临时切断；C 和 D. 临时横断左肾静脉的端－端再吻合术

别钳夹髂外动脉和腹下动脉[37, 38]。在择期 AAA 的 OR 期间，输尿管和髂静脉的医源性损伤很少见，但可能会紧密黏附在髂动脉上。为避免危险的髂动脉环形夹层，可通过在打开动脉瘤囊后放置球囊来控制远端出血[37]。为了预防男性患者术后性功能障碍，需要保护自主神经，因为它们沿着肾下主动脉左侧、肠系膜下动脉（inferior mesenteric artery，IMA）和主动脉分叉处的左髂总动脉近端走行[38]。

（三）肠系膜下动脉和髂内动脉

IMA 后出血的存在与结肠正常出现，表明在 AAA 的 OR 期间进行 IMA 结扎是安全的。必须在动脉瘤囊的 IMA 起源处进行结扎，以保护左结肠动脉[37, 38]。在结肠缺血风险增加的情况下（腹腔 /SMA 闭塞性疾病，存在肠系膜动脉迂曲，既往肠切除术，长时间的 ACC，大量围术期失血，以及双侧髂内动脉被结扎），应考虑重新开通未闭的 IMA[3, 17]。出于同样的原因，建议至少保留患者髂内动脉的顺行血流。

特殊情况

(1) 肾脏变异：不同肾脏变异使 AAA 的 OR 治疗复杂化。其中，最重要的是马蹄肾（horse shoe kidney，HK），在接受 AAA 置换术的患者中出现的比例不到 0.2%[26-28]。伴有 HK 的 AAA 患者在 OR 期间的主要挑战是 60% 的病例存在肾峡部和多条肾动脉[27, 39]。首要问题是手术入路。经腹膜方法可以同时治疗髂 – 股动脉病变（尤其是右侧）、精确识别 HK 的异常血管形成及收集系统解剖结构。另外，左侧腹膜后入路更易保存肾峡部和异常肾动脉[27, 39]。肾峡部横断可导致肾坏死、出血、伴有或不伴有瘘管形成的尿漏、败血症和术后肾功能不全[27, 39]。相反，应该从动脉瘤前壁移动肾峡部。顺序钳夹是减少肾缺血的有用策略，同时使用肾冷却液（500ml 0.9%NaCl、5000U 肝素、125mg 甲泼尼龙、30ml 20% 甘露醇）或 Custadiol 溶液保存肾组织。打开动脉瘤囊后，将血管移植物置于 HK 下方[27, 29]。在 AAA 修复过程中，应保留所有直径＞3mm 的异常肾动脉[3, 17]。最好和最快的选择是 Carrel 补片技术[27, 39]（图 12-5）。

(2) 并存病变：并存腹部病变是一个挑战。如果在术中发现，应按原计划进行动脉瘤修复[37, 38]，

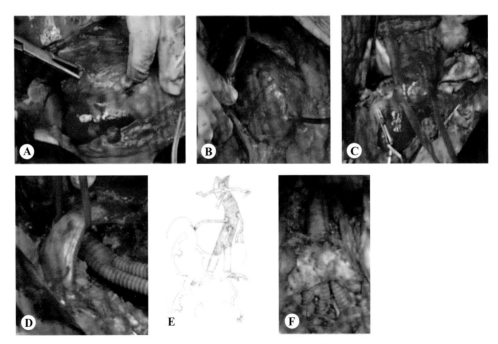

▲ 图 12-5 A. 从动脉瘤前壁游离肾峡部；B 至 D. 在交叉阻断腹主动脉（B）和打开动脉瘤囊（C）后，血管移植物在其下方拉回（C 和 D）；E 和 F. 使用 Carrel 补片技术将异常肾动脉重新附着到血管移植物中

因为同时进行 AAA 的 OR 治疗和其他外科手术会延长手术时间、增加出血和移植物感染的可能风险，因此不推荐[3, 17]。

(3) EVAR 后晚期开放中转：EVAR 术后晚期开放手术中转（late open surgical conversion, LOSC）的发生率为 0.67%~22.8%[40, 41]。EVAR 后 LOSC 最常见的指征包括不同类型的内漏、动脉瘤囊扩大甚至破裂，以及支架移植物移位和感染[40-42]。EVAR 后的 LOSC 比初次手术更复杂、风险更大[42-44]。首先，支架移植物的主动肾上移植物固定大多需要肾上甚至腹腔上的 ACC。完全移除覆膜支架并进行主动脉肾上固定，可能会增加严重主动脉壁损伤的风险。建议尽可能部分或甚至完全保留覆膜支架。在这些情况下，近端出血控制是通过在动脉瘤囊上交叉夹紧支架移植物来执行的。应避免直接夹紧，以防止支架移植组织损坏 / 穿孔，随后可能会出现严重出血。保留的覆膜支架和新覆膜之间新吻合的近端部分应包括三层，即覆膜支架、PTFE 垫片和动脉瘤壁[43-45]（图 12-6）。

三、择期主动脉腔内修复术中的主要技术考虑

（一）计划、测量和器械选择

由于是不同领域的技术（这是 EVAR 的概念），任何术中即兴手术变化都很困难，并且"额外缝合"不适用于 OR 中的技术。因此，准确的术前计划、测量和器械选择至关重要。操作团队成员应使用专用软件、工作站。对于复杂的手术或首次执行的手术，在该行业工作的临床专家会提供必要的帮助[46, 47]。工作站创建一条中心线，并以拉伸模式重建主 – 髂动脉段，提供长度的最佳估计，同时在与中心线正交的横截面中实现准确的直径测量。一旦获悉基本形态特征（直径，角度，动脉瘤颈、体及髂总动脉和髂外动脉的长度），即可计划手术，包括选择合适的覆膜支架[48, 49]。其中了解覆膜支架的优点和局限性有助于更好地选择。主治医师应熟悉覆膜支架及其

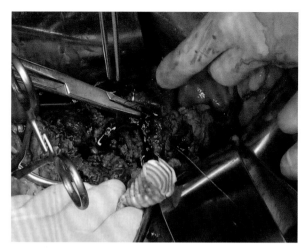

▲ 图 12-6　保存覆膜支架和新覆膜之间的"三层吻合"包括覆膜支架、特氟龙垫片和动脉瘤壁

结构和释放系统。这对于安全和准确定位非常重要，这是程序的最后一步，对于技术成功非常重要。如果解剖结构具有挑战性，应了解其他先进腔内技术并评估所有手术可能性，另外，开放技术有助于做出决定以避免不必要的妥协。在表 12-1 中，针对动脉瘤颈部形态提供了不同的血管内解决方案。

（二）麻醉和入路

局部或区域阻滞麻醉已越来越多地用于 EVAR 手术，具有多种益处，特别是对于 COPD 患者或作为日间手术的概念。经皮入路有利于局部麻醉和门诊条件下的手术管理程序[50]。这样的概念需要学习曲线且选择性使用，如避免肥胖和股总动脉严重钙化患者。另外一个重要的决定是为身体或对侧肢体选择入口。在实践中，常通过更宽、病变更少、角度更大的髂 – 股动脉段进入覆膜支架。这是一般规则，但该决定也需考虑其他形态特征。在所有 EVAR 程序中都必须全身应用肝素，对于常规病例，ACT 时间达到 200s；对于更复杂的程序，如 Ch-EVAR 或 F-EVAR，建议使用更高阈值。

（三）释放

EVAR 手术中的决定性时刻是覆膜支架的释放，应按术前计划进行。2D 工作图像是 EVAR

表 12-1 用于腹主动脉瘤（AAA）修复的不同血管内解决方案的解剖条件	
腔内计划	解剖条件
标准 EVAR	瘤颈＞10mm，角度＞60°，髂动脉直径＜6mm
主 – 髂 EVAR 及交叉	主动脉管腔直径＜15mm，一侧髂动脉闭塞
开窗 EVAR，烟囱式 EVAR，EVAR1 Helifixx，术者改良 EVAR	在短颈或无颈 AAA 中，选择是根据其他解剖参数（角度、髂动脉通路等）、医生经验和设备的可用性进行

EVAR. 主动脉腔内修复术

的一个重要限制，引入 3D 图像融合技术有助于克服该限制，但它尚未完全常规化应用[51]。C 臂的定位应遵循解剖结构，防止视差现象。术前规划可能会改善定位，但应遵循基于支架移植物上不透射线标记定位的术中定位。应该注意，术中解剖结构可能会随着在脉管系统内植入超硬导丝和释放系统而发生变化[52]。

（四）技术成功

完成覆膜支架展开和球囊扩张后，需要进行术中血管造影或锥形束 MDCTA，目的是检测任何存在或潜在的并发症[53, 54]。即使在没有内漏需要置入额外支架的情况下，也应考虑铆钉区的长度是否不足，并且是否会影响长期结果。同样，应该通过额外的球囊扩张或支架置入术来纠正髂支的扭曲或任何压迫。程序越复杂，技术成功检查就越详细。

（五）出院和随访

作为一种微创手术，EVAR 可缩短住院时间，甚至可以在某些医疗保健系统中作为门诊手术进行。在所有情况下，早期 MDCT 是强制性的，作为后续随访基线。在没有内漏和充分密封的情况下，进一步随访超声检查和监测动脉瘤直径是最佳的，而且在动脉瘤扩大的情况下需要额外的影像学检查。密封不充分或存在内漏需要按照最新 ESVS 指南中所述，进行更详细的随访[3]。

（六）破裂腹主动脉瘤的修复

多中心随机对照试验未证明 rAAA 的 OR 和 EVAR 之间的 30 天死亡率有显著差异（AJAX 试验：EVAR=21%，OR=25%；IMPROVE 试验：EVAR=35%，OR=37%；ECAR 试验：EVAR=18%，OR=24%）[55-57]。这些试验有两个明显缺陷：不适合 EVAR 的患者和血流动力学严重不稳定的患者未被随机分组。根据最近的日本全国研究，rAAA 的 EVAR 和 OR 后 30 天死亡率（EVAR=25.7%，OR=24.3%，P=0.57）相似[58]。三项 RCT 研究均显示 rAAA 血管内修复术后 30 天死亡率较低，严重并发症、术后机械通气、围术期失血和血液制品消耗的发生率较低[55-57, 59]。因此，EVAR 应该是大多数 rAAA 的首选治疗方案；然而，并非所有 rAAA 都适用于标准 EVAR，应根据患者的血流动力学状况、动脉瘤解剖学的适用性及腹膜后血肿的大小来考虑治疗方案。

（七）注意事项

1. **血流动力学不稳定**

相当多的 rAAA 患者病情不稳定，若不立即治疗，超过 80% 的患者将在 2h 内死亡[60, 61]。另外，所有医院都很难或不可能在这些患者入院后立即对他们进行 MSCT，但如果不进行 MSCT，EVAR 是不可能的[26, 29]。因此，在这种情况下，OR 可能是唯一的选择。

2. **不良的解剖结构**

IMPROVE 试验表明，在具有合适解剖结构的患者中，EVAR 后的手术死亡率仅为 25%，约占队列研究的 60%[56]。此外，对解剖结构不良的患者进行 EVAR 后，长期死亡率和并发症更高[62]。由于随机试验并不总是代表实际结果，IMPROVE 试验不包括在具有挑战性解剖结构的患者中进行的更复杂的血管内手术（Ch-EVAR、医生改良的开窗 EVAR）。这些程序需要在更多在具有更高专业知识和病例数量的大中心进行[62, 63]。

3. 巨大腹膜后血肿 – 腹腔间室综合征

rAAA 的开放和血管内修复后的腹腔间室综合征（abdominal compartment syndrome，ACS）与非常高的死亡率相关。与 EVAR 相比，腹膜后血肿的手术清除和引流降低了 rAAA 手术后 ACS 的发生率。因此，rAAA 患者的巨大腹膜后血肿也可能是 OR 的指征。

4. 破裂腹主动脉瘤开放修复术中的主要技术考虑

在 28 年的时间里，1502 例 rAAA 患者在 Belgrade 血管和血管内外科诊所接受了外科手术。1991—2001 年期间的 30 天死亡率为 50%，并且在过去 6 年中已显著下降至约 29%[64-66]。这是策略选择的结果，包括立即治疗、允许性低血压、非选择性腹腔上 ACC、简单的血管重建、腹膜后血肿的清除和引流、术中自体输血细胞回输[67-69]。

5. 快速诊断和即刻治疗

对于伴有腹部搏动性包块和严重休克的急性腹痛或腰痛患者，会在超声检查确认为 rAAA 后进行急诊手术。在血流动力学稳定的患者和疑似肾上 / 胸腹主动脉瘤的患者中，MDCTA 可用于急诊手术。此外，在过去 3 年中，入院后到达手术室的时间从超过 2h（1991—2001 年）减少到仅 43min[64, 65]。

6. 允许性低血压

rAAA 患者循环容量的积极恢复会增加动脉压，此外，这可能导致腹膜后破裂转化为腹膜内破裂。Crawford 是第一个坚持所谓"允许性低血压"的人[67]。对于 rAAA 患者，在手术前，循环容量应补偿到维持意识和防止 ST 压低所需的水平。

7. 近端出血控制和血管重建

肾下 ACC 的近端出血控制通常非常困难，并且在解剖血肿时可能会使周围结构（包括十二指肠、LRV 和下腔静脉）的医源性损伤复杂化。腹腔干上 ACC 是快速、安全和高效的[64-66]。在切除左三角韧带并将肝左叶向右牵开后，打开胃肝大网膜以允许进入网膜囊。在此过程中，第一助手将食管和胃向左下方牵开。在劈开或切割膈

肌脚后，腹腔干上主动脉的识别和交叉阻断可使得患者的血流动力学趋于稳定。鼻胃管对于区分低血压患者的食管和主动脉非常有用。经验丰富的血管外科医生只需不到 10min 即可完成腹腔干上主动脉 ACC[64-66]。重要的是，应经常保护失败，食管和胃的过度收缩可能会导致脾损伤，此时立即脾切除术是唯一的解决方案。rAAA 手术期间的血管重建应该是最简单的手术[64, 65]。使用分叉移植物会延长整个手术过程，并可能增加并发症和死亡率。

四、辅助技术

通过自体输血进行术中细胞保存可明显降低 rAAA 手术期间的早期死亡率。少数患者在 OR 后有发生 ACS 的风险，仔细选择首次开腹患者非常重要。通过清除腹膜后血肿和引流腹腔后间隙和腹膜内间隙，可避免发生 ACS[64, 66]。敞开腹部可防止 ACS 及其后果，并为在围术期低血压期间有缺血性损伤风险的腹部器官进行二次检查提供了可能性。但是，敞开腹部会增加其他并发症的风险，并且经常需要进行复杂的二次闭合手术，这会导致患者的康复时间延长。

五、破裂腹主动脉瘤腔内修复术中的主要技术考虑

rAAA 的血管内修复带来了更多的特殊性。手术计划和测量的熟练程度应达到专家水平，以便能够快速准确地实施手术。在血流动力学不稳定的患者中，由于低血压下主动脉直径往往较小[70]，因此覆膜支架选择尺寸应该更大。毫无疑问，因为患者的动脉瘤囊已经破裂，所以内漏风险增加可能最终导致手术失败。尽管主单髂装置可能更易、更快地置入，但没有文献证明这种策略可以改善结果。允许低血压的概念在用 EVAR 治疗的 rAAA 中也非常重要，在这种特殊情况下首选局部麻醉。全身麻醉下腹部肌肉组织的放松和循环衰竭可能会刺激额外的出血，并在手术开始时使患者血流动力学更加不稳定。尽管如

此，并非所有患者都可以接受局部麻醉[71]。可通过经股动脉或经腋动脉置入的复苏性主动脉血管内球囊封堵术（resuscitative endovascular balloon occlusion of the aorta，REBOA），在不稳定患者的术前和手术过程中控制出血[72, 73]。一旦 REBOA 在肾上主动脉就位，置入支架移植物的主体，并将 REBOA 与另外一个放置在同侧通路的 REBOA 交换，以继续闭塞主动脉，直到完成主动脉瘤修复术。使用 REBOA 的 rAAA 患者生存率更好。

手术结束后，最终成像对于显示动脉瘤修复的即时成功和术后进一步出血的风险至关重要。早期发现 ACS 并预防其并发症至关重要。与 OR 相比，EVAR 手术的 ACS 发生率更高，是多次再手术和死亡的原因。因此，它可能是 rAAA 血管内修复的致命弱点。最后，发展可用于执行 rAAA 的开放和血管内修复的团队对于提供全天候（24/7）医疗保健非常重要[3, 17]。

六、如何提高腹主动脉瘤修复术的早期和远期疗效

（一）医院容量

几项研究表明，高手术容量（high-volume，HV）的医院有更好的 rAAA 治疗结果，尤其是在 AAA 的 OR 治疗方面。北美和德国的研究均显示，低手术量医院发生 AAA 的 OR 治疗的风险显著更高[74, 75]。主动脉手术量高的住院到底意味着什么？对此存在不同观点。根据 SVS 指南，择期 EVAR 可以在年手术量至少为 10 次或死亡率和转化率低于 2% 的中心进行，或者对于 OR 而言，每年最少手术量应为 10 次且围术期死亡率低于 5%[17]。因为很难根据当前文献设定阈值，所以目前推荐级别不高。根据作者的个人体会和印象，每年手术量大的中心结果较好。进一步的研究可能会阐明更多数据，如塞尔维亚临床中心的一家血管和血管内手术诊所证实，HV 可能在 AAA 的 OR 后提供较低的围术期死亡率（约 1.0%）[5]。

（二）外科医生数量

更大的手术量也与较低的 AAA 修复围术期死亡率相关[76]。Dimick 等得出结论，由高容量医院的外科医生进行的 OR 手术与围术期死亡率降低 40% 有关[74]。问题是，一个人每年必须完成多少次手术才能将其标记为经验丰富的高容量外科医生？根据文献，每年最小的个人手术量为 10～13 次，这对于现在主要通过 EVAR 治疗的单纯性肾下 AAA 来说可能足够了[74, 75]。

（三）生活质量

几项研究比较了 OR 和 EVAR 之间的生活质量，后者在 1 个月后显示出相当大的改善，尤其是在心理健康导向的领域，但这种效果在 1 年后就没有差异了[77]。相反，接受 OR 治疗的患者在干预后 1 个月表现出主要稳定的生活质量，并且随访 1 年后在所有领域都有明显改善的趋势。其他作者也未发现 rAAA 的开放修复和血管内修复在长期生存和生活质量方面存在显著差异[78]。应该考虑先前经验，尤其是对于年轻、风险最小的 AAA 患者。OR 后生活质量的改善需要减少切口疝的发生率并保持性功能。对于切口疝高风险的患者，可考虑预防性使用网状补片加固中线并修改缝合伤口比超过 4∶1 的闭合技术[3, 17, 79]。

结论

为每个特定的 AAA 患者提供所有治疗方式可防止决策过程出现偏差。OR 应被视为退行性 AAA 且预期寿命长的低风险患者、解剖结构不良的患者、伴有肾积水的 iAAA 及罕见形式的 AAA（霉菌性、完全性血栓形成，相关的肾动脉变异，结缔组织病）患者的首选治疗方案。EVAR 应该是老年和高危患者退行性 AAA 及大多数 iAAA 的首选治疗方案。rAAA 的治疗需要快速诊断并允许术前低血压。血流动力学不稳定的患者和解剖结构不良的患者应考虑进行 OR，而 EVAR 应用于血流动力学稳定且解剖结构合适的患者、老年人和高危患者。要求开放和血管内修复术的所有专业医生的持续教育应该跟随主动脉中心的发展，这样才能保证最佳结果。

参考文献

[1] Schneider F, Ricco JB. Part two: against the motion. Young patients with good risk factors should not be treated with EVAR. Eur J Vasc Endovasc Surg 2013;46(6):618-21. Available from: https://doi.org/10.1016/j.ejvs.2013.09.021.

[2] Patel R, Sweeting MJ, Powell JT, Greenhalgh RM. Endovascular vs open repair of abdominal aortic aneurysm in 15-years' follow-up of the UK endovascular aneurysm repair trial 1 (EVAR trial 1): a randomised controlled trial. Lancet 2016;388(10058):2366-74. Available from: https://doi.org/10.1016/S0140-6736(16)31135-7.

[3] Wanhainen A, Verzini F, Van Herzeele I, Allaire E, Bown M, Cohnert T, et al. Editor's choice—European Society for Vascular Surgery (ESVS) 2019 clinical practice guidelines on the management of abdominal aorto-iliac artery aneurysms. Eur J Vasc Endovasc Surg 2019;57(1):8-93. Available from: https://doi.org/10.1016/j.ejvs.2018.09.020.

[4] Antoniou GA, Antoniou SA, Torella F. Editor's choiceendovascular versus open repair for abdominal aortic aneurysm: systematic review and meta-analysis of updated peri-operative and long term data of randomised controlled trials. Eur J Vasc Endovasc Surg 2020;59(3):385-97. Available from: https://doi.org/10.1016/j.ejversus.2019.11.030.

[5] Davidovic LB, Maksic M, Koncar I, Ilic N, Dragas M, Fatic N, et al. Open repair of AAA in a high volume center. World J Surg 2017;41(3):884-91. Available from: https://doi.org/10.1007/s00268-016-3788-3.

[6] Končar IB, Jovanovic A, Ducic S. The role of fEVAR, chEVAR and open repair in treatment of juxtarenal aneurysms: a systematic review. J Cardiovasc Surg 2020; 61(1):24-36.

[7] Katsargyris A, Oikonomou K, Klonaris C, Töpel I, Verhoeven ELG. Comparison of outcomes with open, fenestrated, and chimney graft repair of juxtarenal aneurysms: are we ready for a paradigm shift? J Endovasc Ther 2013;20(2):159-69. Available from: https://doi.org/10.1583/1545-1550-20.2.159.

[8] Chaufour X, Segal J, Soler R, Daniel G, Rosset E, Favre JP, et al. Editor's choice-durability of open repair of juxtarenal abdominal aortic aneurysms: a multicentre retrospective study in five French academic centres. Eur J Vasc Endovasc Surg 2020;59(1):40-9. Available from: https://doi.org/10.1016/j.ejversus.2019.05.010.

[9] Sweet MP, Fillinger MF, Morrison TM, Abel D. The influence of gender and aortic aneurysm size on eligibility for endovascular abdominal aortic aneurysm repair. J Vasc Surg 2011;54(4):931-7. Available from: https://doi.org/10.1016/j.jvs.2011.02.054.

[10] Banzic I, Lu Q, Zhang L, Stepak H, Davidovic L, Oszkinis G, et al. Morphological differences in the aorto-iliac segment in AAA patients of caucasian and asian origin. Eur J Vasc Endovasc Surg 2016;51(6):783-9. Available from: https://doi.org/10.1016/j. ejversus.2015.12.017.

[11] Jordan W, Ouriel K, Mehta M, Varnagy D, Joye J, Arko F, et al. Outcome-based anatomic criteria for defining the hostile aortic neck. J Vasc Surg 2014;60(4):1105.

[12] Lee JH, Park KH. Endovascular aneurysm repair in patients with conical neck anatomy. Vasc Specialist Int 2018;68(6):1725-35.

[13] Oliveira NFG, Gonçalves FB, Hoeks SE, Josee van Rijn M, Ultee K, Pinto JP, et al. Long-term outcomes of standard endovascular aneurysm repair in patients with severe neck angulation. J Vasc Surg 2018;68(6):1725-35. Available from: https://doi.org/10.1016/j.jvs.2018.03.427.

[14] Marone EM, Freyrie A, Ruotolo C, Michelagnoli S, Antonello M, Speziale F, et al. Expert opinion on hostile neck definition in endovascular treatment of abdominal aortic aneurysms (a Delphi Consensus). Ann Vasc Surg 2020;62:173-82. Available from: https://doi.org/10.1016/j.avsg.2019.05.049.

[15] Best WB, Ahanchi SS, Larion S, Ammar CP, Lavingia KS, Panneton JM. Abdominal aortic aneurysm anatomic severity grading score predicts implant-related complications, systemic complications, and mortality. J Vasc Surg 2016; 63(3):577-84.

[16] Paravastu SCV, Ghosh J, Murray D, Farquharson FG, Serracino-Inglott F, Walker MG. A systematic review of open vs endovascular repair of inflammatory abdominal aortic aneurysms. Eur J Vasc Endovasc Surg 2009;38(3):291-7. Available from: https://doi.org/10.1016/j.ejvs.2009.05.005.

[17] Chaikof EL. The society for vascular surgery practice guidelines on the care of patients with an abdominal aortic aneurysm. J Vasc Surg 2018;67(1):2-77.

[18] Cvetkovic S, Koncar I, Ducic S, Zlatanovic P, Mutavdzic P, Maksimovic D, et al. Early and long-term results of open repair of inflammatory abdominal aortic aneurysms: comparison with a propensity score-matched cohort. J Vasc Surg 2020;72(3):910-17. Available from: https://doi.org/10.1016/j.jvs.2019.11.040.

[19] Stone WM, Fankhauser GT, Bower TC, Oderich GS, Oldenburg WA, Kalra M, et al. Comparison of open and endovascular repair of inflammatory aortic aneurysms. J Vasc Surg 2012;56(4):951-6.

[20] Sörelius K, Wanhainen A, Furebring M, Björck M, Gillgren P, Mani K. Nationwide study of the treatment of mycotic abdominal aortic aneurysms comparing open and endovascular repair. Circulation 2016;134(23):1822-32. Available from: https://doi.org/10.1161/CIRCULATIONAHA.116.024021.

[21] Chakfé N, Diener H, Lejay A, Assadian O, Berard X, Caillon J, et al. Editor's choice-European Society for Vascular Surgery (ESVS) 2020 clinical practice guidelines on the management of vascular graft and endograft infections. Eur J Vasc Endovasc Surg 2020;59:339-84.

[22] Bogie R, Willigendael EM, de Booij M, Meesters B, Teijink JAW. Acute thrombosis of an abdominal aortic aneurysm: a short report. Eur J Vasc Endovasc Surg 2008;35(5):590-2. Available from: https://doi.org/10.1016/j.ejversus.2007.11.023.

[23] Hirose H, Takagi M, Hashiyada H, Miyagawa N, Yamada T, Tada S, et al. Acute occlusion of an abdominal aortic aneurysm. Angiology 2016;51:515-23. Available from:

https://doi.org/10.1177/000331970005100611.

[24] Vasdekis S, Mastoraki S, Lazaris A, Moulakakis K. An unusual case of acute thrombosis of abdominal aortic aneurysm without acute limb ischemia. Aorta 2018;6(1):031-3. Available from: https://doi.org/10.1055/s-0038-1636991.

[25] Pejkic S, Opačić D, Mutavdzic P, Radmili O, Krstic N, Davidovic L. Chronic complete thrombosis of abdominal aortic aneurysm: an unusual presentation of an unusual complication. Vascular 2015;23 (1):83-8. Available from: https://doi.org/10.1177/1708538114523955.

[26] Chan YC, Qing KX, Ting AC, Cheng SW. Endovascular infrarenal aneurysm repair in patients with horseshoe kidneys: case series and literature review. Vascular 2011;19(3):126-31. Available from: https://doi.org/10.1258/vasc.2010.cr0256.

[27] Davidović LB, Kostić DM, Jakovljević NS, Perišić M, Ć inara IS, Cvetković SD, et al. Abdominal aortic surgery and horseshoe kidney. Ann Vasc Surg 2004;18(6):725-8. Available from: https://doi.org/10.1007/s10016-004-0076-8.

[28] Davidovic LB, Markovic M, Kostic D, Zlatanovic P, Mutavdzic P, Cvetic V. Open repair of ruptured abdominal aortic aneurysm with associated horseshoe kidney. Int Angiol 2018;37(6):471-8. Available from: https://doi.org/10.23736/S0392-9590.18.04039-7.

[29] Spear R, Maurel B, Sobocinski J, Perini P, Guillou M, Midulla M, et al. Technical note and results in the management of anatomical variants of renal vascularisation during endovascular aneurysm repair. Eur J Vasc Endovasc Surg 2012;43(4):398-403. Available from: https://doi.org/10.1016/j.ejvs.2012.01.003.

[30] Mutavdzic P, Dragas M, Kukic B, Stevanovic K, Končar I, Ilić N, et al. An isolated aneurysm of the abdominal aorta in a patient with marfan syndrome—A case report. Ann Vasc Surg 2020;63:454. Available from: https://doi.org/10.1016/j.avsg.2018.11.019 454.e4.

[31] Takayama T, Miyata T, Nagawa H. True abdominal aortic aneurysm in Marfan syndrome. J Vasc Surg 2009;49(5):1162-5. Available from: https://doi.org/10.1016/j.jvs.2008.12.007.

[32] Ugwu B, Ardill W, Yiltok S, Momoh J, Lenkop D, Uba F. Marfan's syndrome presenting with abdominal aortic aneurysm: a case for vigilance. West Afr J Med 2003;22(1):95-7. Available from: https://doi.org/10.4314/wajm.v22i1.27990.

[33] van Ooijen B. Marfan's syndrome and isolated aneurysm of the abdominal aorta. Heart 1988;59(1):81-4. Available from: https://doi.org/10.1136/hrt.59.1.81.

[34] Amako M, Spear R, Clough RE, Hertault A, Azzaoui R, Martin-Gonzalez T, et al. Total endovascular aortic repair in a patient with marfan syndrome. Ann Vasc Surg 2017;39. Available from: https://doi.org/10.1016/j.avsg.2016.07.069 289-289.e12.

[35] Gagné-Loranger M, Voisine P, Dagenais F. Should endovascular therapy be considered for patients with connective tissue disorder? Can J Cardiol 2016;32(1):1-3. Available from: https://doi.org/10.1016/j.cjc.2015.06.026.

[36] Geisbüsch P, Kotelis D, Von Tengg-Kobligk H, Hyhlik-Dürr A, Allenberg JR, Böckler D. Thoracic aortic endografting in patients with connective tissue diseases. J Endovasc

Ther 2008;15 (2):14-49. Available from: https://doi.org/10.1583/07-2286.1.

[37] Davidovic L. Open repair for infrarenal AAA. In: Speziale F, editor. Management of abdominal aortic aneurysms. Edizioni Minerva Medica; 2016. p. 16-27.

[38] Woo E, Damrauer S. Abdominal aortic aneurysms:open surgical treatment. In: Cronenwett J, Johnston K, editors. Vascular surgery. Philadelphia: Saunders Elsevier; 2014. p. 2024-45.

[39] Stroosma OB, Scheltinga MR, Stubenitsky BM, Kootstra G. Horseshoe kidney transplantation: an overview. Clin Transpl 2000;14(6):515-19. Available from: https://doi.org/10.1034/j.1399-0012.2000.140601.x.

[40] Davidovic LB, Palombo D, Treska V, Sladojevic M, Koncar IB, Houdek K, et al. Late open conversion after endovascular abdominal aortic aneurysm repair: experience of three-high volume centers. J Cardiovasc Surg 2020;61(2):183-90. Available from: https://doi.org/10.23736/S0021-9509.19.10972-X.

[41] Kouvelos G, Koutsoumpelis A, Lazaris A, Matsagkas MI. Late open conversion after endovascular abdominal aortic aneurysm repair. J Vasc Surg 2015;61(5):1350-6. Available from: https:// doi.org/10.1016/j.jvs.2015.02.019.

[42] Ben Abdallah I, El Batti S, Abou-Rjeili M, Fabiani JN, Julia P, Alsac JM. Open conversion after endovascular abdominal aneurysm repair: an 8 year single centre experience. Eur J Vasc Endovasc Surg 2017;53(6):831-6. Available from: https://doi.org/ 10.1016/j.ejversus.2017.03.002.

[43] Bonvini S, Wassermann V, Menegolo M, Scrivere P, Grego F, Piazza M. Surgical Infrarenal "Neo-neck" technique during elective conversion after EVAR with suprarenal fixation. Eur J Vasc Endovasc Surg 2015;50(2):175-80. Available from: https://doi. org/10.1016/j.ejversus.2015.03.027.

[44] Marone EM, Mascia D, Coppi G, Tshomba Y, Bertoglio L, Kahlberg A, et al. Delayed open conversion after endovascular abdominal aortic aneurysm: device-specific surgical approach. Eur J Vasc Endovasc Surg 2013;45(5):457-64. Available from: https://doi.org/10.1016/j.ejvs.2012.12.021.

[45] Millon A, Deelchand A, Feugier P, Chevalier JM, Favre JP. Conversion to open repair after endovascular aneurysm repair: causes and results. A French multicentric study. Eur J Vasc Endovasc Surg 2009;38(4):429-34. Available from: https://doi. org/10.1016/j.ejvs.2009.06.001.

[46] Diehm N, Baumgartner I, Silvestro A, Hermann P, Triller J, Schmidli J, et al. Automated software supported vs manual aortoiliac diameter measurements in CT angiography of patients with abdominal aortic aneurysms: assessment of inter- and intraobserver variation. J Vasc Dis 2005;34(4):255-61. Available from: https://doi.org/10.1024/0301-1526.34.4.255.

[47] Beebe HG, Kritpracha B. Computed tomography scanning for endograft planning: evolving toward three-dimensional, single source imaging. Semin Vasc Surg 2004;17(2):126-34. Available from: https://doi.org/10.1053/j.semvascsurg.2004.03.007.

[48] Corriere MA. Influence of computed tomography angiography reconstruction software on anatomic measurements and endograft component selection for endovascular abdominal

aortic aneurysm repair. J Vasc Surg 2014;59(5):1224-31.

[49] Sternbergh WC, Money SR, Greenberg RK, Chuter TAM, Moore WS, Buth J, et al. Influence of endograft oversizing on device migration, endoleak, aneurysm shrinkage, and aortic neck dilation: results from the Zenith multicenter trial. J Vasc Surg 2004;39 (1):20-6. Available from: https://doi.org/10.1016/j.jvs.2003.09.022.

[50] Haulon S, Hassen Khodja R, Proudfoot CW, Samuels E. A systematic literature review of the efficacy and safety of the Prostar XL device for the closure of large femoral arterial access sites in patients undergoing percutaneous endovascular aortic procedures. Eur J Vasc Endovasc Surg 2011;41(2):201-13.

[51] Timaran L, Timaran CH, Scott CK, Soto-Gonzalez M, Timaran-Montenegro DE, Guild JB, et al. Dual fluoroscopy with liveimage digital zooming significantly reduces patient and operating staff radiation during fenestrated/branched endovascular aortic aneurysm repair (F-BEVAR). J Vasc Surg 2020;. Available from: https://doi.org/10.1016/j.jvs.2020.05.031.

[52] Breininger K, Hanika M, Weule M, Kowarschik M, Pfister M, Maier A. Simultaneous reconstruction of multiple stiff wires from a single X-ray projection for endovascular aortic repair. Int J Comput Assist Radiol Surg 2019;14(11):1891-9. Available from: https://doi.org/10.1007/s11548-019-02052-7.

[53] Biasi L, Ali T, Ratnam Lakshmi A, Morgan R, Loftus I, Thompson M. Intra-operative DynaCT improves technical success of endovascular repair of abdominal aortic aneurysms. J Vasc Surg 2009;49(2):288-95. Available from: https://doi.org/10.1016/j.jversus.2008.09.013.

[54] Bianchini Massoni C, Perini P, Fanelli M, Ucci A, Rossi G, Azzarone M, et al. Intraoperative contrast-enhanced ultrasound for early diagnosis of endoleaks during endovascular abdominal aortic aneurysm repair. J Vasc Surg 2019;70(6):1844-50. Available from: https://doi.org/10.1016/j.jversus.2019.02.031.

[55] Desgranges P, Kobeiter H, Katsahian S, Bouffi M, Gouny P, Favre JP, et al. Editor's Choice-ECAR (endovasculaire ou chirurgie dans les anévrysmes aorto-iliaques rompus): a French randomized controlled trial of endovascular vs open surgical repair of ruptured aortoiliac aneurysms. Eur J Vasc Endovasc Surg 2015;50(3):303-10. Available from: https://doi.org/10.1016/j.ejvs.2015.03.028.

[56] Powell JT. Observations from the IMPROVE trial concerning the clinical care of patients with ruptured abdominal aortic aneurysm. Br J Surg 2014;101(3):216-24. Available from: https://doi.org/10.1002/bjs.9410.

[57] Reimerink JJ, Hoornweg LL, Vahl AC. Endovascular repair vs open repair of ruptured abdominal aortic aneurysms: a multicenter randomized controlled trial. J Vasc Surg 2013;58(5):1424-5.

[58] Yamaguchi T, Nakai M, Sumita Y, Kunihiro N, Tazaki J, Kyuragi R, et al. Editor's choice-Endovascular Repair vs Surgical Repair for Japanese patients with ruptured thoracic and abdominal aortic aneurysms: a nationwide study. Eur J Vasc Endovasc Surg 2019;57(6):779-86. Available from: https://doi.org/10.1016/j.ejvs.2019.01.027.

[59] Von Meijenfeldt GCI, Ultee KHJ, Eefting D, Hoeks SE, Ten Raa S, Rouwet EV, et al. Differences in mortality, risk factors, and complications after open and endovascular repair of ruptured abdominal aortic aneurysms. Eur J Vasc Endovasc Surg 2014;47(5):479-86. Available from: https://doi.org/10.1016/j.ejvs.2014.01.016.

[60] Lloyd GM, Bown MJ, Norwood MGA, Deb R, Fishwick G, Bell PRF, et al. Feasibility of preoperative computer tomography in patients with ruptured abdominal aortic aneurysm: a time-to-death study in patients without operation. J Vasc Surg 2004;39(4):788-91. Available from: https://doi.org/10.1016/j.jvs.2003.11.041.

[61] Mehta M, Paty PSK, Byrne J, Roddy SP, Taggert JB, Sternbach Y, et al. The impact of hemodynamic status on outcomes of endovascular abdominal aortic aneurysm repair for rupture. J Vasc Surg 2013;57(5):1255-60. Available from: https://doi.org/10.1016/j.jvs.2012.11.042.

[62] Baderkhan H, Bastos Gonçalves FM, Oliveira NG, Verhagen HJM, Wanhainen A, Björck M, et al. Challenging anatomy predicts mortality and complications after endovascular treatment of ruptured abdominal aortic aneurysm. J Endovasc Ther 2016;23(6):919-27. Available from: https://doi.org/10.1177/1526602816658494.

[63] Mayer D, Rancic Z, Meier C, Pfammatter T, Veith FJ, Lachat M. Open abdomen treatment following endovascular repair of ruptured abdominal aortic aneurysms. J Vasc Surg 2009;50(1):1-7. Available from: https://doi.org/10.1016/j.jvs.2008.12.030.

[64] Davidović L, Marković M, Kostić D, Činara I, Marković D, Maksimović Z, et al. Ruptured abdominal aortic aneurysms: factors influencing early survival. Ann Vasc Surg 2005;19(1):29-34. Available from: https://doi.org/10.1007/s10016-004-0148-9.

[65] Markovic M, Davidovic L, Kostic D, Cvetkovic S, Sindjelic R, Seferovic P, et al. Ruptured abdominal aortic aneurysm. Herz 2004;123-9. Available from: https://doi.org/10.1007/s00059-004-2540-1.

[66] Marković M, Tomić I, Ilić N, Dragaš M, Končar I, Bukumirić Z, et al. The rationale for continuing open repair of ruptured abdominal aortic aneurysm. Ann Vasc Surg 2016;36:64-73. Available from: https://doi.org/10.1016/j.avsg.2016.02.037.

[67] Stanley C. Ruptured abdominal aortic aneurysm: an editorial. J Vasc Surg 1991;348-50. Available from: https://doi.org/10.1016/0741-5214(91)90228-m.

[68] Markovic M, Davidovic L, Savic N, Sindjelic R, Ille T, Dragas M. Intraoperative cell salvage vs allogeneic transfusion during abdominal aortic surgery: clinical and financial outcomes. Vascular 2009;83-92. Available from: https://doi.org/10.2310/6670.2009.00009.

[69] Shantikumar S, Patel S, Handa A. The role of cell salvage autotransfusion in abdominal aortic aneurysm surgery. Eur J Vasc Endovasc Surg 2011;42(5):577-84. Available from: https://doi.org/10.1016/j.ejvs.2011.04.014.

[70] Gonthier C, Deglise S, Brizzi V, Ducasse E, Midy D, Lachat M, et al. Hemodynamic conditions may influence the oversizing of stent grafts and the postoperative surveillance of patients with ruptured abdominal aortic aneurysm treated by EVAR. Ann Vasc Surg 2016;30:308-308.e10. Available from: https://doi.org/10.1016/j.avsg.2015.07.032.

[71] Karkos CD, Harkin D, Giannakou A, Gerassimidis T.

Mortality after endovascular repair of ruptured abdominal aortic aneurysms. Arch Surg 2009;144(8):770-8. Available from: https://doi.org/10.1001/archsurg.2009.132.

[72] Burg. A systematic review and meta-analysis of the use of resuscitative endovascular balloon occlusion of the aorta in the management of major exsanguination. Eur J Trauma Emerg Surg 2018;44 (4):535-50.

[73] Arthurs ZM. Ruptured abdominal aortic aneurysms: aortic occlusion balloons. In: Starnes B, Mehta M, Veith F, editors. Ruptured abdominal aortic aneurysm. Cham: Springer; 2017. p. 151-60.

[74] Dimick JB, Cowan JA, Stanley JC, Henke PK, Pronovost PJ, Upchurch GR. Surgeon specialty and provider volumes are related to outcome of intact abdominal aortic aneurysm repair in the United States. J Vasc Surg 2003;38(4):739-44. Available from: https://doi.org/10.1016/S0741-5214(03)00470-1.

[75] Eckstein HH, Bruckner T, Heider P, Wolf O, Hanke M, Niedermeier HP, et al. The relationship between volume and outcome following elective open repair of abdominal aortic aneurysms (AAA) in 131 German hospitals. Eur J Vasc Endovasc Surg 2007;34(3):260-6. Available from: https://doi.org/10.1016/j. ejvs.2007.05.006.

[76] Young EL, Holt PJE, Poloniecki JD, Loftus IM, Thompson MM. Meta-analysis and systematic review of the relationship between surgeon annual caseload and mortality for elective open abdominal aortic aneurysm repairs. J Vasc Surg 2007;46(6):1287-94. Available from: https://doi.org/10.1016/j.jvs.2007.06.038.

[77] Borchard KLA, Scott AR, Stary D. Quality of life after abdominal aortic aneurysm repair: a retrospective comparison of endovascular versus open repair. Perspect Vasc Surg Endovasc Ther 2004;16(3):213-18. Available from: https://doi.org/10.1177/153100350401600311.

[78] Kapma MR, Dijksman LM, Reimerink JJ, De Groof AJ, Zeebregts CJ, Wisselink W, et al. Cost-effectiveness and cost-utility of endovascular vs open repair of ruptured abdominal aortic aneurysm in the Amsterdam acute aneurysm trial. Br J Surg 2014;101 (3):208-15. Available from: https://doi.org/10.1002/bjs.9356.

[79] Nicolajsen CW, Eldrup N. Abdominal closure and the risk of incisional hernia in aneurysm surgery-A systematic review and meta-analysis. Eur J Vasc Endovasc Surg 2020;59(2):227-36. Available from: https://doi.org/10.1016/j.ejvs.2019.07.041.

第13章　主动脉疾病腔内治疗局限性

Limits to endovascular approaches in aortic disease

Sherif Sultan　Yogesh Acharya　Juan Carlos Parodi　Niamh Hynes　著

李子林　译

一、亮点

本章讨论了目前临床上应用的商品化主动脉腔内支架移植物的实用性、临床疗效及血流动力学特点，并基于相关临床数据（血流动力学、心功能、肾功能及主要不良临床事件）分析了目前产品的主要缺点和局限性。

临床上主动脉腔内修复术（EVAR）的广泛应用已经彻底改变了主动脉疾病的治疗策略。虽然应用最初主动脉腔内支架移植物的产品研发热度非常高，也出现了多种形式的腔内移植物用于治疗主动脉疾病，但由于产品自身的先天不足（如密封技术问题、材料的耐久性、无资质的开窗等），导致初期研发的多数产品目前均已退市。

目前临床上性能最优的腔内移植物的顺应性仍比人体自身主动脉低近4倍。由于顺应性不足，人工移植物无法模拟人体自身主动脉的弹性力学性质，这将导致血流动力学和生物变化的紊乱，导致心血管内环境失衡。理想的血管内移植物应具有良好的血流动力学相容性，以适应机体内在稳态。目前移植物最佳的织物材料是ePTFE，并且支架近端/远端锚定须采用无倒钩的不锈钢支架。腔内移植物金属骨架必须由超薄的ePTFE覆盖，并且主体必须采用环形支架而不是Z形支架。

二、概述

ePTFE（代表产品：Gore Excluder、Endologix和Ovation IX）和聚酯纤维（代表产品：Treovance、Zenith、Incraft、E-Tegra、Altura、Aorfix、Endurant和Anaconda）是两种最常用的腔内移植物材料。移植材料需具有弹性好、强度高、重量轻等特性，以承受高流量动脉血规律搏动引起的磨损。目前，不同公司的产品在设计、材料等方面存在较大差异[1, 2]。临床上，多种因素决定了不同产品的选择，如血管的解剖特点、医生对产品的熟悉度、经济性及预后。导致术后并发症及死亡的腔内移植物相关因素包括腔内移植物移位、动脉瘤扩张和破裂[3]。

（一）移植物材料对机体的影响

尽管胸主动脉和腹主动脉支架移植物设计方面模拟了人自体主动脉，但移植物的柔顺性与自体主动脉是无法相比的[4-9]。与开放手术修复（open surgical repair，OSR）相比，EVAR和胸主动脉腔内修复术（TEVAR）显著降低了术后早期并发症发生率和死亡率。然而，远期随访发现接受腔内治疗的患者表现出较高的心血管相关并发症。而心血管相关并发症与支架移植物材料相关的动脉硬化密切相关[5, 6, 10-16]。

Stollwerck等提出，ePTFE覆膜支架与聚酯纤维覆膜支架相比具有更强的抗扩张能力。但是，笔者未给出详细的研究数据[17]。Patel 等指出，ePTFE 覆膜支架可显著降低并发症的发生，包括Ⅰ/Ⅱ/Ⅲ型内漏、支架移位和折曲[18]。

（二）移植材料导致的血流动力学改变

EVAR 手术效果取决于瘤腔隔绝效果和瘤腔的缩小程度。目前暂无有价值的随机临床试验来比较不同腔内移植物的性能。但是，EVAR1 临床试验结果提示，GORE Excluder 覆膜支架可减少主要不良临床事件（major adverse clinical event，MACE）的发生[19, 20]。

脉搏波传导速度（pulse wave velocity，PWV）是评价 EVAR 后动脉硬度程度的重要监测指标。同时，脉搏波血流动力学参数将形成一个新的科学领域，具有广阔的研究前景。

收缩期左心室（left ventricle，LV）内约一半的血液会被搏出射入主动脉。舒张期，主动脉的回弹力将储存的血液持续推向外周循环。这样虽然心脏的搏出是间断性的，但是周围动脉的灌注却是连续的，主动脉的这一功能称为 Windkessel 效应[21]。主动脉壁的扩张性减轻了左心室后负荷，扩张的主动脉壁内的血液积聚增强了冠状动脉灌注（图 13-1）。

由于各种移植物的支架与覆膜材料间相互作用及构造各不相同，在选择移植物尺寸及对患者血流动力学影响方面带来一定难度[22]。Morris 等[23]研究了不同移植物之间 PWV 和波反射之间的关系。他们发现，肾上固定的镍钛/聚酯纤维膜移植物与非肾上固定的镍钛/PTFE 膜移植物（Gore Excluder, Flagstaff, AZ, United States）之间存在显著性差异。例如，Endurant Ⅱ（Medtronic, Santa Rosa, CA, United States）和 Excluder 导致肾下

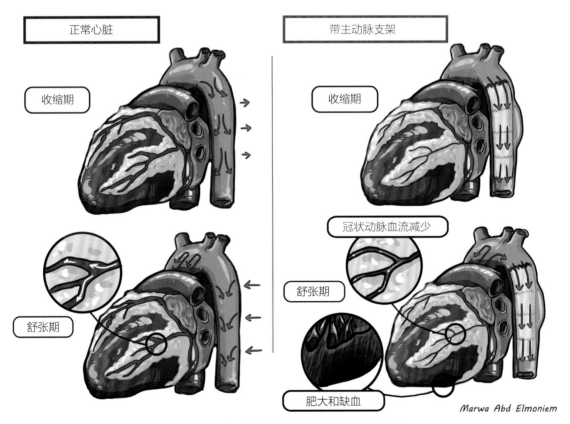

▲ 图 13-1 主动脉支架置入后的血流动力学变化

A. 舒张期间心室耦合正常，冠状动脉充盈较好；B. 胸主动脉腔内修复术会导致主动脉弹性降低，导致收缩压升高，左心室肥大，进而舒张末压力增加，导致左心室舒张功能障碍，临床特征为置入后心力衰竭。由于冠状动脉血流减少，患者将发展为非闭塞性冠状动脉缺血，并诱导严重的心血管事件

区腹主动脉段顺应性降低高达 21%，而 Zenith（Cook, Bloomington IN, United States）未导致肾下区腹主动脉段的顺应性降低[23]。

主动脉腔内支架移植物顺应性不良对主动脉存在潜在危险，特别是在支架近 / 远端处血管二次损伤发生率较高，并且与远期疗效密切相关。支架移植物源性主动脉顺应性不良可导致 Windkessel 效应降低，脉搏波血流动力学参数改变，导致左心室和主动脉瓣后负荷增加，最终由于心室 - 动脉耦合降低导致心室适应性肥大[24, 25]。

EVAR 增加血管硬度并诱导左心室肥厚和舒张功能障碍[26]，导致左心室舒张功能降低导致的临床表现，最终诱导运动耐力降低。

动脉硬化产生较高的收缩压（systolic blood pressure，SBP）和较低的舒张压（diastolic blood pressure，DBP），从而导致冠状动脉灌注不良，以及左心室后负荷加重（图 13-1），进而诱导左心室肥厚，冠状动脉缺血加重，动脉管壁组织疲劳加剧。这些因素构成了普通人群心血管发病率和死亡率的独立危险因素。

由于腔内支架移植物与主动脉过渡区域的负阻抗，以及较低的舒张压，诱导左心室泵血功能降低和冠状动脉灌注减少型心肌缺血[25, 27]。

Nauta 等发现，腔内支架移植物近端的脉动纵向应变曲线在主动脉弓部升高 65%，在升主脉区域升高 70%[28]，这可能是 TEVAR 相关并发症的部分病理生理学影响因素，如主动脉逆撕及动脉瘤样扩张。聚酯纤维覆膜具有良好的生物相容性和耐久性，但它可导致支架移植物顺应性降低[29]，进而降低主动脉 Windkessel 效应，减少冠状动脉灌注，同时还增加了左心室压力及收缩期血压。

然而，腔内支架移植物在轴向上非常柔顺，但这并不意味着它恢复了柔顺性；相反，它首先表现为弯曲振荡，从而导致支架扭曲、成角、移位。腔内支架移植物的这种特性将改变心血管循环压力和血流动力学，导致长期心血管不良事件。因此，需不断研发新型移植物材料以适应临床需求。

通过计算机模拟研究发现，主动脉支架移植物置入后较无支架状态硬度显著增加，该情况与高血压、脉压增大、冠状动脉灌注减少有关[28]。de Beaufort 等发现，使用以下四种主动脉支架移植物置入后，主动脉硬度均显著增加：c-TAG（Gore, Flagstaff, AZ, United States）、RelayPlus（Bolton Medical, Sunrise, FL, United States）、Zenith（Cook, Bloomington, IN, United States） 和 Talent（Medtronic, Santa Rosa, CA, United States）[30]。同时，主动脉硬度的增加与支架移植物覆盖的长度也存在密切联系。

Morris 等对不同品牌腹主动脉支架内移植物相关参数进行比较[23]。Zenith（Cook, Bloomington, IN, United States） 和 Endurant Ⅱ（Medtronic Santa Rosa, CA, United States）具有较高的径向阻力，最高可达 3N/cm。相比之下，Fortron（Cordis Endovascular, Santa Clara, CA, United States） 的径向阻力较低（0.11N/cm），所以目前已退市。肾上和肾下区域顺应性分别为（6.9～5.1）×10⁴/mmHg 和（4.8～5.4）×10⁴/mmHg。Endurant Ⅱ和 Excluder 两款产品肾下区域顺应性分别降低 13% 和 26%（$P<0.001$）。四款产品动脉搏动能量损失（pulsatile arterial energy loss，PAEL）增加 13%～44%（$P<0.006$）。脉搏波传导速度范围在 10.9m/s（MFM; Cardiatis, Isnes, Belgium）（$P=0.164$） 到 15.1m/s（Endurant Ⅱ；$P<0.001$）之间。所有产品的反射系数增加率在 8%～238%（$P<0.001$）。

所有主动脉支架内移植物均可降低主动脉壁顺应性。选择顺应性较优产品在治疗腹主动脉瘤过程中可增加主动脉弹性，从而最大限度地减少移植物相关并发症，如内漏（图 13-2），以及避免长期心血管事件的发生。

EUROSTAR 研究数据提示，支架移植物技术的持续改进提高了新型支架移植物的耐久性[31]。最新的技术研发主要集中在如何拥有更好的输送系统上，甚至牺牲对支架移植物材料的改进。伴

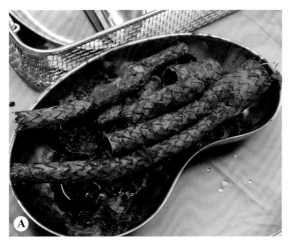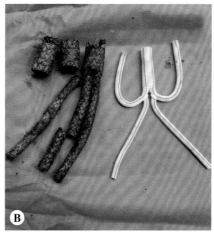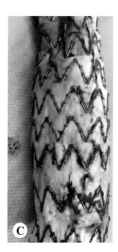

▲ 图 13-2　取出的支架移植物

A. Medtronic Endurant 支架置入术后急性腹主动脉破裂。取出 8 年前置入的 Medtronic Endurant 支架体统的 9 个部件。B. Medtronic Endurant 支架置入 7 年。存在持续的 I a 型内漏。5 年前，置入 2 枚 cuffs 用于治疗内漏。患者接受了外科腹主动脉瘤切除术，同时重建双侧肾动脉及双侧髂总动脉。C. Zenith Cook 移植术后 5 年持续存在组件连接处的微漏。瘤体出现破裂，急诊手术取出移植物

随技术的不断提升，严格意义上说没有绝对完美的支架移植物。但是，伴随临床上 EVAR 应用的不断普及，需要不断研发设计精确、围术期并发症少、持久耐用的支架移植物。

（三）支架结构

支架设计（Z 形、半 Z 形、M 形或椭圆形）会影响患者术后预后。与环形支架相比，Z 形支架移植物耐久性较差[32]，由于 Z 形支架设计上的缺陷可导致支架和覆膜的损坏。

Lin 等借助体外屈曲试验对 Z 形支架移植物与环形支架移植物进行比较[32]。与环形支架相比，Z 形支架移植物在皱曲之前就表现出较差的耐久性。研究证实，Z 形支架的锐角及相邻 Z 形支架顶点之间的接触可导致覆膜的损伤；然而，环形支架并未导致覆膜的磨损。

（四）内骨架与外骨架

金属内骨架（移植物内部）和外骨架（移植物外部）由不锈钢、镍钛或钴铬合金组成，它们在维持主动脉修复完整性方面起着重要作用。但是，这些金属支架可使主动脉变硬并降低主动脉顺应性，血流动力学改变同样取决于支架移植物材料及其结构[22]。同时，可通过一系列倒刺进一

步加强固定，可连接主动脉壁来实现肾上或肾下的主动固定。

目前，尚无关于支架内移植物近端固定于肾动脉区域后对肾脏功能影响的研究结果[24]。Morris 等研究发现，肾上固定的镍钛 / 聚酯纤维膜移植物与镍钛 /PTFE 膜移植物之间存在显著性差异[23]。Endurant Ⅱ（Medtronic）和 Excluder 的肾下顺应性显著降低，而 Zenith（Cook Medical）内移植物则肾下顺应性降低不十分显著。同样，Zenith 和 Endurant Ⅱ（Medtronic）的主动脉径向阻力较高，而 Fortron（Cordis Endovascular, Santa Clara, CA, United States）则展现较低的主动脉径向阻力。选择较顺应的腔内移植物将增强主动脉弹性反冲，进而降低术后并发症。

金属内移植物骨架，无论是镍钛合金、不锈钢还是钴铬合金，都会降低主动脉顺应性并导致主动脉硬化。这种硬化导致自然主动脉和支架主动脉之间的物理机械性能不匹配，因此使得脉动传导速度增强。

（五）双模块移植物的置入策略

置入材料的顺应性只是优化腔内移植物及其对患者血流动力学影响的一个因素。移植物结

构、植入方法及其与自然解剖的关系也会有很大影响（图 13-3）。

Roos 等表示，成角度和扩张的髂动脉与主动脉颈一样，直接影响手术效果[33]。这是因为髂动脉内支架移植物承受着巨大的血流，促使支架移位，并且支架的移位还受远端支架移植物直径和移植物曲率的影响。上述导致支架移位的力量对喇叭口髂支支架影响较大。轴向力由于横截面积的增加而增加[34]。因此，当使用喇叭口髂支支架移植物治疗扩张的髂动脉时需密切监测，防止支架移位。

相反，Roos 等评估了具有不对称曲率的锥形髂骨支架移植物的位移力，并确定了两种类型的力，上述不良因素将影响支架移植物的性能[33]。第一种力源于动脉血压。血压是一个各向同性的物理参数，即无论方向如何，它都具有相同的值。因此，施加在弯曲支架移植物上的血压将产生轴向力。横截面越大，力越大。第二种力则由血流速度产生，特别是由血管或支架移植物弯曲部分流速产生的沿轴向作用的力。该阻力可以定义为方向可变的流动反作用力。它来自移动液体体积的动能。这个速度越高，能量就越高。当水流遇到弯曲壁时，动能则转化为力。在较小的容器（12mm）中，流速产生的力可能大于压力产生的力。锥形移植物的使用使两端施加的轴向力增加了近 50%，因为流速随着直径的减小而增加，从而增加了由速度引起的力。这些力也随着角度的增加而增加，因此，在临床应用中，如果置入具有一定锥度的移植物，则需谨慎。

上述理论提示对锥形和喇叭口形支架移植物设计需进行修改。锥形移植物两端放大率应进一步加大，以增加径向支撑的方式增加摩擦力，用于对抗血液流速产生的位移力。另外，还可以设计出支架两端具有更大支撑力的移植物。关于喇叭口设计，建议对支架远端给予重新设计，以减小支架迁移风险。

支架移植物内力学作用主要为前后方向。因此，颈部成角的程度是阻力大小的最重要决定因素。如果阻力足够大，则可能导致支架移植物移位[35]。此外，支架一端移植物越直，轴向上的压力分配就越大，而双侧分支对称的曲率可减小这些力。由于上述原因，双模块移植物增强了对称性，从血流动力学角度来讲非常具有优越性[36, 37]。

Cina 等[38] 通过混合搭配不同品牌产品来研究动脉角度变化下的拉脱力（pullout forces, POF）。他们研究了 Anaconda、Excluder、Talent

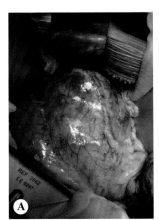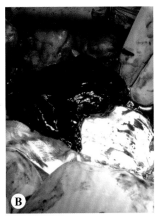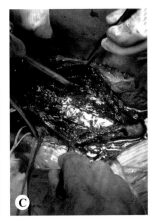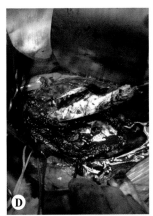

▲ 图 13-3 腔内隔绝术治疗腹主动脉瘤失败病例。患者 75 岁，因腹部和腰部剧烈疼痛就诊。腹主动脉 Nellix 支架腔内置入术后 3 年。CTA 提示，腹主动脉囊腔直径 11.5cm

A. 腹主动脉自 5.5cm 逐步扩大到 11.5cm，并且腹主动脉瘤颈解剖结构异常。Nellix 支架没有起到阻止瘤体扩张及破裂的作用，需将移植物取出。B. 打开瘤腔后可见新鲜血栓和聚氨酯内囊导致的坏死组织。C. 通过破坏支架周围内囊结构后取出其中聚氨酯填充材料。D. 取出其他支架移植物材料，发现主动脉壁和脊柱出现压力性坏死和 Zenith 的分支支架与 Zenith（12mm）、Anaconda 和 Excluder 主体支架之间的 POF。他们发现，Zenith 主体支架与 Anaconda 分支支架的组合产生 POF 最大，而 Zenith、Excluder 主体支架与 Excluder 分支支架的组合 POF 最小。如果确定混搭不同品牌移植物以提高产品性能，建议混合搭配应用于具有特殊解剖结构的患者。

Raptis 等比较 Endurant 和 Excluder 置入人体后 CTA 影像学资料。两组各纳入 10 例患者，通过术后影像学分析，两组在解剖特征上无显著性差异[39]。但是，该研究发现，与 Endurant 相比，Excluder 置入体内后产生了更高的壁面剪切应力（wall shear stress，WSS），尤其是在下肢（$P=0.001$）。Excluder 髂支近心段可见较高的 WSS，同时血流速度较快（$P<0.05$）。二次流现象在 Endurant 组多见于主体支架内，而 Excluder 组则多见于髂支内。二次流现象将导致作用在 Excluder 组髂支远端位移力增大（$P=0.03$）。因此，上述研究指出，两种类似的支架内移植物置入相似的腹主动脉瘤患者体内后，可产生截然不同的血流动力学特性。因此，通过持续临床随访，根据目前临床应用的 EVAR 移植物相关的血流动力学特征，可不断完善支架移植物设计，为患者提供个性化的治疗方案。

Neuhauser 等回顾性比较了 42 例患者置入的三种品牌的支架内移植物：聚酯纤维覆膜不锈钢主-髂动脉单髂支移植物（定制）（n=10），聚酯纤维覆膜不锈钢分叉型移植物（Zenith;Cook, Bloomington, IN, United States）（n=14），聚酯纤维覆膜镍钛合金分叉型移植物（AneuRx;Medtronic, Santa Rosa, CA, United States）（n=18）[40]。通过临床随访并记录 12 个月内相关重要参数，包括最大动脉瘤直径（maximal aneurysm diameter，MAD）、总动脉瘤体积（total aneurysm volume，TAV）、动脉瘤内血管通道（intraaneurysm vascular channel，IAVC）和总血栓体积（total thrombus volume，TTV）。无论支架内移植物的类型如何，观察到术后 MAD、TAV（$P=0.008$）、IAVC（$P=0.031$）

及 TTV 均存在显著性变化，这些变化准确地反映了 EVAR 后的形态学改变。Massoni 等研究发现，如果术后主动脉分叉处直径≤20mm、主动脉分叉处钙化率≥50%、髂动脉内支架直径>30mm、镍钛合金支架及髂动脉血管内支架直径与主动脉分叉直径之比>1.4，那么发生 MACE 的概率会增加[41]。

（六）覆膜织物材料与植入后综合征

Eisaku 等对 Zenith Flex（Cook Medical, Bloomington, IN, United States）、Excluder（W.L.Gore & Associates, Flagstaff, AZ, United States）、Endurant（Medtronic, Minneapolis, MN, United States）、Aorfix（Lombard Medical Technologies, Didcot, United Kingdom）或 Endologix Powerlink（Endologix Inc., Irvine, CA, United States）和 AFX（Endologix Inc., Irvine, CA, United States）支架置入后进行了临床随访[42]。研究发现置入后综合征（postimplantation syndrome，PIS）发生率高达 60%。由此可见，术后常规随访非常重要[43-45]。PIS 通常采用保守治疗，但有研究指出 PIS 有引发急性肝衰竭和多器官衰竭的风险[43-48]，并增加 EVAR 术后 30 天的心血管事件发生率[43, 44]。

PIS 并非只在 EVAR 术后发生，在使用聚酯纤维材料进行开放支架修复术后同样也会出现 PIS，而这可能与人工血管聚酯纤维材料中为了防止人工血管渗漏而添加的明胶成分有关[49]。然而，聚酯纤维覆膜支架移植物不含明胶。因此，EVAR 术后发生 PIS 的原因可能与开放性主动脉手术不同。与此同时，在体实验中发现，聚酯纤维材料比 ePTFE 更容易诱导炎症生物标志物（TNF-α、IL-6、IL-10 和 CRP）高表达[15, 46, 49, 50]。

Eisaku 等研究发现在接受 EVAR 处理的患者中，与 ePTFE 覆膜移植物相比，置入聚酯纤维覆膜移植物的患者术后出现发热及 PIS 的概率较高（$P<0.001$）。对于解剖结构适合腔内治疗，但是一般健康状况较差的患者推荐 ePTFE 覆膜移植物[42]。多个相互独立的实验团队均发现与聚酯纤维覆膜支架移植物相关的 PIS，并且患者住院时

间延长[50, 51]。Soares 等还指出，PIS 与心血管相关死亡率呈正相关[52]。

置入聚酯纤维覆膜支架移植物不仅与高炎症反应存在独立相关性，还可导致动脉血管内皮损伤。此外，在近端主动脉置入部位使用倒刺的主动固定方式可导致内皮细胞损伤。同时，Excluder 覆膜支架采用多层 ePTFE 覆膜覆盖镍钛合金架构。而在 Endurant 覆膜支架中，镍钛合金和覆膜材料通过聚乙烯缝线连接。后一种形式进一步增加了直接显露于循环中的镍钛合金的量。镍、钛之间的精确配比，甚至金属的切割和抛光工艺都将影响镍钛合金的抗原性[50]。

（七）支架移植物材料与潜在的负面影响

Markar 等指出，EVAR 与腹主动脉瘤 OSR 相比，具有更高的患腹部相关脏器癌症的风险[53]。但是，根据我们对 2005—2016 年的 EVAR 术后病例的综合评估，并未发现恶性肿瘤或恶性肿瘤相关死亡的风险增加[54]。然而，仍需进行长期随访。

三、讨论

主动脉腔内移植物与急性收缩期高血压、脉压增大和冠状动脉灌注不良存在密切关系[11, 12, 14, 15]。然而，在心血管领域对主动脉移植物置入后的心脏重构尚无深入研究。专家们倾向于研究方向应放在移植物对主动脉壁的影响。随访关注点在于移植物是否保持原位和防止主动脉囊扩张。如果确实发生移位或囊扩张，则需二次干预，如再次支架置入或弹簧圈栓塞。但是，上述操作会增加主动脉壁应力，并对心脏、大脑、肾脏和肠系膜产生有害影响[5, 6, 11, 12, 14, 15]。

通常主动脉开放修复手术后常出现动脉顺应性不匹配和动脉弹性消失的现象，这可归因于移植物材料性能。有研究发现，移植物置入后每年的扩张率在 3.2%[55]，这是由顺应性差的移植物缝合线上的持续拉力和过度应力造成，最终导致假性动脉瘤的出现[16, 56, 57]。也有研究指出，通过对比移植物原尺寸，主动脉移植物置入后直径增加

约 26%[55]。

支架移植物的顺应性不良可导致血流动力学负荷逐步加重，是导致远期并发症产生的重要因素。这在血管结缔组织病患者中更加突出，尤其是马方综合征，因为先天性纤维蛋白代谢异常促使主动脉中层囊样坏死，导致动脉瘤扩张。

主动脉 PWV 越高，动脉硬度越大。PWV < 9.4m/s 时具有一般心血管事件发生风险，PWV 9.4～12m/s 时该风险增高 5 倍，PWV > 12m/s 时心血管事件发病率和死亡率均增加 6 倍以上。而上述变化的发生在支架移植物置入主动脉数小时内可能就会发生。Blacher 等表示，PWV 每增加 1m/s，全因死亡率将增加 1 倍[58, 59]。

可以将 PWV 作为识别主动脉病变高危人群围术期管理的风险评估指标。PWV 升高的患者则需重点关注，及时干预处理，从而降低接受 TEVAR 和（或）EVAR 患者术后心血管事件发生率[58-60]。

Ben Shalmo 等报道称，1 例 60 岁的男性患者，既往体健，无吸烟史、无高血压及糖尿病病史，总胆固醇为 5.5mmol/L，HCL-C 为 1.3mmol/L，其 PWV 值每增加 1m/s，该患者心血管事件发生概率增加 7%。这可用于解释很多年轻患者因主动脉创伤急诊行 TEVAR 后，出现术后无法解释的充血性心力衰竭和扩张型心肌病。

Kadoglou 等表示[61]，聚酯纤维覆膜移植物与 PTFE 覆膜移植物相比，EVAR 术后 PWV 值增加 3 倍。与此同时，聚酯纤维覆膜可诱导更加严重的炎症反应，特别是 IL-8 血清水平。IL-8 能够增加人中性粒细胞趋化性，并发挥直接的促癌作用。上述可能是聚酯纤维覆膜移植物促进肿瘤发生主要诱因[62, 63]。

目前腔内修复技术层出不穷，包括：PETTICOAT[64]，STABILISE[65]，FLIRT[62, 63]，FEVAR，BEVAR，andy Plug[66]，Knickerbocker[67]，Kinetic Elephant[68, 69]。上述腔内修复操作不同程度会增加主动脉壁应力。这可能解释了为什么中长期随访结果不如预期，血流动力学和心血管方

面并发症高于预期的原因。

据报道，当支架移植物靠近心脏和主动脉瓣部位时，发生收缩性高血压、充血性心力衰竭（congestive cardiac failure，CCF）和心肌缺血的风险会增加[68-72]。而更复杂的腔内技术，如TEVAR、F-EVAR、BEVAR和Ch-EVAR，则会使Windkessel效应减弱。从而改变脉搏波传播，诱导左心室肥厚、舒张压降低和终末器官灌注不良，在无冠状动脉狭窄的情况下则会出现心肌缺血[57, 69, 73, 74]。

目前最佳的解决方案可能在于减少主动脉腔内支架的长度。有文献报道一种被称为"TIGER"的手术方案，它将开放式腹主动脉修复与胸主动脉腔内支架置入术相结合[7, 46, 68, 75]。在开发出具有良好顺应性移植物之前，这些杂交技术可能是较理想的解决方案。

TEVAR可使左心室增大，同时负荷增加26%，随访期间超声心动图显示左心室显著肥厚。Van Bakel等研究发现，TEVAR术后心室僵硬度由术前的10.2MPa/mm增加到术后的154.6MPa/mm[76]。

Takeda等报道称，EVAR术后增加了血管硬度，并诱导左心室舒张功能障碍，这会导致患者运动耐受性降低[26]。EVAR和TEVAR通过左心室舒张末期压力增加可影响主动脉充盈[77]，导致孤立的左心室舒张功能障碍。上述患者短期内不会出现置入后心力衰竭的临床特征，但长期随访来看，心力衰竭发生率将逐步增高[78]。

主动脉弓显著影响主动脉顺应性，约占50%[79]。由于在置入移植物后主动脉弹性降低。因此，EVAR/TEVAR术后会显著减弱主动脉的Windkessel效应。目前，所有临床应用的血管内移植物均会影响主动脉的自然顺应性[26, 78, 80]。

术中TEE检查已证实TEVAR对降主动脉的不良影响[46]。上述结果提示，使用目前临床上应用的支架移植物替代天然主动脉会导致负面影响，如脉压增高，以及Windkessel效应的减弱是能量向远端主动脉非生理性传播。虽然支架移植物可以使降主动脉管腔更好塑形，但对于体循环血流动力学及左心室负荷方面则起到负面影响。由于腔内移植物顺应性不足，无法模拟自然主动脉的弹性力学特性，这将导致血流动力学和生物变化的改变，从而干扰心血管稳态[5, 6, 11, 12, 14, 15, 46]。

与文献报道的癌症相关死亡率相比，EVAR术后心血管相关死亡率可能更高。此外，通过长期随访观察，探究支架移植物材料与EVAR术后恶性肿瘤发生率的联系具有重要意义。

结论

由于目前缺乏对各种支架移植物材料及其结构的明确研究结果，因此仍需要进行全面的系统回顾性研究及Meta分析，以阐明EVAR置入失败、短期和长期心血管并发症及相关发病率和死亡率方面的原因。

医疗器械研发机构应充分考虑目前临床上应用的主动脉支架移植物对患者心血管产生一系列的负面影响。

目前缺乏各种主动脉支架移植物之间的比较性研究成果。由于支架移植物研发及更新换代速度较快，因此必须对已退市产品的长期随访结果给予客观评价。该领域多数研究为单中心回顾性研究，样本量有限，并且多数研究不够全面、深入，因此支架移植物之间的比较性研究存在个体或机构偏倚。

参考文献

[1] Kim HO, Yim NY, Kim JK, Kang YJ, Lee BC. Endovascular aneurysm repair for abdominal aortic aneurysm: a comprehensive review. Korean J Radiol 2019;20(8):1247-65.

Available from: https://doi.org/10.3348/kjr.2018.0927.
[2] Malas MB, Freischlag JA. Interpretation of the results of OVER in the context of EVAR trial, DREAM, and the EUROSTAR

registry. Semin Vasc Surg 2010;23(3):165-9. Available from: https://doi.org/10.1053/j.semvascsurg.2010.05.009.

[3] Kamell E-B, Robert G, Evan R. Current status of endovascular devices to treat abdominal aortic aneurysms. Biomed Eng Comput Biol 2013;5:25-32. Available from: https://doi.org/10.4137/BECB.S10970.

[4] Moulakakis KG, Kadoglou NPE, Antonopoulos CN, Mylonas SN, Kakisis J, Papadakis I, et al. Changes in arterial stiffness and Nterminal pro-brain natriuretic peptide levels after endovascular repair ofdescending thoracic aorta. Ann Vasc Surg 2017;38:220-6. Available from: https://doi.org/10.1016/j.avsg.2016.04.025.

[5] Parodi JC, Palmaz JC, Barone HD. Transfemoral intraluminal graft implantation for abdominal aortic aneurysms. Ann Vasc Surg 1991;5(6):491-9. Available from: https://doi.org/10.1007/ BF02015271.

[6] Volodos NL, Shekhanin V, Karpovich I, Troian, IuA G. A selffixing synthetic blood vessel endoprosthesis. Vestn Khir Im I I Grek 1986;137(11):123.

[7] Sultan S, Barrett N, Kamal MH, Tawfick W, Atteia EM, Clarkson K, et al. Staged hybrid single lumen reconstruction (TIGER) in management of chronic symptomatic complex type B aortic dissection, techniques, and literature review. Ann Vasc Surg 2020;65:261-70. Available from: https://doi.org/10.1016/j.avsg.2019.12.028.

[8] Kleinstreuer C, Li Z, Basciano CA, Seelecke S, Farber MA. Computational mechanics of Nitinol stent grafts. J Biomech 2008;41(11):2370-8. Available from: https://doi.org/10.1016/j.jbiomech.2008.05.032.

[9] Roccabianca S, Figueroa CA, Tellides G, Humphrey JD. Quantification of regional differences in aortic stiffness in the aging human. J Mech Behav Biomed Mater 2014;29:618-34. Available from: https://doi.org/10.1016/j.jmbbm.2013.01.026.

[10] Ala E, Edel PK. Long-term outcomes of open repair of inflammatory and atherosclerotic abdominal aortic aneurysms. J de Chir 2016;. Available from: https://doi.org/10.7438/1584-9341-12-1-2.

[11] Hynes N, Sultan S. A prospective clinical, economic, and qualityof-life analysis comparing endovascular aneurysm repair (EVAR), open repair, and best medical treatment in high-risk patients with abdominal aortic aneurysms suitable for EVAR: the Irish patient trial. J Endovasc Ther 2007;14(6):763-76. Available from: https://doi.org/10.1583/07-2194.1.

[12] Hynes N, Kok N, Manning B, Mahendran B, Sultan S. Abdominal aortic aneurysm repair in octogenarians versus younger patients in a tertiary referral center. Vascular 2005;13(5):275-85. Available from: https://doi.org/10.2310/6670.2005.00084.

[13] Sultan S, Hynes N. Clinical efficacy and cost per quality-adjusted life years of pararenal endovascular aortic aneurysm repair compared with open surgical repair. J Endovasc Ther 2011;18 (2):181-96. Available from: https://doi.org/10.1583/10-3072.1.

[14] Sultan S, O'donohoe M, Colgan MP, Moore D, Shanik G. Critical ischemia: transfemoral endoluminal aortic management: a minimally invasive option in aortic intervention. Vasc Endovasc Surg 1999;33(2):179-84. Available

from: https://doi.org/10.1177/ 153857449903300213.

[15] Sweeney KJ, Evoy D, Sultan S, Coates C, Moore DJ, Shanik DG, et al. Endovascular approach to abdominal aortic aneurysms limits the postoperative systemic immune response. Eur J Vasc Endovasc Surg 2002;23(4):303-8. Available from: https://doi.org/10.1053/ejvs.2001.1585.

[16] Vlachopoulos C, Aznaouridis K, Stefanadis C. Prediction of cardiovascular events and all-cause mortality with arterial stiffness. A systematic review and meta-analysis. J Am Coll Cardiol 2010;55(13):1318-27. Available from: https://doi.org/10.1016/j. jacc.2009.10.061.

[17] Stollwerck PL, Kozlowski B, Sandmann W, Grabitz K, Pfeiffer T. Long-term dilatation of polyester and expanded polytetrafluoroethylene tube grafts after open repair of infrarenal abdominal aortic aneurysms. J Vasc Surg 2011;53(6):1506-13. Available from: https://doi.org/10.1016/j.jvs.2011.02.028.

[18] Patel R, Powell JT, Sweeting MJ, Epstein DM, Barrett JK, Greenhalgh RM. The UK endovascular aneurysm repair (EVAR) randomized controlled trials: long-term follow-up and costeffectiveness analysis. Health Technol Assess 2018;22(5). Available from: https://doi.org/10.3310/ hta22050.

[19] Greenhalgh RM, Allison DJ, Bell PRF, Buxton MJ, Harris PL, Hopkinson BR, et al. Endovascular repair of aortic aneurysm in patients physically ineligible for open repair. N Engl J Med 2010;362(20):1872-80. Available from: https://doi.org/10.1056/NEJMoa0911056.

[20] Greenhalgh RM, Allison DJ, Bell PRF, Buxton MJ, Harris PL, Hopkinson BR, et al. Endovascular vs. open repair of abdominal aortic aneurysm. N Engl J Med 2010;362(20):1863-71. Available from: https://doi.org/10.1056/NEJMoa0909305.

[21] Belz GG. Elastic properties and Windkessel function of the human aorta. Cardiovasc Drugs Ther 1995;9(1):73-83. Available from: https://doi.org/10.1007/BF00877747.

[22] Georgakarakos E, Argyriou C, Schoretsanitis N, Ioannou CV, Kontopodis N, Morgan R, et al. Geometrical factors influencing the hemodynamic behavior of the AAA stent grafts: essentials for the clinician. Cardiovasc Interv Radiol 2014;37(6):1420-9. Available from: https://doi.org/10.1007/ s00270-014-0927-9.

[23] Morris L, Stefanov F, Hynes N, Diethrich EB, Sultan S. An experimental evaluation of device/arterial wall compliance mismatch for four stent-graft devices and a multi-layer flow modulator device for the treatment of abdominal aortic aneurysms. Eur J Vasc Endovasc Surg 2016;51(1):44-55. Available from: https:// doi.org/10.1016/j.ejvs.2015.07.041.

[24] Stather PW, Ferguson J, Awopetu A, Boyle JR. Meta-analysis of renal function following infrarenal EVAR using suprarenal or infrarenal fixation devices. Eur J Vasc Endovasc Surg 2018;56(4):486-96. Available from: https:// doi.org/10.1016/j.ejvs.2018.01.021.

[25] Sultan S, Manecksha R, O'Sullivan J, Hynes N, Quill D, Courtney D. Survival of ruptured abdominal aortic aneurysms in the west of Ireland: do prognostic indicators of outcome exist? Vasc Endovasc Surg 2004;38(1):43-9. Available from: https://doi.org/10.1177/153857440403800105.

[26] Takeda Y, Sakata Y, Ohtani T, Tamaki S, Omori Y,

Tsukamoto Y, et al. Endovascular aortic repair increases vascular stiffness and alters cardiac structure and function. Circ J 2014;78(2):322-8. Available from: https://doi.org/10.1253/circj.CJ-13-0877.

[27] Calderbank T, Bown M, Saratzis A. The impact of suprarenal fixation on renal function following endovascular abdominal aortic aneurysm repair: meta-analysis based on estimated glomerular filtration rate. Eur J Vasc Endovasc Surg 2018;56(4):497-506. Available from: https://doi.org/10.1016/j.ejversus.2018.02.012.

[28] Nauta FJH, de Beaufort HWL, Conti M, Marconi S, Kamman AV, Ferrara A, et al. Impact of thoracic endovascular aortic repair on radial strain in an ex vivo porcine model. Eur J Cardiothorac Surg 2017;51(4):783-9. Available from: https://doi.org/10.1093/ejcts/ezw393.

[29] Ferrari G, Balasubramanian P, Tubaldi E, Giovanniello F, Amabili M. Experiments on dynamic behaviour of a Dacron aortic graft in a mock circulatory loop. J Biomech 2019;86:132-40. Available from: https://doi.org/10.1016/j.jbiomech.2019.01.053.

[30] De Beaufort HWL, Margherita C, Michele C, van Bakel TMJ, Nauta FJH, Lanzarone E, et al. Changes in aortic pulse wave velocity of four thoracic aortic stent grafts in an ex vivo porcine model. PLoS One 2017;e0186080. Available from: https://doi.org/10.1371/journal.pone.0186080.

[31] Hobo R, Buth J. Secondary interventions following endovascular abdominal aortic aneurysm repair using current endografts: a Eurostar report. J Vasc Surg 2016;43:896-902.

[32] Lin J, Wang L, Guidoin R, Nutley M, Song G, Zhang Z, et al. Stent fabric fatigue of grafts supported by Z-stents vs ringed stents: an in vitro buckling test. J Biomater Appl 2014;28(7):965-77. Available from: https://doi.org/10.1177/0885328213488228.

[33] Roos H, Tokarev M, Chernoray V, Ghaffari M, Falkenberg M, Jeppsson A, et al. Displacement forces in stent grafts: influence of diameter variation and curvature asymmetry. Eur J Vasc Endovasc Surg 2016;52(2):150-6. Available from: https://doi.org/10.1016/j.ejvs.2016.04.014.

[34] Heim F, Chakfé N. Commentary on "Displacement forces in stent grafts. Influence of diameter variation and curvature asymmetry. Eur J Vasc Endovasc Surg 2016;52(2):157.

[35] Molony DS, Kavanagh EG, Madhavan P, Walsh MT, McGloughlin TM. A computational study of the magnitude and direction of migration forces in patient-specific abdominal aortic aneurysm stent-grafts. Eur J Vasc Endovasc Surg 2010;40(3):332-9. Available from: https://doi.org/10.1016/j.ejvs.2010.06.001.

[36] Canning P, Tawfick W, Kamel K, Hynes N, Sultan S. Q-TWiST and cost-effectiveness analysis of endovascular versus open repair for ruptured abdominal aortic aneurysms in a high deliberate practice volume center. Ann Vasc Surg 2019;56:163-74. Available from: https://doi.org/10.1016/j.aversusg.2018.08.091.

[37] Canning P, Tawfick W, Whelan N, Hynes N, Sultan S. Costeffectiveness analysis of endovascular versus open repair of abdominal aortic aneurysm in a high-volume center. J Vasc Surg 2019;70(2):485-96. Available from: https://doi.org/10.1016/j.jversus.2018.11.018.

[38] Cinà DP, Grant G, Peterson M, Campbell V, Garrido-Olivares L, Cinà CS. A study of pullout forces of the components of modular multi-manufacturer hybrid endografts used for aortic aneurysm repair. Eur J Vasc Endovasc Surg 2009;37(6):671-80. Available from: https://doi.org/10.1016/j.ejvs.2009.02.017.

[39] Raptis A, Xenos M, Georgakarakos E, Kouvelos G, Giannoukas A, Matsagkas M. Hemodynamic profile of two aortic endografts accounting for their postimplantation position. J Med Devices Trans ASME 2017;11(2). Available from: https://doi.org/10.1115/1.4035687.

[40] Neuhauser B, Oldenburg WA, Hakaim AG. Changes in abdominal aortic aneurysm size after endovascular repair with Zenith, AneuRx, and custom-made stent-grafts. Am Surg 2004;70 (7)):630-4.

[41] Massoni CB, Gargiulo M, Freyrie A, Gallitto E, De Matteis M, Mascoli C, et al. Abdominal aortic bifurcation anatomy and endograft limb size affect the use of adjunctive iliac stenting after bifurcated endograft deployment for abdominal aortic aneurysm. J Cardiovasc Surg 2018;59(2):237-42. Available from: https://doi.org/10.23736/S0021-9509.16.08871-6.

[42] Eisaku I, Naoki T, Soichiro F, Ryosuke N, Tadashi A, Takao O. Polyester grafts are a risk factor for postimplantation syndrome after abdominal endovascular aneurysm repair: retrospective analysis for polyester graft, Excluder®, and Endologix Powerlink®/AFX®. Ann Vasc Dis 2018;520-4. Available from: https://doi.org/10.3400/avd.oa.18-00058.

[43] Arnaoutoglou E, Kouvelos G, Papa N, Kallinteri A, Milionis H, Koulouras V, et al. Prospective evaluation of post-implantation inflammatory response after EVAR for AAA: influence on patients' 30 day outcome. Eur J Vasc Endovasc Surg 2015;49(2):175-83. Available from: https://doi.org/10.1016/j.ejversus.2014.12.006.

[44] Arnaoutoglou E, Papas N, Milionis H, Kouvelos G, Koulouras V, Matsagkas MI. Post-implantation syndrome after endovascular repair of aortic aneurysms: need for postdischarge surveillance. Interact Cardiovasc Thorac Surg 2010;11(4):449-54. Available from: https://doi.org/10.1510/icvts.2010.242628.

[45] Syk I, Brunkwall J, Ivancev K, Lindblad B, Montgomery A, Wellander E, et al. Postoperative fever, bowel ischemia and cytokine response to abdominal aortic aneurysm repair-A comparison between endovascular and open surgery. Eur J Vasc Endovasc Surg 1998;15(5):398-405. Available from: https://doi.org/10.1016/S1078-5884(98)80200-1.

[46] Moulakakis KG, Alepaki M, Sfyroeras GS, Antonopoulos CN, Giannakopoulos TG, Kakisis J, et al. The impact of endograft type on inflammatory response after endovascular treatment of abdominal aortic aneurysm. J Vasc Surg 2013;57(3):668-77. Available from: https://doi.org/10.1016/j.jvs.2012.09.034.

[47] Ohara N, Miyata T, Oshiro H, Shigematsu H, Ohki T. Adverse outcome following transfemoral endovascular stent-graft repair of an abdominal aortic aneurysm in a patient with severe liver dysfunction: report of a case. Surg Today 2000;30(8):764-7. Available from: https://doi.org/10.1007/s005950070094.

[48] Blum U, Voshage G, Lammer J, Beyersdorf F, Töllner

D, Kretschmer G, et al. Endoluminal stent-grafts for infrarenal abdominal aortic aneurysms. N Engl J Med 1997;336(1):13-20. Available from: https://doi.org/10.1056/NEJM199701023360103.

[49] Swartbol P, Truedsson L, Pärsson H, Norgren L. Tumor necrosis factor-α and interleukin-6 release from white blood cells induced by different graft materials in vitro are affected by pentoxifylline and iloprost. J Biomed Mater Res 1997;36(3):400-6 https://doi. org/10.1002/(SICI)1097-4636(19970905)36:3,400::AIDJBM15.3.0. CO;2-H.

[50] Voûte MT, Bastos Gonçalves FM, Van De Luijtgaarden KM, Klein Nulent CGA, Hoeks SE, Stolker RJ, et al. Stent graft composition plays a material role in the postimplantation syndrome. J Vasc Surg 2012;56(6):1503-9. Available from: https://doi.org/10.1016/j.jvs.2012.06.072.

[51] Sartipy F, Lindström D, Gillgren P, Ternhag A. The impact of stent graft material on the inflammatory response after EVAR. Vasc Endovasc Surg 2015;49(3-4):79-83. Available from: https://doi.org/10.1177/1538574415595209.

[52] Soares FR, José O-P, Klaas U, Michiel V, F.G. ON, Sanne H, et al. Post implant syndrome influences long-term cardiovascular prognosis after EVAR. Eur J Vasc Endovasc Surg 2019;e808. Available from: https://doi.org/10.1016/j.ejvs.2019.09.401.

[53] Markar SR, Vidal-Diez A, Sounderajah V, Mackenzie H, Hanna GB, Thompson M, et al. A population-based cohort study examining the risk of abdominal cancer after endovascular abdominal aortic aneurysm repair. J Vasc Surg 2019;69(6):1776-85. Available from: https://doi.org/10.1016/j.jvs.2018.09.058 e2.

[54] Tawfick W, Hegazy, Canning, Hynes, Sultan S. Risk of malignancy after endovascular aneurysm repair. J Vasc Surg 2018;68(5):e157.

[55] Takami Y, Tajima K, Kato W, Fujii K, Hibino M, Munakata H, et al. Long-term size follow-up of knitted Dacron grafts (Gelseal™) used in the ascending aorta. Interact Cardiovasc Thorac Surg 2012;14(5):529-31. Available from: https://doi.org/10.1093/icvts/ivr086.

[56] Spadaccio C, Nappi F, Al-Attar N, Sutherland FW, Acar C, Nenna A, et al. Old myths, new concerns: the long-term effects of ascending aorta replacement with dacron grafts. Not all that glitters is gold. J Cardiovasc Transl Res 2016;9(4):334-42. Available from: https://doi.org/10.1007/s12265-016-9699-8.

[57] Tai NR, Salacinski HJ, Edwards A, Hamilton G, Seifalian AM. Compliance properties of conduits used in vascular reconstruction. Br J Surg 2000;87(11):1516-24. Available from: https://doi.org/ 10.1046/j.1365-2168.2000.01566.x.

[58] Blacher J, Guerin AP, Pannier B, Marchais SJ, Safar ME, London GM. Impact of aortic stiffness on survival in end-stage renal disease. Circulation 1999;99(18):2434-9. Available from: https://doi.org/10.1161/01.CIR.99.18.2434.

[59] Cavalcante JL, Lima JAC, Redheuil A, Al-Mallah MH. Aortic stiffness: current understanding and future directions. J Am Coll Cardiol 2011;57(14):1511-22. Available from: https://doi.org/ 10.1016/j.jacc.2010.12.017.

[60] Ben-Shlomo Y, Spears M, Boustred C, May M, Anderson SG, Benjamin EJ, et al. Aortic pulse wave velocity improves cardiovascular event prediction: an individual participant meta-analysis of prospective observational data from 17,635 subjects. J Am Coll Cardiol 2014;63(7):636-46. Available from: https://doi.org/10.1016/j.jacc.2013.09.063.

[61] Kadoglou NPE, Moulakakis KG, Papadakis I, Ikonomidis I, Alepaki M, Spathis A, et al. Differential effects of Stent-graft fabrics on arterial stiffness in patients undergoing endovascular aneurysm repair. J Endovasc Ther 2014;21(6):850-8. Available from: https://doi.org/10.1583/14-4772MR.1.

[62] Alfaro C, Sanmamed MF, Rodríguez-Ruiz ME, Teijeira Á, Onñte C, González Á, et al. Interleukin-8 in cancer pathogenesis, treatment and follow-up. Cancer Treat Rev 2017;60:24-31. Available from: https://doi.org/10.1016/j.ctrv.2017.08.004.

[63] Yuan A, Chen JJW, Yao PL, Yang PC. The role of interleukin-8 in cancer cells and microenvironment interaction. Front Biosci 2005;10:853-65. Available from: https://doi.org/10.2741/1579.

[64] Molinari AC, Leo E, Ferraresi M, Ferrari SA, Terzi A, Sommaruga S, et al. Distal extended endovascular aortic repair PETTICOAT: a modified technique to improve false lumen remodeling in acute type B aortic dissection. Ann Vasc Surg 2019;59:300-5. Available from: https://doi.org/10.1016/j.avsg.2019.02.053.

[65] Hofferberth SC, Nixon IK, Boston RC, McLachlan CS, Mossop PJ. Stent-assisted balloon-induced intimal disruption and relamination in aortic dissection repair: the STABILISE concept. J Thorac Cardiovasc Surg 2014;147(4):1240-5. Available from: https://doi.org/10.1016/j.jtcvs.2013.03.036.

[66] Kölbel T, Lohrenz C, Kieback A, Diener H, Debus ES, Larena-Avellaneda A. Distal false lumen occlusion in aortic dissection with a homemade extra-large vascular plug: the candy-plug technique. J Endovasc Ther 2013;20(4):484-9. Available from: https://doi.org/10.1583/13-4318.1.

[67] Kölbel T, Carpenter SW, Lohrenz C, Tsilimparis N, Larena-Avellaneda A, Debus ES. Addressing persistent false lumen flow in chronic aortic dissection: the Knickerbocker technique. J Endovasc Ther 2014;21(1):117-22. Available from: https://doi.org/10.1583/13-4463MR-R.1.

[68] Sultan S, Barrett N, Tawfick W, Parodi JC, Hynes N. Contemporary abdominal aortic aneurysm devices, three decades of research and development with big data. Why has the best graft not been produced yet? A missed opportunity. Ital J Vasc Endovasc Surg 2019;26(3):121-34. Available from: https://doi.org/10.23736/S1824-4777.19.01417-7.

[69] Sultan S, Kavanagh EP, Veerasingam D, Costache V, Elhelali A, Fitzgibbon B, et al. Kinetic elephant trunk technique: early results in chronic symptomatic aortic dissection management. Ann Vasc Surg 2019;57:244-52. Available from: https://doi.org/10.1016/j. avsg.2018.08.083.

[70] Sultan S, Elsherif M, Tawfick W, Hynes N. Endovascular scissoring in the management of complicated acute aortic dissection involving the infradiaphragmatic aorta. J Vasc Surg Cases Innov Tech 2018;4(4):320-3. Available from: https://doi.org/10.1016/j. jvscit.2018.07.007.

[71] Sultan S, Kavanagh EP, Diethrich E, Costache V, Sultan M, Jordan F, et al. A clinical review of early outcomes from contemporary flow modulation versus open, fenestrated and branch technologies in the management of thoracoabdominal

aortic aneurysm. Vascular 2018;26(2):209-15. Available from: https://doi.org/ 10.1177/1708538117724933.

[72] Sultan S, Kavanagh EP, Stefanov F, Sultan M, Elhelali A, Costache V, et al. Endovascular management of chronic symptomatic aortic dissection with the Streamliner Multilayer Flow Modulator: twelve-month outcomes from the global registry. J Vasc Surg 2017;65(4):940-50. Available from: https://doi.org/10.1016/j.jvs.2016.09.059.

[73] Ikonomidis I, Aboyans V, Blacher J, Brodmann M, Brutsaert DL, Chirinos JA, et al. The role of ventriculararterial coupling in cardiac disease and heart failure: assessment, clinical implications and therapeutic interventions. A consensus document of the European Society of Cardiology Working Group on Aorta & Peripheral Vascular Diseases, European Association of Cardiovascular Imaging, and Heart Failure Association. Eur J Heart Fail 2019;21 (4):402-24. Available from: https://doi.org/10.1002/ejhf.1436.

[74] Lejay A, Geny B, Kolh P, Chakfé N. Effects of aortic graft implantation on heart and downstream vessels: an artery is not a rigid pipe. Eur J Vasc Endovasc Surg 2019;58(4):477-8. Available from: https://doi.org/10.1016/j.ejvs.2019.08.002.

[75] Konstantinos M, Spyridon M, John K, Nikolaos K, Ioannis P, George S, et al. Arterial stiffness alterations and inflammatory response following endovascular aortic repair. Aorta 2018;3(5):75-80. Available from: https://doi.

[76] Van Bakel TMJ, Arthurs CJ, Nauta FJH, Eagle KA, Van Herwaarden JA, Moll FL, et al. Cardiac remodeling following thoracic endovascular aortic repair for descending aortic aneurysms. Eur J Cardiothorac Surg 2019;55(6):1061-70. Available from: https://doi.org/10.1093/ejcts/ezy399.

[77] Leite-Moreira AF, Correia-Pinto J, Gillebert TC. Afterload induced changes in myocardial relaxation: a mechanism for diastolic dysfunction. Cardiovasc Res 1999;43(2):344-53. Available from: https://doi.org/10.1016/S0008-6363(99)00099-1.

[78] Goto T, Ohte N, Fukuta H, Wakami K, Tani T, Kimura G. Relationship between effective arterial elastance, total vascular resistance, and augmentation index at the ascending aorta and left ventricular diastolic function in older women. Circ J 2013;77(1):123-9. Available from: https://doi.org/10.1253/circj.CJ-12-0733.

[79] Ioannou CV, Morel DR, Katsamouris AN, Katranitsa S, Startchik I, Kalangos A, et al. Left ventricular hypertrophy induced by reduced aortic compliance. J Vasc Res 2009;46(5):417-25. Available from: https://doi.org/10.1159/000194272.

[80] Kanzaki H. Aortic compliance and left ventricular diastolic function: do endovascular repairs for aortic aneurysm alter aortic stiffness? Circ J 2014;78(2):307-8. Available from: https://doi.org/ 10.1253/circj.CJ-13-1520.

第 14 章　特殊类型主动脉病变

Peculiar patterns of aortic pathology: diagnosis and best treatment

Susanne Honig　Tilo Koelbel　Eike Sebastian Debus　著
舒小军　译

一、主动脉 – 静脉瘘

主动脉 – 静脉瘘的发病率非常低，并且病因各不相同，以创伤源性最为常见[1]。其中枪伤、刺伤及医源性损伤最为多见，如脊髓手术所致主动脉 – 静脉瘘。此外，由于主动脉斑块侵蚀或主动脉瘤破裂，主动脉–静脉瘘也可能会自发进展。大部分主动脉 – 静脉瘘的病变位于主 – 髂动脉分叉附近[2]（图 14-1）。主动脉 – 静脉瘘可累及髂静脉、左肾静脉或肠系膜静脉，发病率较低，罕见先天性疾病。大部分患者的症状以腹痛为主，部分患者可表现为背部疼痛[3]。瘘口直径不同可引起高负荷性心力衰竭、呼吸困难、下肢水肿等症状。自发性及创伤性主动脉 – 静脉瘘随着病史延长，瘘管大小及体积可能会进展，因此难于诊断。若腹主动脉瘤破裂后血液进入下腔静脉，可能会突然导致心功能代偿不全，这给诊断带来了巨大挑战[4-8]。

主动脉 – 静脉瘘通常可查及上腹部杂音及震颤，但应排除其他病因，如呼吸困难、充血性心力衰竭、肾功能不全和血尿。手术时探及腹膜后震颤或静脉淤血时，一般可发现主动脉–静脉瘘。在修补破裂腹主动脉瘤伴有腔静脉瘘时，尽管阻断了血流，下腔静脉的出血依然凶猛，并且血色并不呈暗红色（接近 100% 的氧和静脉血）。DUS

早期显示腔静脉血流呈湍流征象，是诊断主动脉 – 静脉瘘提供的间接证据，这也是除 CTA 外最有用的术前检查。

如果主动脉 – 静脉瘘累及左肾静脉，其瘘管通常位于主动脉后方，很少存在于主动脉旁。尽管这类患者血流动力学稳定，但仍需要手术修复[7,9,10]。

确诊后，手术需要遵循标准流程进行。首先应控制主动脉近远端。手术过程中应避免完全控制下腔静脉，因为静脉充血和血管周围炎症可能导致额外出血。切开动脉之前，阻断静脉血管时应压迫静脉而不是夹闭静脉。如有必要，术前应确定下腔静脉的解剖范围。静脉球囊阻断可作为备选方案，在阻断血流的同时也可降低空气栓塞的风险。

创伤导致的主动脉 – 静脉瘘，若其主动脉直径在正常范围内，使用覆膜支架覆盖病变部位的血管腔内修复术是首选方案。

二、主动脉 – 肠瘘（图 14-4）

继发性主动脉肠瘘在主动脉重建后发病率不足 5%[11-13]。当主动脉移植物发生感染（图 14-2 和图 14-3）时，其发病率增至 40%。主动脉肠瘘三联征为胃肠道大出血、脓毒血症及腹部症状，但只有不到 30% 的患者会出现这种典型的三

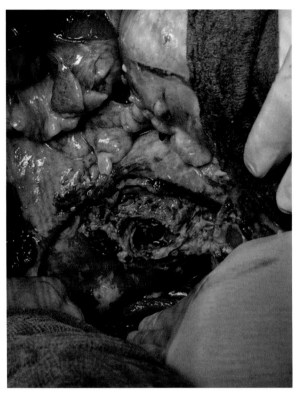

▲ 图 14-1 主动脉 – 静脉瘘

联征。部分重症患者主要症状为胃肠道出血，需要仔细甄别，明确诊断。从一期主动脉重建至瘘管形成的时间通常超过 6 年，因此，患者就诊时病史采集至关重要 [12-16]。大多数患者表现为"先兆出血"，90% 的患者应进行进一步治疗。"先兆出血"表现为吐血、便血、黑便或慢性贫血。但是，胃肠道出血的病因复杂，患者就诊时应及时明确鉴别诊断及治疗。因此，既往有开放性或血管腔内修复术病史的患者，或者未经治疗的腹主动脉瘤患者，都应考虑主动脉肠瘘，直到排除。

内镜为上消化道出血的首选诊断工具，但仅有 1/3 的患者可以通过内镜确诊。更重要的是，除了其他症状和检查发现会造成的误诊，内镜甚至可能将填塞瘘口的血栓清除而导致再次出血。因此，应做好应急预案以便立即将患者送往手术室或复合手术室。CTA 常有间接征象，如瘘管周围肿胀，病变累及主动脉段周围存在气泡。尽管 CT 检查的灵敏度及特异度极高，但难以鉴别移植物周围感染和主动脉肠瘘。诊断性主动脉造影

有助于识别瘘管，同时可行覆膜支架腔内隔绝瘘管治疗（一站式解决方案）[17, 18]。核素成像技术在检测移植物感染方面具有高灵敏度，但在急诊诊断主动脉 – 肠瘘中的作用却非常有限。

确诊主动脉 – 肠瘘后，分期手术的方案较为合适。应先尝试对瘘管动脉端行一期血管腔内治疗，二期手术通过小肠环切和端 – 端吻合术切除瘘管。条件受限时，支架移植物可由同源管腔或自体（股浅静脉）静脉代替。患者一般情况较差时，采用覆膜支架覆盖病变的姑息性方法来止血和长期抗生素治疗可能会更优。目前，由于上述方案的技术进步，肾下主动脉离断、结扎，然后通过腋 – 股动脉解剖外旁路分流术恢复下肢灌注的手术方案已不再是首选。

如果可能，推荐分期手术，死亡率可从 37% 降至 13%[19]。

三、移植患者的腹主动脉瘤

因与接受长期免疫抑制治疗有关，与非移植患者相比，移植患者动脉瘤的进展更快。因此，接受移植的患者术前应该排除主动脉直径超过 5cm 或髂动脉直径超过 3cm 的腹主动脉瘤（AAA）患者。胰腺和肾移植患者应尽可能通过血管腔内途径治疗，选择入路和支架确切位置时需要明确移植吻合口位置。动脉移植吻合时，髂外动脉通常作为首选，此部位血管一般不会发生动脉瘤样变性。整个围术期中维持免疫抑制治疗非常重要 [20, 21]。合并 AAA 的移植患者大部分都是心脏移植患者，因此在移植前应对此类患者进行常规筛查。肾、肝、肺和胰腺移植患者不建议进行筛查。然而，这一结论的证据非常有限。

动脉移植术后吻合口可能会发生假性动脉瘤，这种情况常常需要手术治疗。而开放性手术可能会导致移植肾的功能丧失，因此应尽可能通过血管腔内的方法治疗，如弹簧圈栓塞或凝血酶注射 [22]。

（一）马蹄肾、异位肾和腹主动脉瘤

肾动脉变异是最常见的先天性肾脏发育异

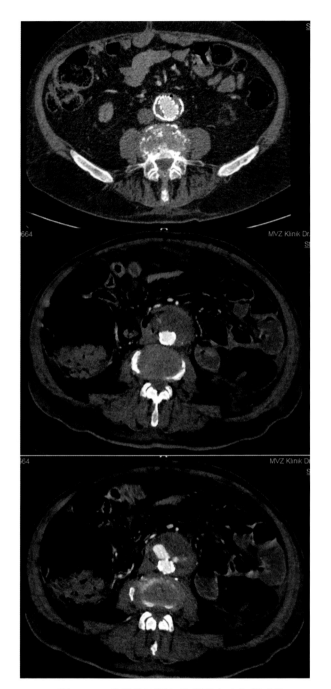

▲ 图 14-2　移植物周围气体提示存在细菌感染

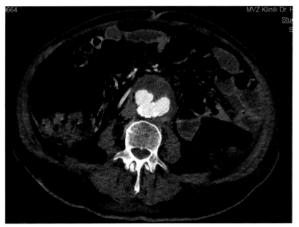

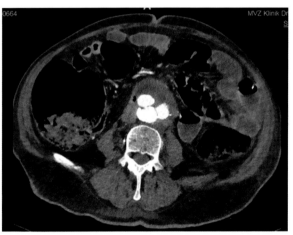

▲ 图 14-3　主动脉 - 肠瘘感染导致腹主动脉瘤隔绝术后漏，伴有中毒性巨结肠的结肠缺血

常，发病率占全部肾脏发育异常的 30%～40%。肾动脉变异会增加 AAA 的修复难度。肾脏位置的解剖变异、多支肾动脉和马蹄肾患者在主动脉修复时对血管外科医生来说是极大挑战，因此需要一名经验丰富的血管外科医师进行手术。马蹄肾发病率仅占人口的 1%，却是上述病变中最常见的情况。血管腔内隔绝术可根据肾脏的解剖及功能评估结果进行选择，但也同时需考虑肾动脉可能被封堵及由于对比剂引起的肾衰竭。事实上，对于手术风险可耐受的患者，腹膜后入路是一种切实可行的替代方案。而这种方案也可能需要胸腹联合切口。马蹄肾通常表现为腹侧的纤维变性及融合，可以进行横断，但在手术前需要充分进行评估，以避免损伤肾盂或副肾动脉；13%的马蹄肾患者因尿漏继发移植物感染。1/3 的马蹄肾患者肾动脉解剖位置正常，而其余患者具有一支或多支副肾动脉。在手术过程中，取决于主刀的习惯，可以采用暂时性肾分流、冷灌注，甚至体外氧合泵等手术方案 [23-25]。

根据动脉分布情况，当前血管腔内治疗技术的移植物可能会通过牺牲部分肾动脉供应完成血管修复，因而这也可能会导致部分肾实质的功能

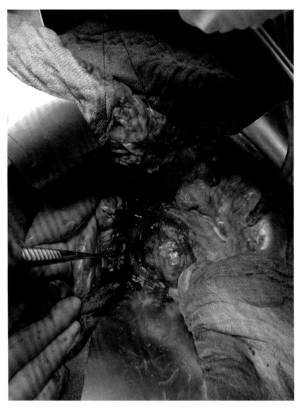

▲ 图 14-4　因腹主动脉瘤为病因的原发性主动脉 – 肠瘘

丧失。术前充分完善相关检查有助于制订个体化的手术方案，MRI 或薄层 CTA 将更精确地显示肾动脉的解剖。对于手术风险可耐受的患者，开放手术修复不仅可以保留整个马蹄肾或异位肾，同时也可保证血供、肾实质及肾功能。手术入路可选择经腹膜或左侧腹膜后入路。经腹膜入路的唯一优点是可以更好地显露右髂段血管，因此应选择覆膜后入路。腹膜后入路可以更好地显露肾动脉，并且通过肾移植或肾动脉旁路手术更好地控制血管以达到重建目的。虽然部分腹侧肾实质已经纤维样变，但由于可导致感染等并发症，应避免肾实质横断。副肾动脉有时在术前未发现，20%～25% 的患者小面积肾梗死及血清肌酐水平升高可能与副肾动脉未重建而直接横断有关 [26, 27]。

腔内治疗时，可能会出现从副肾动脉反流血而致的 II 型内漏。事实上，副肾动脉反流血的流量及流速均较低，因此，此种内漏的临床相关性

目前仍不能确定。目前，开放手术治疗仍是手术修复的主流方案，但对于血管解剖结构良好的高危患者来说，血管腔内手术治疗可能是首选方案。目前只有较少的文献关注开放手术和腔内介入手术后的相关并发症，报道提示术前肾衰竭是患者不良预后的危险因素 [28]。

（二）腹主动脉瘤与并发内脏 / 肾缺血

AAA 的近端病变可能累及肾旁和肾上，同时伴有肾动脉或内脏动脉开口狭窄，需要谨慎处理。肾型 AAA 侵犯肾动脉，但未累及肾动脉开口，而肾上型 AAA 累及一条或两条肾动脉，但不累及肠系膜上动脉。这些病情共存会成倍增加手术的复杂性，除了同期或分期治疗外，还需考虑血管腔内、开放或复合手术方法，以及其各自技术优势和劣势。

（三）合并肾动脉狭窄

肾动脉狭窄的绝对手术适应证是肾性高血压。病理解剖提示，可能是由退行性动脉粥样硬化或肌纤维发育不良导致。AAA 合并肾动脉狭窄的情况高达 50%，累及双侧肾动脉的病变也接近 5%[29]。主 – 髂动脉狭窄的患者合病率更高。这种相对较高的伴随发病率要求主管医师要更加深入透彻地了解其病理生理、临床管理及并发症，因此，其疗效往往也受到限制。无论腹型是否良好或是肾动脉段动脉瘤，开放手术治疗时，一般选择经腹中线入路。如果在进行 AAA 修复时需同时进行肾动脉重建，则可选择开放式主动脉 – 肾动脉内膜切除术加成形术（在主动脉瘤累及肾动脉开口时不应进行此手术）、肾动脉搭桥术或同种异体主动脉移植物肾动脉再植术 [30, 31]。除了主动脉移植物外，回肠动脉、肝动脉等均可作为肾动脉流入道，而自体肠系膜下静脉、大隐静脉或人工材料均可作为桥路血管选用 [30]。Cherr 等指出，同期行肾动脉重建和 AAA 修复与单独行肾动脉修复术相比，围术期死亡率显著增加（6.9% vs. 0.8%）。

在肾上 AAA，经腹入路时主动脉近端控制较为困难，因为阻断钳需要置于肾动脉的上方，

有时甚至位置更高。左侧腹膜后入路可以更好地显露以进行主动脉阻断，但这会使右肾动脉修复难度加大。

　　血管腔内修复是除开放手术外的另一种选择。在术前评估时，需要考虑几个问题。不仅要考虑瘤颈位置及解剖，同时也要考虑主动脉的角度和附壁血栓的形成。如果患者符合以上血管腔内修复标准，肾动脉支架（肾动脉开口处硬化性狭窄需要支架）可在主动脉腔内修复术前、同时或完成后置入。若患者肾功能不全，可选择分期治疗以降低对比剂对肾功能的影响。通常情况下，肾动脉支架将与EVAR手术同时或术后放置，因为多数主动脉支架需要在肾上固定，并且在涉及肾支架的区域操作，可能会导致肾动脉支架移位、压迫或闭塞。据报道，除上述手术方案外，肾动脉旁路手术与EVAR联合的复合手术在围术期和长期随访方面也有满意的结果[32,33]（图14-5）。

（四）合并肠系膜动脉狭窄

　　累及肠系膜下动脉的患者无论是否合并AAA一般均可以耐受。然而，腹腔干动脉或肠系膜上动脉闭塞患者往往症状明显且缺血风险很高：近40%的肠系膜狭窄患者在3年内死亡，约30%的三支血管病变的患者出现症状性缺血[34]。开放

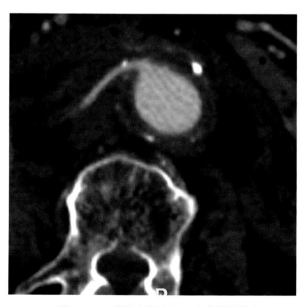

▲ 图14-5　副肾动脉植入主动脉移植物中

手术或腔内重建动脉后一般具有较好的长期通畅性，但是在多支内脏动脉狭窄的情况下，重建几支血管目前仍无定论[35,36]。

　　AAA患者合并肾动脉狭窄及肠系膜动脉狭窄的发病率为50%，由此可见肠系膜血管狭窄在已明确肾动脉狭窄的患者中更为普遍。AAA合并肾动脉狭窄和肠系膜动脉狭窄的患者手术修复的复杂程度较大，内脏动脉修复的时机至关重要。患者和血管外科医生需明确AAA修复术前及术后肠系膜动脉的缺血风险。除了上述三条肠道供血血管外，髂内动脉也是开放、复合和血管腔内修复手术关注的重点。特别是在血管腔内进行复杂主动脉修复的时代，应注意肠系膜下动脉的通畅性，因为该血管可能成为后期腔内肾上主动脉修复术后的重要侧支血管。在腹腔干动脉和（或）肠系膜上动脉受损的患者中，恢复肠系膜下动脉的顺行血流至关重要。术前完善Riolan动脉弓、Marginal动脉和Drummond动脉弓的功能非常重要，因为这些侧支血管弓的血供障碍时可能需进一步进行肠系膜下动脉的血供重建。由此，无论是开放手术、腔内手术，还是复合手术，在所有AAA患者手术之前都需评估患者内脏灌注功能。

　　由于肠系膜动脉和AAA同时重建与患者的高死亡率和高发病率相关，因此很少同期修复。在肠系膜动脉重建之前或之后行AAA修复术的分期手术是较优的选择。血管腔内手术也是如此，肠系膜动脉狭窄的治疗通常应选择在EVAR手术之前进行[37]（图14-6）。

（五）感染性腹主动脉瘤与移植物感染

　　感染性腹主动脉瘤是治疗主动脉疾病最具挑战性的情况（图14-7）。Osler首次对该病进行了报道，并指出它与心内膜炎的关系[38]。感染性腹主动脉瘤定义为任何种类的细菌或真菌感染主动脉的情况，此类患者可能无症状，也可表现出发热、先兆破裂，甚至严重的全身炎症反应综合征和脓毒症[39]。CT是主要诊断方法，应对主动脉全程进行扫描成像，因为感染可能累及主动脉的

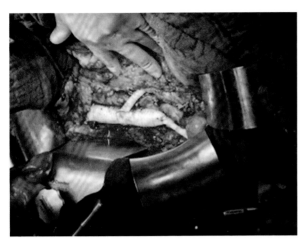

▲ 图 14-6　肠系膜上动脉旁路和右肾动脉旁路重建主动脉，左肾动脉重建时直接接至右肾旁路的相反位置

任何部位。主动脉周围气体是感染性主动脉瘤的特征性表现，其他征象包括主动脉旁软组织肿块和积液（图 14-8）。30% 的患者 CT 提示主动脉破裂征象。此外，感染性动脉瘤通常呈囊状，具有分叶状的轮廓。

考虑感染性动脉瘤后，应第一时间使用抗生素治疗，尽管抗生素只能限制术后感染的相关并发症，但这是避免严重脓毒症和主动脉破裂的关键治疗方案。手术治疗的主要原则是根治性切除所有感染的主动脉组织及其周围肿块。通常在术前进行输尿管插管以保护输尿管。切除病变并清创后，重建主动脉有多种方案。多数学者认为近端主动脉残端闭合是首选方案，但更推荐使用自体、深静脉、同种移植物或利福平浸泡的涤纶移植物进行原位修复。

血管术后的感染性动脉瘤（图 14-9）和血管移植物感染（图 14-7，图 14-10 和图 14-11）仍然是血管手术中最严重的并发症，包括吻合口出血、败血症和死亡。此类并发症的治疗仍然是一个未解决的挑战：总死亡率通常保持在 10%～50%，而主动脉移植物感染的死亡率更高。总体发病率低导致对于管理这种严重疾病的专业知识较为匮乏。另外，由于医疗中心的自我集中管理，各医疗中心的经验及专业知识未能及时共享。由于该领域缺少来自大量随机对照研究或相关注册研究的可靠证据或指南，所以治疗策略仍基于医生个人的经验。

目前，人工移植物的数量仍在不断增加，此类并发症需要更多关注。缺少总结实际证据的指导方针，可能会导致出现更多的无效指导意见。虽然有报道称可部分切除，甚至开放治疗中把受感染的移植物留在原位[40]，但首选方案仍然是彻底切除整个受感染的部分并重建血供。重建方案目前仍无定论，包括解剖外旁路和原位重建，可使用自体静脉或动脉移植物及同种移植物。同时，多种医疗设备的可选择性较多，如合成移植物、抗生素浸泡的移植物和缝合线、镀银或抗菌制剂浸渍的移植物。

血管移植物感染，因其位置不同，总发病率为 0.5%～6%。主动脉移植物的发病率较低（0.5%～1%）；股动脉移植物的发病率较高，为 1.5%～2%。血管腔内修复感染相关发病率较低；然而，移植物感染也随着全球 EVAR 手术数量而增加[41]。EVAR 术后再次感染的治疗方案有多种，包括完全切除后用自体和原位同种异体移植物重建，或者不切除病变而选择长期抗生素治疗。长期抗生素治疗后死亡率为上述方案中最高[42]。

在植入前用抗生素（如利福平或莫匹罗星）浸泡和（或）涂有抗菌药（如三氯生）的抗感染性合成移植物的疗效，目前仍存在争议。利福平具有良好的抗葡萄球菌活性作用，但其对强毒性革兰阴性微生物的抗菌效果有限，选择性抗菌活性（如仅针对革兰阳性微生物）及细菌对抗生素耐药性的快速进展限制了其效果。Bisdas 等证实了其在体外对内皮细胞的毒性[41]。另外，Oderich 等回顾了 54 例主动脉移植物肠侵蚀或瘘患者，并用利福平浸泡的移植物进行替换[43]。患者的 5 年生存率为 59%，初始移植物通畅率为 92%，保肢率为 100%。银离子的功效、抑菌性及缺乏局部或全身毒性的作用已被反复证明，镀银材料目前也被广泛使用。乙酸银可以抑制同种异体移植物表面上的细菌菌落形成，但这种作用仅可维持数周。另外一种选择是共价结合银，这会产生额外的长期效应。但是已发布数据入组病例数较少[44]，主动脉原位修复后的再感染率在4%～15.7%。国际银移植登记处对使用金属银浸渍血管移植物治疗患者的结果显示，基线时无移植感染的高危患者无新发移植物感染，但再感染率为10%[45]。

材料的一项进展是生物假体的引入。生物合成的血管移植物，含有源自失活同源或异源组织的胶原蛋白。长期以来，这些生物支架中最著名的是 Dardick 移植物，即一种涤纶涂层的改良人脐静脉[46]。然而，由于 FDA 的严格要求和相关的高生产成本，这类血管移植材料已退出市场。尽管其通畅率在可接受范围内，但因使用后动脉瘤进展、生物组织内容物的退化和感染风险的增加是其未能长期使用的主要原因。目前，临床上只有一种由戊二醛固定的牛胶原蛋白及集成聚酯网制成的假体。改良的交联程序能够使天然胶原蛋白更加稳定，并且特殊的纯化过程能够提供缺失的抗原性。这种移植物可以原位使用，但其通畅率有较高的差异性[46]。牛的生物移植物作替代物，但也有学者认为这是再感染的诱发因素[47]。

在过去的几年里，同种移植物被重新重视起来。冷冻保存技术的进展，以及 20 世纪 90 年代初二甲基亚砜作为冷冻保护剂的引入，表明学者依然对冷冻保存技术有浓厚的兴趣。但保存过程需要特别注意，因为其仍然被认为对细胞具有破坏性。目前，预防细胞毒性的新型保护性解决方案是研究的重点，因为某些保护添加剂被认为具有细胞毒性[48]。在动物研究中，一种新的保护溶液（TiProtec）能够使内皮细胞保存更长时间，在 -15.56℃下可保存 29 天。此外，术后免疫抑制治疗的必要性仍在争论中，一些团队主张术后需要长期进行免疫抑制治疗，建议仅进行血型相容性测试。然而，无论是选择何种保存方案，处理后的残余抗原性已被证实。

今天，根据移植法从脑死亡供体获得的静脉和动脉移植物被广泛使用。从活体捐献者采集是一种选择，但国家移植法规和组织收集的变化会影响储存、处理的过程，并影响其引入。因此，只有少数组织库在欧洲获得许可。直到现在，由于内皮细胞的保存、自溶和获取时平滑肌细胞功能的保存是限制因素，所以死亡后血管组织在医学中的应用仍悬而未解。除了通畅率和保肢率，功能性的基本参数是移植物的退化变性、动脉瘤的进展、血栓形成、移植失败和（再）感染率。关于这个问题，Heo 等提到，尽管存在包括严重破裂、出血、吻合口狭窄和同种异体移植物肠瘘等并发症，但在不同主动脉部位使用同种移植物后仍取得了良好的效果[49]。然而，由于处理创伤，所有这些并发症还与手术本身复杂程度有关。

总之，虽然直接比较感染性动脉瘤和移植物感染的治疗方案可以提供更多结论，但是对主动脉置换采用原位异体移植物、自体静脉、镀银和利福平浸泡后的移植物进行 Meta 分析，目前仍然无法给出定论：利福平浸泡后移植物的再感染率最高，但截肢率、移植失败率和死亡率没有差异[50]。移植物感染也继续会是棘手的挑战，加强研究合作将是改进工作的必经之路[51]。

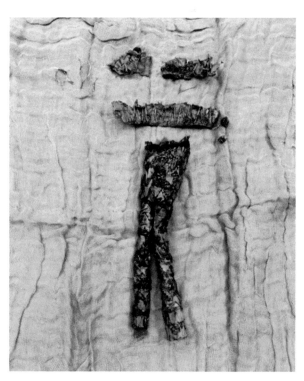

▲ 图 14-7　主动脉腔内修复术后移植物感染

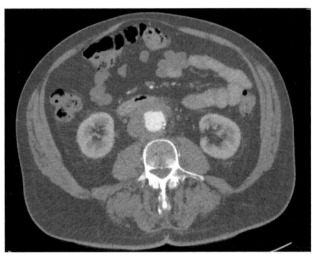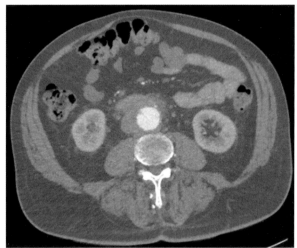

▲ 图 14-8 主动脉旁软组织肿块和渗液

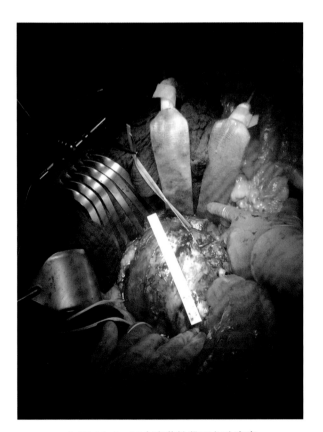

▲ 图 14-9 巨大真菌性肾下主动脉瘤

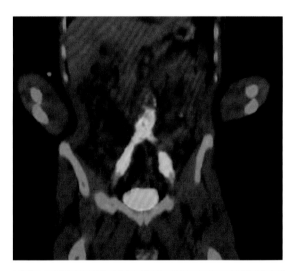

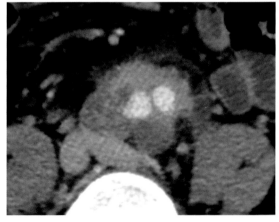

▲ 图 14-10 主动脉肠瘘中主 - 双股 Y 形移植物感染病例的阳性 PET/CT（正电子发射断层扫描 / 计算机断层扫描）结果

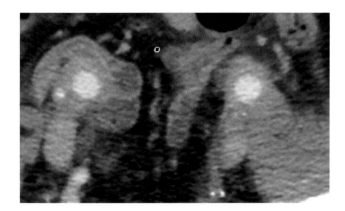

◀ 图 14-11 主 - 双股 Y 形移植物周围的炎症改变

参考文献

[1] Kuint J, Bilik R, Heyman Z, et al. Congenital aorto-caval fistula in the newborn: a case report. J Pediatr Surg 1998;33(5):743-4.

[2] Bednarkiewicz M, Pretre R, Kalangos A, Khatchatourian G, Bruschweiler I, Faidutti B. Aortocaval fistula associated with abdominal aortic aneurysm: a diagnostic challenge. Ann Vasc Surg 1997;11(5):464-6.

[3] Alexander JJ, Imbembo AL. Aorta-vena cava fistula. Surgery 1989;105(1):1-12.

[4] Baker WH, Sharzer LA, Ehrenhaft JL. Aortocaval fistula as a complication of abdominal aortic aneurysms. Surgery 1972; 72(6):933-8.

[5] Brewster DC, Cambria RP, Moncure AC, et al. Aortocaval and iliac arteriovenous fistulas: recognition and treatment. J Vasc Surg 1991;13(2):253-64 discussion 64-5.

[6] Gomes MM, Bernatz PE. Arteriovenous fistulas: a review and tenyear experience at the Mayo Clinic. Mayo Clin Proc 1970; 45(2):81-102.

[7] Mansour MA, Rutherford RB, Metcalf RK, Pearce WH. Spontaneous aorto-left renal vein fistula: the "abdominal pain, hematuria, silent left kidney" syndrome. Surgery 1991;109(1):101-6.

[8] Vammen S, Sandermann J. Aortovenous fistula to the inferior mesenteric vein in a ruptured abdominal aortic aneurysm. Eur J Vasc Endovasc Surg 1998;15(1):84-5.

[9] Jabbour N, Radulescu OV, Flogiates T, Stahl W. Hemodynamics of an aorta-left renal vein fistula: a case report and a review of the literature. Crit Care Med 1993; 21(7): 1092-5.

[10] Thompson RW, Yee LF, Natuzzi ES, Stoney RJ. Aorta-left renal vein fistula syndrome caused by rupture of a juxtarenal abdominal aortic aneurysm: novel pathologic mechanism for a unique clinical entity. J Vasc Surg 1993;18(2):310-15.

[11] Bunt TJ. Synthetic vascular graft infections. II. Graft-enteric erosions and graft-enteric fistulas. Surgery 1983;94(1):1-9.

[12] Dossa CD, Ernst CB. Aortoenteric fistula. In: Greenhalgh RM, Hollier LH, editors. Emergency vascular surgery. London: WB Saunders; 1992. p. 18.1-180.5.

[13] Schutte HE. Angiographic signs of aortic graft-enteric fistulae. Clin Radiol 1987;38(5):503-8.

[14] Busuttil RW, Rees W, Baker JD, Wilson SE. Pathogenesis of aortoduodenal fistula: experimental and clinical correlates. Surgery 1979;85(1):1-13.

[15] Deweese MS, Fry WJ. Small-bowel erosion following aortic resection. JAMA 1962;179:882-6.

[16] O'Mara CS, Williams GM, Ernst CB. Secondary aortoenteric fistula. A 20 year experience. Am J Surg 1981; 142(2):203-9.

[17] Gordon SL, Nicholas GG, Carter SL, Mira AJ. Aorto-enteric fistula presenting as multicentric osteomyelitis. Clin Orthop Relat Res 1978;131:255-8.

[18] King RM, Sterioff S, Engen DE. Renal artery graft-to-duodenum fistula: unusual presentation of a recurrent flank abscess. J Cardiovasc Surg (Torino) 1985;26(5):509-11.

[19] Sheil AG, Reeve TS, Little JM, Coupland GA, Loewenthal J. Aorto-intestinal fstulas following operations on the abdominal aorta and iliac arteries. Br J Surg 1969; 56(11):840-3.

[20] Englesbe MJ, Wu AH, Clowes AW, Zierler RE. The prevalence and natural history of aortic aneurysms in heart and abdominal organ transplant patients. J Vasc Surg 2003;37(1):27-31.

[21] Ojo AO, Held PJ, Port FK, et al. Chronic renal failure after transplantation of a nonrenal organ. N Engl J Med 2003;349(10):931-40.

[22] Englesbe MJ. Abdominal aortic aneurysms in transplant patients. In: Upchurch Jr GR, Gilbert R, Criado E, editors. Aortic aneurysms: pathogenesis and treatment. 2009. p. 277-88.

[23] Schneider JR, Cronenwett JL. Temporary perfusion of a congenital pelvic kidney during abdominal aortic aneurysm repair. J Vasc Surg 1993;17(3):613-17.

[24] Hollis HW, Rutherford RB. Abdominal aortic aneurysms associated with horseshoe or ectopic kidneys. Semin Vasc Surg 1988;1:148-59.

[25] Hollis Jr. HW, Rutherford RB, Crawford GJ, Cleland BP,

Marx WH, Clark JR. Abdominal aortic aneurysm repair in patients with pelvic kidney. Technical considerations and literature review. J Vasc Surg 1989;9(3):404-9.

[26] Ruppert V, Umscheid T, Rieger J, et al. Endovascular aneurysm repair: treatment of choice for abdominal aortic aneurysm coincident with horseshoe kidney? Three case reports and review of literature. J Vasc Surg 2004;40(2): 367-70.

[27] Aquino RV, Rhee RY, Muluk SC, Tzeng EY, Carrol NM, Makaroun MS. Exclusion of accessory renal arteries during endovascular repair of abdominal aortic aneurysms. J Vasc Surg 2001;34(5):878-84.

[28] O'Hara PJ, Hakaim AG, Hertzer NR, Krajewski LP, Cox GS, Beven EG. Surgical management of aortic aneurysm and coexistent horseshoe kidney: review of a 31-year experience. J Vasc Surg 1993;17(5):940-7.

[29] Rihal CS, Textor SC, Breen JF, et al. Incidental renal artery stenosis among a prospective cohort of hypertensive patients undergoing coronary angiography. Mayo Clin Proc 2002;77(4):309-16.

[30] Cherr GS, Hansen KJ, Craven TE, et al. Surgical management of atherosclerotic renovascular disease. J Vasc Surg 2002;35(2):236-45.

[31] Hansen KJ, Ayerdi JME. Open surgical repair of renovascular diseases. In: Rutherford RB, editor. Vascular surgery. Denver Colorado: Elsevier, Inc.; 2005. p. 1851.

[32] Novick AC, Ziegelbaum M, Vidt DG, Gifford Jr. RW, Pohl MA, Goormastic M. Trends in surgical revascularization for renal artery disease. Ten years' experience. JAMA 1987;257(4):498-501.

[33] Steinbach F, Novick AC, Campbell S, Dykstra D. Long-term survival after surgical revascularization for atherosclerotic renal artery disease. J Urol 1997;158(1):38-41.

[34] Thomas JH, Blake K, Pierce GE, Hermreck AS, Seigel E. The clinical course of asymptomatic mesenteric arterial stenosis. J Vasc Surg 1998;27(5):840-4.

[35] Farber MA, Carlin RE, Marston WA, Owens LV, Burnham SJ, Keagy BA. Distal thoracic aorta as inflow for the treatment of chronic mesenteric ischemia. J Vasc Surg 2001;33(2):281-7 discussion 7-8.

[36] Biebl M, Oldenburg WA, Paz-Fumagalli R, McKinney JM, Hakaim AG. Endovascular treatment as a bridge to successful surgical revascularization for chronic mesenteric ischemia. Am Surg 2004;70(11):994-8.

[37] Tamaddon H. Management of abdominal aortic aneurysm in the setting of coexistent renal and splanchnic disease. In: Upchurch Jr GR, Criado E, editors. Aortic aneurysms: pathogenesis and treatment. 2009. p. 247-62.

[38] Osler W. The Gulstonian lectures, on malignant endocarditis. Br Med J 1885;1(1262):467-70.

[39] Modrall JG. Treatment of mycotic abdominal aortic aneurysms and infected aortic grafts. In: Upchurch Jr GR, Criado E, editors. Aortic aneurysms: pathogenesis and treatment. 2009. p. 217-35.

[40] Verma H, Ktenidis K, George RK, Tripathi R. Vacuum-assisted closure therapy for vascular graft infection (Szilagyi grade III) in the groin-a 10-year multi-center experience. Int Wound J 2015; 12(3):317-21.

[41] Bisdas T, Beckmann E, Marsch G, et al. Prevention of vascular graft infections with antibiotic graft impregnation prior to implantation: in vitro comparison between daptomycin, rifampin and nebacetin. Eur J Vasc Endovasc Surg 2012;43(4):448-56.

[42] Smeds MR, Duncan AA, Harlander-Locke MP, et al. Treatment and outcomes of aortic endograft infection. J Vasc Surg 2016;63(2):332-40.

[43] Oderich GS, Bower TC, Hofer J, et al. In situ rifampin-soaked grafts with omental coverage and antibiotic suppression are durable with low reinfection rates in patients with aortic graft enteric erosion or fistula. J Vasc Surg 2011;53(1):99-106 7 e1-7; discussion -7.

[44] Pupka A, Skora J, Janczak D, Plonek T, Marczak J, Szydelko T. In situ revascularisation with silver-coated polyester prostheses and arterial homografts in patients with aortic graft infection a prospective, comparative, single-centre study. Eur J Vasc Endovasc Surg 2011;41(1):61-7.

[45] Zegelman M, Guenther G, Waliszewski M, et al. Results from the International Silver Graft Registry for high-risk patients treated with a metallic-silver impregnated vascular graft. Vascular 2013;21(3):137-47.

[46] Die AN. Entwicklung von biologischen Gefäßprothesen. Gefäßchirurgie 2010;15:90-100.

[47] Odero A, Argenteri A, Cugnasca M, Pirrelli S. The crimped bovine pericardium bioprosthesis in graft infection: preliminary experience. Eur J Vasc Endovasc Surg 1997;14(Suppl A):99-101.

[48] Zatschler B, Dieterich P, Muller B, Kasper M, Rauen U, Deussen A. Improved vessel preservation after 4 days of cold storage: experimental study in rat arteries. J Vasc Surg 2009;50(2):397-406.

[49] Heo SH, Kim YW, Woo SY, Park YJ, Kim DK, Chung DR. Recent results of in situ abdominal aortic reconstruction with cryopreserved arterial allograft. Eur J Vasc Endovasc Surg 2017;53(2):158-67.

[50] O'Connor S, Andrew P, Batt M, Becquemin JP. A systematic review and meta-analysis of treatments for aortic graft infection. J Vasc Surg 2006;44(1):38-45.

[51] Debus ES, Diener H. Reconstructions following graft infection: an unsolved challenge. Eur J Vasc Endovasc Surg 2017;53(2):151-2.

第 15 章　血管移植物感染的定义及治疗

Infection of a vascular graft: what and how to amend it?

Salomé Kuntz　Vincenzo Vento　Anne Lejay　Nabil Chakfe　著
汤敬东　译

生物医学植入物，如移植物、导管、支架和其他一些设备，已经彻底改变了医学领域，但与此同时，它们也增加了感染风险[1]。事实上，植入物感染是与生物材料使用相关的最频繁和最严重的并发症之一；在美国，设备相关的感染占所有医疗相关感染的 25.6%[2]。20 世纪 50 年代初，合成材料首次被用于血管重建手术。这些材料中，近 70 年传统移植物的临床经验使人们选择了其中两种：经编（warp knitted）或编织的聚酯织物（woven polyester textile）和 ePTFE 薄膜。

血管内移植物已经有 30 年的历史，覆膜材料（编织的聚酯织物或 ePTFE 薄膜）和支架材料（镍钛合金、Elgiloy 或不锈钢）的不同组合使得这些移植物也多种多样[3]。这些年来，由于人口老龄化，生物材料的使用越来越多，而血管移植物或血管内移植物（vascular graft or endovascular graft，VGEI）感染是血管外科手术中不常见但极具有危险性的并发症，直接关联高发病率和死亡率[4]。因此，对于外科医生，尤其是在如今，VGEI 足以成为一大挑战，因为该领域，特别是在腔内技术方面进展迅速。此外，这些研究大多是病例系列，而非随机对照研究。ESVS 最近发布了最新的血管移植和内植入物感染管理实践指南[5]。本章目的是帮助血管外科医生为患者选择最佳策略。

一、血管移植物和内移植物感染的定义和流行病学

（一）定义

多年来，针对 VGEI，不同学者们提出了大量的分类建议，为了从冗杂中厘清主线，MAGIC 小组制订了一份包括临床、手术、放射学和实验室结果的清单（表 15-1），其中可分为主要标准和次要标准。他们认为，一旦怀疑 VGEI，即应根据 MAGIC 标准对患者的临床状态、感染体征和合并症进行详尽评估。每个类别的诊断标准都有"主要"或"次要"之分。临床 / 外科、放射科或实验室这三个类别中有两个独立的主要标准或次要标准的患者应当被怀疑可能存在 VGEI。若要确诊 VGEI，则应在有一个主要标准的基础上，加上其他类别的任何其他标准（主要或次要）[6]。

（二）流行病学

导致 VGEI 的原因通常是多方面的，其中包括患者、手术和环境等因素，因此很难评估真实的发病率。对于大多数肢体来说，血管移植物感染率为 1.5%～2%，而在腹股沟区，这一数据高达 6%。对于腔内移植物（腹部和胸部），感染率为 1%～5%。VGEI 最常见于急诊手术和再手术后。据报道，主动脉重建后 1%～2% 的患者会发生主

表 15-1　MAGIC 分级		
	临床检查	放射学检查	实验室检查
主要标准	移植物周围或动脉瘤囊内的脓液（由显微镜检查证实）	置入后≥3 个月，CT 显示移植物周围积液	分离的组织中培养出细菌
	开放性伤口伴移植物显露或交通窦道	置入后≥7 周，CT 显示移植物周围积液	术中组织标本培养出细菌
	瘘管形成，主动脉间或主动脉支气管间	系列成像显示移植物周围气体体积增加	从经皮、放射学引导下的移植物周围液抽吸物中培养出细菌
	移植物置入感染部位，如瘘管、真菌性动脉瘤或感染的假性动脉瘤		
次要标准	移植物的局限性临床特征，感染，如红斑、发热、肿胀、脓性分泌物、疼痛		血培养阳性，除移植物感染外无明显来源
	发热 38℃，最可能的原因是移植物感染	其他，如可疑的移植物周围气体 / 液体软组织炎症；动脉瘤扩张；假性动脉瘤形成；局灶性肠壁增厚；椎间盘炎 / 骨髓炎；FDG-PET/CT 上的可疑代谢活性；放射性标记的白细胞摄取	炎性标志物异常升高，最可能的原因是移植物感染，如红细胞沉降率、C 反应蛋白、白细胞计数

动脉移植物侵蚀或形成与十二指肠或其他区域相沟通的瘘管[4]。表 15-2 显示了各部位的发生率[5]。

（三）危险因素

多种因素都与 VGEI 风险增加有关。术前因素包括术前住院时间过长、远端部位感染、近期经皮动脉介入手术、紧急 / 急诊手术、再次介入和腹股沟切口。术中风险因素包括无菌技术不合格、手术时间过长、合并胃肠道或泌尿生殖道手术。术后风险因素包括所有的伤口并发症（感染、皮肤坏死、淋巴结、血清肿和血肿）和移植物血栓形成。高风险患者是指那些患有癌症、淋巴增生性疾病、免疫性疾病、使用皮质类固醇药物、化疗、营养不良、糖尿病、慢性肾功能不全、肝病和免疫抑制的患者[7, 8]。

（四）发病机制

VGEI 的发病机制也是多因素的。早期 VGEI（2 个月）可能是手术中无菌状态破坏引起的，而晚期 VGEI（2 个月）可能是由菌血症（主要来自泌尿道或呼吸道）的血源性传播引起，或者是由细菌转移或导尿时人为污染引起[5]。术中细菌污染被认为是 VGEI 最常见的原因，第二大原因是来自邻近部位的感染扩散。VGEI 的血源性感染的风险在术后早期最高，并随着时间的推移因为移植体的部分内皮化而减少[4]。

谨记

• VGEI 通常是多因素的，取决于患者、手术和环境。

• 早期 VGEI 与术中细菌污染有关，晚期 VGEI 与身体其他部位的感染扩散有关。

• 潜在的合并症，如糖尿病或免疫受损，会增加感染和严重感染相关并发症的风险。

要诀和技巧

• 在无其他证据的情况下，存在血管移植物的脓毒症患者是 VGEI。

表 15-2	不同部位的血管移植物或血管内移植物发病率	
	发生率	参考文献
主动脉上主干	0.25%~0.5%	Knight et al.Dacron patch infection following carotid endarterectomy:a systematic review of the literature.Eur J Vasc Endovasc Surg.2009;37:140-8.
胸 / 胸腹主动脉	6%~75%	Erb et al.Surgical and antimicrobial treatment of prosthetic vascular graft infections at different surgical sites:a retrospective study of treatment outcomes.PLoS One.2014;9:e112947. Kahlberg et al.How to best treat infectious complications of open and endovascular thoracic aortic repairs.Semin Vasc Surg.2017;30:95-102.
腹主动脉	0.16%~4.5%	Vogel et al.The incidence and factors associated with graft infection after aortic aneurysm repair.J Vasc Surg.2008;47:264-9. Berger et al.Current opinions about diagnosis and treatment strategy for aortic graft infections in The Netherlands.J Cardiovasc Surg (Torino).2015;56:867-76.
周围动脉	如果出现危及肢体的严重缺血，2.5%~90%	Eidberg et al.Fluoropolymer-coated dacron versus PTFE grafts for femorofemoral crossover bypass:randomised trial.Eur J Vasc Endovasc Surg 2006;32:431-8. Brothers et al.Predictors of prosthetic graft infection after infrainguinal bypass.J Am Coll Surg 2009;208:557e61. Bosman et al.Infections of intravascular bare metal stents:a case report and review of the literature.Eur J Vasc Endovasc Surg 2014;47:87e9.

二、确诊：临床表现、实验室和成像手段

（一）临床表现

如前所述，与 VGEI 相关的症状既包括发热、皮肤发红、伤口非化脓性渗出物等较为轻微的症状，也包括脓毒性休克或吻合口破裂等危及生命的情况[6]。其他症状还可能包括脓肿、肿块、败血症栓塞、败血症休克、出血、咯血、吐血、血尿、回肠或腹胀[5]。此外，有菌部位和人工移植物之间的直接接通提示移植物感染，包括主动脉 - 肠瘘和主动脉 - 支气管瘘，以及在已经感染的部位部署支架移植物（如感染的动脉瘤），也包括深部开放伤口的显露移植物（图 15-1）。当怀疑 VGEI 时，需要对患者进行完整的临床生化评估[9]。

（二）生化检查

需要进行全血细胞、C 反应蛋白（C-reactive

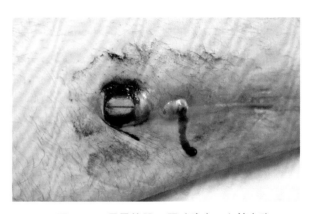

▲ 图 15-1 显露的股 - 腘动脉人工血管旁路

患者，53 岁，有慢性肾病和外周动脉疾病病史，大腿中部出现显露的 PET 移植物。临床诊断为血管或血管内移植物感染，完全切除移植物后，对细菌进行鉴定，确认为表皮葡萄球菌并进行了适应性抗生素治疗

protein，CRP）和降钙素原（procalcitonin，PCT）计数。CRP 和 PCT 的比率在 VGEI 中会不同程度地升高[10]。微生物鉴定是优化治疗的关键，尤其是抗菌治疗。在任何治疗开始前，或者在治疗中

断 15 天后，必须根据可靠的细菌学诊断记录来选择治疗抗生素，严重败血症除外。在高达 58% 的 VGEI 中，责任病原体为革兰阳性菌（包括肠球菌、金黄色葡萄球菌和凝固酶阴性葡萄球菌），革兰阴性菌约占 VGEI 的 34%，厌氧菌占 8%[11]。

（三）影像学检查

当怀疑 VGEI 时，通常使用常规的影像学技术，如 US、CT、CTA 和 MRA。其他可用的成像工具还有核医学技术，如 ^{18}F-FDG-PET、带或不带诊断性对比剂的增强 CT（[18]F-FDG-PET/CT）、白细胞闪烁术（white blood cell scintigraphy，WBCS）。WBCS 可与 SPECT/CT 相结合以更好地确定感染的位置[12]。

1. 超声

确定 VGEI 相关检查结果时，US 是最常用的、无创的、低成本的成像方式。尽管要依赖于操作者，取决于患者的相关形态（肥胖、腹水或肠道气体）和患者的合作程度，此法具有可重复、易获得、易执行的优点[13]。VGEI 的 US 特征是存在假性动脉瘤、气体持续存在（如果在 7 周后仍存在）和纯无回声的液体聚集（如果在手术后 3 个月仍存在）。此外，超声还可以区分血肿和脓肿的形成[14]。这些特点使得超声成为很好的初筛检查，特别是对于较为浅表的血管移植物。

2. CT

CT 在诊断血管移植物感染中的作用已被广泛研究。长期以来，CT 被认为是诊断这些感染的金标准[12]。最近的一项 Meta 分析显示，CTA 的总体灵敏度为 67%，总体特异度为 63%[15]。血管移植物感染的几个特征可以用 CT 观察到，如移植周围的空气、液体和软组织衰减，异位气体、假性动脉瘤或局灶性肠道增厚，以及动脉瘤壁的中断，都提示了移植物感染的可能（图 15-2）。

3. MRA

对于 VGEI 的诊断，MRA 不像 CTA 那样被广泛评估。但一些研究表明，MRA 比 CTA 提供更好的解剖和功能信息，包括组织特征。它能显

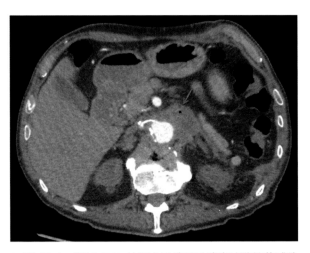

▲ 图 15-2　通过 CTA 检测主动脉股动脉旁路移植物感染
该患者 63 岁，无临床症状，但生物学检查显示高 C 反应蛋白和白细胞增多。CT 显示假体周围有空气弥漫（红箭）和聚集物，表明主动脉移植物感染

示出高灵敏度和特异度，分别为 68%～85% 和 97%～100%[4]。术后 6 周之后如果出现 T_1 低信号和 T_2 高信号的集合，强烈提示 VGEI[16]。然而，MRA 在急诊环境下很难获得，术后分析图像的困难也是一个限制。此外，要区分术后血肿和早期感染非常困难[5]。

4. 核成像技术

CT 和 WBCS 与 SPECT/CT 相结合，同时纳入了解剖和代谢信息，能够通过模式识别、异质性和 FDG-PET 的摄取强度来区分 VGEI、软组织感染，以及在某些情况下区分炎症[17]，而 WBCS 则通过大小或强度随时间的增加来区分。WBCS 的灵敏度为 67%～73%，特异度为 87%，FDG-PET 的灵敏度为 78%～96%，特异度为 70%～93%[4]。WBC 成像诊断人工血管移植感染的准确率在 90% 以上，使用 ^{18}F-FDG-PET/CT 也是一种高度准确的选择[18]（图 15-3）。

WBCS 结合 SPECT/CT 的诊断性能在诊断 VGI 方面效果最好，但是缺点是耗时长且难以获得[15]。

谨记

• 当怀疑 VGEI 时，应进行 CTA（如果 CTA 不适合患者，则进行 MRA）。

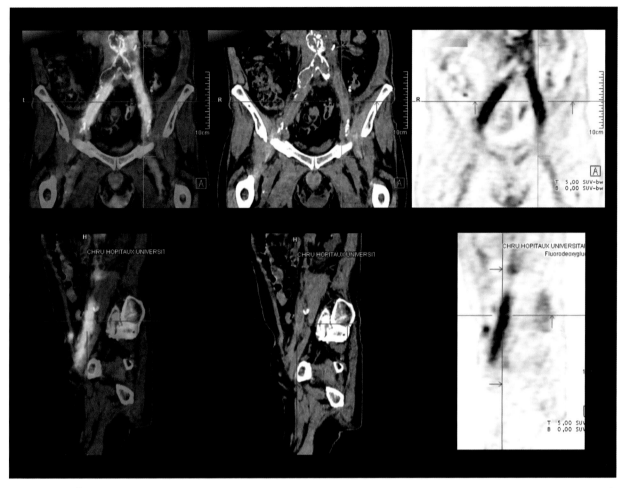

▲ 图 15-3　[18]F-FDG-PET/CT 显示主动脉 – 股动脉移植物感染，特征为血管移植物周围强烈的高代谢，纵向视图。它显示移植物下肢进入腹股沟区域的血管移植物周围高代谢

• 如果没有帮助，应进行 ^{18}F-FDG-PET/CT 以提高诊断的准确性[5]。

　　要诀和技巧

• 始终进行广泛和详尽的检查工作以证明 VGEI。

三、治疗策略

对于 VGEI 的诊断和治疗，建议将患者转移到具有这种病理学多学科经验的高质量专业中心进行救治[4, 5]。

（一）预防

目前没有十分确切的证据表明人工合成血管原始生物材料对感染的敏感性存在差异。有研究评估了 PET 和 ePTFE 体外和体内的感染敏感性，但结果相互矛盾[5]。在每一个置入血管 / 血管内移植物的病例中，建议在最初的 24h 内进行抗菌预防，如果青霉素过敏，则可以通过静脉注射第一代 / 第二代头孢菌素或万古霉素来预防[19]。在置入任何血管 / 血管内移植物之前，应考虑消除任何潜在的败血症来源，特别是牙科来源。当进行牙科工作时，应采取抗菌预防措施以防止 VGEI[20]。关于术前根除葡萄球菌的鼻腔带菌、淋浴和脱毛，目前无相应证据支持。虽然无证据支持术前及术中更换手套操作移植物能预防感染，但用可吸收缝线细致地缝合伤口以预防 VGEI 是应当被提倡的[5, 21]。

（二）抗微生物治疗

在急性期，使用广谱抗生素或针对最可能的感染机体的抗生素进行强化抗菌治疗，以控制感染和脓毒症。一旦知道责任感染微生物，则应尽可能应缩小治疗范围[5]。关于疗程问题，目前尚无共识。

- 如果生物材料被完全切除：采取 2 周的静脉注射治疗，然后是 24 周的口服治疗方案。

- 如果生物材料被切除和替换：采取 46 周的静脉注射治疗。

- 如果患者被认为是高危人群：治疗可以持续到 6 个月，甚至是终身。

（三）治疗选择

不建议手术条件合适的患者采取保守治疗：可能会发生持续感染、吻合口破坏、活动性出血或死亡[22]。

（四）手术原则

VGEI 的金标准是手术完全去除所感染的移植物，清创感染区，必要时在清洁区域进行血管重建。建议用抗感染材料进行原位重建（in situ reconstruction，ISR），同时去除感染的移植材料，积极清创动脉床，并进行目标抗菌治疗[23]。

ISR 的结果至少与体外修复相当。特别是在胸腔和腹部手术中，建议任何移植物和吻合口都应该用可行的组织覆盖，如网膜、肌肉或心包膜补丁。还应避免与内脏或器官直接接触。如果没有可行的组织，可以使用牛心包贴。吻合处或缝合线可以用筋膜或橡皮筋加固[5]。对于 ISR，可用的移植物包括利福平键合或银涂层的合成血管移植物、低温保存或新鲜的动脉异体移植物和自体静脉移植物[4]。

- 对于无法忍受动脉异体移植或自体静脉移植 ISR 手术所需时长的患者来说，利福平键合或银涂层的合成移植物是最好的选择[24]。

- 冷冻保存或新鲜的动脉异体移植或自体浅静脉移植：比合成材料的感染率低，但比合成移植物的抗感染能力强，不过可用的机会较少[25]。

下面列出了 VGEI 治疗的具体方面，见 ESVS 指南[5]。

- 主动脉上主干 VGEI：建议完全切除感染的材料，然后用自体材料重建。

- 在有活动性出血的紧急情况下，可考虑采用腔内和开放手术相结合的方法。

- 胸腔 / 胸腹主动脉：建议完全切除移植物，如果感染程度有限，可以考虑部分切除。

- 对于 ISR：建议用自体组织覆盖新的移植物，低温保存的异体移植物是首选的治疗方法。

- 对于高危患者：可考虑保守治疗，在没有全身性败血症的情况下，也可以考虑长期抗菌治疗，同时引流移植周围的液体，是否冲洗也应当被考虑。

- 腹主动脉：建议完全切除所有移植材料和受感染的组织作为最终治疗，但当感染有限且剩余材料结合良好时，可考虑部分切除受感染的主动脉血管移植 / 内植物（图 15-4）。

- 周围动脉：如果切除感染的移植物可能导致肢体缺血，建议用自体静脉进行 ISR，如果感染程度有限，可以考虑局部冲洗和（或）负压伤口治疗。另外，应考虑负压伤口治疗，以促进感染移植物切除和清创后的伤口愈合，无论是否有血管重建。如果有较大的缺损，应考虑用肌肉或皮瓣来促进移植体切除和清创后的腹股沟愈合，无论是否有血管重建。

- 如果有可能导致肢体缺血，应考虑用低温保存的异体移植进行 ISR，作为感染移植物切除后的一种选择。

谨记

- 理想的 VGEI 治疗是基于有针对性的抗菌治疗（通过微生物学鉴定），同时完全切除血管移植、清创，并在可能的情况下在清洁区域内进行血管重建，或者在原位使用合适材料。

- 对于 VGEI 的诊断和治疗，建议将患者转诊到在该方面具有多学科经验的高质量专业中心。

要诀和技巧

- 除非在不受控制的败血症情况下，否则不要在没有鉴定的情况下使用抗生素：病菌鉴定是关键，最好使用深层样本。

- 在置入任何血管移植 / 内植物之前，应考虑消除任何潜在的败血症来源，特别是牙科来源。

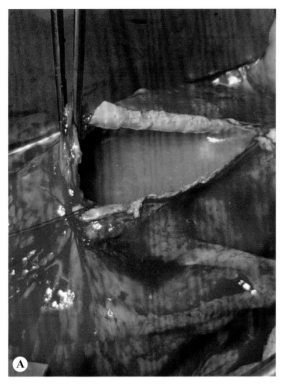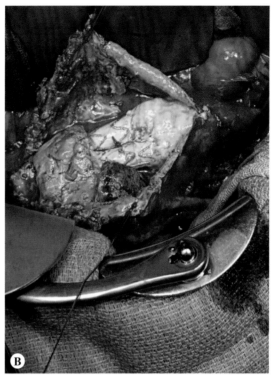

▲ 图 15-4 感染的腔内主动脉修复术前视图
A. 显示动脉瘤囊内有脓性液体，提示移植物感染；B. 显示了置入的装置（在取出前）

不要在有任何感染嫌疑的患者身上置入器械。

• 团队合作是基础：从传染病专家到手术室的麻醉师，团队合作将提高成功的结果。

• 在手术室里，必须对患者进行实时监测，以控制手术中与菌血症有关的血流动力学变化。

• 即使被认为是棘手或危险的，积极清创和准备非感染的动脉壁也是改善结果的关键点。

• 在没有生物材料（心包、异体移植……）或抗生素涂层替代品的情况下，不要开始 VGEI 手术。

四、随访和预后

无论感染的严重程度或使用的手术方法如何，术后随访必不可少。此后，应每年进行常规随访，包括感染的实验室标志物和 CT。不适合手术的患者如果接受保守治疗和终身抗生素治疗，也应持续随访。急性期结束后，第 1 年每 3 个月检查一次，如果没有发现复发感染的迹象，此后每 6~12 个月检查一次[5]。VGEI 预后差，从败血症、多次重新介入、截肢、假性动脉瘤、瘘管到死亡，因此意味着要终身随访。

结论

VGEI 与发病率和死亡率的高风险有关。详尽的临床、生物和放射学评估对于有效治疗是必需的。在可行情况下，应进行抗菌治疗，并将感染的移植物全部切除，然后进行血管重建。密切随访是强制性的，以避免重大并发症。

参考文献

[1] Arciola CR, Campoccia D, Montanaro L. Implant infections: adhesion, biofilm formation and immune evasion. Nat Rev Microbiol 2018;16(7):397-409. Available from: https://doi.org/10.1038/s41579-018-0019-y.

[2] Magill SS, Edwards JR, Bamberg W, Beldavs ZG, Dumyati G, Kainer MA, et al. Multistate point-prevalence survey of health careassociated infections. N Engl J Med 2014;370(13):1198-208. Available from: https://doi.org/10.1056/NEJMoa1306801.

[3] Riepe G, Heintz C, Kaiser E, Chakfé N, Morlock M, Delling M, et al. What can we learn from explanted endovascular devices? Eu J Vasc Endovasc Surg 2002;24(2):117-22. Available from: https://doi.org/10.1053/ejvs.2002.1677.

[4] Wilson WR, Bower TC, Creager MA, Amin-Hanjani S, O'Gara PT, Lockhart PB, et al. Vascular graft infections, mycotic aneurysms, and endovascular infections: a scientific statement from the American Heart Association. Circulation 2016;134(20). Available from: https://doi.org/10.1161/CIR.0000000000000457.

[5] Chakfé N, Diener H, Lejay A, Assadian O, Berard X, Caillon J, et al. Editor's Choice-European Society for Vascular Surgery (ESVS) 2020 clinical practice guidelines on the management of vascular graft and endograft infections. Eur J Vasc Endovasc Surg 2020;59(3):339-84. Available from: https://doi.org/10.1016/j. ejvs.2019.10.016.

[6] Lyons OTA, Baguneid M, Barwick TD, Bell RE, Foster N, Homer-Vanniasinkam S, et al. Diagnosis of aortic graft infection: a case definition by the Management of Aortic Graft Infection Collaboration (MAGIC). Eur J Vasc Endovasc Surg 2016;52(6):758-63. Available from: https://doi.org/10.1016/j.ejvs.2016.09.007.

[7] Antonios VS, Noel AA, Steckelberg JM, Wilson WR, Mandrekar JN, Harmsen WS, et al. Prosthetic vascular graft infection: a risk factor analysis using a case-control study. J Infect 2006;53(1):4955. Available from: https://doi.org/10.1016/j.jinf.2005.10.004.

[8] Tatterton MR, Homer-Vanniasinkam S. Infections in vascular surgery. Injury 2011;42:S35-41. Available from: https://doi.org/10.1016/S0020-1383(11)70131-0.

[9] Teebken OE, Bisdas T, Assadian O, Ricco J-B. Recommendations for reporting treatment of aortic graft infections. Eur J Vasc Endovasc Surg 2012;43(2):174-81. Available from: https://doi. org/10.1016/j.ejvs.2011.11.003.

[10] Legout L, D'Elia PV, Sarraz-Bournet B, Haulon S, Meybeck A, Senneville E, et al. Diagnosis and management of prosthetic vascular graft infections. Méd Maladies Infect 2012;42(3):102-9. Available from: https://doi.org/10.1016/j.medmal.2012.01.003.

[11] Erb S, Sidler JA, Elzi L, Gurke L, Battegay M, Widmer AF, et al. Surgical and antimicrobial treatment of prosthetic vascular graft infections at different surgical sites: a retrospective study of treatment outcomes. PLoS One 2014;9(11):e112947. Available from: https://doi.org/10.1371/journal.pone.0112947.

[12] Orton DF, LeVeen RF, Saigh JA, Culp WC, Fidler JL, Lynch TJ, et al. Aortic prosthetic graft infections: radiologic manifestations and implications for management. RadioGraphics 2000;20(4):977-93. Available from: https://doi.org/10.1148/radiographics.20.4.g00jl12977.

[13] Lauri C, Iezzi R, Rossi M, Tinelli G, Sica S, Signore A, et al. Imaging modalities for the diagnosis of vascular graft infections: a consensus paper amongst different specialists. J Clin Med 2020;9 (5):1510. Available from: https://doi.org/10.3390/jcm9051510.

[14] Bruggink JLM, Slart RHJA, Pol JA, Reijnen MMPJ, Zeebregts CJ. Current role of imaging in diagnosing aortic graft infections. Semin Vasc Surg 2011;24(4):182-90. Available from: https://doi. org/10.1053/j.semvascsurg.2011.10.007.

[15] Reinders Folmer EI, Von Meijenfeldt GCI, Van der Laan MJ, Glaudemans AWJM, Slart RHJA, Saleem BR, et al. Diagnostic imaging in vascular graft infection: a systematic review and metaanalysis. Eur J Vasc Endovasc Surg 2018;56(5):719-29. Available from: https://doi.org/10.1016/j.ejvs.2018.07.010.

[16] Spartera C, Morettini G, Petrassi C, Marino G, Minuti U, Pavone P, et al. Role of magnetic resonance imaging in the evaluation of aortic graft healing, perigraft fluid collection, and graft infection. Eur J Vasc Surg 1990;4(1):69-73. Available from: https://doi.org/10.1016/s0950-821x(05)80041-6.

[17] Keidar Z, Engel A, Hoffman A, Israel O, Nitecki S. Prosthetic vascular graft infection: the role of 18F-FDG PET/CT. J Nucl Med 2007;48(8):1230-6. Available from: https://doi.org/10.2967/jnumed.107.040253.

[18] Signore A, Jamar F, Israel O, Buscombe J, Martin-Comin J, Lazzeri E. Clinical indications, image acquisition and data interpretation for white blood cells and anti-granulocyte monoclonal antibody scintigraphy: an EANM procedural guideline. Eur J Nucl Med Mol Imaging 2018;45(10):1816-31. Available from: https://doi.org/10.1007/s00259-018-4052-x.

[19] Stewart AH, Eyers PS, Earnshaw JJ. Prevention of infection in peripheral arterial reconstruction: a systematic review and metaanalysis. J Vasc Surg 2007;46(1):148-55. Available from: https://doi.org/10.1016/j.jvs.2007.02.065.

[20] Habib G, Lancellotti P, Antunes MJ, Bongiorni MG, Casalta J-P, Del Zotti F, et al. 2015 ESC Guidelines for the management of infective endocarditis: the task force for the management of infective endocarditis of the European Society of Cardiology (ESC) Endorsed by: European Association for Cardio-Thoracic Surgery (EACTS), the European Association of Nuclear Medicine (EANM). Eur Heart J 2015;36(44):3075-128. Available from: https://doi.org/10.1093/eurheartj/ehv319.

[21] Parizh D, Ascher E, Raza Rizvi SA, Hingorani A, Amaturo M, Johnson E. Quality improvement initiative: preventative surgical site infection protocol in vascular surgery. Vascular 2018;26(1):47-53. Available from: https://doi.org/10.1177/1708538117719155.

[22] Saleem BR, Meerwaldt R, Tielliu IFJ, Verhoeven ELG, van den Dungen JJAM, Zeebregts CJ. Conservative treatment of vascular prosthetic graft infection is associated with high mortality. Am J Surg 2010;200(1):47-52. Available from: https://doi.org/10.1016/ j.amjsurg.2009.05.018.

[23] Revest M, Camou F, Senneville E, Caillon J, Laurent F, Calvet B, et al. Medical treatment of prosthetic vascular graft infections: review of the literature and proposals of a Working Group. Int J Antimicrob Agents 2015;46(3):254-65. Available from: https:// doi.org/10.1016/

j.ijantimicag.2015.04.014.

[24] Hayes PD, Nasim A, London NJM, Sayers RD, Barrie WW, Bell PRF, et al. In situ replacement of infected aortic grafts with rifampicin-bonded prostheses: the Leicester experience (1992 to 1998). J Vasc Surg 1999;30(1):92-8. Available from: https://doi. org/10.1016/S0741-5214(99)70180-1.

[25] O'Connor S, Andrew P, Batt M, Becquemin JP. A systematic review and meta-analysis of treatments for aortic graft infection J Vasc Surg 2006;44(1):38-45e8. Available from: https://doi.org/ 10.1016/j.jvs.2006.02.053.

第 16 章 肾动脉和内脏血管病变

Renal and visceral vessels lesions: how to manage them

Kunal T. Vani　Keith D. Calligaro　Krystal Maloni　Callie E. Dowdy　Douglas A. Troutman

Matthew J. Dougherty　著

杨　林　译

肾动脉和内脏动脉疾病源于多种动脉病变。这些血管中出现的病变会导致肾、肝、脾、胰腺、小肠和大肠的血流动力学显著受限。最常见的病因仍然是动脉粥样硬化，其他病理机制包括动脉炎和非炎症性疾病，如肌纤维发育不良（fibromuscular dysplasia，FMD）、节段性中膜溶解和夹层。本章将讨论导致肾和内脏动脉疾病的各种原因，以及内科和外科治疗。

一、肾动脉病变

（一）背景

肾动脉狭窄的病理生理学基础是肾小球单位内的肾小球旁器所产生的激素（肾素）的作用。在 19 世纪第一个 10 年的后期发现，当将肾素注射到动物体内时，会观察到血压显著升高[1]。肾素实验最终使我们了解了在肾动脉狭窄情况下导致高血压的生理变化。

Goldblatt 实验对于理解肾动脉血流与高血压发展之间的关键相互作用至关重要。Goldblatt 使用实验性的单肾和双肾动物模型来确定在存在和不存在功能性对侧肾的情况下一个肾中肾血流量减少的影响情况。随着流向肾动脉的血流量减少，导致肾素－血管紧张素系统激活，从而促进钠和容量潴留，从而增加血压[2-5]。

在 20 世纪 50 年代中期，外科医生发现，如果去除导致肾动脉狭窄的动脉粥样硬化斑块，则不需要肾切除术来改善肾血管性高血压（renovascular hypertension，RVH）。行肾动脉开口病变的动脉内膜切除术能够改善高血压。此外，有人指出，肾动脉血供重建可改善肾排泄功能[2, 6]。经主动脉肾动脉内膜切除术、主动脉肾旁路术和解剖外旁路术等新手术技术的发展，使得开放式手术治疗方面取得了进展。自 20 世纪 70 年代以来，血管内治疗动脉疾病的趋势已扩展到肾动脉狭窄。最初这些病变仅用球囊血管成形术治疗，但现在更常见的是支架或覆膜移植来治疗严重的开口钙化狭窄。

（二）动脉粥样硬化病变

动脉粥样硬化性疾病占肾动脉闭塞性疾病的 80%～90%。高血压、高脂血症、糖尿病、慢性肾病、吸烟和饮食等危险因素导致的动脉粥样硬化斑块主要位于肾动脉口。这些闭塞性病变是继发性高血压的主要原因。引起血流动力学显著异常的狭窄会减少流向肾实质的血流量，导致 RVH 和缺血性肾病。斑块最常位于肾动脉开口，而且往往是主动脉斑块延续到肾动脉。斑块少见于肾动脉血管的中部及小节段分支和实质内动脉。肾动脉开口和主要分支的闭塞性疾病在干预后治疗效果良好，这些病变可能最适合血管内治疗。由于主肾动脉处的血流冲击和扩张后的弹性回缩，单独的球囊血管成形术经常会技术失败。在大多数情况下，球囊扩张支架或覆膜支架比自膨胀支架具有更好的精准定位和更高的径向支撑力。对于不适合血管内治疗的病变，开放性手术血供重建仍然是一种选择[2, 7]。

（三）RVH 的临床评估和检查

肾动脉狭窄（renal artery stenosis，RAS）的评估和检查基于在临床上怀疑高血压或肾排泄功能恶化继发于肾血管病因。由于原发性高血压远比 RVH 更为普遍，也是动脉粥样硬化患者的常见危险因素，因此必须进行临床判断以避免过度检测和过度治疗。突发不稳定高血压的患者更可能有继发性病因。RAS 如果是在其他原因进行的影像学检查中偶然发现的，通常不需要进行干预。对药物治疗无效的高血压患者应进行 RAS 筛查。难治性药物治疗通常被定义为在使用 4 种或更多药物的情况下仍然难以有效控制血压。成年患者出现肾功能无法解释的快速恶化应进行 RAS 筛查。而对于有高血压但无其他可识别原因的儿童患者，也应进行 RAS 筛查[8]。

患有动脉粥样硬化危险因素的患者在严重高血压的情况下也应考虑进行 RAS 评估。由于严重高血压的各种全身表现，肾血管疾病（renovascular disease，RVD）可能难以诊断。缺血性肾病引起的肾功能异常可能被对侧肾功能正常所掩盖。最近的一项研究表明，与肾动脉介入治疗后 RVH 改善相关的因素包括舒张压 > 90mmHg、服用 4 种或多种抗高血压药物及服用可乐定[9]。

实验室检查应针对高血压及其病因实施。尿液分析是一种有用的诊断测试，因为它会显示蛋白尿源于继发于 RAS 的肾小球功能障碍和由此产生的缺血性肾病。血尿素氮与肌酐比值是肾功能不全的重要指标，但可能是非特异性的，因为其升高可能继发于多种病因。ECG 有助于显示左心室肥大的改变，这是与 RVH 相关的心脏表现。

特异的实验室检测，如血清儿茶酚胺、异肾上腺素和肾素检测有助于排除其他高血压诱因，如嗜铬细胞瘤、肾上腺肿瘤和醛固酮增多症。患有继发性高醛固酮血症的 RAS 患者可能会出现持续性低钾血症[10]。

DUS 是筛查肾动脉狭窄患者的有效无创方法，是一种廉价且易于使用的筛查工具。不幸的是，这也是一项难以执行的技术，需要合格的技术人员来获得做出准确诊断所需的图像和动脉血流速度分布情况。用于肾动脉最佳可视化的 DUS 技术包括获得在超声探头和腹部之间 < 60° 的声波角度。可以评估肾动脉的近端、中间和远端部分，同时注意测量每个节段的血流速度，以及动脉中是否存在疾病。诊断评估包括测量肾动脉中的峰值收缩速度（peak systolic velocity，PSV）及其与肾周主动脉段的速度比，以确定是否存在血流动力学显著狭窄。PSV 180～200cm/s 被认为与直径减少超过 60% 的狭窄一致，但关于标准化 PSV 尚无达成共识。据报道，180～300cm/s 的 PSV 与显著肾动脉主干狭窄相关。> 3.5 的主动脉肾动脉 PSV 比值与超过 60% 的狭窄相关[11]。肾两端长度也是 DUS 测量的重要诊断标准。肾脏长度 > 7cm 有利于肾动脉狭窄患者进行血管治疗[12-14]。

肾阻力指数（renal resistive index，RRI）已成为确定肾动脉血管内介入治疗是否有益于继发于动脉粥样硬化病变的 RAS 的重要标志物。它通过公式（PSV– 舒张末期速度）/PSV 测量。RRI 识别内在的肾实质病变。大量研究表明，RRI > 0.8 则预示肾功能和 RVH 改善预后不良。Crutchley 等通过对 86 例患者进行研究，发现通过经皮血管成形术后，RRI 与 HTN 和排泄性肾功能的相关[15]。

CTA 也是一种有用方式，可提供关于 RAS 的极好解剖学和病理学洞察力，但不能提供相关高血压肾血管病因的生理学鉴别。CTA 可以区分具有多个主要分支或亚节段较小分支的肾动脉解剖结构，可定义肾周主动脉的钙化、肾脏解剖结构及大小。CTA 有助于制订关于肾动脉近端和远端控制区开放手术中的手术计划。CTA 的缺点包括电离辐射暴露和需要静脉注射对比剂。MRA 也可用于定义肾动脉解剖结构并避免电离辐射（图 16-1）。然而，钆对比剂可导致肌酐升高患者肾源性系统性纤维化，从而导致心脏、肺和消化系统的多器官纤维化。DSA 是鉴别肾动脉狭窄的金标准，然而，作为一种侵入性技术，DSA 可导致穿刺并发症，以及暴露于对比剂和电离辐射的风险。DSA 不能够提供 CTA 的 3D 视图，但 DSA 通常更准确，并且可在诊断同时进行干预治疗 [2, 16-18]。

（四）RVH 的药物治疗

继发于动脉粥样硬化性肾动脉狭窄的 RVH 的药物治疗主要目的是控制与疾病过程相关的合并症。原发性高血压、高脂血症和糖尿病是肾血管动脉粥样硬化负担持续存在的危险因素。高脂血症导致炎症状况和受影响肾脏的纤维化进展。使用高强度他汀类药物已被证明可以抵抗这种病理进展。戒烟也限制了动脉粥样硬化的总体进展 [19]。优化血糖可阻止动脉粥样硬化和微血管疾病的进展，同时减缓继发于糖尿病肾病的肾功能下降的进展。使用药物治疗控制血压对于延缓肾和心肺功能的有害影响至关重要。ACEI 和血管紧张素受体拮抗药已被证明可降低肾小球滤过率及死亡率。将这些药物与钙通道阻滞药和其他抗高血压药物联合使用是优化血压的有效方式。据研究报道，肾素 - 血管紧张素抑制药可长期安全有效地用于预防动脉粥样硬化性肾动脉狭窄 [20]。

（五）RVH 临床试验

尽管进行了最大程度的抗高血压治疗，但是肾动脉血供重建仍然在严重难治性高血压的治疗中发挥了重要作用。有几项具有里程碑意义的试验涉及肾血管病变的管理和治疗及对排泄性肾功能和高血压的影响。ASTRAL 试验包含了 806 例患者，并纳入了肾动脉介入治疗指征不明确的患者。该实验对比了肾动脉狭窄患者接受血管成形术和支架置入术治疗与 RVH 药物治疗两种方案的治疗效果。结果表明，与优化药物治疗的患者相比，支架置入术在改善高血压和肾功能方面无临床获益。然而，最有可能从干预中受益的患者，即那些有明确干预指征的患者，被排除在本研究之外。STAR 试验比较了临床显著肾动脉狭窄（>50%）患者的药物治疗和肾动脉支架置入术的结果。严重狭窄的患者接受了肾动脉支架置入术，而狭窄程度最小的患者接受了优化的药物治疗。结果显示，两个测试组的总体死亡

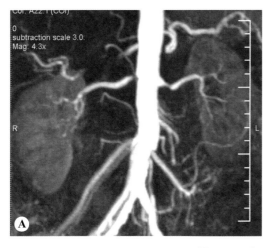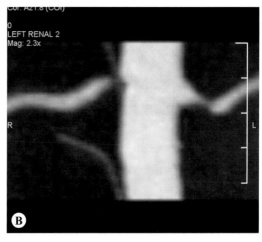

▲ 图 16-1　肾动脉狭窄的 MRA

MRA 显示严重的右肾动脉狭窄和中度的左肾动脉狭窄 [引自 Zhang HL, Sos TA, Winchester PA, Gao J, Prince MR.Renal artery stenosis:imaging options, pitfalls, and concerns. Prog Cardiovasc Dis 2009; 52(3): 209-19(16)]

率或血压控制没有差异。然而，极不可能从肾动脉支架置入术中获益的患者，即中度肾动脉狭窄（50%～70%）的患者被纳入到该试验的干预组。尽管这些研究存在设计缺陷，但其结果导致对高血压患者肾狭窄干预的热情减弱，随之肾动脉狭窄干预的数量显著减少。我们完全同意应该谴责"路过式"肾动脉血管内介入治疗。然而，我们认为，对于肾动脉狭窄＞70%的顽固性高血压患者和双侧肾动脉狭窄＞70%且血清肌酐升高的患者，干预仍然有作用[21]。双侧肾动脉狭窄＞70%的患者如果排泄肾功能迅速下降，则考虑进行血管内治疗。单侧或双侧肾动脉狭窄＞70%，对多种抗高血压药物治疗有抵抗的高血压患者，或者在没有心肌病的重度高血压情况下出现急性肺水肿的患者，应考虑进行肾动脉介入治疗。肾脏极长＞8cm表示有功能的、可挽救的肾脏。如果较小，应考虑肾切除术或消融术[8, 21]。

（六）RAS 的血管内治疗

血管内通路可以通过股动脉或肱动脉实现。在腹主动脉造影明确肾动脉狭窄后，通常使用硬导丝将 7F Flexor Ansell 鞘（Cook Medical; IN, United States）推进到肾动脉开口处。肝素化后，使用超滑导丝和导管进入肾动脉。我们将亲水性导线更换为软头导线，在成像区域内保持导丝远端的可视化，以避免肾脏远端迁移及穿孔导致的出血。对于严重狭窄的病变，通常先使用 4mm 直径的球囊进行球囊血管成形术，以便将鞘管推进到肾动脉口之外。我们更喜欢用球囊扩张支架移植物治疗开口病变，如 ICAST（Atrium Medical Corporation; Merrimack, NH, United States） 或 VBX（W.L Gore & Associates; Flagstaff, AZ, United States），由于肾动脉开口往往类似于肠系膜动脉病变的致密钙化，因此金属裸支架的通畅率可能较低[22]。一旦支架移植物就位，缩回支架保护套然后进行球囊扩张，将支架伸入主动脉内 3～4mm。

（七）RAS 的外科手术治疗

外科手术治疗仍然是低风险年轻严重肾动脉狭窄患者的一种选择，尽管它的并发症发病率高于血管内治疗。开放式技术包括经主动脉肾动脉内膜切除术、主动脉肾动脉旁路术、肾动脉再植入术、肝肾和脾肾旁路术[23, 24]。如果存在双侧肾口狭窄，经主动脉内膜切除术是一个有吸引力的选择，特别是如果患者还需要开放手术进行主动脉重建以治疗动脉瘤或闭塞性疾病。进行中线切口并牵开左肾静脉，经腹膜显露肾动脉。肾血管环切 2～3cm，以便进行有效的外翻式内膜切除，这可以通过在肾周主动脉处分离横膈的结缔组织来进行。我们更喜欢纵向主动脉切开术，将斑块围绕每条肾动脉的开口 360° 分开。将动脉外翻至病灶外，使内膜呈羽毛状或明显裂开（图 16-2）。必须注意不要留下远端内膜瓣。进行主动脉切开术的初步闭合。如果还进行主动脉重建，则将肾上阻断夹移至肾下位置。肾缺血时间通常为 20～30min，我们采用间歇性冷盐水冲洗。Clair 等对 76 例严重肾动脉狭窄导致顽固性高血压和缺血性肾病的患者进行了经主动脉肾动脉内膜切除术，发现 30 天死亡率为 4.7%，83% 的患者的高血压显著改善[25]，而 Dougherty 等在 52 例患者中比较肾动脉内膜切除术和搭桥术的差异[23]，发现两组死亡率和临床结果相似。

对于不适合经主动脉内膜切除术或严重单侧肾动脉疾病的严重 RAS 病例，主动脉肾动脉旁路是一个不错的选择。移植血管选项包括 PTFE 移植物（最常用）或合适直径的大隐静脉。在儿科患者中，下腹动脉是避免静脉移植物动脉瘤扩张和合成移植物通畅性差的首选移植物。肾动脉明显冗余的患者可能适合将动脉重新植入肾旁主动脉，但根据经验，这个技术可行性较低[24]。

脾动脉和肝动脉的旁路或转位也是可行的血供重建选择，通常通过肋下切口完成，以避免主动脉阻断发生。对于有严重合并症且不适合血管内治疗的患者，后一种技术可能是更好的选择[24]。我们认为应该对所有开放式重建进行完整的 DUS 监测[26]。

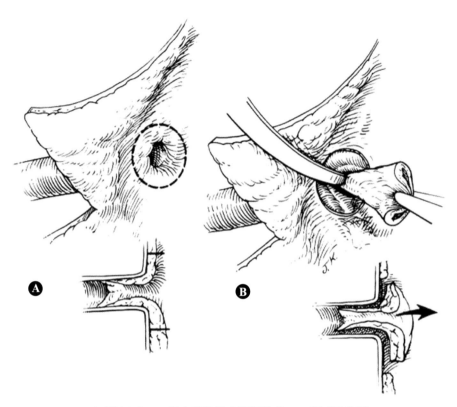

▲ 图 16-2　**A.** 经主动脉肾内膜切除术；**B.** 肾动脉外翻

引自 Clair DG, Belkin M, Whittemore AD, Mannick JA, Donaldson MC. Safety and efficacy of transaortic renal endarterectomy as an adjunct to aortic surgery.J Vasc Surg 1995;21(6): 926-34(discussion 934)(25)

（八）肾动脉肌纤维发育不良

肌纤维发育不良（FMD）是一种影响中等大小血管的非炎症闭塞性动脉病，最常受累部位包括肾动脉、颈内动脉、椎动脉和髂外动脉。当肾动脉受到影响时，FMD 会以类似于动脉粥样硬化病变的方式引起病理性 RVH。据估计，FMD 占所有 RVH 病例的 10%～14%[27]，并且年龄范围可涉及儿童到中年人群。中层纤维增生是最常见类型，约占病例的 85%，男女患病比例为 1：4。内膜型通常影响男性，但远不如中层内膜型常见（5%～10%），外膜型是最稀有的（5%）。FMD 的病因尚不清楚，但被认为是继发于血管壁缺血，其是由于无明显分支点的中长血管滋养管中血流减少所致。性激素也被认为发挥了作用，因为女性更容易患 FMD。与通常影响肾动脉开口的动脉粥样硬化不同，FMD 通常影响肾动脉的中部和远端分支。交替的狭窄病变可能发展并导

致 RVH，在肾血管造影上表现为"串珠"样改变。这些病变也可能是血栓形成的病灶，并可能导致急性肾动脉血栓栓塞[28-30]。

FMD 可以通过抗高血压药物进行优化治疗，以控制严重的高血压。然而，与动脉粥样硬化疾病引起的 RAS 相似，多种药物治疗的严重难治性高血压往往需要干预。药物治疗首先使用抗高血压药物控制血压＜140/90mmHg，包括 ACEI、血管紧张素受体拮抗药、利尿药和钙通道阻滞药[27]。

FMD 继发肾动脉狭窄的首选干预措施是球囊血管成形术。在 Chen 等的一项研究中，105 例继发于 FMD 的 RAS 患者接受了主干肾动脉（96 例患者）或肾动脉分支（28 例患者）的球囊血管成形术。结果显示，肾动脉残余狭窄＜50% 的技术成功率为 95%（100 例）。在这一组中，89% 的患者最初经历了高血压改善，49% 的人在 1 年的随访中完全缓解了高血压。1 年时肌酐无显著

变化[31]。在29例因FMD接受球囊血管成形术的患者中，Gavalas等发现1个月时血压（治疗组150 vs. 未治疗组162）、肌酐（0.82mg/dl vs. 1.45mg/dl）和RRI（0.59 vs. 74）显示出改善。5年后，高血压和药物使用情况持续改善[32]。

（九）肾动脉瘤

肾动脉瘤（renal artery aneurysm，RAA）是一种罕见的退行性病变，具有不同的表现，一些研究发现其人群发病率＜0.1%。我们通过腹部动脉造影记录了0.12%的患者存在这种情况[33]。由于与FMD的高度相关，它们在女性中的发现比男性多。这些病变在6岁左右的女性中较早出现，并且10%的病例是双侧的。RAA可以是真性或假性动脉瘤，也会以夹层动脉瘤的情况出现，并且可以发生在肾实质区[34]。

真性动脉瘤75%为囊状，90%病例通常是实质外的。RAA通常由动脉粥样硬化引起，被认为是继发于动脉壁弹力层的减弱，这容易导致动脉瘤变性并增加破裂风险。继发于性激素影响的孕妇和育龄女性的破裂风险会增加[34]。在对187例妊娠RAA患者的文献回顾中，发现53例破裂，其中大多数发生在妊娠晚期。治疗取决于动脉瘤的解剖位置和患者的血流动力学稳定性，如果存在不利的解剖结构，47%接受同侧肾切除术，34%接受弹簧圈栓塞或修复[35]。

早期治疗建议对＞2cm的RAA进行修复。现在普遍接受的是，对于非育龄女性的患者，修复仅适用于扩张或有症状的动脉瘤，或者RAA＞3cm，甚至可能更大的动脉瘤，因为与这些动脉瘤相关的破裂风险很小，并且增长速度非常缓慢[36,37]。

RAA首选血管内介入治疗，包括用于囊状动脉瘤的弹簧圈栓塞或用于肾主动脉梭状动脉瘤的支架移植物。有时可能需要进行开放式修复，特别是对于位于远端分支点的病变，可能需要进行分支修复重建[38]。

二、内脏动脉病变

肠系膜动脉血管疾病可能导致胃肠道和内脏器官灌注不良，继发于动脉血流不足。血栓形成可以急性发生，但更常见的低灌注是由于心输出量差或在非闭塞性病变情况下的低血压。缺血性肠系膜疾病可分为急性缺血和慢性缺血。慢性肠系膜缺血（chronic mesenteric ischemia，CMI）通常继发于进展性动脉粥样硬化疾病，持续数月和数年，可导致内脏动脉狭窄或闭塞。患者可能有不典型的腹部症状，可能与其他胃肠道疾病相混淆。虽然急性肠系膜缺血（acute mesenteric ischemia，AMI）发生可能与内脏动脉疾病（如栓塞性、非闭塞性、静脉血栓形成）无关，但在闭塞性疾病的情况下，许多患者报告先前有腹型心绞痛症状。急性肠系膜动脉血栓形成/栓子的死亡率非常高，在肠梗阻之前的早期诊断并不常见。做出诊断需要高度的怀疑指数。肠系膜闭塞性疾病的危险因素与外周动脉疾病患者的危险因素相似，包括吸烟、高血压、高脂血症和糖尿病[39-41]。

（一）肠系膜动脉疾病简史

最早的CMI病例由Schnitzler于1901年在尸检时发现，表现为梗阻的小肠和继发于严重动脉粥样硬化疾病的肠系膜动脉血栓。患者在死前曾抱怨持续的餐后疼痛。Klass于1951年报道了最早的肠系膜血供重建病例，他为急性SMA栓塞闭塞进行了肠系膜上动脉（superior mesenteric artery，SMA）栓子切除术。尽管患者几天后死于心脏并发症，但患者没有要求进行肠切除术。1958年，Shaw和Maynard为CMI进行了成功的SMA动脉内膜切除术及血供重建，并且患者存活。从那时起，开放和血管内技术取得了重大进展。通过血管内技术进行SMA和腹腔血供重建已成为许多CMI患者的主要治疗方式[42]。

（二）内脏动脉解剖

腹主动脉的内脏分支包括腹腔动脉、SMA和肠系膜下动脉（IMA）。腹腔动脉在大约T_{12}/L_1处从主动脉前部发出，分出脾动脉、胃左动脉和肝总动脉。SMA通常在L_1的上1/3处发出。IMA大约出现在L_3的下1/3处。起源于主动脉或 SMA 的肝总动脉存在其他解剖变异。腹腔动脉的两侧与膈脚为界，上方为正中弓状韧带。在腹腔动脉下方，SMA 以向下的轨迹从主动脉前方发出，并发出分支到前肠和中肠。胰十二指肠下动脉起源于 SMA，并与胰十二指肠上动脉通过胃十二指肠动脉为前肠和内脏器官提供侧支循环。中结肠分支是源自 SMA 的第二个分支。如果 SMA 起源处没有闭塞性疾病，则 SMA 的栓子通常会停留在这个分支点。结肠中动脉向脾曲近端的结肠提供血流。SMA 的远端分支为右结肠和小肠提供循环。IMA 起源于 SMA 下方，分别通过左结肠动脉和乙状结肠分支供应左结肠和乙状结肠。通常，IMA 和 SMA 通过肠系膜外部的 Riolan 弧进行侧支循环。如果 SMA 起源处出现明显狭窄，肠系膜曲折动脉（Riolan 曲折动脉）可在肠系膜内部发育，并成为小肠的一个非常大且至关重要的侧支[43-45]。

（三）AMI 的诊断

在约 50% 的病例中，AMI 通常是由心源性栓塞现象引起的，继发于心律失常和心功能不全。其他来源包括主动脉血栓或慢性钙化，钙化移位并栓塞到内脏血管。大多数情况下，由于 SMA 从主动脉分支起源时的角度，栓子会停留在 SMA 中。肠缺血的分布取决于栓子停留的区域。通常，栓子会停留在 SMA 起点的远端，在中结肠分支下游几厘米处，而近端空肠不会受到影响。急性栓塞通常会在数小时内引起快速肠缺血，所以紧急诊断和治疗至关重要。即便如此，死亡率仍高达 50%～80%，继发于腹膜炎和感染性休克[43]。

与栓塞相比，在 SMA 起源处预先存在的动脉粥样硬化病变的急性血栓形成是 AMI 一种不太常见的病因，并且在大约 30% 的病例中可见。如前所述，急性肠缺血也可能发生在全身低灌注情况下的慢性狭窄或闭塞患者身上。具有潜在高凝状态的患者血栓形成的风险增加。患者可有也可无体重减轻和餐后疼痛的病史。急性症状通常包括严重腹痛，并且腹部症状与客观检查不成比例。

由于肠缺血的分布，与有栓塞现象的患者相比，急性血栓形成患者的死亡风险更高。通常血栓形成发生在 SMA 的起源处，并产生更大的肠道损害段，包括近端空肠，有时是远端十二指肠[46]。

非闭塞性 AMI 是一种罕见的病因，其特征是继发于心功能不全或血容量不足的肠段灌注不足。患者在试图改善灌注时出现交感神经血管收缩增加。易发生非闭塞性 AMI 的患者是充血性心力衰竭、左心室功能障碍、感染性休克和血容量不足的患者。由于透析之前、期间和之后的慢性低血压状态，终末期肾病患者的风险增加[47, 48]。Perez-Garcia 等在 2008—2017 年进行的一项大型回顾性研究中，发现 106 例患者患有非闭塞性 AMI。同时，测量 SMA 直径以确定是否存在血管痉挛以支持该诊断。非闭塞性肠系膜缺血患者的 SMA 大小有统计学意义的差异，而受影响的患者总体上血管口径较小，回肠段最常受累（47%）[49]。

患有急性肠系膜缺血的患者通常会出现严重、快速进展的腹痛。可能存在餐后疼痛、体重减轻和进食焦虑病史。恶心、呕吐和血性腹泻也可能是特征。症状通常在数分钟到数小时内迅速演变。一般来讲，疼痛与腹部检查结果不成比例。检查时的腹膜炎表现是晚期才出现，此时肠缺血可能已发展为梗阻和不可逆的损伤。病史和体格检查可以帮助确定诊断。然而，由于腹部病理的重叠性质，需影像学检查确认 AMI[43]。非侵入性检查（如 DUS）有助于确定慢性缺血模式，以确定内脏血管中的流速、潜在的动脉粥样硬化疾病和确定肠道病理学改变。在急性肠系膜功能不全中，CTA 是快速准确诊断的首选成像方式。CT 诊断急性肠系膜功能不全的灵敏度和特异度接近 90%～95%。对比增强不仅可以更好地显示肠系膜血管，还可以提高肠道的成像质量。栓子、血栓、夹层和动脉内病变可以通过高质量的 CT 成像进行诊断。肠增厚、水肿、出血性液体、肠积气和门静脉空气也可以使用 CT 成像很好地显示出来。据报道，MRA 具有出色的诊断效用，

其灵敏度 / 特异度与 CT 相似；然而，该研究可能无法在紧急情况下进行^[50]。

（四）AMI 的治疗

由于血栓栓塞或闭塞性病因，AMI 通常需要手术干预。非闭塞性肠系膜功能不全不需要手术，除了切除坏死肠。由于其快速进展的性质，肠系膜血栓形成患者经常随后出现肠缺血，因此必须进行早期探查。确诊后，应立即用等渗静脉输液对患者进行液体复苏。由于担心肠梗阻时的细菌易位，开始时就应静脉注射抗生素并纠正电解质异常，立即进行干预^[51]。

血管内介入治疗急性肠系膜功能不全的病例报道较多，但仍有争议。由于在大多数情况下担心腹膜炎和肠缺血，通常进行剖腹手术。在 Demirpolat 等描述的少数病例中，早期诊断为 AMI 的患者接受了经皮血管内治疗和腹腔镜检查以评估肠道活力。对于怀疑肠缺血、腹部不适和严重合并症的患者，血管内一线治疗可能是合理的。由于 SMA 的角度，首选肱动脉通路。支架置入血管成形术用于闭塞性病变，并在伴有血栓形成的患者中进行溶栓^[52]。

如果怀疑存在肠梗阻，则需要进行开腹手术，应切除坏死 / 穿孔的肠^[53]。如果灌注有问题，应保持肠道完整，希望在血供重建后仍能存活。如果 CTA 发现栓子或血栓位于 SMA 的起点或通常所在的中结肠分支的远端，则应进行肠系膜上层探查。在 SMA 中进行横向动脉切开术，并将 Fogarty 导管从近端插入主动脉以取出血栓栓塞。如果开口明显狭窄，则可以进行栓子切除术，然后通过在显露的 SMA 中逆行插入的护套进行逆行支架^[54]。如果急性缺血继发于严重的流入性 SMA 疾病，并且导丝无法逆行进入主动脉，则可能需要搭桥。可以进行从髂总动脉到流入病灶远端的 SMA 的逆行旁路。我们强烈推荐在严重污染环境中使用自体静脉。如果肠道是完整的，PTFE 移植物是合适的，可从近端主动脉进行顺行旁路，但这种途径很少用于这些急性肠系膜功能不全的危重患者^[53]。

非闭塞性 AMI 的治疗通常需要纠正低血容量和治疗潜在疾病。根据临床和影像学发现，可能需要进行腹部探查以评估肠道活力和潜在切除的需要。Winzer 等分析了 66 例非闭塞性肠系膜缺血患者，其中 35 例患者接受罂粟碱直接注入 SMA 治疗，31 例患者接受保守治疗；罂粟碱组的 30 天死亡率为 65%，而保守组的 30 天死亡率为 98%^[55]。

血供重建后，应评估肠道活力。此时明显无法存活的肠道应予以切除。应保持问题肠道完整，希望在血供重建后，肠道将恢复活力。肠道吻合应推迟到二次剖腹探查以确定长期肠道活力^[53]。

（五）慢性肠系膜缺血的诊断

CMI 往往是一个长期的过程，症状不一。患者出现肠道灌注减少的慢性模式，通常继发于内脏血管中严重动脉粥样硬化疾病的发展。CMI 患者的临床表现与慢性餐后腹痛、体重减轻和围绕进食的焦虑（"食物恐惧"）一致。症状可能持续数月至数年，诊断可能与其他胃肠道疾病相混淆。在诊断 CMI 之前，必须排除其他更常见的胃肠道疾病。除了体质消瘦和腹部杂音外，体格检查对确诊几乎没有帮助。尽管有很多超重患者 CMI 的报道，但我们几乎总是在瘦弱甚至消瘦的患者中证实这一诊断^[11, 56]。

DU 是确定腹腔、SMA 和 IMA 中是否存在动脉粥样硬化疾病的一种极好的非侵入性方法。空腹腹腔动脉 PSV＞200cm/s 和空腹 SMA PSV＞275cm/s 表明 70% 或更大的狭窄。DU 还有助于诊断正中弓状韧带综合征（median arcuate ligament syndrome，MALS）。弓状韧带可压迫腹腔动脉，导致腹腔动脉血流动力学明显狭窄^[22, 57]。CTA 是术前计划和进一步提高图像清晰度的绝佳辅助手段。基于导管的动脉造影仍然是诊断肠系膜动脉狭窄的金标准，但其通常是为了同时进行血管内介入治疗而进行的^[50]。

（六）慢性肠系膜缺血的治疗

由于多种原因，血管内介入已发展成为 CMI 的一线治疗。与开放手术相比，血管内治疗是微创的，并发症发病率和死亡率较低，恢复时间最短。如果较短的开口病变是CMI症状的罪魁祸首，则应考虑使用球囊血管成形术和支架或支架置入物进行血管内治疗。由于支架移植物的径向力增加可以为这些致密钙化病变提供治疗，因此使用球囊扩张支架移植物可以更好地治疗开口病变[22]。

如果患者的病变不适合血管内治疗，则可能需要进行开腹手术。对于合并症极少的低风险患者，从腹腔上主动脉到腹腔动脉和SMA的分叉涤纶移植物是最佳的选择。主动脉上层钙化密集的患者或高危患者可能适合从肾下主动脉或髂总动脉逆行搭桥，尽管这些动脉也可能患有严重疾病。Scali等比较了接受顺行与逆行开放式肠系膜旁路手术的患者。他们发现，两种技术在发病率和死亡率方面的结果相似，接受逆行旁路的患者需要再次干预的风险更高[58]。与血管内治疗相比，开放手术的发病率和死亡率增加[59]。

CMI患者在长期灌注不足的肠道再灌注后可发展为多器官功能衰竭。组织损伤被认为是由黄嘌呤氧化酶介导的，导致ROS的形成和随后的细胞膜不稳定。随着中性粒细胞的积累，发生炎症级联反应，导致细胞死亡和坏死。这个过程很难缓解，并且没有经过验证的缺血再灌注损伤治疗方法。损伤程度随缺血时间而变化。根据动物模型，大肠被认为比小肠更具抵抗力，而回肠比空肠抵抗力更强。结肠可能具有增强的抗氧化特性，使其更能抵抗ROS造成的损害。慢性缺血性肠道再灌注的全身效应可能包括急性呼吸综合征的肺损伤、急性肾衰竭和急性心脏失代偿[60,61]。

三、非动脉粥样硬化性肠系膜动脉疾病

（一）正中弓状韧带综合征

MALS是指与正中弓状韧带对腹腔动脉的外在压迫相关的临床慢性腹部症状群。从理论上讲，这反映了胃在压力条件下（进食）的灌注不足，导致餐后疼痛、腹胀和饱腹感。由于高达11%的患者存在这种解剖发现，并且慢性上腹痛也很常见，因此诊断非常具有挑战性。没有特定

的影像学检查可以明确证明受压的腹腔动脉确实引起了症状。两种病因可用于解释MALS：由于腹腔动脉周围神经的韧带受压导致的胃黏膜缺血和交感神经刺激[57]。膈脚受压可导致餐后腹痛（55%～65%）、腹胀（40%）、体重减轻（40%）、恶心和呕吐（30%～60%）的症状。MALS通常影响40—60岁的女性，但也可能影响年轻患者。这种病变通常发生在无动脉粥样硬化疾病的情况下。腹腔动脉起源处的韧带慢性受压会导致内膜增生和狭窄。尽管SMA和IMA血管通畅，但仍会出现症状[57,62]。

MALS的诊断成像研究包括在吸气和呼气期间进行的DUS。呼气时，腹腔压会增加，这将导致PSV增加。CTA可能是识别MALS和术前干预计划的有用方式。胃张力测量法可用于检测胃缺血区域[63]。Gruber等测量腹腔干的偏转角以确定腹腔干是否存在外在压迫，他们发现呼气PSV＞350cm/s和偏转角＞50%是有症状MALS的潜在指标[64]。

MALS的治疗包括通过腹腔镜或开放式方法分割正中弓状韧带。理论上，作为这种治疗的一部分，自主神经的分离可以缓解神经性疼痛。一旦韧带被分离，如果症状持续存在，可以通过血管内介入对腹腔动脉进行血供重建。如果腹腔动脉阻塞且无法进行血管内介入治疗，则可能需要开放式主动脉肝动脉分流术。MALS是一个有争议的诊断，缺乏可靠的长期数据。然而，前面提到的干预措施在选定病例中表现获益，大多数报道表明症状缓解率超过70%。我们认为，由于压迫性解剖结构和特发性慢性腹痛的普遍存在，这种情况很可能被过度诊断和过度治疗[57,65]。

（二）肠系膜动脉夹层

肠系膜动脉夹层（mesenteric artery dissection, MAD）是一种罕见的非动脉粥样硬化性病变，具有多种病因，可导致内脏缺血。通常在主动脉夹层中可见，这种病变可以单独发生，被称为自发性孤立的内脏动脉夹层。这种动脉病变最常影响SMA，较少影响腹腔动脉。这些孤立的夹层可能

是由于潜在的血管炎、结缔组织病、FMD 和节段性动脉中层溶解（segmental arterial mediolysis，SAM）而发生的。这些病变也见于具有血管病理学典型危险因素的患者，如高血压、糖尿病、高脂血症、吸烟和家族史。患有这些病变的患者可能会出现腹部、背部和腰部疼痛。MAD 通常通过 CTA 诊断，由于许多患者无症状，因此可能会偶然被发现[66]。Morgan 等进行的一项为期 10 年的研究，发现了 77 例患者的孤立性 MAD，绝大多数患者为男性，有高血压病史。在这项研究中，与 SMA 相比，腹腔动脉的受累率更高（43% vs. 39%），13% 的患者有潜在的结缔组织病。研究中 36% 的患者被发现没有症状。大多数患者接受了肠道休息的非手术治疗，一般采用抗凝或抗血小板治疗。77 例患者中有 4 例接受了肠系膜搭桥术，1 例患者接受了支架置入术。有肠缺血或出血的证据时要求干预。夹层本身引起的腹痛最初可能会持续存在，并通过药物治疗缓解。大多数大型研究表明，大多数患者可以接受药物治疗，一些患者接受了支架置入术，而开放手术鲜有[67]。

（三）节段性动脉中层溶解

SAM 是一种罕见但可能具有破坏性的病变，最常影响内脏血管。它是一种非炎症和非动脉粥样硬化的疾病，病因尚不清楚，但内脏动脉的内中层易受累，导致夹层和动脉瘤形成。SAM 可因中层溶解导致肠壁退化而导致危及生命的肠道出血。SAM 常发生在多个血管中，通常不是孤立的病变。CTA 对诊断非常有用。Skeik 等进行的大型回顾性文献综述，回顾了 143 例 SAM；他们发现 SMA 是最常见的受累动脉，其次是肝、腹腔和肾动脉。动脉瘤是疾病过程中最常见的表现（76%），其次是夹层（61%）和破裂（46%）[68]。

疾病的治疗一般根据病情的严重程度和表现，血管内干预是首选，但也可能需要以动脉瘤缝闭术联合搭桥和结扎术进行开放性手术[68]。我们有此特例的报道，发现对于破裂继发出血的患者，干预是基于血流动力学不稳定（图 16-3）。

如果患者不稳定，则需要进行剖腹手术，然后结扎破裂的血管。如果表现稳定，则适合进行动脉造影和弹簧圈栓塞（图 16-4）。应连续对患者进行 CT，以确定随着时间的推移是否以动脉瘤、夹层或破裂的形式出现任何进一步的肠系膜血管损害[69]。

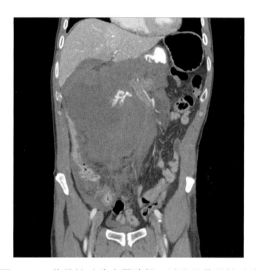

▲ 图 16-3　节段性动脉中层溶解，继发于节段性动脉中层溶解的 CT 出血

引自 Tameo MN, Dougherty MJ, Calligaro KD.Spontaneous dissection with rupture of the superior mesenteric artery from segmental arterial mediolysis.J Vasc Surg 2011;53(4): 1107-12(69)

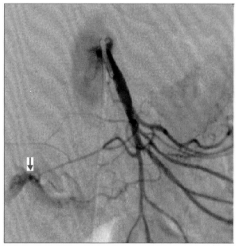

▲ 图 16-4　节段性动脉中层溶解，选择性肠系膜动脉造影的动脉外渗

引自 Tameo MN, Dougherty MJ, Calligaro KD. Spontaneous dissection with rupture of the superior mesenteric artery from segmental arterial mediolysis. J Vasc Surg 2011;53(4): 1107-12(69)

参考文献

[1] Taggart J, Drury DR. The action of renin on rabbits with renal hypertension. J Exp Med 1940;71(6):857-65.

[2] Islam A, Geary R. Renovascular disease. In: Sidawy AN, Perler BA, editors. Rutherford's vascular surgery and endovascular therapy. 9th ed. Philadelphia: WB Saunders, Inc; 2019.

[3] Murphy WR, Coleman TG, Smith TL, Stanek KA. Effects of graded renal artery constriction on blood pressure, renal artery pressure, and plasma renin activity in Goldblatt hypertension. Hypertension 1984;6(1):68-74.

[4] Mackenzie HS, Morrill AL, Ploth DW. Pressure dependence of exaggerated natriuresis in two-kidney, one clip Goldblatt hypertensive rats. Kidney Int 1985;27(5):731-8.

[5] Goldblatt H, et al. The production of persistent elevation of systolic blood pressure by means of renal ischemia. J Exp Med 1934;59:347-79.

[6] Freeman NE, Leeds FH, Elliott WG, Roland SI. Thromboendarterectomy for hypertension due to renal artery occlusion. J Am Med Assoc 1954;156(11):1077-9.

[7] Reynolds HR, Tunick PA, Benenstein RJ, et al. Frequency of severe renal artery stenosis in patients with severe thoracic aortic plaque. Am J Cardiol 2004;94(6):844-6.

[8] Tafur JD, White CJ. Renal artery stenosis: when to revascularize in 2017. Curr Probl Cardiol 2017;42(4):110-35. Available from: https://doi.org/10.1016/j.cpcardiol. 2017. 01.004.

[9] Modrall JG, Zhu H, Weaver FA. Clinical predictors of blood pressure response after renal artery stenting. J Vasc Surg 2020;72(4):1269-75.

[10] Newton WB, Ghanami RJ, Hansen KJ. Management of renovascular disease. In: Moore WS, editor. Vascular and endovascular surgery: a comprehensive review. 8th ed. Philadelphia: Elsevier; 2013.

[11] Mansukhani NA, Hekman KE, Yoon DY, et al. Impact of body mass index on outcomes after mesenteric revascularization for chronic mesenteric ischemia. Ann Vasc Surg 2018;48:159-65.

[12] AbuRahma AF, Srivastava M, Mousa AY, et al. Critical analysis of renal duplex ultrasound parameters in detecting significant renal artery stenosis. J Vasc Surg 2012;56(4):1052-60.

[13] Prince M, Tafur JD, White CJ. When and how should we revascularize patients with atherosclerotic renal artery stenosis? JACC Cardiovasc Interv 2019;12(6):505-17.

[14] Bommart S, Cliche A, Therasse E, Giroux MF, Vidal V, Oliva VL, et al. Renal artery revascularization: predictive value of kidney length and volume weighted by resistive index. Am J Roentgenol 2010;194(5):1365-72.

[15] Crutchley TA, Pearce JD, Craven TE, Stafford JM, Edwards MS, Hansen KJ. Clinical utility of the resistive index in atherosclerotic renovascular disease. J Vasc Surg 2009;49(1):148-55.

[16] Zhang HL, Sos TA, Winchester PA, Gao J, Prince MR. Renal artery stenosis: imaging options, pitfalls, and concerns. Prog Cardiovasc Dis 2009;52(3):209-19.

[17] Roditi G, Maki JH, Oliveira G, Michaely HJ. Renovascular imaging in the NSF era. J Magn Reson Imaging 2009;30(6):1323-34.

[18] Rountas C, Vlychou M, Vassiou K, et al. Imaging modalities for renal artery stenosis in suspected renovascular hypertension: prospective intraindividual comparison of color Doppler United States, CT angiography, GD-enhanced MR angiography, and digital substraction angiography. Ren Fail 2007;29(3):295-302.

[19] Herrmann SM, Textor SC. Current concepts in the treatment of renovascular hypertension. Am J Hypertens 2018;31(2):139-49.

[20] Sofroniadou S, Kassimatis T, Srirajaskanthan R, Reidy J, Goldsmith D. Long-term safety and efficacy of renin-angiotensin blockade in atherosclerotic renal artery stenosis. Int Urol Nephrol 2012;44(5):1451-9.

[21] Mousa AY, AbuRahma AF, Bozzay J, Broce M, Bates M. Update on intervention vs medical therapy for atherosclerotic renal artery stenosis. J Vasc Surg 2015;61(6):1613-23.

[22] Foley TR, Rogers RK. Endovascular therapy for chronic mesenteric ischemia. Curr Treat Options Cardiovasc Med 2016;18(6):39.

[23] Dougherty MJ, Hallett Jr. JW, Naessens MJ, Bower TC, Cherry KJ, Gloviczki P, et al. Renal endarterectomy vs. bypass for combined aortic and renal reconstruction: Is there a difference in clinical outcome? Ann Vasc Surg 1995;9(1):87-94.

[24] Hagino RT, Valentine RJ, Clagett GP. Supraceliac aortorenal bypass. J Vasc Surg 1997;26(3):482-91.

[25] Clair DG, Belkin M, Whittemore AD, Mannick JA, Donaldson MC. Safety and efficacy of transaortic renal endarterectomy as an adjunct to aortic surgery. J Vasc Surg 1995;21(6):926-34 [discussion 934].

[26] Dougherty MJ, Hallett Jr JW, Naessens JM, Bower TC, Cherry KJ, Gloviczki P, et al. Optimizing technical success of renal revascularization: the impact of intra-operative color-flow duplex ultrasonography. J Vasc Surg 1993;17(5):849-56.

[27] Gottsäter A, Lindblad B. Optimal management of renal artery fibromuscular dysplasia. Ther Clin Risk Manag 2014;10:583-95 Published 2014 Jul 28.

[28] Khoury MH, Gornik HL. Fibromuscular dysplasia (FMD). Vasc Med 2017;22(3):248-52.

[29] Lindblad B, Gottstater A. Renovascular disease. In: Sidawy AN, Perler BA, editors. Rutherford's vascular surgery and endovascular therapy. 9th ed. Philadelphia: WB Saunders, Inc; 2019.

[30] Plouin PF, Perdu J, La Batide-Alanore A, Boutouyrie P, Gimenez-Roqueplo AP, Jeunemaitre X. Fibromuscular dysplasia. Orphanet J Rare Dis 2007;2:28.

[31] Chen Y, Dong H, Jiang X, et al. Percutaneous transluminal angioplasty with selective stenting for the treatment of renal artery stenosis caused by fibromuscular dysplasia: 18 years' experience from the China Center for Cardiovascular

Disease. Catheter Cardiovasc Interv 2020;95(1):641-7.

[32] Gavalas MV, Gasparis AP, Tassiopoulos AK, Loh S, Labropoulos N. Long-term follow-up for percutaneous transluminal angioplasty in renal artery fibromuscular dysplasia. Int Angiol 2015;34(6):529-37.

[33] Schindler N, Calligaro KD, Lombardi J, Dougherty MJ, Raviola CA, D'Orazio E. Has arteriography gotten a bad name? Current accuracy and morbidity of diagnostic contrast arteriography for aortoiliac and lower extremity arterial disease. Ann Vasc Surg 2001;15(4):417-20.

[34] Calligaro KD, Dougherty MJ. Renal artery aneurysms and arteriovenous malformations. In: Sidawy AN, Perler BA, editors. Rutherford's vascular surgery and endovascular therapy. 9th ed. Philadelphia: WB Saunders, Inc; 2019.

[35] Augustin G, Kulis T, Kello N, Ivkovic V. Ruptured renal artery aneurysm in pregnancy and puerperium: literature review of 53 cases. Arch Gynecol Obstet 2019;299(4):923-31.

[36] Klausner JQ, Harlander-Locke MP, Plotnik AN, Lehrman E, DeRubertis BG, Lawrence PF. Current treatment of renal artery aneurysms may be too aggressive. J Vasc Surg 2014;59 (5):1356-61.

[37] Klausner JQ, Lawrence PF, Harlander-Locke MP, et al. The contemporary management of renal artery aneurysms. J Vasc Surg 2015;61(4):978-84.

[38] Coleman DM, Stanley JC. Renal artery aneurysms. J Vasc Surg 2015;62(3):779-85.

[39] Li Z, Zhao Z, Qin F, et al. Outcomes of endovascular treatment and open repair for renal artery aneurysms: a singlecenter retrospective comparative analysis. J Vasc Interv Radiol 2018;29(1):62-70.

[40] Lim S, Halandras PM, Bechara C, Aulivola B, Crisostomo P. Contemporary management of acute mesenteric ischemia in the endovascular era. Vasc Endovasc Surg 2019;53(1):42-50.

[41] Zhao Y, Yin H, Yao C, et al. Management of acute mesenteric ischemia: a critical review and treatment algorithm. Vasc Endovasc Surg 2016;50(3):183-92.

[42] Boley SJ, Brandt LJ, Sammartano RJ. History of mesenteric ischemia. The evolution of a diagnosis and management. Surg Clin North Am 1997;77(2):275-88.

[43] Lo RC, Schermerhorn ML. Mesenteric vascular disease. In: Sidawy AN, Perler BA, editors. Rutherford's vascular surgery and endovascular therapy. 9th ed. Philadelphia: WB Saunders, Inc; 2019.

[44] Pennington N, Soames RW. The anterior visceral branches of the abdominal aorta and their relationship to the renal arteries. Surg Radiol Anat 2005;27(5):395-403.

[45] Walker TG. Mesenteric vasculature and collateral pathways. Semin Intervent Radiol 2009;26(3):167-74.

[46] Franca E, Shaydakov ME, Kosove J. Mesenteric artery thrombosis. Treasure Island (FL): StatPearls Publishing; 2020.

[47] Al-Diery H, Phillips A, Evennett N, Pandanaboyana S, Gilham M, Windsor JA. The pathogenesis of nonocclusive mesenteric ischemia: implications for research and clinical practice. J Intensive Care Med 2019;34(10):771-81.

[48] Nakamura F, Yui R, Muratsu A, et al. A strategy for improving the prognosis of non-occlusive mesenteric ischemia (NOMI): a single-center observational study. Acute Med Surg 2019;6(4):365-70.

[49] Pérez-García C, de Miguel Campos E, Fernández Gonzalo A, et al. Non-occlusive mesenteric ischaemia: CT findings, clinical outcomes and assessment of the diameter of the superior mesenteric artery. Br J Radiol 2018;91:1081.

[50] Hagspiel KD, Flors L, Hanley M, Norton PT. Computed tomography angiography and magnetic resonance angiography imaging of the mesenteric vasculature. Tech Vasc Interv Radiol 2015;18(1):2-13.

[51] Bala M, Kashuk J, Moore EE, et al. Acute mesenteric ischemia: guidelines of the World Society of Emergency Surgery. World J Emerg Surg 2017;12:38.

[52] Demirpolat G, Oran I, Tamsel S, Parildar M, Memis A. Acute mesenteric ischemia: endovascular therapy. Abdom Imaging 2007;32(3):299-303.

[53] Park WM, Gloviczki P, Cherry Jr KJ, et al. Contemporary management of acute mesenteric ischemia: Factors associated with survival. J Vasc Surg 2002;35(3):445-52.

[54] Chen Y, Zhu J, Ma Z, et al. Hybrid technique to treat superior mesenteric artery occlusion in patients with acute mesenteric ischemia. Exp Ther Med 2015;9(6):2359-63.

[55] Winzer R, Fedders D, Backes M, et al. Local intra-arterial vasodilator infusion in non-occlusive mesenteric ischemia significantly increases survival rate. Cardiovasc Interv Radiol 2020;43(8):1148-55.

[56] Van Dijk LJ, van Noord D, de Vries AC, et al. Clinical management of chronic mesenteric ischemia. United Eur. Gastroenterol J 2019;7(2):179-88.

[57] Sultan S, Hynes N, Elsafty N, Tawfick W. Eight years experience in the management of median arcuate ligament syndrome by decompression, celiac ganglion sympathectomy, and selective revascularization. Vasc Endovasc Surg 2013;47(8):614-19.

[58] Scali ST, Ayo D, Giles KA, Gray S, Kubilis P, Back M, et al. Outcomes of antegrade and retrograde open mesenteric bypass for acute mesenteric ischemia. J Vasc Surg 2019;69(1):129-40.

[59] Kruger AJ, Walker PJ, Foster WJ, Jenkins JS, Boyne NS, Jenkins J. Open surgery for atherosclerotic chronic mesenteric ischemia. J Vasc Surg 2007;46(5):941-5.

[60] Granger DN, Kvietys PR. Reperfusion injury and reactive oxygen species: the evolution of a concept. Redox Biol 2015;6:524-51.

[61] Grisham MB, Hernandez LA, Granger DN. Xanthine oxidase and neutrophil infiltration in intestinal ischemia. Am J Physiol 1986;251(4 Pt 1):G567-74.

[62] Kim EN, Lamb K, Relles D, Moudgill N, DiMuzio PJ, Eisenberg JA. Median arcuate ligament syndrome-review of this rare disease. JAMA Surg 2016;151(5):471-7.

[63] Mensink PB, van Petersen AS, Kolkman JJ, Otte JA, Huisman AB, Geelkerken RH. Gastric exercise tonometry: the key investigation in patients with suspected celiac artery compression syndrome. J Vasc Surg 2006.

[64] Gruber H, Loizides A, Peer S, Gruber I. Ultrasound of the median arcuate ligament syndrome: a new approach to diagnosis. Med Ultrason 2012;14(1):5-9.

[65] Goodall R, Langridge B, Onida S, Ellis M, Lane T, Davies AH. Median arcuate ligament syndrome. J Vasc Surg 2020;71(6):2170-6.

[66] Troutman DA, Dougherty MJ. Mesenteric arterial dissection. In: Sidawy AN, Perler BA, editors. Rutherford's vascular surgery and endovascular therapy. 9th ed. Philadelphia: WB Saunders, Inc; 2019.

[67] Morgan CE, Mansukhani NA, Eskandari MK, Rodriguez HE. Ten-year review of isolated spontaneous mesenteric arterial dissections. J Vasc Surg 2018;67(4):1134-42.

[68] Skeik N, Olson SL, Hari G, Pavia ML. Segmental arterial mediolysis (SAM): systematic review and analysis of 143 cases. Vasc Med 2019;24(6):549-63.

[69] Tameo MN, Dougherty MJ, Calligaro KD. Spontaneous dissection with rupture of the superior mesenteric artery from segmental arterial mediolysis. J Vasc Surg 2011;53(4) 1107-12.

第 17 章　急性肢体缺血的正确治疗方式

Acute ischemia of the limbs: which is the correct approach?

Umberto G. Rossi　Giulia Vettor　Alberto M. Settembrini　著

田　野　译

一、概述和病因学

急性肢体缺血（acute limb ischemia，ALI）是以发生 2 周内的下肢动脉血流突然减少或中断为特征的一组症候群[1-4]。由于发病急骤，没有足够的时间建立侧支循环和弥补血流灌注的损失，使它成为血管外科和介入放射科最常见的急症之一[1, 2, 4]。有研究称，ALI 年发病率约为每万人 1.9 例[5, 6]。ALI 患者的并发症发生率很高，由于 ALI 患者通常有较多合并症，即使在手术和（或）血管内治疗后，截肢率仍在 10%～30%，并且第 1 年内的死亡风险为 15%～20%[5-7]。ALI 有三个主要病因：血栓形成、血栓栓塞和血管创伤[1, 8, 9]。其中血栓形成与血栓栓塞的比例约为 9∶1。

血栓闭塞最为常见（80%～85%），多由于自身的动脉疾病（动脉粥样硬化斑块、夹层、动脉瘤）、高凝状态、手术搭桥或置入血管内支架／人工血管。栓塞是栓子（来自希腊语 embolos，有"子弹"之意）突然进入手臂或腿部的远端动脉（15%～20% 的病例）导致血流阻塞的情况。栓子的来源可以是心脏、动脉瘤或主动脉的溃疡性斑块，它们也可能源于骨折或骨折后引起和导致的动脉壁撕裂。

ALI 的严重程度根据 Rutherford 分级进行评定，这在随后的治疗方式决策中起着重要作用[6, 10, 11]。据此，血管腔内技术、外科手术、杂交技术都会在不同的情况下应用于血供重建[1-3, 12]。

众所周知，下肢动脉最容易被栓子栓塞，而上肢的病例却仅占所有肢体缺血病例的 8%，原因是上肢动脉系统通常存在较好的旁路血管和血供代偿网络。但是要高度重视的是，在未经治疗的上肢栓塞患者中，大部分病例出现了肢体功能的损失或需要截肢，尤其是年轻患者[13]。

少见上肢动脉粥样硬化血栓形成：大多数上肢缺血是由于心脏栓塞、栓塞或继发于胸廓出口动脉的锁骨下动脉狭窄后瘤样扩张的血栓形成，注射药物引起的感染或动脉手术或血透通路相关的窃血（支架或动静脉瘘）[14]。本章主要讨论 ALI 的手术、介入和杂交手术治疗方法。

二、临床评估

当患者因疑似 ALI 而来到急诊室（emergency room，ER）时，必须尽可能多地获取病情信息，因为要求于 6h 内进行血供重建，以避免永久性损害。下肢或上肢缺血可能是非心源性栓塞外的其他疾病的结果，因此不能忽视最轻微的 ALI 体征是至关重要的（表 17-1）。

分析患者病情的信息包括：动脉粥样硬化危险因素、既往腿部疼痛、手术或心脏病；高血压

表 17-1　栓塞与血栓形成之间的肢体缺血临床评价的差异

	栓　塞	血栓形成
病史	急发	迟发
心脏病史	心房颤动	充血性心脏病
	皮温冷，麻痹，瘫痪	皮温凉，感觉异常
体格检查	对侧肢体正常	对侧肢体异常
	病变有界限	病变无界限
病因	心源性栓子	血管斑块破裂，高凝状态
手术史	通常无	有

或吸烟史；药物治疗，特别是在抗凝治疗的情况下；目前的腿部症状（发病时间和持续时间、疼痛强度、运动性和神经敏感性改变）；单侧还是双侧缺血。需要鉴别的是，主动脉血栓形成可导致双侧缺血，A 型主动脉夹层既可导致上肢缺血，也可导致下肢缺血；B 型主动脉夹层仅仅引起下肢病变。在进行详细的病史询问后，按照 Pratt 5P 方案进行体格检查。

无脉（Pulselessness）：指与对侧部位相比，可触脉搏突然丧失。

疼痛(Pain)：是闭塞水平以下最常见的症状，通常静息时突发、非强迫性。

苍白（Pallor）：指由于血管痉挛动脉血管排空而导致肢体颜色和温度变化，静脉回流明显减少。

感觉异常（Paresthesia）：50% 的患者可出现；它反映了感觉神经缺血，一开始感到麻木，直到感觉丧失。

瘫痪（Paralysis）：是由于神经和肌肉缺血而导致的运动功能丧失。僵硬是肌肉死亡的标志，即使有成功的血供重建术，肌肉功能也难以恢复。

评估的第三部分包括 DUS，以了解梗阻的位置，以及病变是否是栓塞或血栓形成的斑块。在治疗实施前或进行血管造影之前完成一个 CTA 检查对治疗决策是非常有益的。

三、治疗决策

急诊情况下的关键点是决策：当外科医生面临临床问题时，应迅速决定该疾病是需要侵入性治疗还是药物治疗。因此，掌握导致 ALI 的不同病因非常重要（表 17-2）。就 ALI 而言，首先要考虑的是评估脉搏是否双侧或单侧未触及，因为该结果直接决定了手术方法：在主动脉血栓形成中，应首先主动脉入路直接手术。闭塞的旁路移植导致的 ALI 通常需要清除栓子或经过血管腔内治疗，但这种情况有时可能没有明显的症状表现或 ALI，但存在严重的肢体缺血。此时，可能是吻合口出现问题或由于移植物扭转（通常是早期闭塞）、流入不良或流速较低。因此，对肢体循环的全面评估是很重要的，因为这决定着如何选择正确的治疗方法。

如果是没有任何动脉粥样硬化病史或经典危险因素的患者，应怀疑是栓塞。有时急诊患者有心房颤动病史，这有助于诊断心源性栓塞，如果没有心房颤动病史，则应考虑其他来源的栓子：主动脉、动脉夹层或动脉瘤。这些情况表明，干预时机是决策中的一个重要步骤，必须根据患者的临床情况来决定，特别是患肢活力的判断（表 17-3）。

- Ⅰ：可存活，是一种慢性进展的状态。
- ⅡA：轻微威胁：深色发绀、轻度感觉和运

表 17-2 急性肢体缺血（ALI）治疗时需考虑的罕见病因（ESVS 2020 ALI 指南修改）

病　因	病　理	临床症状
血管炎	动脉炎症，双侧疾病	全身性症状（如发热）结缔组织病的表现
腘窝陷迫综合征	在足底屈曲时，由肌肉或肌腱压迫腘动脉	年轻患者，无动脉粥样硬化危险因素，无跛行病史
外膜囊性疾病	血管壁内有囊肿，血流闭塞	青年，急性动脉血栓形成（通常为腘动脉），无动脉粥样硬化危险因素
反常栓塞	心房间隔缺损、静脉血栓栓塞（常伴有肺动脉高压）	静脉血栓栓塞，心脏杂音和肺栓塞
肿瘤栓塞	组织样栓塞物	心脏或肺部的肿瘤或恶性肿瘤症状（通常为晚期）
急性间隔综合征	筋膜腔室内的组织肿胀（特别是腿部的前腔室）压迫动脉	有血管重建术或长期手术史，被动运动疼痛
异物栓塞	多个手指或足趾处的坏疽，常与感染或静脉注射吸毒有关	静脉注射吸毒者
易栓倾向	动脉血栓形成，无危险因素	年轻的患者，通常有家族史
低心输出量综合征	流向四肢的血流量较低，仪器检测造成的假阳性。常见原因：低血压、休克和败血症	严重心力衰竭患者，主动脉内泵装置，体外膜氧合

表 17-3 TASC Ⅱ肢体疼痛分类

类　别		预　后	感觉缺失	运动缺陷	连续波动脉多普勒
Ⅰ：可存活		不直接威胁	无	无	可探查血流
Ⅱ：威胁肢体	A：交界性	治疗可挽救	轻微或无	无	一般探查不到血流
	B：即时性	立即治疗可挽救	静息痛	轻度/中度	通常探查不到血流
Ⅲ：不可逆		主要的组织丢失，永久性的神经损伤	重度和麻木	麻痹（重度）	探查不到血流

动丧失，可用延迟急症治疗（图 17-1）。

- ⅡB：立即威胁：苍白或发绀伴感觉和运动丧失，需要立即治疗。
- Ⅲ：任何措施均不可逆的缺血：截肢是最后选择（图 17-2 和图 17-3）。

正确诊断 ALI 的病因基础上，在进入手术室前或进行保守治疗时，可采用治疗方案（图 17-4）：

输液（乳酸林格液为首选）；控制疼痛，最终使用阿片类药物减轻疼痛；肝素，可通过两种方式使用（静脉注射需要 PTT 检查或根据患者体重每天皮下注射 2 次）。

（一）特殊情况：腘动脉动脉瘤的血栓形成

必须提到的一种情况是腘动脉瘤的急性血栓形成。如果无慢性外周动脉疾病或心律失常迹象

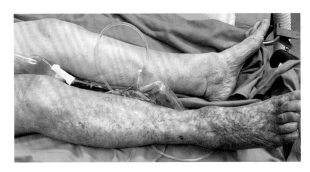

▲ 图 17-1　右肢急性缺血引起发绀：注意两肢比较，左侧肢体正常

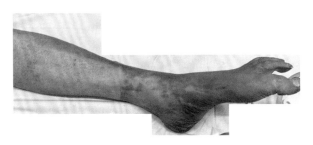

▲ 图 17-2　因未经治疗的急性缺血而引起的足部不可逆性缺血

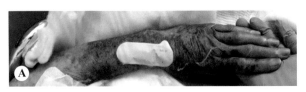

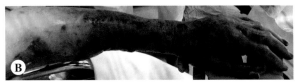

▲ 图 17-3　A. 锁骨下动脉起始处血栓形成的血管重建不成功，左臂不可逆缺血；B. 缺血进展前的手臂发绀

的 ALI 情况下，必须考虑这种情况，因为这导致截肢[15]的风险很高。腘动脉瘤通过两种机制引起缺血：远端动脉栓塞或动脉瘤血栓形成阻断远端血流。如果无既往 PAD 病史，可推测无任何形式的侧支循环，因此发生了严重缺血（图 17-5 和图 17-6）。在急诊情况下，腘动脉瘤可以通过临床症状和 DUS 进行诊断：双侧经常有可触及的肿块。在这种情况下，DUS 有助于评估血栓形成是否完全堵塞了血管和胫前、胫后动脉远端是否

通畅。有一种方法可以在手术或腔内治疗前进行辅助溶栓。在这种情况下，患者可在手术室经皮置入导管，用 rtPA 进行全身溶栓。虽然这种药物使用可能有禁忌证，但通常在 12h 或最多 24h 后，会使得腘动脉瘤和一个或多个胫动脉的通畅[16]。对于动脉瘤的治疗，可以使用血管腔内隔绝或手术用自体静脉或 PTFE 导管替代。此外，还有一种选择是在手术探查动脉瘤后使用术中溶栓，以尝试重新打开胫动脉，以确保有合适的流出道。

手术

在 ALI 的情况下，采用 Fogarty 球囊导管取栓术是下肢血管外科医生最常见的急诊手术。手术入路的选择取决于血栓形成的平面：如果血栓形成是髂 - 股动脉，入路应从腹股沟进行；如果缺血涉及腿部和血栓位于腘动脉或胫动脉，入路应在膝关节以下和内侧进行。在上臂，常见的入路是在上臂二头肌沟远端或肘窝横纹，以更好地控制上臂和远端循环；在少数情况下，入路可以直接到达手腕的桡动脉或尺动脉。

在发生栓塞的情况下，首选导管取栓术，但最好也做一个完整的血管造影。在这个过程中，如果外科医生在拉导管时感到阻力很大，可以在透视下，在导管球囊中注入对比剂和生理盐水显影观察形态变化。

尚有其他关于手术入路的综合技巧。为方便后续的手术操作，应沿动脉走行做皮肤切口。在腹股沟，纵向弓状皮肤切口适合于股总动脉、深动脉、股浅动脉，可以满足所有动脉的取栓术。相比之下，膝下腘动脉入路更容易到达胫腓干和胫前动脉。在上肢，关键是在肱动脉的分叉处做好准备，以便更好地观察桡动脉和尺动脉。

以上准备完成后，所有血管均被硅胶血管约束带保护，静脉注射肝素（根据体重为 70U/kg）后，轻置血管夹。在栓塞的情况下，需要沿动脉横轴切开约 50%，如果同时有斑块血栓形成或严重钙化的情况下，应进行纵向动脉切开。球囊导管通过动脉切开处插入，并轻轻地向远端插入动脉，需达到一段长度，以跨过栓子可能掉落的

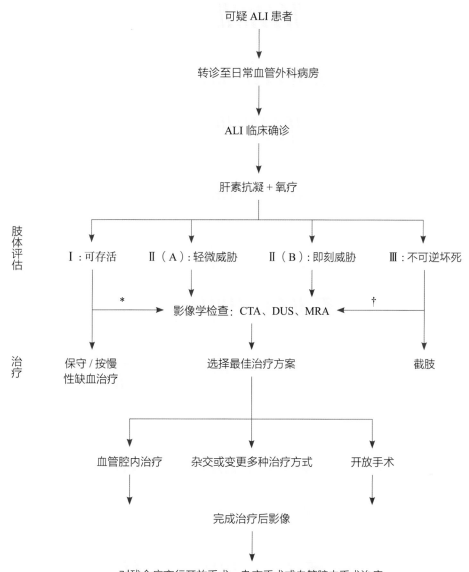

肢体评估

治疗

可疑 ALI 患者

↓

转诊至日常血管外科病房

↓

ALI 临床确诊

↓

肝素抗凝 + 氧疗

Ⅰ：可存活　　Ⅱ（A）：轻微威胁　　Ⅱ（B）：即刻威胁　　Ⅲ：不可逆坏死

* 　　影像学检查：CTA、DUS、MRA　　†

保守/按慢性缺血治疗　　选择最佳治疗方案　　截肢

血管腔内治疗　　杂交或变更多种治疗方式　　开放手术

完成治疗后影像

对残余病变行开放手术、杂交手术或血管腔内手术治疗

▲ 图 17-4　急性肢体缺血（ALI）的决策和管理流程（ESVS 2020 ALI 管理指南），时间是挽救组织和肢体的关键
*. 对于急性发病的跛行患者，保守治疗是最安全的
†. 对于短期运动功能障碍的患者，保肢的可能性很小。在特定情况下，可考虑紧急血供重建
引自 (N.d.). https://doi.org/10.1016/j.ejvs.2019.09.006.

位置。给球囊充气，导管沿动脉轴从远端到近端缓慢抽出：必须注意不要使球囊过度膨胀，因为有内膜损伤的风险。应重复整个步骤，直到整个血栓被清除，并从远端血管获得可接受的回流。

动脉切口的缝合可以在股动脉或肱动脉使用 6-0 线缝合，胫骨动脉使用 7-0 线缝合，或者在纵向动脉切口中应用静脉或合成补片。最后，可以完成血管造影。如果脉搏再次出现，恢复血流是正常的；如果脉搏不存在，并且在对侧足上可触及，则应进行 DUS 检查和（或）血管造影。

（二）血管腔内治疗

血管内入路的目的是通过导管、血管内和机械设备、药物或药物的联合使用，恢复动脉血

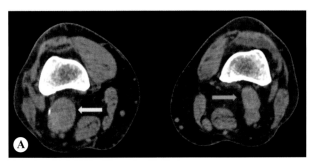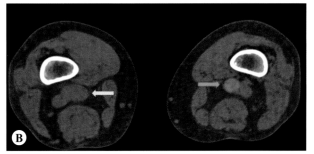

▲ 图 17-5　**CT 血管图显示右侧腘动脉动脉瘤血栓形成（A，黄箭）和逆行血栓形成（B，黄箭）。左腘动脉动脉瘤正常通畅（绿箭）**

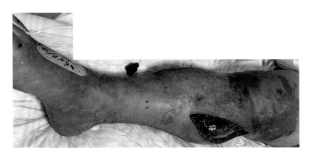

▲ 图 17-6　**腘动脉瘤血栓形成导致腿部不可逆缺血**
大腿、腿和足的斑驳皮肤的特殊图片。初始血管重建综合征后行筋膜切开术

流，确保患肢血管通畅。手术的类型将取决于解剖位置、闭塞的类型（血栓 / 栓子）、患者的体格检查、Rutherford 分级（通常对 I 、II a 和 II b 级使用血管内和杂交手术）及可能的并发症 [1-3, 17]。血管内入路可分为五种操作类型：①导管直接溶栓（catheter-directed thrombolysis，CDT）；②经皮血栓抽吸（percutaneous thrombus aspiration，PAT）；③ 经 皮 机 械 取 栓（percutaneous mechanical thrombectomy，PMT）；④血管成形术 / 支架 / 人工血管；⑤ HP。

1. 导管直接溶栓

动脉内 CDT 入路的特点是将多侧孔导管（直径 4～5F）放置到血栓病变中，随后（数小时至数天）注射溶栓药物 [18]。多侧孔导管增加了治疗表面积，从而使血凝块更多暴露于溶解剂 [19]。CDT 常用于股 - 腘动脉和膝关节下动脉的急性血栓形成。经皮 CDT 必须在超声引导下进行，以减少穿刺次数和可能的出血并发症 [12]。超

声引导技术可以同时观察动脉及穿刺针周围的结构 [20]。

溶栓药物的输注为脉冲的、连续的，或者两者结合，目的是穿透血栓，促进血管内血栓 [3, 21, 22] 的破碎溶解。关于溶栓药物的给药剂量、持续时间和监测的治疗方案尚无标准可循。

溶栓药物有三代。随着时代的进步，与纤维蛋白结合的纤溶酶原 [2, 3] 在治疗中的特异性愈发明显。在第一代溶栓药物中，应用最广泛的药物是尿激酶。ALI 方案中最获批 / 遵循的尿激酶输注方案的特点是将 25 万 U 直接注入动脉血栓，然后 4000U/h 维持 [3, 4, 23, 24]。对于第二代溶栓药物，rtPA（阿替普酶）注入 1～2mg，然后注入 0.02mg/(kg·h)，最大剂量为 40mg [3, 4, 12, 23]，该方案是介入放射学会（Society of Interventional Radiology）[25] 指南建议的。在第三代溶栓药物中，最常用的两种药物是瑞替普酶和替耐普酶。对于瑞替普酶，建议采用后续方案：0.25～1.0mg/h，24h 内 最 大 剂 量 为 20U。替耐普酶应给予 1～5mg，然后注射 0.125～0.5mg/h [3, 26]。Meta 分析显示，低剂量溶栓组和高剂量溶栓组在 30 天保肢方面无显著差异。针对 CDT 治疗过程中伴随的出血事件风险，根据临床病史判断 CDT 的绝对和相对禁忌证至关重要。高达 15%～20% 患者可能有 CDT 治疗 [26] 禁忌证。CDT 的绝对和相对禁忌证见表 17-4 [2, 8, 9, 12, 27]。6%～9% 的动脉内 CDT 病例会出现临床显著出血，其中动脉导管通路有关的出血最常见 [2, 28]。颅内出血比较罕见的，

表 17-4　动脉内 CDT 治疗 ALI 的绝对和相对禁忌证

CDT 的绝对禁忌证
- 活动性出血
- 颅内出血
- 间隔综合征的存在
- 严重肢体缺血（一般为 Rutherford Ⅱ b 和Ⅲ）
- 症状持续时间＞14 天
- 疑似移植物感染

与 CDT 相关的相对禁忌证
- 高血压未受控制＞180/110mmHg
- 非压缩血管通路
- 颅内肿瘤
- 缺血性脑血管事件＜2 个月
- 神经外科（大脑或脊柱）或头部创伤＜3 个月
- 胃肠道出血＜10 天
- 肝衰竭，特别是伴有凝血功能障碍的病例
- 妊娠或产后状态
- 细菌性心内膜炎

ALI. 急性肢体缺血；CDT. 导管直接溶栓

为 0.7%～3%[2, 9, 28]。在动脉内 CDT 治疗期间，必须进行临床、实验室和血管造影，以确定治疗的进展和（或）是否成功（图 17-7）。虽然溶栓是有效的，但在部分接受治疗的患者中，最终的血管造影可以检测到既往动脉病变，这些病变通常需要采用血管腔内或手术治疗来解决[2, 3, 29]。这种双重治疗方法提高了长期通畅率，降低了截肢率。超声加速溶栓（ultrasound accelerated thrombolysis，USAT）装置是一种可联合动脉内 CDT 溶栓治疗的新技术。该导管系统使用低频超声波，通过引起血凝块[12]的碎裂来加速溶栓效率，减少溶栓时间。因此，USAT 的使用减少了溶栓药物的总剂量[12, 30-32]。

　　2. 经皮血栓抽吸

　　动脉内 PAT 方法的特点是使用大腔端孔导管（6～8F），将其伸入血管造影所指示的血栓形成动脉段，然后连接到一个真空系统（注射器或专用负压泵），目的是抽吸和提取血栓。使用真空泵可以保证一个持续和稳定的负吸压（30mmHg），

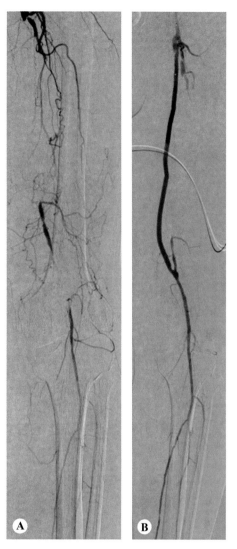

▲ 图 17-7　A. 73 岁男性患者的 DSA，患者出现左下肢急性肢体缺血，显示股动脉旁路和腘动脉血栓形成，膝关节下动脉血管流量减少；B. 24h 动脉内导管定向溶栓后的 DSA，显示先前血栓形成的股动脉旁路和腘动脉通畅，膝关节下动脉血管灌注正常

可由单人操作。锥形软尖端、双腔，可用于快速交换抽吸操作和导丝通过血栓，导丝可使用市面常见的适合于 PAT 的多种动脉内导管。此外，神经血管内导管（3～8F）尖端具有无创和灵活的特点，可用于血管内导航（设计用于脑卒中治疗），即使在较小的血管中也可以进行血栓抽吸，特别是在膝关节下动脉[3]。

　　然而，在许多腔内治疗血管疾病中心，这种方法是 ALI[2, 3, 33]的治疗首选（图 17-8）。据报道，

在 72%～77% 患者中，PAT 有良好的结果。如果结合溶栓，在某些病例中，完全再通的一次成功率超过了 90%，缩短了缺血持续时间 [4, 9, 33]。可能降低动脉内 PAT 有效性的解剖学和病理学因素包括：较大的血管、机化的血栓和合并动脉粥样硬化病变 [33]。需要特别注意的是远端微栓塞，当使用这种方法治疗时，需要使用比血管直径更小的端孔导管。

3. 经皮机械取栓术

PMT 方式是以专用的血管内取栓装置为标志，可根据设备的主要作用机制进行分类：碎栓和溶栓。这些设备在过去 20 年不断研发，目的就是获得经皮血栓破裂和抽取的方式。此外，PMT 也与溶栓有关，在实践的病例中，PMT+ 溶栓的方法有两个主要优势，即与单独使用 CDT 相比，病变血管的开通时间更短，溶栓剂量降低，因此患者出血风险较低 [2, 3, 25]。然而，对于大多数 PMT 设备来说，陈旧的血栓仍然存在问题。PMT 方式有较高的一期血管通畅率 [34, 35]

和超过 90% 的技术成功率。PMT 装置可用于与装置直径相符的股浅动脉和腘动脉区，但这些装置在大口径血管中显示出血栓清除不足的弱点 [21, 34-37]。

碎栓装置是基于一种特殊导管，其螺旋尖端可高速旋转（高达 90 000rpm），导致血栓粉碎。这种螺旋尖端的快速旋转产生真空吸入导管腔内的血栓碎片。溶栓装置是基于水动力吸入机制，称为"文丘里效应"。通过导管尖端注入高速高压（1000～10 000psi）生理盐水射流，形成具有真空效应的低压区，同时溶解和抽吸血栓 [35, 37]。对于溶栓装置，由于治疗期间可发生溶血 [21]，所以建议装置在血栓内最大工作时间为 600s（图 17-9）。

使用 PMT 设备已经报道了两种可能的医源性并发症，即血管夹层和（或）穿孔的风险，特别是在高钙化和狭窄的动脉中，以及可能的微栓塞导致远端肢体血管丢失 [21, 35-37]。然而，这两种情况是相当罕见的 [37]。

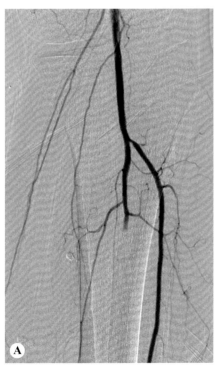
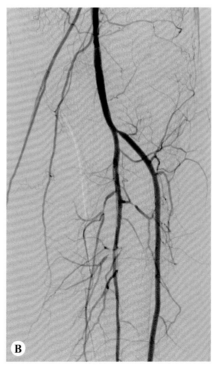
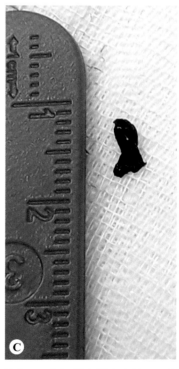

▲ 图 17-8　**A. 69 岁女性患者的 DSA**，表现为左下肢急性肢体缺血，显示腘动脉血栓栓塞，腿部远端血管血流低；**B.** 选择性动脉内经皮血栓真空辅助吸入 **4F** 侧孔导管后的 **DSA**，显示左腘动脉通畅；**C.** 从左腘动脉取出血栓性物质

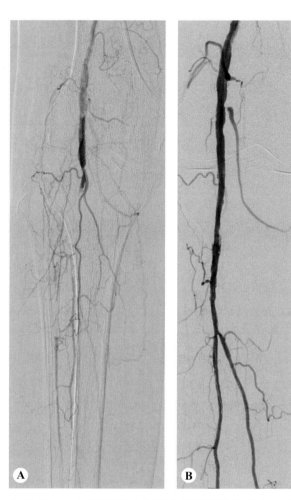

▲ 图 17-9　**A. 78 岁男性患者右下肢急性肢体缺血的 DSA**，显示胭动脉和胫腓干血栓形成；**B. 选择性动脉内经皮机械取栓后的 DSA**，显示右侧胭动脉和胫腓干通畅，直接血流入两条远端血管（腓动脉和胫后动脉）

4. 血管成形术 / 支架 / 人工血管

在使用上述的 ALI 治疗方法后，最终的血管造影可能显示肢体动脉段的局灶性狭窄或亚闭塞。在这些病例中，可以同时进行经皮腔内血管成形术和支架置入术。血管成形术和（或）支架置入术的两个主要优点是：由于已经有了血管通路，所以手术可以快速进行，而且手术在专家手中相当简单。当需要腔内血管成形术和支架置入术时，这些方法可有效改善 ALI 患者的动脉血流量，因此，可以获得更高比例的长期保肢率 [3, 38]。

在胭动脉瘤的情况下，ALI 可由其部分或完全血栓形成引起。此外，3.5% 的 ALI 源于胭

动脉瘤血栓形成，大约一半的胭动脉瘤表现为 ALI [4, 39-40]。在诊断过程中，区分胭动脉动脉瘤是部分或完全血栓形成并确保膝下动脉的通畅是至关重要的 [41]。这些要点决定了血管腔内或外科手术方式的选择。对于胭动脉瘤部分血栓形成和膝下动脉流出道良好的情况，首选血管腔内治疗方式 [12, 21, 42, 43]。与外科手术方式相比，血管腔内覆膜支架或裸支架封闭并隔绝胭动脉瘤是一种侵入性较小的手术（图 17-10）。如果支架置入术中膝下动脉流出道不良或远端栓塞，应考虑术中溶栓改善远端血流。在胭动脉瘤完全血栓形成的情况下，没有充足的流出道到足部动脉，选择性动脉内溶栓的目的是重新开放闭塞的远端动脉 [12]。当获得远端血流时，在选定的病例中，血管腔内手术可以继续进行，在血管内使用覆膜支架或裸支架，以隔绝血栓形成的胭动脉瘤。

5. 杂交手术

杂交手术（hybrid procedures，HP）是指治疗阶段同时包括血管腔内和开放手术的手术方法。ALI 患者动脉血供重建的 HP 可分为三种类型：①血管腔内治疗入路位于开放手术位置近端；②血管腔内治疗入路位于开放手术位置远端；③血管腔内治疗入路位于开放手术位置近端和远端 [1, 28, 44]。HP 目的是限制手术皮肤切口，尽量缩小显露于手术操作的动脉段，避免重建主要血管的必须性。HP 提供了一种有效的替代治疗技术，特别是在高危手术和合并症较多的患者 [1, 2, 45]。然而，治疗的指征和可行性取决于对每个患者的个体化评估和血管治疗团队的经验 [32, 46]。

四、间隔综合征（骨筋膜室综合征）

间隔综合征是指由于毛细血管通透性增加而导致肌肉水肿并被约束在筋膜以下，进而导致血管和神经结构受到压迫和损伤，出现疼痛，并因肌肉的压迫和拉伸而加重。在下肢，前腔室是最常见的受影响部位，但后腔室对运动、敏感性和疼痛有最具破坏性的影响。考虑到气性坏疽、脓毒症和所谓的 depassé 肢（图 17-2）是截肢的绝

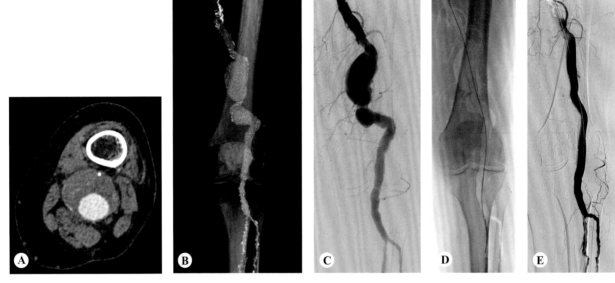

▲ 图 17-10　A. 66 岁男性患者的轴向 MDCT，显示左腘动脉瘤，伴有附壁血栓形成，最大直径为 3.9cm；B. 冠状位 CTA，显示左腘窝动脉瘤；C. DSA 证实了左腘动脉瘤（注意 CTA 和 DSA 图像完美对应）；D. 在左侧腘动脉瘤病变段血管内放置覆膜支架时的图像；E. 最终的 DSA，证实完全隔绝了左腘动脉动脉瘤，覆膜支架和远端血管通畅

对适应证，最好在缺血发生后 6h 内对肢体进行血管重建。

很明显，在决定手术或血管腔内治疗之前，需要评估缺血是否可以治疗，或者血供重建手术是否范围较大和是否会有极大的危及患者生命的风险：在这种特殊的情况下，立即截肢可能是正确的选择（图 17-6）。如果治疗晚于 12h，则会出现以明显间质水肿为特点的血供重建综合征，此时医生应该准备好治疗血供重建综合征，因为肢体缺血越严重，治疗后的血供重建综合征的风险越高。

该综合征的诊断通常依靠临床症状，测量腔室内压力可为诊断提供很大帮助，正常值应为 0～15mmHg；如果该值超过 30～45mmHg，就必须进行干预。血供重建后合并骨筋膜室综合征情况下，重要的是监测肌红蛋白血症和肌酸激酶，产物是由于缺血引起细胞损伤和横纹肌溶解，因为它们可以沉淀在远端肾小管，导致肾功能丧失，心脏改变和节律变化（由于高钾血症）。

骨筋膜室综合征基础的治疗方式是通过水化（碳酸氢盐）、碱化尿液、强制利尿。如果这种治疗不能减轻水肿和症状，应进行筋膜切开术。在细胞损伤变得不可逆之前，组织对缺血的耐受性有不同的时间：肌肉 4～6h，神经 8h，脂肪组织 13h，而皮肤则需要 24h。在极端情况下，当酸中毒和高钾血症控制困难时，可以采用血液透析。如果患者的一般情况没有改善，应考虑对血管重建的肢体进行截肢。

常见的问题之一是：筋膜室切开术如何操作、部位选择和手术时机。首先，筋膜切开术主要是在下肢进行的。可以沿整个筋膜延伸进行皮肤切口，也可以做一个小的皮肤切口，并在皮下延续至少 15cm（图 17-11）。两种情况是在血管重建术后立即进行筋膜切开术的条件：①血管造影显示外周动脉完全开放，但脉搏不明显；②脉搏起初可见，数分钟后消失。

五、术后治疗及随访

在口服抗凝药物前，应先开始使用抗凝剂量的低分子肝素。进行血液和 ECG 检查是必要的，目的是明确血管重建的情况和 TTE 或 TEE 明确心腔内是否存在栓子，以免反复变化治疗方案。

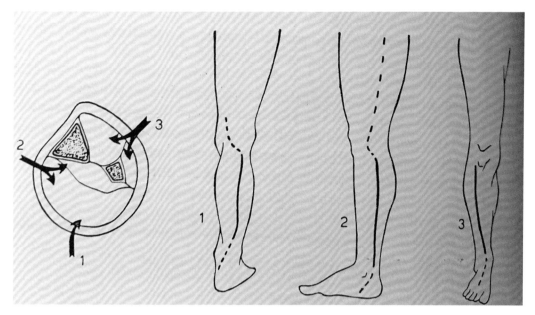

▲ 图 17-11 腿部筋膜切开术的切口

在腿部的左轴向视图上，箭显示每个隔室的肌肉和肌层筋膜（箭 1～3）；右边腿部上的线，对应于箭 1～3 所示不同隔室的筋膜切开术位置

所有患者都需要 12 个月的口服抗凝治疗，以避免栓塞的复发。重要的是要记住，治疗对腿部预后没有积极的影响，但控制了栓塞的来源[47]。

在住院期间，应调查其他可能的缺血来源。如果排除心源性栓塞，应考虑根据危险因素是否存在 PAD 或恶性肿瘤或血栓形成。在随访中，患者在因心房颤动栓塞的 6 个月和 12 个月后进行 DUS 评估，之后每年进行一次。

六、COVID 和 ALI

SARS-CoV-2 感染一直是世界各地的研究人员和医生面临的一个新挑战，因为它会导致一种涉及多个器官和组织的综合征。高炎症和高凝状态是最重要的临床问题之一，可导致静脉和动脉系统出现严重的临床表现。关于 ALI，人们已经尝试了不同的方法。在某些情况下，血栓溶解与 SARS-CoV-2 肺炎的药物治疗有关，而在某些情况下，免疫抑制或糖皮质激素治疗据报道是成功的[48]。

为了证实这种临床紧急情况，Bellosta 等报道，由于动脉血栓形成[49]的风险较高，2020 年的 ALI 较去年同期有所增加。虽然其病理生理学尚不清楚，但炎症介导的血栓形成可以被认为是最合理的血栓形成原因之一，因为绝大多数 ALI 患者显示出深静脉系统血栓形成，有肺栓塞的风险。因此，COVID-19 患者可能会经历高凝状态，从而增加原有动脉闭塞的发病率和进展。据报道，与 ALI 患者相比，合并 COVID-19 的 ALI 患者的血管重建比例较低[50]，可能有两个原因：①荒漠足，是由于外周血管栓塞而丧失了前足的微循环；②由于高凝状态导致血栓突然早期复发。因此，已经实施一些以高剂量的肝素或溶栓药物方案为主的积极术后药物治疗方案[51]。肝素在治疗 SARS-CoV-2 感染中具有重要作用，这是最有效的治疗动脉和静脉血栓形成的方式，同时也具有对抗细胞因子瀑布（可能源于 COVID-19）的作用，因为肝素与病毒结合，在减少病毒攻击细胞的风险中扮演着重要角色。

结论

ALI 是一种潜在的危及肢体的疾病，需要快速治疗，以恢复上肢或下肢动脉的正常血流，以减少不可逆的缺血和截肢风险。外科手术通常是第一种方法，但血管腔内设备和技术的发明是基于临床证据和经验有效的基础上的可选方案。首选血管腔内治疗的方式可适用于符合条件的 ALI 患者。不管怎样，理想的血管腔内治疗方式都要全面了解 ALI 的病因学、病理生理学和临床表现，并准确了解各种血管内和药理技术的优势和可能的局限性。所有这些评估对于 ALI 患者的成功管理都是至关重要的。外科医生必须记住术后治疗，即通过抗凝治疗以控制栓塞复发的风险，以及采用不同的技术来预防血管重建后综合征，因其可引起全身和局部并发症，甚至死亡。

参考文献

[1] Argyriou C, Georgakarakos E, Georgiadis GS, Antoniou GA, Schoretsanitis N, Lazarides M. Hybrid revascularization procedures in acute limb ischemia. Ann Vasc Surg 2014; 28(6):1456-62.

[2] Olinic DM, Stanek A, Tătaru DA, Homorodean C, Olinic M. Acute limb ischemia: an update on diagnosis and management. J Clin Med 2019;8(8):E1215.

[3] Fluck F, Augustin AM, Bley T, Kickuth R. Current treatment options in acute limb ischemia. Rofo 2020;192(4):319-26.

[4] Obara H, Matsubara K, Kitagawa Y. Acute limb ischemia. Ann Vasc Dis 2018;11(4):443-8.

[5] Creager MA, Kaufman JA, Conte MS. Clinical practice. Acute limb ischemia. N Engl J Med 2012;366:2198-206.

[6] Howard DP, Banerjee A, Fairhead JF, Hands L, Silver LE, Rothwell PM, Oxford Vascular Study. Population-based study of incidence, risk factors, outcome, and prognosis of ischemic peripheral arterial events: implications for prevention. Circulation 2015;132:1805-15.

[7] Enezate TH, Omran J, Mahmud E, Patel M, Abu-Fadel MS, White CJ, et al. Endovascular vs surgical treatment for acute limb ischemia: a systematic review and meta-analysis of clinical trials. Cardiovasc Diagn Ther 2017;7(3):264-71.

[8] Lind B, Morcos O, Ferral H, Chen A, Aquisto T, Lee S, et al. Endovascular strategies in the management of acute limb ischemia. Vasc Specialist Int 2019;35(1):4-9.

[9] Wallace A, Pershad Y, Saini A, Alzubaidi S, Naidu S, Knuttinen G, et al. Computed tomography angiography evaluation of acute limb ischemia. Vasa 2019;48(1):57-64.

[10] Rutherford RB, Baker JD, Ernst C, Johnston KW, Porter JM, Ahn S, et al. Recommended standards for reports dealing with lower extremity ischemia: revised version. J Vasc Surg 1997;26: 517-538.

[11] Khan S, Hawkins BM. Acute limb ischemia interventions. Interv Cardiol Clin 2020;9(2):221-8.

[12] Björck M, Earnshaw JJ, Acosta S, Bastos Gonçalves F, Cochennec F, Debus ES, et al. Editor's Choice-European Society for Vascular Surgery (ESVS) 2020 clinical practice guidelines on the management of acute limb ischaemia. Eur J Vasc Endovasc Surg 2020;59(2):173-218.

[13] Andersen LV, Mortensen LS, Lindholt JS, Faergeman O, Henneberg EW, Frost L. Upper-limb thrombo-embolectomy: national cohort study in Denmark. Eur J Vasc Endovasc Surg 2010;40(5):628-34 Nov.

[14] Chisari A, Pistritto AM, Bellosta R, Ferraresi R, Danzi GB. Upper limb ischemia from arterial thromboembolism: a comprehensive review of incidence, etiology, clinical aspects, diagnostic tools, treatment options and prognosis. Minerva Cardioangiol 2016;64:625e34.

[15] Kropman RHJ, Schrijver AM, Kelder JC, Moll FL, de Vries JPPM. Clinical outcome of acute leg ischaemia due to thrombosed popliteal artery aneurysm: systematic review of 895 cases. Eur J Vasc Endovasc Surg 2010;39(4):452-7. Available from: https:// doi.org/10.1016/j.ejvs.2009.11.010 Epub 2010 Feb 12.

[16] Saroukhani A, Ravari H, Pezeshki, Rad M. Effects of intravenous and catheter directed thrombolytic therapy with recombinant tissue plasminogen activator (Alteplase) in non-traumatic acute limb ischemia; a randomized double-blind clinical trial. Bull Emerg Trauma 2015;3(3):86-92 Jul.

[17] Yeung KK, Conte MS. Where do we go to in the treatment of acute limb ischaemia? Eur J Vasc Endovasc Surg 2020;59(2):171-2.

[18] Ueda T, Murata S, Miki I, Yasui D, Sugihara F, Tajima H, et al. Endovascular treatment strategy using catheter-directed thrombolysis, percutaneous aspiration thromboembolectomy, and angioplasty for acute upper limb ischemia. Cardiovasc Intervent Radiol 2017;40:978-86.

[19] Wicky S, Pinto EG, Oklu R. Catheter-directed thrombolysis of arterial thrombosis. Semin Thromb Hemost 2013; 39(4):441-5.

[20] Rossi UG, Rigamonti P, Ticha` V, Zoffoli E, Giordano A, Gallieni M, et al. Percutaneous ultrasound-guided central venous catheters: the lateral in-plane technique for internal jugular vein access. J Vasc Access 2014;15(1):56-60.

[21] Lukasiewicz A. Treatment of acute lower limb ischaemia. Vasa 2016;45:213-21.

[22] Hage AN, McDevitt JL, Chick JFB, Vadlamudi V. Acute limb ischemia therapies: when and how to treat endovascularly. Semin intervent Radiol 2018;35:453-60.

[23] The STILE Investigators. Results of a prospective randomized trial evaluating surgery vs thrombolysis for ischemia of the lower extremity. The STILE Trial. Ann Surg 1994;220:251-68.

[24] Ouriel K, Veith FJ, Sasahara AA, for the TOPAS nvestigators. A comparison of recombinant urokinase with vascular surgery as initial treatment for acute arterial

occlusion of the legs. N Engl J Med 1998;16:1105-11.

[25] Patel NH, Krishnamurthy VN, Kim S, Saad WE, Ganguli S, Walker TG, CIRSE and SIR Standards of Practice Committees, et al. Quality improvement guidelines for percutaneous management of acute lower-extremity ischemia. J Vasc Interv Radiol 2013;24(1):3-15.

[26] Karnabatidis D, Spiliopoulos S, Tsetis D, Siablis D. Quality improvement guidelines for percutaneous catheter-directed intraarterial thrombolysis and mechanical thrombectomy for acute lower-limb ischemia. Cardiovasc Intervent Radiol 2011;34: 1123-1136.

[27] Comerota A, White JV. Overview of catheter-directed thrombolytic therapy for arterial and graft occlusion. In: Camerota A, editor. Thrombolytic therapy for peripheral vascular disease. 1st ed. Philadelphia, PA, USA: Lippincott-Raven; 1995. p. 249-52.

[28] Van den Berg JC. Thrombolysis for acute arterial occlusion. J Vasc Surg 2010;52:512-15.

[29] Bath J, Kim RJ, Dombrovskiy VY, Vogel TR. Contemporary trends and outcomes of thrombolytic therapy for acute lower extremity ischemia. Vascular 2019;27:71-7.

[30] Schrijver AM, van Leersum M, Fioole B, Reijnen MM, Hoksbergen AW, Vahl AC, et al. Dutch randomized trial comparing standard catheter-directed thrombolysis and ultrasoundaccelerated thrombolysis for arterial thromboembolic infrainguinal disease (DUET). J Endovasc Ther 2015;22(1):87-95.

[31] Chait J, Aurshina A, Marks N, Hingorani A, Ascher E. Comparison of ultrasound-accelerated vs multi-hole infusion catheter-directed thrombolysis for the treatment of acute limb ischemia. Vasc Endovascular Surg 2019;53(7):558-62.

[32] Veenstra EB, van der Laan MJ, Zeebregts CJ, de Heide EJ, Kater M, Bokkers RPH. A systematic review and meta-analysis of endovascular and surgical revascularization techniques in acute limb ischemia. J Vasc Surg 2020; 71(2):654-68.

[33] Kwok CR, Fleming S, Chan KK, Tibballs J, Samuelson S, Ferguson J, et al. Aspiration thrombectomy vs conventional catheter-directed thrombolysis as first-line treatment for non-iatrogenic acute lower limb ischemia. J Vasc Interv Radiol 2018;29:607-13.

[34] Wissgott C, Kamusella P, Richter A, Klein-Wiegel P, Steinkamp HJ. Mechanical rotational thrombectomyfor treatment thrombolysis in acute and subacute occlusion of femoropopliteal arteries: retrospectiveanalysis of the results from 1999 to 2005. Fortschr Röntgenstr 2008;180:1-7.

[35] Kronlage M, Printz I, Vogel B, Blessing E, Mueller OJ, Katus HA, et al. A comparative study onendovascular treatment of (sub) acute critical limb ischemia: mechanical thrombectomy vs thrombolysis. Drug Des Devel Ther 2017;11:1233-41.

[36] Lichtenberg M. Percutaneous mechanical thrombectomy by means of rotational thrombectomy. Current study situation. Med Klin (Munich) 2010;105:705-10.

[37] Valle JA, Waldo SW. Current endovascular management of acute limb ischemia. Interv Cardiol Clinics 2017;6:189-96.

[38] Carmo M, Mazzaccaro D, Barbetta I, Settembrini AM, Roveri S, Fumagalli M, et al. Use of ultrasound debridement as an adjunctive tool for treating infected prosthetic vascular grafts in the lower extremities. Ann Vasc Surg 2015;29(3):607-15.

[39] Byrne RM, Taha AG, Avgerinos E, Marone LK, Makaroun MS, Chaer RA. Contemporary outcomes of endovascular interventions for acute limb ischemia. J Vasc Surg 2014;59:988-95.

[40] Ramella M, Bernardi P, Fusaro L, Manfredi M, Casella F, Porta CM, et al. Relevance of inflammation and matrix remodeling in abdominal aortic aneurysm (AAA) and popliteal artery aneurysm (PAA) progression. Am J Transl Res 2018;10(10):3265-75.

[41] Mazzaccaro D, Carmo M, Dallatana R, Settembrini AM, Barbetta I, Tassinari L, et al. Comparison of posterior and medial approaches for popliteal artery aneurysms. J Vasc Surg 2015;62(6):1512-20.

[42] Cervin A, Tjarnstrom J, Ravn H, Acosta S, Hultgren R, Welander M, et al. Treatment of popliteal aneurysm by open and endovascular surgery: a contemporary study of 592 procedures in Sweden. Eur J Vasc Endovasc Surg 2015;50:342-50.

[43] Phair A, Hajibandeh S, Hajibandeh S, Kelleher D, Ibrahim R, Antoniou GA. Meta-analysis of posterior vs medial approach for popliteal artery aneurysm repair. J Vasc Surg 2016;64:1141-5.

[44] Antoniou GA, Sfyroeras GS, Karathanos C, Achouhan H, Koutsias S, Vretzakis G, et al. Hybrid endovascular and open treatment of severe multilevel lower extremity arterial disease. Eur J Vasc Endovasc Surg 2009;16(4):514-23.

[45] Davis FM, Albright J, Gallagher KA, Gurm HS, Koenig GC, Schreiber T, et al. Early outcomes following endovascular, open surgical, and hybrid revascularization for lower extremity acute limb ischemia. Ann Vasc Surg 2018;51: 106-12.

[46] Settembrini P, Settembrini AM. Acute aortic occlusion remains a challenge for the vascular surgeon: is experience the key to success? Eur J Vasc Endovasc Surg 2019;58(5):697.

[47] Campbell WB, Ridler BM, Szymanska TH. Two-year followup after acute thromboembolic limb ischaemia: the importance of anticoagulation. Eur J Vasc Endovasc Surg 2000;19(2) 169-73 Feb.

[48] Putko RM, Bedrin MD, Clark DM, Piscoya AS, Dunn JC, Nesti LJ. SARS CoV-2 and limb ischemia: a systematic review. J Clin Orthop Trauma 2021;12(1):194-9.

[49] Bellosta R, Luzzani L, Natalini G, Pegorer MA, Attisani L, Cossu LG, et al. Acute limb ischemia in patients with COVID-19 pneumonia. J Vasc Surg 2020;72(6):1864-72.

[50] Piffaretti G, Angrisano A, Franchin M, Ferrario M, Rivolta N, Bacuzzi A, et al. Risk factors analysis of thromboembolectomy for acute thromboembolic lower extremity ischemia in native arteries. J Cardiovasc Surg (Torino) 2018;59(6) 810-16.

[51] O'Connell JB, Quiñones-Baldrich WJ. Proper evaluation and management of acute embolic vs thrombotic limb ischemia. Semin Vasc Surg 2009;22(1):10-16.

第18章 髂－股－腘动脉病变的治疗进展

Iliac—femoropopliteal district: decision-making and current statement—steno-occlusive disease

Sergio Zacà Lucia Di Stefano Claudio Desantis Paola Wiesel Davide Marinazzo
Domenico Angiletta Raffaele Pulli **著**
冯　骏　王吉昌　**译**

外周动脉疾病（PAD）是最常见的动脉粥样硬化性疾病，血管外科医生是处理 PAD 的主要医疗团队。由于缺乏确凿的证据，从传统开放手术向血管腔内干预的转变一直存在争议。到目前为止，开放手术仍然是治疗的金标准，尤其是对于复杂病变的治疗。随着技术和器具的不断革新，腔内治疗的安全性已得到极大提升。手术选择常受多种因素的影响，治疗决策也受到外科大夫的技术水平和经验的影响。结合临床实践指南与外科医生临床经验，本章重在阐述和讨论针对髂－股动脉或股－腘动脉闭塞性患者的治疗方式。

下肢动脉疾病（LEAD）谱包括肾下腹主动脉到胫前/后动脉和足动脉之间的全部动脉粥样硬化闭塞的 PAD。下肢动脉树根据病变分布分为多个节段。在下肢动脉血流变化中，髂－股动脉和股－腘有非常重要的临床意义，因此分别被称为流入道和流出道。LEAD 治疗策略取决于以下临床和技术因素，包括疾病的严重性、合并症及手术指征。目前，选择开放手术修复（OSR）还是腔内修复术（endovascular repair，EVR）是这类患者最常见也是最主要的争论。2007 年 TASC 建议 EVR 治疗 TASC A～B 型病变，OSR 治疗 TASC C～D 型主－髂动脉阻塞性病变 [1]。

2019 年全球指南根据患者一系列临床和技术适应证指出，LEAD 导致腹股沟下慢性肢体致命性缺血的新概念 [2]。与其他血管阻塞一样，下肢血管干预的目的是恢复两个健康血管段之间的直线血流灌注，其挑战性是如何根据具体情况选择正确的干预策略。

一、流入道和流出道的重要性

具有典型狭窄闭塞症状的 LEAD 患者，如果对药物和限制运动治疗无反应者，则具有手术干预指征。体格检查（踝肱指数、运动试验）和影像学方法（CDUS、MRA、CTA、DSA）都可辅助医生对复杂 LEAD 手术进行分级。主－髂动脉流入道病变在手术时机上优先于腹股沟以下各种血供重建。流出道股－腘动脉病变可能导致 LEAD 症状，在进行精确的流入道评估后应考虑干预方式。鉴于此，股总动脉（CFA）是外科手术的分水岭。在流入道干预和流出道进行 OSR 或血管内治疗/杂交手术过程中，CFA 均是血管重建的目标区域。CFA 是介于腹股沟上和腹股沟下区域之间的一小段"桥梁"动脉。既往治疗 CFA 采用开放手术治疗。最近，该观念受到争议，有人提议针对 CFA 进行腔内治疗；然而，最近一项综述评估 CFA 腔内治疗和开放手术治疗的利益风险结果表明，开放手术治疗的长期初期通畅率更高（分别是 EVR 81.9%/77.8%/75.1% vs. OSR 93.4%/91.4%/90.5%，在 1/2/3 年）[3]。对于 CFA 的 EVR 治疗，仍需要更多证据支持，当前 CFA 仍然被认为是支架置入的禁忌区。临床实践中，精准的影像学分析有助于医生辨别病变类型，以及病变在流入道和流出道的分布情况。

（一）髂-股动脉区特征

对于狭窄性髂动脉病变，腔内治疗通常是一线治疗方案。然而，慢性髂动脉完全阻塞性疾病（chronic iliac total occlusion, CTO）则可考虑 OSR。长段髂动脉闭塞是另外一个问题，主要是指病变涉及髂动脉分叉部位，包括进入 CFA 的髂外动脉的远端区域。腹壁下动脉应该被保留，以避免臀肌跛行、结肠缺血、性功能障碍及动脉代偿不足的情况（如单侧腹下动脉通畅伴对侧闭塞和肠系膜下动脉闭塞）。在 EVR 治疗过程中，可采用金属裸支架桥接保留髂内动脉，或者在特定病例中采用平行支架血管重建技术。在 OSR 过程中，在进行主-髂动脉旁路移植时，将腹壁下动脉口通过端-侧吻合的方式连接到髂动脉远端；在进行主股动脉旁路移植时，可进行单独的旁路移植术或腹壁下动脉再植术。尽管 EIA 病变延伸进入股总动脉加大了 EVR 的复杂性，但是 CFA 内膜切除术联合髂动脉顺行再通术可克服这一问题。根据一些医疗中心的经验，髂动脉覆膜支架具有较好的安全性、低并发症发生率及良好的长期通畅率[4,5]。

（二）股-腘动脉特征

在股-腘动脉中，EVR 的选择由狭窄闭塞病变的类型和范围决定。股浅动脉（superficial femoral artery, SFA）是一长段动脉，其承受着高强度的压力，尤其是在远端部分，导致技术上成功率和植入物长期耐用性下降。腔内治疗设备的大量应用（球囊、支架、斑块消融设备）促进了腔内治疗的发展，但有时也使治疗过程更具挑战性和争议。由于腔内技术缺乏统一的行业规范

指南，个体化治疗在临床实践中依赖于患者的疾病特点和外科医生的经验。在血管流入道和流出道方面，EVR 没有展示出良好的一致性和前景性的结果，尤其是在复杂 TASC 病变中，如股-髂动脉区的病变。各种患者因素和病变特点影响着 SFA 干预的结局。在过去几十年内，采用普通球囊血管成形术（plain-old balloon angioplasty, POBA）的治疗理念已被金属裸支架和药物洗脱支架（drug-eluting stent, DES）治疗所取代。然而，病变的长度、钙化及功能变形都是造成 SFA 支架寿命缩短的因素，进而引起广泛再狭窄和支架断裂。药物洗脱球囊（drug-eluting balloon, DEB）和药物涂层球囊（drug-coated balloon, DCB）的使用显著降低了 1 年再狭窄率的发生，因此这一类型操作被广泛应用，使得补救性支架应用成为流入道受限的 SFA 血管成形术后再病变的紧急救治手段。最近，与 DEB/DCB 相关的各类动脉粥样硬化切除系统（旋磨、旋切、定向切除）的引进和生物血管支架的发展，促进了新理念的提出，即在股-腘动脉的干预中"无异物留置"[6-8]。

二、治疗决策：流入道髂-股动脉

在过去的几十年里，对于主-髂动脉和髂-股动脉的狭窄阻塞性病变，全球范围内认为采用腔内治疗是安全有效的血管再通技术。由于病变极其复杂，如广泛慢性完全性肾下腹主动脉闭塞，包括双侧髂动脉区域，限制了开放手术的应用。当主动脉病变达到或高于肾动脉起源水平时，则应优先考虑开放性手术，如主股动脉或主-双股动脉的旁路移植术。这种情况尤其适合需进行手术的年轻人、严重限制生活的跛行或慢性重症肢体缺血且适合手术的患者。在不影响后续开放性手术操作的前提下，有经验的团队应当考虑为高手术风险的患者实施 EVR 治疗[9]。根据最新指南，有经验的团队或许可以为复杂的适宜手术的髂动脉闭塞的患者提供 EVR 治疗。解剖外旁路移植术也适用于没有其他可替代血管成形方案的患者。

对于跛行的患者，在任何有创性操作之前，应当考虑症状对日常活动的影响和危险因素（吸烟、高血压、血脂异常和糖尿病）。即使患者危险因素控制良好，并且接受最佳药物治疗，但当患者症状进行性恶化时，则应该考虑外科干预措施。

腔内 / 杂交手术

当髂动脉病变不包括 CFA 时，EVR 可作为一线治疗方案；否则应当考虑髂动脉支架联合 CFA 内膜切除术的杂交手术或旁路移植术，这种干预方式显著增加流入道血流量、改善症状、减少额外流出血流量。此外，股总动脉手术显露的好处在于充分准备髂动脉支架远端锚定区，便于桥接近端动脉内膜切除的 CFA 节段[10, 11]。与髂动脉支架一样，即使在杂交手术中，与 BMS 支架相比，覆膜支架具有更好的一期通畅率[12]。基于这个原因，对于髂动脉狭窄闭塞的患者，必须在术前获得双侧 CFA 的准确影像学检查。

球囊血管成形术和髂动脉区域的选择性支架置入术已被一期支架置入术所取代。如今，对于髂动脉狭窄和慢性完全阻塞性病变，采用支架置入治疗的中长期随访结果都支持一期支架置入术。据报道，TASC A/B 型患者腔内治疗结果良好。即使在 TASC C/D 型患者中，腔内治疗也显示出良好的效果。髂 – 股动脉 TASC 分类包括不同的病变，如闭塞和狭窄。虽然这些病变腔内治疗方式完全不同，但这种类型的治疗方式在闭塞性病变和狭窄性病变取得了同样疗效。尽管闭塞性病变显示出较高的围术期并发症发生率，但其中大多数可通过腔内治疗方式治疗[13]。最近一系列研究强调，EVR 治疗几乎适合髂动脉的所有 TASC 分型的病变，最近的一项研究显示，腔内治疗在通畅率、免于再干预率和保肢率方面均展示出令人满意的结果。在作者看来，技术的改进和外科医生的经验积累使得全 EVR 手术取代开放手术成为可能；在安全性、有效性和耐用性方面，血管腔内治疗与开放性手术治疗具有可比性[14]。

最近的一项 Meta 分析比较了直接手术与腔内 / 杂交手术，结果发现，在 OSR 队列中观察到更好的通畅率，但是该队列中患者更加年轻，并且有其他混杂因素。在 EVR 队列中，平均住院时间和并发症发生率均优于 OSR 组，EVR 联合 CFA 内膜切除术组中，通畅率更高[15]。

三、多节段疾病

在 CLTI 患者中，常出现髂动脉合并股 – 胭动脉的多节段病变。对于多节段病变患者，合理的方法是应先进行 TASC 分型和 Rutherford 分级。Malgor 等指出，对于影响生活的跛行和 CLTI 患者，如尚未达到 TASC C 型或 Rutherford 5 级，经验治疗和 CFA 内膜切除治疗就足够了；对于 Rutherford 5 级和 6 级的 TASC D 型 CLTI 患者，CFA 内膜切除术联合远端血管腔内治疗或开放性血管重建术可能在保肢率、免于再干预率和生存率方面具有更好的结果[16]。因此，如果存在不愈合的轻微或大块组织缺失及 TASC D 型病变的 CLTI 患者，接受髂 – 股动脉杂交术或许可以让患者从血供重建中获益更多（图 18–1）。应评估每个患者的手术风险，以确定远端杂交血管重建术的类型。

四、决策制订：流出道股 – 胭动脉

2019 年全球指南中关于腹股沟下狭窄闭塞性疾病的血供重建观念发生了明显变化。循证血供重建术概念的引入改变了对患者临床状况和手术评估的观念。目的是恢复从 CFA 到足动脉的直线血流，提前评估患者风险、肢体临床分期和疾病的解剖模式[2]。虽然最近的指南包括了对不适合任何血管干预的患者的非血供重建治疗，但对于 CLTI 患者而言，实际上大多数病例仍然接受了股 – 胭动脉重建手术。股 – 胭动脉段是下肢动脉疾病患者最常见的发病部位。该节段在髋部和膝部有两个主要的屈曲点，SFA 是人体中承受腿部运动产生的多种外力的最长动脉。此外，SFA 通过多块肌肉之间的紧密衔接（内收肌管），在活

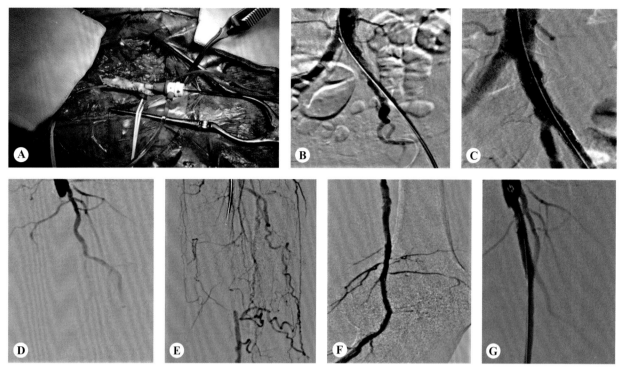

▲ 图 18-1　在 CLTI 患者（Rutherford 5 级）中应用杂交手术治疗髂 - 股动脉和股 - 腘动脉

A. CFA 动脉内膜切除术联合补片成形术和经补片置管术；B. 通过 0.035 英寸（约 0.89mm）硬导丝引导，使用 4F 导管逆行再通，8F 导管片逆行跟进，穿过髂外动脉闭塞段直到远端真腔段；C. 髂动脉轴自膨式金属裸支架放置到切除动脉内膜的 CFA 近端；D. 血管造影显示 SFA 闭塞；E. 在 0.035 英寸硬导丝引导下使用 4F 导管进行顺行再通，并在外展肌通道进行远端 SFA 修复；F. POBA 术后完成血管造影；G. 流入口的金属裸支架和再通后的 SFA 的第一段。CFA. 股总动脉；CLTI. 慢性重症肢体缺血；POBA. 普通球囊血管成形术；SFA. 股浅动脉

动过程中引起血管的额外压缩。在日常活动中，与心血管危险因素相关的持续性损伤可促进动脉粥样硬化斑块的形成，并发展为慢性完全性动脉闭塞 [17]。这些生理变化都会影响手术的成功与否和动脉段的长期通畅情况。

（一）致残性间歇性跛行

股 - 腘动脉病变常见的表现是间歇性跛行（intermittent claudication，IC），这些患者可能从监督运动疗法及降压药、他汀类、抗血小板药物、前列腺素类药物治疗中获益。这种策略通常也能取得令人满意的结果，以缓解症状和改善步行距离。如果 IC 患者需要手术治疗，腔内治疗是狭窄性或 CTO 且长度＜25cm 病变的首选方案。如果病变＞25cm，血管内治疗仍然有可能，如果可以获取大隐静脉（great saphenous vein，GSV），直接手术搭桥则表现出更好的长期通畅结果，不

适合开放手术的患者可以考虑腔内重建。但是目前尚无更多数据直接比较这两种策略的治疗效果 [9]。

由于围术期并发症发生率较低、住院时间较短和良好的技术成功性，IC 血管重建的治疗策略发生了显著转变，向腔内治疗转变。最近的一篇综述性文章系统分析了开放性或腔内治疗和运动治疗对 IC 的疗效，这些治疗方法优于单纯药物治疗；另外，作者也强调了基于病变的解剖分布来比较结果存在困难。此外，由于外科医生的决策也受到患者偏好的影响，所以治疗的决策过程仍远不清楚 [18]。

（二）严重肢体缺血

对于 CLTI 患者，应始终考虑进行血供重建术。但是，目前对于股 - 腘动脉疾病患者的最佳手术类型仍缺乏共识。在过去的几十年里，研究

者进行了几项随机对照试验（RCT）及其他试验。技术和工艺的发展使得为 LEAD 患者实施量身定制治疗方案成为可能。全球指南根据动脉粥样硬化病变、手术风险和临床表现的严重程度提出了 CLTI 患者血供重建的概念。该指南可能有助于外科医生践行循证医学观念。然而，仍然存在一些灰色地带，如文献共识薄弱的领域。

BASIL-1 试验比较了 EVR 和 OSR 两种策略的治疗效果，是最新的一项 RCT。在随访的前 2 年中，两种策略在无截肢生存率方面无差异。2 年后，采取 OSR 疗法的患者生存率和无截肢生存率明显更高[19]。两项正在进行的 RCT 指出，BASIL-2 和 BEST-CLI 可能会在不久的将来影响外科医生的诊疗行为[20, 21]。既往指导意见来自于 TASC Ⅱ 共识。股髂动脉 TASC A 型和 B 型病变适合腔内治疗，TASC C 型和 D 型适合开放手术。然而，鉴于重返真腔器械和双向交叉技术的重大进步，已有一些基于导管技术干预复杂 TASC C～D 型病变的报道[22]。本文保留潜在旁路移植物锚定区的一般建议。

（三）开放/杂交干预

血管旁路传统上被认为是股－腘动脉病变导致 CLTI 患者治疗的金标准（图 18-2）。最近的指南指出，当预期寿命超过 2 年时，GSV 是适合股－腘动脉旁路移植手术患者的首选替代血管。在旁路移植手术中，由于并不总能获取替代血管，所以人工移植物（如 Dacron、ePTFE）通常是必要的。肝素化 ePTFE 的发展已经改变了外科医生对膝上旁路手术（above-the-knee bypasses，AKb）的治疗观念。使用静脉血管进行膝下和胫血管旁路移植是普遍共识，但数据表明，ePTFE 可能在 AKb 旁路手术中具有更好的移植物通畅率和保肢率[23, 24]。最近的证据表明，ePTFE 甚至可用于股－腘动脉闭塞导致的致残性 IC 患者的治疗中。数据显示，8mm 移植物比 6mm 移植物在预防再干预方面表现更好，双重抗血小板治疗

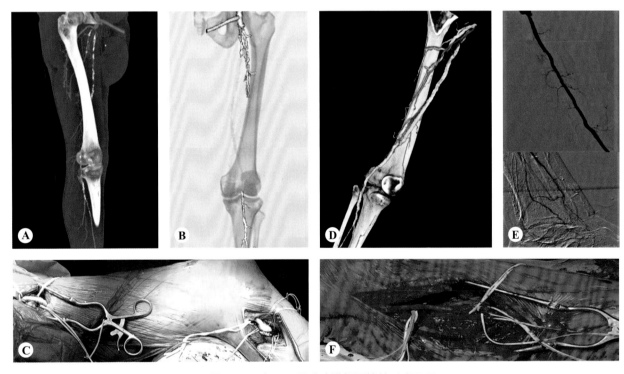

▲ 图 18-2　在股－腘动脉进行开放性手术干预
A. 重度钙化的左侧股－腘动脉闭塞；B. 3D 重建再现股－腘动脉远端；C. 解剖外股－腘动脉旁路移植术，PTFE 6mm；D. 右侧股－腘动脉重度钙化闭塞，胫腓干动脉修复；E. 血管造影显示膝关节以下胫动脉和足动脉；F. 反向隐静脉旁路移植端－侧吻合术。PTFE. 聚四氟乙烯

在 AKb 和膝关节下（below-the-knee，BKb）旁路中具有较好的长期抗血栓作用[24]。

尽管旁路移植手术在增加通畅率和保肢方面具有不可否认的优势，但该手术并不总是适合所有患者，如果患者太虚弱则无法接受手术。此外，远端血管的动脉粥样硬化程度、移植物的类型和静脉移植物的质量可能会影响长期效果[25]。在现实世界中，CLTI 患者并不总是 OSR 的最佳候选者。

对 CLTI 患者进行杂交手术是外科医生的另外一种选择，这些技术之间具有互补性和不可替代性，因此减少了开放手术和血管内手术之间的差距。当腔内治疗方式不可行或不能保证满意的结果时，可以使用杂交手术。例如，股动脉内膜切除术联合 SFA 血管成形术或股-腘动脉旁路移植术联合胫血管成形术以改善流出道，可能为外科医生提供更好的机会[26]。

（四）血管内干预

最近的一项 Meta 分析强调目前缺乏对不同治疗策略的比较研究，并发现几种新技术的表现优于 POBA[27]。事实上，DCB 在靶病变血供重建（target lesion revascularization，TLR）方面有更好

的效果，它们可能成为 LEAD 患者的一线治疗策略，因为其具有良好的长期结果，并且如果失败可进行其他血供重建。DCB 甚至在支架内再狭窄治疗中也显示出了良好的效果[28]（图 18-3）。

有一个争论点是关于在阻塞性股-腘动脉疾病中支架的使用。一些试验分析了 BMS、DES 和 CS 在股-腘动脉疾病中的表现。尽管支架在通畅率、免于再狭窄率和 TLR 有良好的结果，但由于 SFA 段的外部和生理压力，支架容易发生折断并伴随血栓形成。因此，支架并不总是作为一线选择，支架已经变为血管成形术后流入道受限病变的选择性使用方案，以保持目标血管的通畅。另外，DCB 可取代抗增殖药物释放的优势以达到同样效果。

最近的一项 Meta 分析评估了紫杉醇药物 DES 和 DCB 的临床疗效[29]。尽管强有力的证据表明在随访中发现紫杉醇设备具有良好的效果，但是有几项 RCT 研究显示紫杉醇涂层设备具有导致晚期患者死亡率增加的迹象。这个问题已经在冠状动脉中被观察到，一些实验表明，血管壁炎症、动脉瘤形成和晚期支架血栓形成可导致心肌梗死和死亡[30, 31]。因此，心脏病学专家已经不

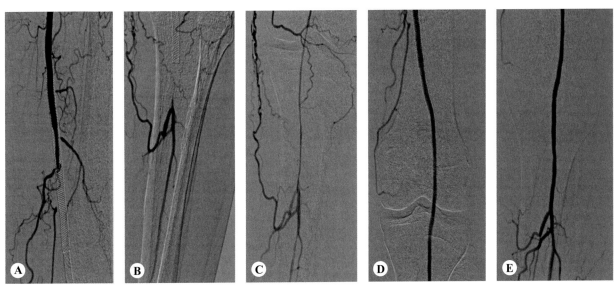

▲ 图 18-3　股-腘动脉支架内闭塞

A. 动脉造影显示支架上段再狭窄和支架内中远端完全闭塞；B. 膝以下动脉成形；C. 在 0.018 英寸（约 0.46mm）导丝的引导下用 4F 导管顺行再通血管；D. 用 1mm 普通球囊进行"血管准备"后血管造影；E. DCB 血管成形术后完成血管造影。DCB. 药物涂层球囊

再在冠状动脉中使用 DES。此外，与冠状动脉相比，股 – 腘动脉的紫杉醇涂层装置可以更持久释放更高浓度的药物。虽然股 – 腘动脉 DCB/DES 血供重建术后的第 1 年存在死亡风险，但其不良反应机制仍不清楚，需要进一步的长期随访来证实或推翻这些发现。

CLTI 患者的股 – 腘段病变往往更为复杂，并与较高的钙负荷相关。钙化可能会改变血管壁的形态和顺应性，并增加再通术和血管成形术发生栓塞脱落风险。此外，钙化会影响动脉壁对抗增殖药物的摄取，从而降低 DCB 的治疗效果。血管成形术前的"血管准备"概念源于股 – 腘动脉病变中使用减容装置的实证研究[32]。在复杂的中度至重度钙化病变中，外科医生的选择正在转向系统的血管准备，如在腹股沟以下血管球囊成形术之前使用定向动脉粥样硬化切除术。一项 REALITY 试验（ClinicalTrials.gov，NCT02850107）正在研究这种治疗策略和"不留置异物"的观念。有一个问题是长段病变可以采用动脉粥样硬化切除术治疗。在最近的一项试验中观察到，近 – 中段 SFA 和远段 SFA– 腘动脉之间的形态不匹配可能会影响手术结果，这可能

会导致设备的近端尺寸不足和（或）远端尺寸过小。使用尺寸过小的未涂层或涂层球囊行血管成形术可能导致管腔扩容不足和药物摄取减少[33]。动脉粥样硬化切除装置可以切除这些病变以获得更适合血管内治疗的动脉节段。因此，在股 – 腘动脉血管内尝试再通时，如果病变在血管床的近端或远端，可根据特定部位采用不同治疗方案[34]。

结论

目前，由于腔内治疗经验和材料的不断进步，关于 LEAD 患者的手术方法已经发生了深刻的变化。开放性手术作用明确，目前仍然是治疗的金标准。在髂 – 股血管区进行腔内干预结果有效安全，这可能成为开放手术的有效替代方案。在股 – 腘动脉区，治疗可以根据患者的状态、病变特征、外科医生的技能和经验进行个体化服务。虽然搭桥手术广为人知，但对于血管内技术仍需要进一步的研究，以评估血管内技术和材料的最终效果。尽管建议中仍存在几个灰色地带，但 EBR 新理念的引入有助于外科医生为每个患者制订最佳治疗方案。

参考文献

[1] Aboyans V, Ricco JB, Bartelink MEL, et al. Editor's choice-2017 ESC Guidelines on the diagnosis and treatment of peripheral arterial diseases, in collaboration with the European Society for Vascular Surgery (ESVS). Eur J Vasc Endovasc Surg 2018;55(3):305-68. Available from: https://doi.org/10.1016/j.ejvs.2017.07.018.

[2] Adam DJ, Beard JD, Cleveland T, et al. Bypass vs angioplasty in severe ischemia of the leg (BASIL): multicentre, randomized controlled trial. Lancet 2005;366(9501):1925-34. Available from: https://doi.org/10.1016/S0140-6736(05)67704-5.

[3] Boufi M, Ejargue M, Gaye M, Boyer L, Alimi Y, Loundou AD. Systematic review and meta-analysis of endovascular versus open repair for common femoral artery atherosclerosis treatment. J Vasc Surg 2020;S0741-5214(20):32283-7. Available from: https://doi.org/10.1016/j.jvs.2020.10.026.

[4] Chang RW, Goodney PP, Baek JH, Nolan BW, Rzucidlo EM, Powell RJ. Long-term results of combined common femoral endarterectomy and iliac stenting/stent grafting for occlusive disease. J Vasc Surg 2008;48(2):362-7. Available from: https://doi.org/10.1016/j.jvs.2008.03.042.

[5] Conte MS, Bradbury AW, Kolh P, et al. Global vascular guidelines on the management of chronic limb-threatening ischemia. Eur J Vasc Endovasc Surg 2019;58(1S):S1-109. Available from: https://doi.org/10.1016/j.ejvs.2019.05.006 e33.

[6] Dorigo W, Pulli R, Castelli P, et al. A multicenter comparison between autologous saphenous vein and heparin-bonded expanded polytetrafluoroethylene (ePTFE) graft in the treatment of critical limb ischemia in diabetics. J Vasc Surg 2011;54(5):1332-8.

[7] Dosluoglu HH, Lall P, Cherr GS, Harris LM, Dryjski ML. Role of simple and complex hybrid revascularization procedures for symptomatic lower extremity occlusive disease. J Vasc Surg 2010;51(6):1425-35. Available from: https://doi.org/10.1016/j.jvs.2010.01.092 e1.

[8] Katsanos K, Spiliopoulos S, Kitrou P, Krokidis M, Karnabatidis D. Risk of death following application of paclitaxel-coated balloons and stents in the femoropopliteal artery of the leg: a systematic review and meta-analysis of randomized controlled trials. J Am Heart Assoc 2018;7(24):e011245.

[9] Kim SM, Kim LK, Feldman DN. Device selection in femoral-popliteal arterial interventions. Interv Cardiol Clin 2020;9(2):197-206. Available from: https://doi.org/10.1016/j.iccl.2019.12.001.

[10] Koifman E, Lipinski MJ, Buchanan K, et al. Comparison of treatment strategies for femoro-popliteal disease: a network meta-analysis. Catheter Cardiovasc Interv 2018;91(7):1320-8. Available from: https://doi.org/10.1002/ccd.27484.

[11] Laird JR, Katzen BT, Scheinert D, et al. Nitinol stent implantation vs. balloon angioplasty for lesions in the superficial femoral and proximal popliteal arteries of patients with claudication: three-year follow-up from the RESILIENT randomized trial. J Endovas Ther 2012;19(1):1-9. Available from: https://doi.org/10.1583/11-3627.1.

[12] Laird JR, Schneider PA, Tepe G, et al. Durability of treatment effect using a drug-coated balloon for femoropopliteal lesions: 24-month results of IN.PACT SFA. J Am Coll Cardiol 2015;66(21):2329-38. Available from: https://doi.org/10.1016/j.jacc.2015.09.063.

[13] Malgor RD, Alahdab F, Elraiyah TA, et al. A systematic review of treatment of intermittent claudication in the lower extremities [published correction appears in J Vasc Surg. 2015 May;61 (5):1382. Alalahdab, Fares [Corrected to Alahdab, Fares]]. J Vasc Surg 2015;61(3 Suppl):54S-73S.

[14] Malgor RD, Ricotta 2nd JJ, Bower TC, et al. Common femoral artery endarterectomy for lower extremity ischemia: evaluating the need for additional distal limb revascularization. Ann Vasc Surg 2012;26(7):946-56. Available from: https://doi.org/10.1016/j.avsg.2012.02.014.

[15] Menard MT, Farber A. The BEST-CLI trial: a multidisciplinary effort to assess whether surgical or endovascular therapy is better for patients with critical limb ischemia. Semin Vasc Surg 2014;27(1):82-4. Available from: https://doi.org/10.1053/j.semvascsurg.2015.01.003.

[16] Midulla M, Loffroy R, Dake M. Commentary: be innovative, stay clinical! time for a patient-specific SFA treatment algorithm? J Endovas Ther 2020;27(3):502-4. Available from: https://doi.org/10.1177/1526602820921405.

[17] Milojevic M, Head SJ, Parasca CA, Serruys PW, Mohr FW, Morice MC, et al. Causes of death following PCI vs CABG in complex CAD: 5-year follow-up of SYNTAX. J Am Coll Cardiol 2016;67:42-55.

[18] Norgren L, Hiatt WR, Dormandy JA, et al. Inter-society consensus for the management of peripheral arterial disease (TASC II). Eur J Vasc Endovasc Surg 2007;33(Suppl 1):S1-75. Available from: https://doi.org/10.1016/j.ejvs. 2006.09.024.

[19] Piazza M, Ricotta 2nd JJ, Bower TC, et al. Iliac artery stenting combined with open femoral endarterectomy is as effective as open surgical reconstruction for severe iliac and common femoral occlusive disease. J Vasc Surg 2011;54(2):402-11. Available from: https://doi.org/10.1016/j.jvs.2011.01.027.

[20] Piffaretti G, Dorigo W, Castelli P, Pratesi C, Pulli R. PROPATEN Italian Registry Group. Results from a multicenter registry of heparinbonded expanded polytetrafluoroethylene graft for above-the-knee femoropopliteal bypass. J Vasc Surg 2018;67(5):1463-71 e1.

[21] Piffaretti G, Dorigo W, Ottavi P, et al. Results of infrainguinal revascularization with bypass surgery using a heparin-bonded graft for disabling intermittent claudication due to femoropopliteal occlusive disease. J Vasc Surg 2019;70(1):166-74. Available from: https://doi.org/10.1016/j.jvs.2018.10.106 e1.

[22] Piffaretti G, Fargion AT, Dorigo W, et al. Outcomes from the multicenter Italian registry on primary endovascular treatment of aortoiliac occlusive disease. J Endovas Ther 2019;26(5):623-32. Available from: https://doi.org/10.1177/1526602819863081.

[23] Popplewell MA, Davies H, Jarrett H, et al. Bypass vs angio plasty in severe ischemia of the leg-2 (BASIL-2) trial: study protocol for a randomized controlled trial. Trials 2016;17. Available from: https:// doi.org/10.1186/s13063-015-1114-2 11. Published 2016 Jan 6.

[24] Premaratne S, Newman J, Hobbs S, Garnham A, Wall M. Metaanalysis of direct surgical vs endovascular revascularization for aortoiliac occlusive disease. J Vasc Surg 2020;72(2):726-37. Available from: https://doi.org/10.1016/j.jvs.2019.12.035.

[25] Pulli R, Dorigo W, Fargion A, et al. Early and long-term comparison of endovascular treatment of iliac artery occlusions and stenosis. J Vasc Surg 2011;53(1):92-8. Available from: https://doi.org/10.1016/j.jvs.2010.08.034.

[26] Pulli R, Dorigo W, Guidotti A, Fargion A, Alessi Innocenti A, Pratesi C. The role of infrainguinal bypass surgery in the endovascular era. Ann Vasc Dis 2014;7(1):7-10. Available from: https://doi.org/10.3400/avd.ra.13-00124.

[27] Schanzer A, Hevelone N, Owens CD, et al. Technical factors affecting autogenous vein graft failure: observations from a large multicenter trial. J Vasc Surg 2007;46(6):1180-90. Available from: https://doi.org/10.1016/j.jvs.2007.08.033.

[28] Schillinger M, Minar E. Claudication: treatment options for femoropopliteal disease. Prog Cardiovasc Dis 2011;54(1):41-6. Available from: https://doi.org/10.1016/j.pcad.2011.04.003 PMID: 21722786.

[29] Schmidt A, Piorkowski M, Görner H, et al. Drug-coated balloons for complex femoropopliteal lesions: 2-year results of a real-world registry. JACC Cardiovasc Interv 2016;9(7):715-24. Available from: https://doi.org/10.1016/j.jcin.2015.12.267.

[30] Stavroulakis K, Schwindt A, Torsello G, et al. Directional atherectomy with antirestenotic therapy vs drug-coated balloon angioplasty alone for isolated popliteal artery lesions. J Endovas Ther 2017;24(2):181-8. Available from: https://doi.org/10.1177/1526602816683933.

[31] Stone GW, Ellis SG, Colombo A, Grube E, Popma JJ, Uchida T, et al. Long-term safety and efficacy of paclitaxel-eluting stents final 5-year analysis from the TAXUS clinical trial program. JACC Cardiovasc Interv 2011;4:530-42.

[32] Tepe G, Schnorr B, Albrecht T, Brechtel K, Claussen CD, Scheller B, et al. Angioplasty of femoral-popliteal

arteries with drug-coated balloons: 5-year follow-up of the THUNDER trial. JACC Cardiovasc Interv 2015;8(1 Pt A):102-8. Available from: https://doi.org/10.1016/j.jcin.2014.07.023 PMID: 25616822.

[33] Torsello G, Stavroulakis K, Brodmann M, et al. Three-year sustained clinical efficacy of drug-coated balloon angioplasty in a real-world femoropopliteal cohort. J Endovas Ther 2020;27(5):693-705. Available from: https://doi.org/10.1177/1526602820931477.

[34] Zeller T, Langhoff R, Rocha-Singh KJ, et al. Directional atherectomy followed by a paclitaxel-coated balloon to inhibit restenosis and maintain vessel patency: twelve-month results of the DEFINITIVE AR Study. Circ Cardiovasc Interv 2017;10(9):e004848.

第 19 章　髂-股-腘区的动脉瘤和非动脉粥样硬化病变

Iliac-femoro-popliteal district: decision making and current statement—aneurysms and nonatherosclerotic pathology

Francesco Speziale　Pasqualino Sirignano　Wassim Mansour　Carlo Filippo Porreca
Simone Cuozzo　Francesca Miceli　著
王　亮　陈　泉　译

在血管外科手术中，髂-股-腘区的动脉瘤样病变是一个重要的研究内容，但是所有病理检查都不认为动脉粥样硬化是原发性的致病因素。本章将重点描述该区病变的基本诊疗方案。

一、髂动脉瘤

（一）定义

髂动脉瘤（iliac artery aneurysm，IAA）指髂动脉直径膨胀为正常直径的 1.5 倍。因此，男性髂总动脉（common iliac artery，CIA）直径＞18mm，女性＞15mm，髂内动脉直径＞8mm，则被认定为髂动脉瘤[1, 2]。在 10% 的患者中，髂动脉瘤与腹主动脉瘤相关联，即腹主动脉-髂动脉瘤。孤立性的髂动脉瘤则包括髂总动脉瘤、髂内动脉瘤、髂外动脉瘤，或者是它们的组合[3, 4]。然而由于胚胎起源不同，孤立性髂外动脉瘤非常罕见。髂总动脉瘤和髂内动脉瘤都起源于坐骨神经-动脉系统，而髂外动脉瘤则起源于髂-股系统。相对于腹主动脉瘤，髂动脉瘤在男性中更多见（90%），尤其是在 70—80 岁的年龄段中高发[5-7]。髂动脉瘤可能同时累及多个血管。12%～48% 的孤立性髂动脉瘤可同时累及双侧[3, 6, 8]。髂动脉瘤的病理生理学仍不清楚，然而多重病理因素作用机制可能与主动脉病变类似。遗传、生化、解剖学和环境因素引发的退行性 ECM 破坏，从而导致动脉管壁扩张可导致髂动脉瘤。非退行性病因包括先天性疾病（如马方综合征）、继发性感染性动脉瘤、霉菌性动脉瘤和医源性的血管腔内治疗术后的假性动脉瘤[9]。针对孤立性髂动脉瘤，已经有几种分型方法[10-12]。从解剖学观点，Reber 分型根据受累部位将髂动脉瘤分为四种情况[3, 5, 8]（图 19-1）。

髂动脉瘤也可以根据其位置、形状及血管腔内治疗的解剖形态进行分型，即 Fahrni 分型。该分型用于评估动脉瘤颈是否适合血管腔内修复，这取决于外科医生所应用的器械类型和操作技术。髂动脉瘤的自然病程类似于腹主动脉瘤的演变，其逐渐增长和破裂是最终结果。据报道，髂动脉瘤的生长速度为每年 1～4mm，这取决于动脉瘤的直径。动脉瘤破裂的发生率没有像腹主动脉瘤那样确定。然而在大多数研究中，破裂的髂动脉瘤多数＞5cm，很少＜4cm。最近的一项回

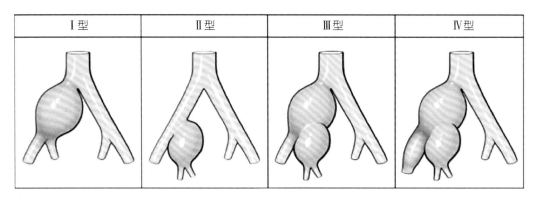

▲ 图 19-1 Reber 孤立性髂动脉瘤分型

顾性多中心研究评估了老年人髂动脉瘤破裂的直径，并建议对直径达到 4cm 的髂动脉瘤进行定期监测 [2, 3, 5, 13-15]。由于缺乏有关破裂风险的证据，因此应考虑对开放手术或血管腔内修复治疗的指征进行综合评估，以确定个体手术治疗时机。大多数文献研究报道建议参照腹主动脉瘤治疗指南，对于最大直径<3.5cm 的髂动脉瘤患者应考虑保守治疗。目前仍没有关于小直径髂动脉瘤的随访间隔数据。对于直径为 2.0～2.9cm 的髂动脉瘤，建议每 3 年通过 DUS 进行监测。对于直径为 3.0～3.4cm 的髂动脉瘤，建议每年检查一次。如果出现并发症，建议通过 CTA 进行随访 [15]。

（二）临床表现

大多数髂动脉瘤是无症状的，它们在 CTA 或其他检查中偶然发现。动脉瘤的解剖位置及其与邻近脏器关系可能会导致这些结构的压迫症状，其特征是不明确的腹痛。值得注意的是，体积增大的动脉瘤可能通过压迫输尿管而引发肾积水。此外，髂动脉瘤也可能压迫髂静脉而导致下肢水肿 [12]，这可能与下肢深静脉血栓形成有关。髂神经受压则可能引发下肢感觉功能异常。如果出现合并症，如动脉瘤破裂，则会出现典型的三联征：剧烈腰部和侧腹痛、向前可放射至腹股沟区和（或）向后的臀部区域，低血压，髂窝内肿块。

（三）诊断

体格检查能发现搏动性肿块，但灵敏度低于 50%。因此，一线的检查方法是以 DUS 为代表

的无创检查，这是一种易操作、可重复性好、能广泛开展且成本效益良好的检查方式。然而，它可能会过高评估髂动脉瘤的尺寸，因此 CTA 是进行诊断选择的金标准，可准确测量髂动脉瘤的直径，并对无症状患者的髂动脉远近端进行充分评估 [12]。

（四）外科治疗

髂动脉瘤有创性治疗的主要目的是将动脉瘤体与循环血流相隔绝，以阻止动脉瘤进一步生长和破裂。直到 1990 年，唯一的治疗方法是开放手术修复，但在过去的几十年中，血管腔内治疗不仅在择期而且在急诊情况下引起了极大关注。与开放手术相比，腔内修复术后患者住院时间更短 [5, 8]，术后并发症发病率和死亡率也显著降低 [16]。总之，采用何种治疗方式应根据患者的解剖结构和围术期风险评估来做出合理的选择。

1. 开放手术治疗

如今，外科手术仍是治疗腹主动脉 – 髂动脉瘤的常规手术。该手术需在全身麻醉（general anesthesia，GA）下进行，在单侧髂动脉瘤的情况下可采用腹膜外入路，在双侧髂动脉瘤或与腹主动脉瘤相关的情况下则采用经腹腔入路。传统手术方式采用直管型髂动脉移植物或分叉型移植物，这取决于髂动脉瘤病变范围，以及是否进行髂内动脉血供重建。在特定的情况下，应在髂动脉结扎后行对侧股动脉或髂内动脉的转流搭桥 [17]（图 19-2）。由于髂内动脉位于骨盆较深的位置，外科手术在技术上可能会很困难，也会增加医源

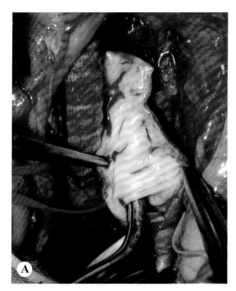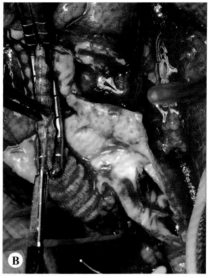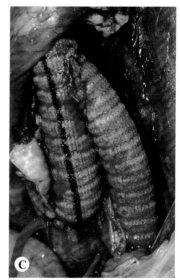

▲ 图 19-2　髂动脉瘤手术治疗

髂动脉瘤切除术后的手术重建；在髂内动脉上进行端－端吻合，然后人工血管转流到髂外动脉

性损伤的风险，如静脉、输尿管或神经损伤，从而导致围术期失血，并增加并发症发生率和死亡率[5]。

2. 血管腔内治疗

血管腔内修复术是髂动脉瘤患者治疗的一场革命，特别是在腹主动脉瘤的患者中。在后者，手术有更合适的近端锚定区[5, 9, 12]，但会导致腰动脉或肠系膜下动脉闭塞，并伴有相应的并发症，如脊髓缺血，这应予以重视。如果许多腰动脉被阻塞，需要在主动脉内进行大范围运用支架时，保持髂内动脉血流在预防脊髓缺血的发生中具有重要作用，因为该动脉灌注通路是脊髓重要的侧支血供[18]。血管腔内治疗的主要困难在于缺乏足够的远端锚定区，这导致支架移植物需要延伸至髂外动脉。在大多数情况下，此类手术操作与对单侧或双侧髂内动脉用血管塞或弹簧圈进行栓塞同期进行，以防止发生Ⅱ型内漏。然而，ⅡA的栓塞与各种术后并发症相关，如臀肌跛行、勃起功能障碍、坐骨神经缺血、结肠缺血和脊髓缺血。丹麦的一项回顾性研究分析了112例通过血管腔内手术治疗腹主动脉－髂动脉瘤的患者，发现髂内动脉覆盖发生臀肌跛行的比例为38%，而使用髂动脉分支支架置入治疗后臀肌跛行的比例

则为0%[19]（图19-3）。

为保留髂内动脉血供，学者提出了若干种替代性技术，如裙底技术、三明治技术和股动脉转流的复合手术。然而，这些方法的结果并不尽如人意。在过去的几十年中，血管腔内手术已发展为使用髂支装置（iliac branch device，IBD）[19-21]来保持髂内动脉通畅，预防相关并发症的发生。在欧洲，髂动脉分支支架移植已被批准用于腹主动脉－髂动脉瘤和孤立的髂动脉瘤，尽管使用这种支架的主要限制因素是合并髂内动脉瘤。

由于可以在局部麻醉下进行手术，血管腔内修复在髂动脉瘤破裂的情况下具有显著优势，而且据报道腔内修复术转为开放手术的情况非常罕见[20, 22]。

3. 保留盆腔血供

如前报道，栓塞髂内动脉可引起诸多并发症，如发生率约为28%的臀肌缺血性跛行、勃起功能障碍、结肠缺血及盆腔组织坏死。相关症状的严重程度取决于对侧髂内动脉、肠系膜动脉和股动脉的侧支代偿情况。在双侧髂内动脉闭塞、对侧髂内动脉狭窄＞70%和侧支血管没有血流的情况下，发生并发症的可能性和严重程度会更高。并发症的发生不易预测，但至少保留一侧髂

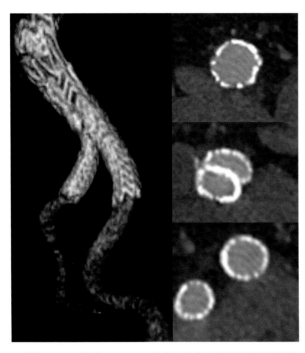

▲ 图 19-3 术后 3D-CTA 重建和轴位断层路图像显示髂动脉分支移植物修复孤立的髂动脉瘤

内动脉可降低此类并发症的风险，因此建议在不影响完全隔绝动脉瘤的情况下应尽量保留髂内动脉 [20, 23]。髂动脉分支型内支架大大降低了臀肌跛行的发生率。当必须栓塞髂内动脉隔绝髂动脉瘤时，栓塞材料应放置在髂内动脉的近端部分以维持前后部之间的灌注。与之对比，远端动脉栓塞则会存在较高的臀肌跛行风险。在双侧髂内动脉均需闭塞的情况下，建议分期手术以促进代偿血管发育并降低并发症的风险 [23, 24]。最近的一项回顾性研究比较了开放手术与使用 Gore IBE（WL Gore and Associates, Flagstaff, AZ, USA）治疗的髂总动脉瘤或腹主动脉 – 髂动脉瘤患者的围术期和早期结果。本研究的主要目的是评估围术期的发病率、死亡率、预计失血量（estimated blood loss，EBL）和红细胞输注需要量。次要目的是分析围术期的再次干预频率、住院时间（length of stay in hospital，LOS）、ICU 住院时间及解剖学上的可行性。该研究报道发现，与开放手术相比，IBE 的血管腔内修复具有较低的围术期并发症发生率、较少的失血量和输血量、较短的住院

时间。但使用 IBE 的早期再干预率较开放手术组更高（IBE 组中的两次再干预是由于继发于腹股沟感染的伤口冲洗和清创）。开放手术和血管腔内修复的结果与评估腹主动脉瘤开放手术与血管腔内治疗的随机试验结果一致 [25]。在开放手术与血管腔内修复的随机对照试验的 Meta 分析中，腹主动脉瘤开放手术的死亡率为 4.2%，与本研究中观察到的 4% 相当。血管腔内修复手术与再次干预更密切相关，本研究也反映了这一结果 [26]。在美国 Gore Excluder 重点试验中，髂内动脉分支的通畅率为 95%，在 6 个月的随访中未发现 I 型和 III 内漏。IBE 组免于新发臀肌跛行在 6 个月时为 100%，而 6 例接受分期髂内动脉栓塞的患者则出现臀肌跛行。一项系统评价和 Meta 分析评估了 IBD 治疗腹主动 – 髂动脉瘤的安全性和有效性。据观察，技术成功率为 93%，30 天死亡率为 2%，而臀肌跛行发生率为 3.6%（1064 例中有 38 例）。对侧髂内动脉栓塞是主要原因，其次是髂内动脉分支闭塞。Lin 的研究报道发现，当单侧髂内动脉闭塞时，相当多的患者会出现臀肌跛行，这表明当另外一侧发生栓塞时，单侧髂内动脉血流似乎不足以平衡盆腔的血液供应。这项 Meta 分析证实，IBD 是一种安全、有效的腹主动脉 – 髂动脉瘤血管腔内治疗方法，该结论也适用于在使用说明书以外的情况。此外，在围术期随访期间髂内动脉 / 髂外动脉闭塞率不到 2%。IBD 的主要限制因素首先是合并髂内动脉瘤，然后是远端锚定区（髂外动脉）的长度和直径，髂总动脉和髂内动脉之间的角度，以及常髂总、髂内和髂外动脉扭曲。桥接支架是从 IBD 短腿顺利进入髂内动脉远端所必需的，一些研究建议使用 Viabahn（WL Gore associates）作为专用覆膜支架，因为它在迂曲的髂内动脉中具有更好的适应能力。然而，在这项 Meta 分析中，Advanta V-12（Atrium Maquet Getinge Group, Mijdrecht, the Netherlands）覆膜支架是使用的主要桥接支架。与其他支架移植物相比，其特点是具有更好的抗拉力。IBD 的另外一种替代技术是三明治手术。

该技术由于两个支架移植物之间存在潜在受压风险，支架内血栓形成的风险较高。由于支架之间的沟槽，内漏的风险较高。在主动脉弓部的血管操作也会导致脑栓塞的风险较高。相比之下，裙底技术仅限于动脉瘤直径＜25mm的患者。该手术的限制因素是支架移植物的移位，这增加了随访期间二次手术再干预的风险。总之，研究表明IBD能够保留髂内动脉，是一种替代开放手术治疗腹主动脉－髂动脉瘤的有效方法。尽管具有良好解剖结构的患者具有较高的技术成功率和较低的围术期死亡率，但该方法仍需进一步的研究和长期随访结果[27]。

二、髂动脉内膜纤维化

髂动脉内膜纤维化（external iliac artery endofibrosis，EIAE）是一种罕见的非动脉粥样硬化性疾病，多发于健康年轻的运动人群，主要是骑自行车的人。该疾病特征是动脉内膜层增厚，这是由于剧烈运动期间持续拉伸和压缩造成的反复动脉损伤。腰大肌肥大可能导致外源性髂外动脉压迫，使管腔变窄血流量下降[28]。EIAE很难诊断，因为大腿疼痛和（或）腿部无力等症状仅在剧烈运动后才会出现。目前尚无相关治疗指南，但Delphi国际专家共识提出了一些建议：无创成像和DUS是诊断的首选方法；此外，还建议进行运动测试（运动前和运动后1min测量踝肱指数），其标准是血压降低到21～40mmHg，以确认或排除髂动脉内膜纤维化[29]；关于治疗方案选择，停止运动是基线治疗；当有手术指征时，可通过动脉内膜切除和补片成形术、血管缩短术、搭桥术及腹股沟韧带松解术进行治疗[30]。

三、永存坐骨动脉瘤

永存坐骨动脉是一种罕见的血管异常，发生率约为0.05%。Green[31]于1832年首次提出该病是髂内动脉的胚胎延续，坐骨动脉在胚胎发育过程中构成下肢的主要血液供应，当其退化后，股浅动脉则成为肢体的主要动脉。永存坐骨动脉是

继发于退化过程中的错误。如果永存坐骨动脉延伸至腘动脉，成为下肢的主要供血（75%），则为完全型永存坐骨动脉；如果股浅动脉是下肢的主要血液供应（25%），则永存坐骨动脉为不完全型（25%）[32]。虽然罕见，但永存坐骨动脉容易发生动脉瘤样变，导致血栓形成、远端栓塞和急性肢体缺血，具有高位截肢的风险。永存坐骨动脉瘤也可能进展，最终导致破裂[33]。目前尚无永存坐骨动脉瘤的最佳治疗指南，血管腔内治疗也没有明确作用[34]。永存坐骨动脉患者通常无症状，通常是在有血管并发症的情况下或在对其他病情进行检查时发现确诊[35]（图19-4）。无症状患者不适合进行手术治疗，除非有相当大的动脉瘤。动脉瘤形成也是永存坐骨动脉最常见的病程结果，发生率高达48%[36]。动脉瘤形成的原因可能是坐立伸展对动脉壁的反复损伤，但真正的机制仍不清楚[35]。在有症状的情况下，永存坐骨动脉的治疗是必需的，并且需要根据永存坐骨动脉的发育程度来进行选择。完全性永存坐骨动脉需要行动脉瘤隔绝和肢体血供重建，而在不完全性永存坐骨动脉，可以行结扎、栓塞或动脉瘤隔绝而无须进一步的外科手术操作[36]。由远端栓塞引起的急

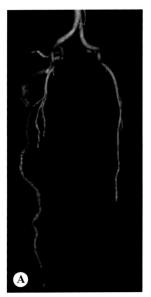
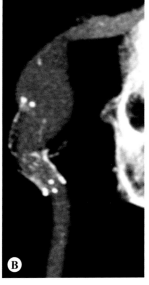

▲ 图 19-4　CTA 3D 重建（A）和多平面重建（B）显示近期使用支架治疗（已断裂）的永存坐骨动脉瘤

性下肢缺血是最常见的并发症，可能导致严重后果，即截肢或死亡[33]。从历史上看，永存坐骨动脉治疗的金标准是经腹腔入路的开放手术治疗，但近期也有血管腔内或复合手术方法的报道[35-40]。

四、股动脉假性动脉瘤

（一）病因和诊断

股动脉假性动脉瘤（pseudoaneurysm，PSA）是一层或两层血管壁的外突（与真性动脉瘤不同，它总是涉及所有动脉层：内膜、中膜和外膜），大多数是由血管腔内操作股动脉穿刺和（或）鞘管插入引起。在少数情况下，股动脉假性动脉瘤是由钝性和穿透性外伤、真菌感染或与静脉药物滥用（intravenous drug abuse，IVDA）相关[40,41]。体格检查可在急性病例中发现搏动性肿块，有时有疼痛，伴有或不伴有瘀斑或活动性渗出。在慢性患者中，股动脉假性动脉瘤与动脉管腔之间有持续血流相通。鉴别诊断应考虑腹股沟疝，可检测到的杂音可鉴别这两种情况，因为它是假性动脉瘤的特征。DUS 是一线诊断方法，灵敏度达94%。DUS 下的表现包括动脉管腔和股动脉之间称为"来回流动"的血流。尽管 DUS 能提供有关假性动脉瘤的尺寸、位置、近端和远端颈部的相关信息，但 CTA 目前仍是术前计划的必要组成部分[42-44]。

（二）治疗

股动脉假性动脉瘤的治疗包括开放手术、超声引导下压迫和（或）凝血酶注射，以及血管腔内手术（包括弹簧圈栓塞和覆膜支架置入）[45,46]。手术修复包括在控制近端和远端动脉后对动脉缺损部位进行一期修复。如果动脉重建不能通过直接缝合成功实现，则应使用静脉移植物或人工移植物重建动脉系统。在个例情况下，感染性假性动脉瘤可以通过简单的结扎和清创来安全地治疗。尽管股总动脉病变可以进行血管腔内治疗，但由于缺乏保护股浅 - 股深动脉分叉的健康远端锚定区，通常应避免进行血管腔内治疗。超声引导下压迫（施压到颈部被闭塞）可用于监视假性

动脉瘤的颈部分流，在进行压迫时应注意避免压迫股动脉。当分流口颈部<2cm 时，假性动脉瘤可用超声压迫成功治疗。但这种方法的技术失败率为10%～30%，如果发生这种情况，则应寻求其他替代疗法。超声引导下凝血酶注射也是一种微创手术，可以在床边局部麻醉下进行。符合这种治疗方式的条件是假性动脉瘤通常应该有一个很长的狭窄颈部，在超声波上很容易被发现。用椎管内注射针（22G）插入囊中，并在连续观察下将凝血酶注入囊中。在整个过程中针头必须可见，以避免将凝血酶意外注入动脉系统。以大约0.1ml 的增量将 100～500U/ml 的凝血酶注射到囊中，直到血栓形成。只要瘤颈部解剖条件足够合适，使用此方法的技术失败率在5%～10%。大多数股动脉假性动脉瘤患者的预后良好，然而，感染性的假性动脉瘤可能会并发严重的败血症，引起血流动力学不稳定而迅速致命[45,46]。

五、腘动脉瘤

（一）定义和自然病程

腘动脉瘤（popliteal artery aneurysm，PAA）指腘动脉局灶性扩张超过正常血管直径的50%，为0.7～1.1cm。除腹主动脉 - 髂动脉瘤病变外，85% 的外周动脉瘤发生在腘动脉（popliteal artery，PA），有40%～50% 的病例，尤其是双侧腘动脉瘤，与腹主动脉瘤相关[47-49]。腘动脉瘤的患病率随着年龄的增长而增加，在60—70 岁时达到高峰。大多数腘动脉瘤是无症状的，然而一些患者可能会出现占位效应和（或）胫神经或腘静脉受压症状，如腿痛、感觉异常和小腿肿胀。虽然病理生理学尚不清楚，但动脉粥样硬化和炎症细胞浸润似乎会降低动脉壁强度，导致动脉扩张，血液湍流会增加血栓形成的风险[50]。当动脉瘤急性血栓形成时，最常见的症状是急性下肢缺血，其特征是急性发作的疼痛、感觉异常、麻痹、皮肤苍白和皮温降低。由于血管流出道阻塞，在这些情况下患者预后较差，截肢率为15%。无症状腘动脉瘤患者的相关缺血危险因素

是直径＞2cm，动脉瘤囊内血栓和血管流出道不佳。腘动脉瘤诊断需要准确的体格检查，膝关节处于半屈位，因为60%的患者在膝关节的腘窝水平有可触及的搏动性肿块。检查诊断的标准是DUS，它能提供有关血管通畅度、血栓程度和血管流道状态的信息。CTA或血管造影仅用于术前计划和术中评估（图19-5）。

（二）治疗

所有症状性的腘动脉瘤都需要手术或血管腔内修复，因为血栓形成导致截肢的风险很高。在无症状患者中，腘动脉瘤直径＞2cm，或者扭曲成角＞45°，则需要手术修复，因为血管迂曲导致急性下肢缺血的风险较高。对＜2cm的无症状腘动脉瘤可进行随访监测[51]。针对治疗，目前有各种不同的手术方法。传统的开放手术包括结扎动脉瘤近端（膝关节以上）和远端（膝关节以下）腘动脉，用翻转的自体血管（大隐静脉）或假体

移植物做旁路移植。现代血管腔内技术已发展成为一种替代疗法，通过支架移植物置入来隔绝动脉瘤。有研究发现，血管腔内治疗组的住院时间和手术时间更短，但30天移植物血栓形成率（分别为9%和2%）和30天手术再干预率（分别为9%和4%）的风险更高。然而，目前尚无研究报道两组在死亡率和肢体丧失率方面存在显著差异[52-54]。虽然有些研究建议血栓切除后进行搭桥手术，但急性血栓形成应通过静脉内肝素和持续肝素输注来治疗，以限制血栓的扩展。在没有靶血管或存在多个远端血栓的情况下，则需要进行动脉内溶栓治疗。据证明，一些个体病例预后良好。近期出现了机械血栓切除术作为溶栓治疗的替代方法，并取得了可喜成果[55-58]。

六、腘窝陷迫综合征

腘动脉陷迫综合征（popliteal artery entrapment

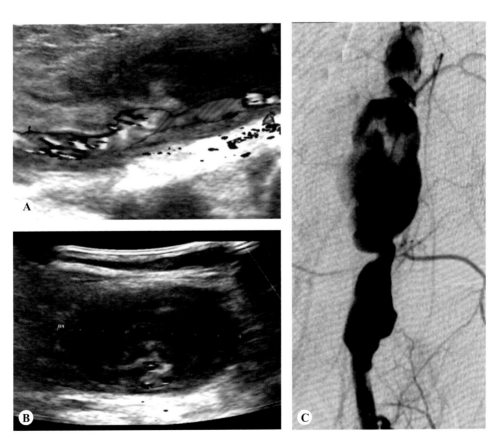

▲ 图 19-5 在轴向（A）和纵向（B）视图中对巨大腘动脉瘤进行 DUS 评估，术中血管造影（C）显示远端腘动脉未闭塞

syndrome，PAES）是一种罕见的、潜在威胁肢体的血管疾病，导致无心血管疾病史的年轻人出现间歇性跛行。在过去的几十年中，其发病率已增加到 0.17%～3.5%[59, 60]。腘动脉和腓肠肌内侧头（medial head of the gastrocnemius，MHG）的胚胎学异常可能是该疾病的主要原因[60]。根据腓肠肌内侧头与腘动脉的关系，腘动脉陷迫综合征可分为六种类型：Ⅰ型是腘动脉向内侧异常环绕在正常位置腓肠肌内侧头；Ⅱ型是腓肠肌内侧头异常附着在股骨的外侧，导致腘动脉向内侧和下方穿过；Ⅲ型表现为异常的纤维带或副肌；Ⅳ型腘动脉位于腘窝内的初始位置，受到腘肌或纤维带的影响；由上述任何原因导致腘动脉和静脉卡压为Ⅴ型；Ⅵ型是功能性肌肉肥大伴腘动脉和静脉受压[60]。症状学的特征是腿部、足部跛行和（或）伴有下肢麻木、感觉异常、变色、苍白和发冷[60]。体格检查可能会发现小腿肌肉肥大，在主动跖屈和被动背屈时正常的足部动脉搏动消失是腘动脉陷迫综合征的特征表现[61]。诊断方法包括 DUS 做不同体位的血管检查（腿 / 足先位于中立位，然后用力跖屈），这是一种快速、易于重复且成本低廉的一线筛查方法。CTA 或 MRI 血管成像是明确诊断的必要条件[62]。手术矫正是血管进入肌肉异常的首选治疗方法。手术通过后路或内侧入路，可在腓肠肌内侧头分离后释放腘动脉。在广泛的腘动脉壁损伤、闭塞或动脉瘤发展的情况下，建议使用自体静脉间置作为移植物[63]。

七、外膜囊性病变

（一）定义和自然病程

外膜囊性变（cystic adventitial disease，CAD）是间歇性跛行的罕见原因，由 Atkins 和 Key 于 1947 年首次描述[64]。从此，大约有 700 例文献个案，绝大多数病变会累及动脉，静脉受累则是一种极为罕见的现象。1954 年，Ejrup 和 Hiertonn[65] 描述了首例腘动脉病例。大约 85% 的病例累及腘动脉（尽管 1947 年报道的首例病例是累及髂外动脉）[64]。囊肿可是单房或多房，凝胶状物质

特征性地积聚于受累血管外膜内，导致管腔变窄，远端血流减低。在没有外周血管疾病危险因素的患者中，这种情况通常表现为快速进展的小腿跛行。跛行症状通常呈现为间歇性，并且有恢复期较长。外膜囊性变以男性为主，男女比例为 4∶1.3，大多数病例出现在 40 岁和 50 岁。虽然外膜囊性病变原因不明，但已有各种理论，包括重复创伤理论、发育理论、神经节理论和退化理论[66]。通过研究这些理论，Levien 等发现神经节理论和微创伤理论受支持较多[67]。

（二）诊断

出现间歇性跛行且无外周血管疾病危险因素的年轻患者的鉴别诊断包括外膜囊性变、腘动脉陷迫综合征、腘动脉瘤、纤维肌发育不良、Baker 囊肿和髂外动脉内膜纤维化。Ishikawa 征[68] 是由于膝关节被动屈曲时囊肿压迫腘动脉脉搏而导致足背动脉搏动消失，是合并巨大囊肿的可靠证据。放射学检查是必不可少的诊断工具。超声可显示受累动脉壁内典型的低回声囊性病变，无内部血流流动。MRA 和 CTA 是诊断囊性病变的有用辅助手段，当囊性病变较大时，会使动脉偏移并形成平滑的闭塞样轮廓，具有可见的对比度，通常称为"弯刀征"。CT 和 MRI 也可以评估病变节段的范围，用于规划手术体位和手术入路（图 19-6）。

（三）治疗

外膜囊性变有四种主要治疗方案：经皮抽吸治疗、血管腔内技术、切除囊性病变、切除联合血供重建术。超声引导下经皮囊肿抽吸通常不被推荐，因为囊肿通常是多房的，并且囊内容物很黏稠，不利于抽吸[69-72]。尽管如此，在我们的文献检索中有 4 例患者接受了经皮抽吸治疗，并取得了成功[69, 72-73]。血管腔内技术也用得很少。大多数方法都涉及球囊血管成形术，其失败率很高。有 4 例成功的血管内支架手术被报道：同期用覆膜支架联合球囊血管成形术，早期结果失败；同期使用覆膜支架，未行球囊血管成形术，具有良好的通畅性和结果；对开放手术后囊肿复

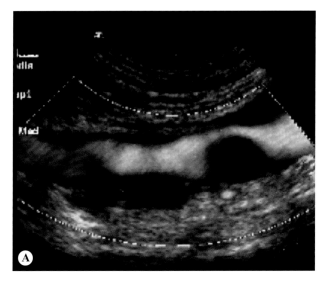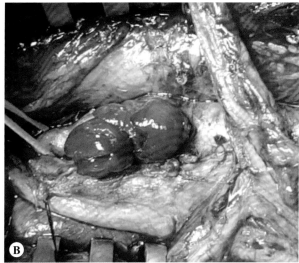

▲ 图 19-6 腘动脉外膜囊性变的 DUS 表现与术中所见

发的二次干预，使用裸支架获得长期通畅，并通过解剖囊性变和中膜之间的间隙单独切除囊肿。然而，在某些情况下，囊性病变不能被完全切除，会发生复发。切除囊性病变并使用大隐静脉作旁路移植可提供最佳的长期通畅和结果。与单纯囊肿切除后的复发率（10%～34%）相比，腘动脉外膜囊性变切除联合血供重建术后的复发率非常低（0%～10%），这就是经常选择进行血供重建手术的原因。也可使用人工移植物，但其长期通畅率低于翻转的静脉移植物。

参考文献

[1] Johnston KW, Rutherford RB, Tilson MD, Shah DM, Hollier L, Stanley JC. Suggested standards for reporting on arterial aneurysms. Subcommittee on reporting standards for arterial aneurysms, ad hoc committee on reporting standards, society for vascular surgery and North American chapter, international society for cardiovascular surgery. J Vasc Surg 1991;13:452-8.

[2] Laine MT, Björck M, Beiles CB, Szeberin Z, Thomson I, Altreuther M, et al. Few internal iliac artery aneurysms rupture under 4 cm. J Vasc Surg 2017;65:76-81.

[3] Krupski WC, Selzman CH, Floridia R, Strecker PK, Nehler MR, Whitehill TA. Contemporary management of isolated iliac aneurysms. J Vasc Surg 1998;28:1-11.

[4] Richardson JW, Greenfield LJ. Natural history and management of iliac aneurysms. J Vasc Surg 1988;8:165-71.

[5] Chaer RA, Barbato JE, Lin SC, Zenati M, Kent KC, McKinsey JF. Isolated iliac artery aneurysms: a contemporary comparison of endovascular and open repair. J Vasc Surg 2008;47:708-13.

[6] Boules TN, Selzer F, Stanziale SF, Chomic A, Marone LK, Dillavou ED, et al. Endovascular management of isolated iliac artery aneurysms. J Vasc Surg 2006;44:29-37.

[7] Chemelli A, Hugl B, Klocker J, et al. Endovascular repair of isolated iliac artery aneurysms. J Endovasc Ther 2010;17:492-503.

[8] Patel NV, Long GW, Cheema ZF, Rimar K, Brown OW, Shanley CJ. Open versus endovascular repair of isolated iliac artery aneurysms: a 12-year experience. J Vasc Surg 2009;49:1147-53.

[9] Bacharach JM, Slovut DP. State of the art: management of iliac artery aneurysmal disease. Catheter Cardiovasc Interv 2008;71:708-14.

[10] Fahrni M, Lachat MM, Wildermuth S, Pfammatter T. Endovascular therapeutic options for isolated iliac aneurysms with a working classification. Cardiovasc Interv Radiol 2003;26:443-7.

[11] Reber PU, Brunner K, Hakki H, Stirnemann P, Kniemeyer HW. Incidence, classification and therapy of isolated pelvic artery aneurysm. Chirurg 2001;72:419-24.

[12] Sandhu RS, Pipinos II. Isolated iliac artery aneurysms. Semin Vasc Surg 2005;18:209-15.

[13] Fossaceca R, Guzzardi G, Cerini P, Divenuto I, Stanca C, Parziale G, et al. Isolated iliac artery aneurysms: a single-center experience. Radiol Med 2015;120:440-8.

[14] Huang Y, Gloviczki PMD, Duncan A, Kalra M, Hoskin T, Oderich G. Common iliac artery aneurysm: expansion rate

and results of open surgical and endovascular repair. J Vasc Surg 2008;47:1203-11.

[15] Kasirajan V, Hertzer NR, Beven EG, O'Hara PJ, Krajewski LP, Sullivan TM. Management of isolated common iliac rtery aneurysms. Cardiovasc Surg (London, England) 1998;6:171-7.

[16] Buck DB, Bensley RP, Darling J, Curran T, McCallum JC, Moll FL, et al. The effect of endovascular treatment on isolated iliac artery aneurysm treatment and mortality. J Vasc Surg 2015;62:331-5.

[17] Hiromatsu S, Hosokawa Y, Egawa N, Yokokura H, Akaiwa K, Aoyagi S. Strategy for isolated iliac artery aneurysms. Asian Cardiovasc Thorac Ann 2007;15:280-4.

[18] Eagleton MJ, Shah S, Petkosevek D, Mastracci TM, Greenberg RK. Hypogastric and subclavian artery patency affects onset and recovery of spinal cord ischemia associated with aortic endografting. J Vasc Surg 2014;59:89-94.

[19] Taudorf M, Grønvall J, Schroeder TV, Lönn L. Endovascular aneurysm repair treatment of aortoiliac aneurysms: can iliac branched devices prevent gluteal claudication? J Vasc Interv Radiol 2016;27:174-80.

[20] Illuminati G, D'Urso A, Ceccanei G, Pacile MA. Iliac side-branch device for bilateral endovascular exclusion of isolated common iliac artery aneurysms without brachial access. J Vasc Surg 2009;49:225.

[21] Kouvelos GN, Katsargyris A, Antoniou GA, Oikonomou K, Verhoeven EL. Outcome after interruption or preservation of internal iliac artery flow during endovascular repair of abdominal aortoiliac aneurysms. Eur J Vasc Endovasc Surg 2016;52:621-34.

[22] Simonte G, Parlani G, Farchioni L, Isernia G, Cieri E, Lenti M, et al. Lesson learned with the use of iliac branch devices: single center 10 year experience in 157 consecutive procedures. Eur J Vasc Endovasc Surg 2017;54:95-103.

[23] Bosanquet DC, Wilcox C, Whitehurst L, Cox A, Williams IM, Twine CP. British society of endovascular therapy (BSET). Systematic review and meta-analysis of the effect of internal iliac artery exclusion for patients undergoing EVAR. Eur J Vasc Endovasc Surg 2017;53:534-48.

[24] Jean-Baptiste E, Brizzi S, Bartoli MA, Sadaghianloo N, Baqué J, Magnan PE, et al. Pelvic ischemia and quality of life scores after Interventional occlusion of the hypogastric artery in patients undergoing endovascular aortic aneurysm repair. J Vasc Surg 2014;60:40-9.

[25] Mendes BC, Oderich GS, Sandri GA, et al. Comparison of perioperative outcomes of patients with iliac aneurysms treated by open surgery or endovascular repair with iliac branch endoprosthesis. Ann Vasc Surg 2019;60:76-84.

[26] Paravastu SC, Jayarajasingam R, Cottam R, et al. Endovascular repair of abdominal aortic aneurysm. Cochrane Database of Syst Rev 2014;CD004178.

[27] Schneider DB, Milner R, Heyligers JMM, et al. Outcomes of the GORE Iliac Branch Endoprosthesis in clinical trial and real-world registry settings. J Vasc Surg 2019;69:367e377.e1.

[28] Rajasekaran S, Finnoff J. Exertional leg pain. Phys Med Reh Clin N 2016;27(1):91-119.

[29] Hinchliffe RJ, D'Abate F, Abraham P, Alimi Y, Beard M, Zierler RE. Diagnosis and management of iliac artery endofibrosis: result of a Delphi. Consensus Study. Eur J Vasc Endovasc Surg 2016; 2(1):90-8.

[30] Lewis PK, D'Abate F, Farrah J, Morgan M, Hinchliffe RJ. The investigation and management of iliac artery endofibrosis: lesson learned from case series. Eur J Vasc Endovasc Surg 2018;55(4):577-83.

[31] Green PH. On a new variety of the femoral artery: with observations. Lancet 1832;17(442):730-1.

[32] Cowie TN, Mckellar NJ, McLean N, et al. Unilateral congenital absence of the external iliac and femoral arteries. Br J Radiol 1960;33:520-2.

[33] Kritsch D, Hutter HP, Hirschl M, et al. Persistent sciatic artery: an uncommon cause of intermittent claudication. Int Angiol 2006;25:327-9.

[34] Ahn S, Min SK, Min SI, et al. Treatment strategy for persistent sciatic artery and novel classification reflecting anatomic status. Eur J Vasc Endovasc Surg 2016;52(3):360-9.

[35] Lee A, Hohmann SE, Shutze WP. Effectiveness of exclusion of a persistent sciatic artery aneurysm with an Amplatzert[TM] plug. Proceedings (Baylor University. Medical Center) 2015;28(2):210-12.

[36] van Hooft IM, Zeebregts CJ, van Sterkenburg SM, et al. The persistent sciatic artery. Eur J Vasc Endovasc Surg 2009;37(5):585-91.

[37] Cvetkovic S, Koncar I, Dragas M, et al. Posterior approach for sciatic aneurysm 25 repair—technical note. Vascular 2014; 22(5):361-3.

[38] Gargiulo 3rd NJ, O'Connor DJ, Phangureh V, et al. Management of persistent sciatic artery embolization to the lower extremity using covered stent through a transgluteal approach. Am Surg 2011;77(3):366-8.

[39] Wijeyaratne SM, Wijewardene N. Endovascular stenting of a persistent sciatic artery aneurysm via retrograde popliteal approach: a durable option. Eur J Vasc Endovasc Surg 2009;38(1):91-2.

[40] d'Adamo A, Sirignano P, Fanelli F, et al. Endovascular solution of acute limb ischemia engendered by persistent sciatic artery pseudoaneurysm due to stent fracture. Ann Vasc Surg 2017;43:310.e9-310.e12.

[41] Lamelas J, Williams RF, Mawad M, LaPietra A. Complications associated with femoral cannulation during minimally invasive cardiac surgery. Ann Thorac Surg 2017;103(6):1927-32.

[42] Tulla K, Qaja E. Femoral aneurysm. In: StatPearls. Treasure Island (FL): StatPearls Publishing.

[43] Dwivedi K, Regi JM, Cleveland TJ, Turner D, Kusuma D, Thomas SM, et al. Long-term evaluation of percutaneous groin access for EVAR. Cardiovasc Interv Radiol 2019;42(1):28-33.

[44] Chun EJ. Ultrasonographic evaluation of complications related to transfemoral arterial procedures. Ultrasonography. 2018; 37(2):164-73.

[45] Aurshina A, Ascher E, Hingorani A, Salles-Cunha SX, Marks N, Iadgarova E. Clinical role of the "venous" ultrasound to identify lower extremity pathology. Ann Vasc Surg 2017;38:274-8.

[46] Fokin AA, Kireev KA. Algorithm of treatment policy for a femoral artery false aneurysm. Angiol Sosud Khir 2018;24(2):195-200.

[47] Mufty H, Daenens K, Houthoofd S, Fourneau I.

Endovascular treatment of isolated degenerative superficial femoral artery aneurysm. Ann Vasc Surg 2018;49:e311.e11-14.

[48] Shiwani H, Baxter P, Taylor E, Bailey MA, Scott DJA. Modeling the growth of popliteal artery aneurysms. Br J Surg 2018; 105(13):1749-52.

[49] Cecenarro RR, Allende JN, Barreras Molinelli L, Antueno FJ, Gramática L. Popliteal artery aneurysms: literature review and presentation of case. Rev Fac Cienc Med (Cordoba, Argentina) 2018;75(1):41-5.

[50] Cervin A, Ravn H, Björck M. Ruptured popliteal artery aneurysm. Br J Surg 2018;105(13):1753-8.

[51] Fioranelli A, Carpentieri EA, Wolosker N, Castelli V, Caffaro RA. Rupture of thrombosed popliteal aneurysm: a case report. Ann Vasc Surg 2018;51:324.e7-324.e10.

[52] Kim SM, Jung IM. Successful endovascular treatment of a ruptured popliteal artery aneurysm in a patient with behcet disease. Ann Vasc Surg 2018;53:274.e1-5.

[53] Sousa RS, Oliveira-Pinto J, Mansilha A. Endovascular versus open repair for popliteal aneurysm: a review on limb salvage and reintervention rates. Int Angiol 2020;39(5):381-9. Available from: https://doi.org/10.23736/S0392-9590.20.04387-4.

[54] Dorigo W, Pulli R, Alessi Innocenti A, et al. A 33-year experience with surgical management of popliteal artery aneurysms. J Vasc Surg 2015;62(5):1176-82.

[55] Speziale F, Sirignano P, Menna D, et al. Ten years' experience in endovascular repair of popliteal artery aneurysm using the Viabahn endoprosthesis: a report from two Italian vascular centers. Ann Vasc Surg 2015;29(5): 941-9.

[56] Ucci A, Curci R, Azzarone M, Bianchini Massoni C, Bozzani A, Marcato C, et al. Early and mid-term results in the endovascular treatment of popliteal aneurysms with the multilayer flow modulator. Vascular 2018;26(5):556-63.

[57] Fargion A, Masciello F, Pratesi G, Giacomelli E, Dorigo W, Pratesi C. Endovascular treatment with primary stenting of acutely thrombosed popliteal artery aneurysms. Ann Vasc Surg 2017;44:421.e5-8.

[58] Mansour W, Sirignano P, Capoccia L, Fornelli F, Speziale F. Urgent mechanical thrombectomy by Indigo System® in acute thrombosed popliteal artery aneurysms: a report of two cases. Ann Vasc Surg 2020;63:458.e-16.

[59] Radonić V, Koplić S, Giunio L, Bozić I, Masković J, Buća A. Popliteal artery entrapment syndrome: diagnosis and management, with report of three cases. Tex Heart Inst J 2000;27(1):3-13.

[60] Gokkus K, Sagtas E, Bakalim T, Taskaya E, Aydin AT. Popliteal entrapment syndrome. A systematic review of the literature and case presentation. Muscles Ligaments Tendons J. 2014;4 (2):141-8.

[61] Tercan F, Oğuzkurt L, Kizilkiliç O, Yeniocak A, Gülcan O. Popliteal artery entrapment syndrome. Diagn Interv Radiol 2005;11(4):222-4.

[62] Hai Z, Guangrui S, Yuan Z, Zhuodong X, Cheng L, Jingmin L, Yun S. CT angiography and MRI in patients with popliteal artery entrapment syndrome. AJR Am J Roentgenol 2008;191(6):1760-6.

[63] Goh BK, Tay KH, Tan SG. Diagnosis and surgical management of popliteal artery entrapment syndrome. ANZ J Surg 2005;75 (10):869-73.

[64] Atkins HJ, Key JA. A case of myxomatous tumour arising in the adventitia of the left external iliac artery; case report. Br J Surg 1947;34(136):426. Available from: https://doi.org/10.1002/bjs.18003413618.

[65] Ejrup B, Hiertonn T. Intermittent claudication; three cases treated by free vein graft. Acta Chir Scand 1954;108(2-3):217-30.

[66] Setacci F, Sirignano P, de Donato G, Chisci E, Palasciano G, Setacci C. Advential cystic disease of the popliteal artery: experience of a single vascular and endovascular center. J Cardiovasc Surg (Torino) 2008;49(2):235-9.

[67] Levien LJ, Benn CA. Adventitial cystic disease: a unifying hypothesis. J Vasc Surg 1998;28(2):193-205. Available from: https://doi.org/10.1016/s0741-5214(98)70155-7.

[68] Ishikawa K, Mishima Y, Kobayashi S. Cystic adventitial disease of the popliteal artery. Angiology 1961;12:357-66. Available from: https://doi.org/10.1177/000331976101200804.

[69] Bunker SR, Lauten GJ, Hutton Jr. JE. Cystic adventitial disease of the popliteal artery. AJR Am J Roentgenol 1981;136(6):1209-12. Available from: https://doi.org/10.2214/ajr.136.6.1209.

[70] Peterson JJ, Kransdorf MJ, Bancroft LW, Murphey MD. Imaging characteristics of cystic adventitial disease of the peripheral arteries: presentation as soft-tissue masses. AJR Am J Roentgenol 2003;180(3):621-5. Available from: https://doi.org/10.2214/ajr.180.3.1800621.

[71] Elias DA, White LM, Rubenstein JD, Christakis M, Merchant N. Clinical evaluation and MR imaging features of popliteal artery entrapment and cystic adventitial disease. AJR Am J Roentgenol 2003;180(3):627-32. Available from: https://doi.org/10.2214/ajr.180.3.1800627.

[72] Rückert RI, Taupitz M. Cystic adventitial disease of the popliteal artery. Am J Surg 2000;180(1):53. Available from: https://doi.org/10.1016/s0002-9610(00)00411-6.

[73] Lun Y, Zhang J, Jiang H, Xu D, Sun J, Wang S, Xin S. Treatment options for venous cystic adventitial disease: a case report and literature review. Ann Vasc Surg 2020;64:413.e1-4. Available from: https://doi.org/10.1016/j.avsg.2019.10.057.

第20章 膝下动脉重度肢体缺血的治疗及依据

Below the knee arteries—the why and how of surgical approaches

Daniele Adami　Raffaella Berchiolli　Mauro Ferrari　著

杨　淼　译

一、理论依据

膝下动脉手术选择标准

膝下动脉血供重建几乎只在慢性重症肢体缺血（CLTI）时进行，而功能性缺血（间歇性跛行）通常只需保守治疗[1]。

CLTI 患者的糖尿病患病率较高（50 岁以上糖尿病患者的外周动脉疾病（PAD）总患病率为 29%，糖尿病是 PAD 进展为 CLTI 的最高危险因素[2-4]）。在此类人群中，动脉闭塞（CTO）和狭窄的分布特点为膝下部分病变更多见且闭塞段更长[5-7]。如果发生 CLTI，CTO 动脉近端若存在通畅的股浅动脉，通常会被首选尝试血管腔内技术［经皮血管成形术 / 支架置入术（percutaneous angioplasty/stent，PTA/S）][8]。然而，无论理论上技术可行性如何，由于 CTO 和足部缺血［溃疡和（或）坏疽］的固有特征，都会存在几个严重影响 PTA/S 临床成功的关键因素。

在膝下 CTO 病变中，胫动脉直径＜3mm 和钙化对治疗影响很大；同时，CTO 的长度（＞300mm，TASC D 型腘下病变；根据其位置和长度，TASC 将病变根据严重程度分为 A～D 型）和足部流出道不佳（足弓动脉完整性缺失）对于治疗也是重要影响因素。这些特点是血管腔内手术成功的负向预测因素，导致发生即刻和短期严

重肢体不良事件的比例较高[9]。缺血严重程度(晚期营养损害 Rutherford 6 级，WiFI 3～4 级 ）也会对膝下病变 PTA/S 的成功产生负面影响，尤其是当血管内血供重建与血管供血区无关时，具有较高的截肢风险。因此，需要能够维持更久的血供重建[10-12]，单中心经验和前瞻性随机研究（Basil 和 Prevent-Ⅲ）[13, 14]都证明开放手术血供重建比血管内再通维持时间更长久。

这些考量都已包含在 GLOBAL 指南中。指南所发布的决策流程图结合了技术和临床要点，明确如何选择最佳治疗方案。从如何确定与血管供区相关的目标动脉路径开始，分析了以下若干问题，包括 CTO 特点、溃疡或组织缺失的严重程度、感染程度（WiFI 评分）和患者手术风险评估（基于预期寿命）[12]等。在临床事件中，根据指南所提及的算法，即使 PTA/S 在技术上可行，但是开放手术可能仍是膝下动脉重建的首选。因此，开放手术在以下情况可能成为治疗方式的主要选择[6, 9, 11-13, 15]。

- 如果是长段钙化的 CTO 病变。
- 胫动脉直径＜3mm 时。
- 当同侧或对侧自体静脉＞3mm 且可用时（大隐静脉）（肢体无明显 PAD 迹象，踝肱指数≥0.5）。
- 在非血管供区相关血供重建情况下，旁路可以通过侧支循环的建立更长时间满足相邻血管供

血区域的血供。

• 对于需要较长愈合时间的晚期营养损害性病变（Rutherford 6 级或 WiFI 3～4 级）。

• 评估围术期死亡率＜5% 的患者。

相比之下，对于早期 CLTI 和短期非钙化 CTO 患者，如果存在血管供区相关血供重建的情况、手术风险＞5%、较低预期寿命（预期 2 年生存率＜50%），PTA/S 是首选方法。

在这两种情况之间，大量临床情况则需进行个性化评估来确定治疗方案（表 20-1）。

二、外科治疗操作

（一）技术方面

近端吻合部位通常是股总动脉，有时是股浅动脉，很少是股深动脉。在肥胖患者中，当预计腹股沟手术切口会出现并发症或伤口感染时，可以进行更远端的腹股沟斜切口，并可选择股浅动脉近段作为动脉内膜切除术后的吻合部位。为避免股动脉解剖结构中断，方便日后进一步血管腔

内治疗，可以选择端-侧吻合方式。吻合口应尽可能大，尤其是大隐静脉倒置时。建议使用 6-0 聚丙烯缝合线，采用降落伞技术连续缝合。

关于远端吻合部位，操作技术如下所述。

（二）腘动脉与小腿动脉起源

腘动脉在解剖学上分为三段：P1，膝上段（从 Hunter 管至髌骨水平）；P2，膝后腘动脉段（髌骨上缘至关节线）；P3，腘下动脉段［从关节线到胫前动脉（anterior tibial artery，ATA）起点］。本章主要讨论腘动脉 P3 段旁路，因为这是 CLTI 下肢旁路最常见的吻合点（在 Basil 实验中占 35.2%，在 Prevent-Ⅲ 实验中占 23%）[5, 13, 14]。

P3 段可通过小腿内侧间隔室快速显露。在腘动脉-胫动脉-足底动脉旁路移植术中，当内侧切口受到并发症或感染影响，并且无须 GSV 移植时，也可以通过外侧入路进行腘动脉手术。通过内侧入路，可以将适合取材 GSV 的切口与腘动脉 P3 段至胫动脉起点的广泛游离切口相吻合。当预期使用 GSV 作为旁路移植物时，手术切口

表 20-1 血供重建决策过程中建议的关键点

影响血供重建策略决策的因素	支持旁路	支持腔内	诊断工具
胫动脉阻塞长度＞300mm TASC D 型病变	+	–	-US（微创）-CT-DSA（金标准）
胫动脉纤细（＜3mm）	+	–	-US（微创）-CT（金标准）
钙化性狭窄/闭塞	+	–	-US-CT（金标准）
自体静脉条件欠佳	–	+	-US
直接血管小体血供重建	–	+	-US（微创）-CT-DSA（金标准）
间接血管小体血供重建	+	–	-US（微创）-CT-DSA（金标准）
WiFI＞3 级，Rutherford＞5 级	+	–	-ABI-AP-TcPO2
估计 2 年生存率＜50%	–	+	2YLE 评分[16]
估计手术死亡风险＞5%	–	+	血供重建患者的生存预测：30 天、2 年、5 年[17]

US. 超声；CT. 计算机断层扫描；DSA. 数字减影血管造影；ABI. 踝肱指数；AP. 踝压；TcPO2. 经皮血氧饱和度；2YLE.2 年预期寿命

引自 Y. Soga, O.Iida, M.Takahara, et al.Two-yearlife expectancy in patients with critical limb ischemia. JACC Cardiovasc Interv 2015; 8(2): 376.

应与静脉本身直接对应，以防止 GSV 创伤和过度牵拉，尤其是皮肤血供断流，这可能导致手术伤口坏死。GSV 一旦与其分支和隐神经分离并断开，就应将其向内侧移位，以避免打开肌肉筋膜时出现意外损伤。当 P_3 段腘动脉近端必须游离时，有必要切开缝匠肌、股薄肌和半腱肌肌腱。

腓肠肌内侧头向后内侧移位后，腘血管神经束在术区则充分显露。通过将腘静脉向后和向内牵引，并直接进入动脉外膜周围平面，可以很轻松地游离腘动脉。为了进一步显露腘动脉远端，并显露胫前动脉和胫腓干的起点，必须切开比目鱼肌内侧腱弓。切开时必须非常靠近腓肠肌腱弓在胫骨上的附着点，并且必须注意避免损伤胫后（posterior tibial，PT）静脉（走行于比目鱼肌的下表面）。为了便于显露胫前动脉起点，建议从腘动脉开始，借助血管走行，严格进行外膜周围游离。在胫骨前肌周围分离时必须小心，因为有损伤胫骨前间隔室附属静脉的风险。游离胫腓干

（tibioperoneal trunk，TPT）起点时通常需要切断一些比目鱼肌静脉。

腘下旁路的理想桥血管无疑是 GSV；由于无证据支持原位与倒置技术和皮下或筋膜下 GSV 路径两种手术方法的优劣，因此，手术决策常取决于术者偏好[15, 18, 19]。原位技术的优点包括：减少了手术性 GSV 创伤，静脉和动脉吻合口末端的口径更加一致，超声随访期间可以更好控制，在需要再干预和后续补救手术的病例中更容易游离。通过原位技术，在吻合处找到 GSV 和 P_3 段腘动脉之间的正确入射角，并防止膝关节屈曲时扭结或挤压，建议切断鹅足肌腱或在远端旁路段上方（使用已有切口来获取 GSV）到膝下方创建深部隧道。倒置 GSV 技术的优点包括：无瓣膜刀引起的内皮创伤，可节省部分 GSV 长度，易于实现 <45° 的远端吻合理想角度（避免由于吻合口底部血栓形成和内膜增生等并发症发生的血流紊乱）（图 20-1），以及额外获得一个用于旁路

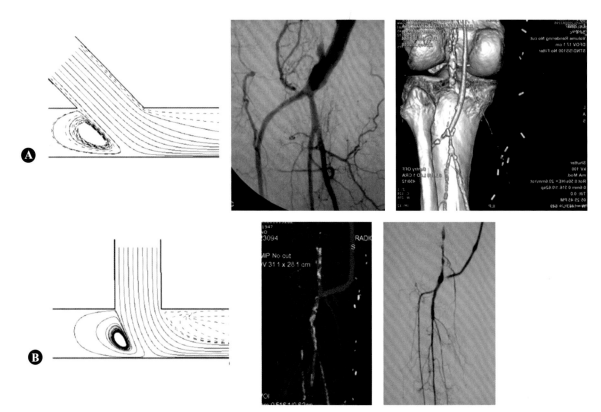

▲ 图 20-1　A. 股动脉 – 膝下腘动脉旁路非原位吻合角度 <45°；B. 股动脉 – 腘动脉旁路原位 90° 吻合角，吻合口底部附近流线减少，涡流和轴向血流速度增加，导致吻合口内膜增生

的筋膜下隧道，它可以在手术伤口裂开或感染情况下保护旁路免受显露。有时，选择非原位 GSV 旁路，除了获得更好的吻合角度和让桥血管在筋膜下间隙走行外，还可获得吻合动脉和静脉更好的一致性尺寸。

（三）胫腓干动脉

胫腓干动脉是少见的搭桥吻合区（在 Basil 试验中仅为 0.5%），但若有条件，使用合适大小的动脉，可以同时对腓动脉和胫后动脉进行直接血供重建。切口与腘窝 P_3 段旁路相同，但稍微向小腿中 1/3 延伸。然而，胫腓干动脉的完全显露更为复杂，并且必须涉及比目鱼肌腱弓部分。胫腓干动脉完全被胫后、腓肠肌和比目鱼肌系统的大静脉分支覆盖。为了显露胫腓干动脉，建议沿着纵向切口，切断尽可能少的静脉连接，为三个腿部区域留下直接静脉回流路径，防止静脉高压和术后水肿。避免大面积损伤深静脉的一个方法是，吻合到腓动脉或胫后动脉的近端，使得逆行血流进入另一个血管，达到血供重建的目的。

（四）胫后动脉

据报道，胫后动脉作为旁路的吻合动脉在

Prevent-Ⅲ 中占 19%，在 Basil 中占 7.8%。从技术角度来看，显露问题因术者水平而异。通过类似于腘窝 P_3 段或胫腓干动脉显露的内侧入路，分离小腿近端 1/3 处的胫后动脉相对比较容易。比目鱼肌腱弓的一部分是必经之路，而且延伸到肌肉纤维中；胫后动脉血管束即位于其下方，比腓动脉更浅。动脉隐藏在胫后静脉之间，必须切断它们之间的（许多）连接以充分显露。当胫后动脉必须游离到更远位置时，如小腿部中部，皮肤切口应该更远。比目鱼肌的肌纤维必须切断，从而断开从胫后动脉主干发出的，为比目鱼、腓肠肌供血的血管。进入小腿中 1/3 是很复杂的，因为胫后动脉很深，并且部分被腓胫骨后肌和趾长屈肌的肌纤维覆盖。为了找到动脉，必须将肌纤维向相反的方向拉开，因此有时会导致肌肉血管出血，而肌肉血管通常较粗壮，以代偿动脉的慢性闭塞病变。最后，在踝关节上方的胫后动脉远端，动脉变得更浅，即在筋膜下，被趾长屈肌肌腱所遮盖（图 20-2）。

在 Basil 试验中，将吻合面分为三段，下 1/3 段更易操作，也是最常用的（64.2%）[13]。在该段，

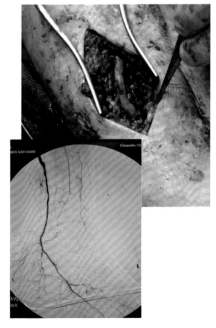
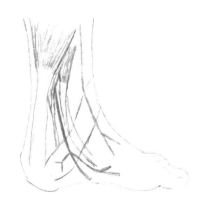

▲ 图 20-2　GSV 旁路吻合于胫后动脉远端，在支撑带完全切断、胫骨后肌和长屈肌肌腱收缩后容易显露
GSV. 大隐静脉

大隐静脉的行程也更近，从而使原位搭桥准备更简易、更快捷。在接受皮质类固醇治疗、BMI＜21kg/m² 等高风险患者中，尽管 VGS 的获取通常使用和显露动脉用的同一切口，但是仍可能导致皮肤缺血，继而使手术伤口裂开，显露旁路血管。另外一个方法是，两个切口对应两条血管，通过筋膜下路径经大隐静脉吻合在胫后动脉上。最后，吻合口上方切口必须在无张力下缝合，否则静脉采集处伤口可能会发生开裂。

（五）胫前动脉

总计 15%（Prevent-Ⅲ 研究中）和 11.1%（Basil 研究中）的旁路吻合在胫前动脉。与其他两条腿部动脉相比，胫前动脉具有其独特特征：其起源于小腿内侧间隔室，大部分走行在胫骨前间隔室，直到延续为足背动脉（dorsal artery，DA）。因此，可以区分三个不同的解剖平面，在这三个平面上可以进行吻合。近端区域很短（从腘动脉 P₃ 段末端到胫骨前间隔室的通道），可以通过与腘动脉 P₃ 段相同的入路和手术方式显露出来。在该段，骨间膜通道和较粗近端 – 侧支将胫前动脉与周围结构相固定。此较粗侧支为胫前返动脉，它指向胫骨平台和腓骨头。胫前动脉在这个层面血供重建时，该侧支通常粗大，因为它是远端胫前动脉侧支循环的主要分支，可确保远端动脉畅通。

为了获得更多的长度，起始处的胫前动脉可以与腘动脉完全分离，或者至少与卫星静脉无粘

连。如有必要，可在近端动脉段进行端 – 端吻合，扩大成"鸟嘴"状。然而，必须仔细选择大隐静脉的长度，并在重建后行膝关节弯曲下 DSA 检查，因为胫前动脉收缩并向上伸展可能会导致扭结和吻合口狭窄（图 20-3）。

对于更远端的胫前动脉吻合，必须从小腿的前外侧去显露动脉。越接近腓骨头，动脉越难分离，因为它位于踇长伸肌纤维之间，在趾长伸肌和胫骨前肌之间。首先，需要通过分开肌肉纤维进行钝性分离，在确定胫前血管后，放置一个深部牵开器，保持趾长伸肌和踇长伸肌向外拉开，胫骨前肌向内拉开（图 20-4）。

越靠近踝部，分离越容易，因为肌肉变薄，直至踝间线附近变成肌腱。从小腿中 1/3 开始，越远端越易显露，从内侧间室到前间室的旁路移植更符合解剖学结构，扭结风险更小。最后，在踝关节层面，胫前动脉在成为足背动脉之前，仅被伸肌肌腱的纤维支持带覆盖。这种非常坚硬和厚实的结构必须完全切除，不仅要显露动脉，还要防止吻合口以后受到挤压（图 20-5）。

（六）腓动脉

腓动脉是三条胫骨动脉中唯一一条在足背部和足底循环上没有直接动脉连接的血管。腓动脉为比目鱼肌、胫后动脉和足趾屈肌提供了许多侧支，在胫后动脉慢性闭塞患者中起到了代偿作用。其末端有两个分支：外踝后动脉和跟骨外侧

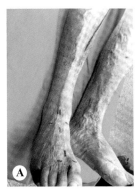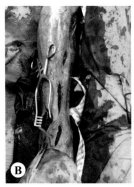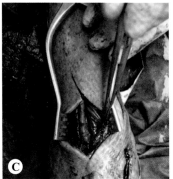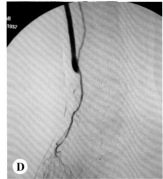

▲ 图 20-3　股动脉 – 足背动脉旁路的足背处吻合口，使用筋膜下 GSV 路径，避免高危患者（BMI＜21kg/m²，皮质类固醇治疗，糖尿病）的移植物显露
GSV. 大隐静脉

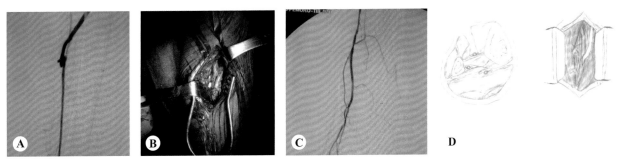

▲ 图 20-4 小腿中上 1/3 处行股 – 胫前动脉旁路：动脉位于胫骨前肌和伸肌之间的前方

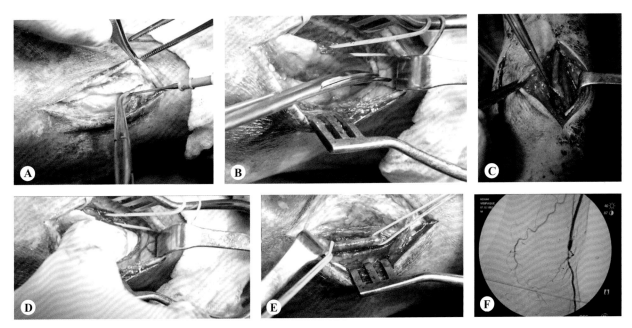

▲ 图 20-5 远端胫前动脉动脉显露：完整的支持带部分延伸至前筋膜室，伸肌腱收缩

支。正常情况下，这些分支不供应足背和足底血管，但在胫前动脉和胫后动脉慢性闭塞的情况下，它们会变得粗大，并分别供应足背动脉和足底动脉。此外，在这些终末支之前，腓动脉有一个穿支，通过骨间膜。连接至远端胫前动脉，还有一个内侧交通支，与远端胫后动脉相连（图 20-6）。

在 Basil 和 Prevent-Ⅲ 试验中，分别有 10% 和 19% 的患者使用腓动脉进行远端旁路吻合术。

近端和中段腓动脉段的手术游离是通过内侧进入后间室（通过用于显露腘动脉 P₃ 段的相同切口，但是更向远心端）进行的，并且必须涉及比目鱼肌腱弓部分。在比目鱼肌处，必须注意结扎通向动脉的静脉汇合处（通常为两处）。在比目鱼肌分离后，腓动脉与胫后动脉相比，走行更深。在中段和远端，许多动脉壁的卫星静脉之间存在静脉连接，从而使动脉的游离更加复杂。最远端 1/3 动脉的游离最好通过侧入路实现。腓骨显露后，穿过足趾伸肌，必须切除一段腓骨，并小心避免损伤下方腓动脉血管束，该血管束非常靠近骨骼。从这个切口可以很容易地接近腓骨远端血管主干。

（七）足背动脉

足背动脉是胫前动脉的自然解剖延续，从踝间线开始出现两个侧支，从而形成外踝部血管网（与来自腓动脉的外踝支相连）和内踝支。在这

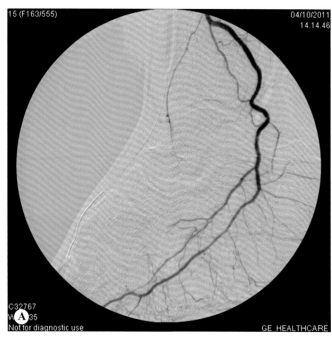
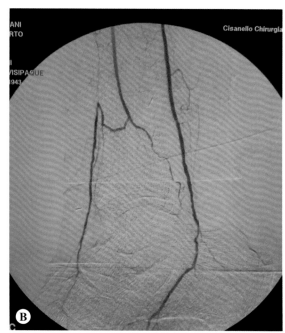

▲ 图 20-6 腓动脉前穿支或后穿支重建足背或足底动脉

个水平上，足背动脉位于第一跨趾长伸肌和趾长伸肌肌腱之间。为了显露动脉，必须切断腿的交叉韧带（也称为伸肌支持带）。紧接着向远端游离，足背动脉位于浅表，可以通过分开两条长伸肌的肌腱来分离。最重要的侧支是跗外侧动脉，为跗骨提供血液，该分支本身可以作为旁路远端吻合点（图 20-7）。

足背动脉的终末支是趾间动脉起源的弓状动脉，以及与足底外侧动脉深支吻合的深穿支，从而在足背部和足底系统之间建立了一条直接的通路（图 20-8）。

当使用倒置大隐静脉搭桥技术时，为了到达足背动脉，静脉走行路径可以是皮下或深静脉旁（在这种情况下，隧道必须穿过骨间膜）。对于原位搭桥，大隐静脉从小腿内侧到前部的皮下隧道至关重要，因为它不能太深，避免伸肌肌腱走行过程中压迫静脉，也不能过于浅表，因为有上层覆盖皮肤缺血的可能，尤其是胫骨嵴前侧皮肤。随着皮下隧道穿越骨间膜，肌肉滋养血管和腓骨侧主要分支撕裂出血的风险就会越大。因此，建议在穿破骨间膜之前进行充分显露，以避免腓骨

侧分支损伤。在皮下或筋膜下建立静脉移植物隧道前，另有一可行操作是扩大延长近端前间隔室筋膜切口，防止血管重建后肌肉水肿或血肿压迫静脉移植物。

即使足背动脉的显露不需要完全或部分切断伸肌支持带，也强烈建议进行切口，防止在踝关节屈曲和伸展期间压迫旁路血管。关闭伤口时，为避免再次压迫，建议不缝合筋膜。此外，为了促进皮肤伤口的愈合，建议减少皮肤边缘张力，敞开用于大隐静脉取材的切口（图 20-9）。

（八）足底动脉

足底动脉紧邻内踝下方，有一个共同的主干，内踝有两个重要的侧支，更重要的是，还有一个进入跟骨网络的跟骨支，也由腓动脉的终末支供血（图 20-10）。

足底动脉可以轻易通过踝下纵弯切口和屈肌支持带切开显露，因为其位于胫骨后肌的肌腱和趾长屈肌之间，应将周围组织展开以充分显露。最远端部分被第一趾外展肌边缘所覆盖，足底内侧和外侧动脉分叉的显露则需穿过这些肌纤维。足底内侧动脉显露涉及大跨趾外展肌远端更宽的

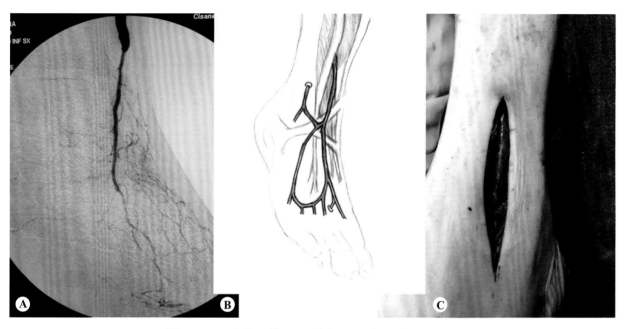

▲ 图 20-7　腘动脉 – 跗外侧动脉旁路，趾间动脉侧支血管重建

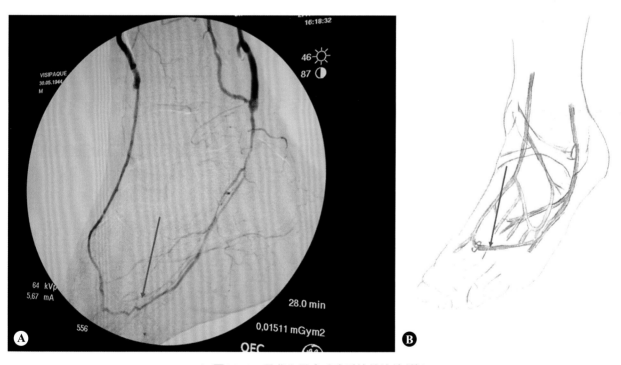

▲ 图 20-8　足背和足底动脉系统的连接（箭）

肌纤维段，它可以作为搭桥的吻合区。相比之下，足底外侧动脉显露也需要切开更大范围的足底腱膜和趾屈肌纤维（图 20-11）。

　　为了使原位大隐静脉旁路从踝下水平到达足底动脉，建议完全游离大隐静脉，可在踝下和踝上水平各行一个切口。大隐静脉一旦分离，必须将其从踝上切口经隧道送至踝下切口，显露出足底内侧动脉。支持带必须完全切断，为桥血管通

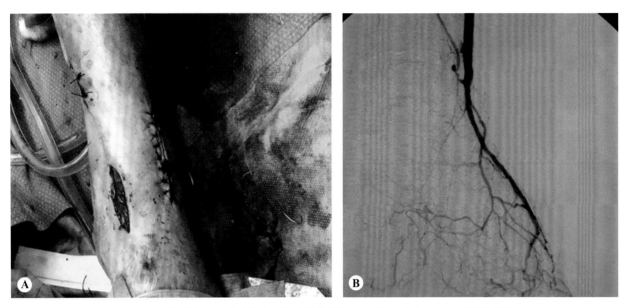

▲ 图 20-9　股动脉 – 足背动脉旁路和大隐静脉切口，保证吻合口上方组织的低张力

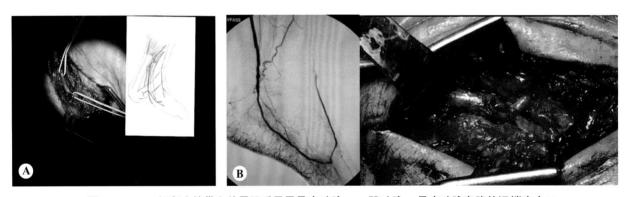

▲ 图 20-10　A. 切断支持带和外展肌后显露足底动脉；B. 股动脉 – 足底动脉旁路的远端吻合口

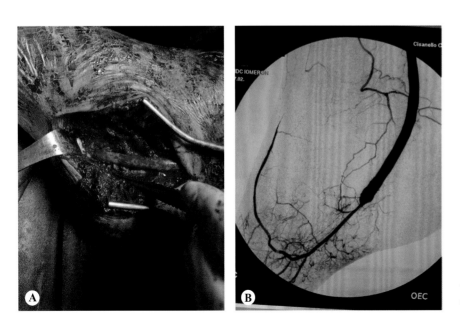

◀ 图 20-11　腘动脉 – 足底外
侧动脉旁路：跖筋膜较宽的部分

过创造足够空间，防止压迫。此外，在这种情况下，保持大隐静脉取材的皮肤切口敞开状态，以保持覆盖吻合口的皮肤切口"无张力"状态。

在任何膝下搭桥手术结束时，必须进行 DSA 或超声检查，检查血流、搭桥路径是否正确，以及可能影响搭桥通畅的任何技术差错。有时，提前计划辅助 PTA/S 手术可优化搭桥流入道或改善

靶血管区域灌注。

如果可行，可以运用流量计预测旁路通畅性。对于血流量＜99ml/min 的移植物，预期预后较差；而血流量＞165ml/min 的移植物成功概率较高。表 20-2 汇总了胫动脉和足部手术血供重建结果。

总之，胫动脉旁路 1 年一期通畅率在 62.3%～

表 20-2 膝下旁路的通畅率和肢体挽救率

	1 年主要 / 辅助通畅率	5 年主要 / 辅助通畅率	肢体挽救 1/5 年
胫动脉旁路			
Szilagyi[20]	NA/NA	37%/NA	NA/NA
Schneider[21]	NA/NA	61%/79%（3 年）	87%（3 年）
Shah[22]	90.7%/98.3%	74.9%/82.6%	97.9%/93.3%
Shah[23]	83.9%/91%	72%/82.6%	97%/95%
Conte[24]	NA/NA	63%/73%	NA/85%
Reed[25]	NA/NA	62%/67%	NA/81%
Neville[26]	86%/NA	NA/NA	82%/NA
Gargiulo[27]	62.3%/NA	52.9%/NA（3 年）	76.7%/70.9%（3 年）
Suckow[28]	73%/NA	NA/NA	87%/NA
Uhl[29]	NA/NA	68.2%/69.8%（3 年）	81.8%（3 年）
Hicks[30]	73%/83%	NA/NA	86%/NA
Uhl[31]	64.8%/69%	49.7%/52.8%（3 年）	87.5%/73%（3 年）
Reifsnyder[32]	66%/78%	55%/64%	88%（2 年）
Saarinen[33]	71.2%/76.5%	59.7%/69.3%	78.6%/72.0%
Kaisar[34]	87%/88%	61%/72%（4 年）	92%（4 年）
Enzmann[35]	55%/59%	47%/52%（3 年）	96%/91%（3 年）
膝下腘动脉旁路			
Pereira[36]	NA	68.9%/77.8%	NA
Hunik Metanalysis[37]	NA	66%	NA
Uhl[38]	75.3%/79.1%	55.5%/66.8%	95.5%/90.0%
Schanzer[39]	63%/80.1%	NA	NA

NA. 未分析数据

90.7%，辅助通畅率可达 98.3%。5 年一期通畅率为 37%～76.6%，辅助通畅率为 82.6%[20-40]。关于踝下旁路术，2016 年，Saarinen 报道 1 年的一期通畅率为 71.2%（辅助通畅率 76.5%），5 年为 59.7%（辅助通畅率 69.3%）[33]。

远端血供重建的围术期药物治疗对于降低死亡率 / 并发症率和保持旁路通畅至关重要。如果存在既往心血管疾病、全身炎症反应综合征或缺血再灌注损伤，可能会发生重大心血管事件和重大肢体不良事件。药物治疗旨在预防或治疗这些并发症，可能需要细菌培养指导的抗生素治疗、晚期伤口护理（真空辅助封闭治疗）、早期足部坏死感染组织清创术和非失能的足部截肢术。PAD 患者通常建议进行单一抗血小板治疗，目前没有证据表明双联抗血小板疗法有更好的旁路通畅性，但可用于改善 PTA/S 手术患者流入和流出道。在后一种情况下，双重抗血小板治疗应至少持续 1 个月。在有高失败风险的病例中（静脉质量差、桥血管静脉拼接或流出道不良），抗凝血药（除单一抗血小板治疗外）可改善一期通畅性。他汀类药物尚未在 CLTI 血供重建的随机研究中进行评估，但前瞻性分析表明，他汀类药可能有益。应在第 1 年每 3 个月安排一次密切临床随访，然后在 2 年内每 6 个月进行一次随访，评估皮下移植物及可触及的远端动脉搏动、ABI 和 DUS 检查。ABI 降低 0.15 可提示 VGS 狭窄，收缩期峰值血流速度增加（PSV＞300cm/s，PSVR＞3.5）则提示指标更好。

结论

血管内手术时代的膝下旁路仍然发挥着重要作用，不仅是 PTA/S 尝试失败后的补救治疗，而且是动脉 CTO 解剖特征和临床条件（局部和全身）合适时的主要选择。一般来说，PTA/S 的技术和临床成功率较低。

计划和实施此类旁路，需将超声检查信息与 DSA 或 CTA 数据相结合，进行详尽而准确的术前评估。强烈建议外科医生亲自进行超声检查（图 20-12）。

对于每个病例，在最后一次吻合后，都要对血供重建进行质量控制。尽管本章着重于讨论远端血供重建的外科技术方面，但实践中成功治疗 CTLI 必须是多学科合作，包括诊断阶段、治疗阶段及血供重建后。

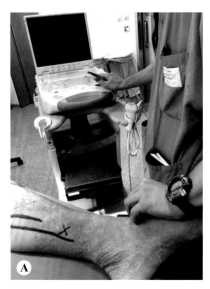
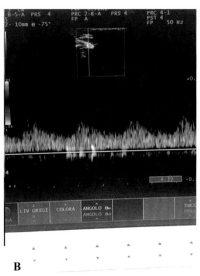
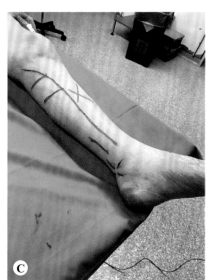

▲ 图 20-12 为旁路行 DUS 检查：皮肤标记动脉和 GVS 切口

GVS. 大隐静脉

参考文献

[1] Society for Vascular Surgery Lower Extremity Guidelines Writing Group, Conte MS, Pomposelli FB, Clair DG, Geraghty PG, McKinsey JF, et al. Society for Vascular Surgery practice guidelines for atherosclerotic occlusive disease of the lower extremi-ties: management of asymptomatic disease and claudication. J Vasc Surg 2015; 61:2S-41S.

[2] Hirsch AT, Criqui MH, Treat-Jacobson D, Regensteiner JG, Creager MA, Olin JW, et al. Peripheral arterial disease detection, awareness and treatment in primary care. JAMA 2001;286:1317-24.

[3] Marso SP, Hiatt WR. Peripheral arterial disease in patients with diabetes. J Am Coll Cardiol 2006;47:921-9.

[4] Nehler MR, Duval S, Diao L, Annex BH, Hiatt WR, Rogers K, et al. Epidemiology of peripheral arterial dis-ease and critical limb ischemia in an insured national population. J Vasc Surg 2014;60:686-95 e.2.

[5] Nativel M, Potier L, Alexandre L, Baillet-Blanco L, Ducasse E, Velho G, et al. Lower extremity arterial disease in patients with diabetes: a contemporary narrative review. Cardiovasc Diabetol 2018;17:138.

[6] Graziani L, Silvestro A, Bertone V, Manara E, Andreini R, Sigala A, et al. Vascular involvement in diabetic subjects with foot ulcer: a new morphologic categorization of disease severity. Eur J Vasc Endovasc Surg 2007;33:453-60.

[7] Faglia E. Characteristics of peripheral arterial disease and its prevalence to the diabetic population. Int J Low Extrem Wounds 2011;10:152-66.

[8] Aiello A, Anichini R, Brocco E, Caravaggi C, Chiavetta A, Cioni R, et al. Treatment of peripheral arterial disease in diabetes: a consensus of the Italian Societies of Diabetes (SID, AMD), Radiology (SIRM) and Vascular Endovascular Surgery (SICVE). Nutr Metab Cardiovasc Dis 2014;24:355-69.

[9] Iida O, Soga Y, Yamauchi Y, Hirano K, Kawasaki D, Tazaki J, et al. Anatomical predictors of major adverse limb events after infrapopliteal angioplasty for patients with critical limb ischemia due to pure isolated infrapoplite-al lesions. Eur J Vasc Endovasc Surg 2012;44:318-24.

[10] Mills Sr JL, Conte MS, Armstrong DG, Pomposelli FB, Schanzer A, Sidawy AN, et al. The society for vascular surgery lower extremity threatened limb classification system: risk stratification based on wound, ischemia, and foot infection (WIfI). J Vasc Surg 2014;59:220-234.e1-2.

[11] Spillerova K, Settembre N, Biancari F, Alback A, Venermo M. Angiosome target PTA is more important in endovascular revascularization than in surgical revascularization: analysis of 545 patients with ischemic tissue lesions. Eur J Vasc Endovasc Surg 2017;53:567-75.

[12] Conte MS, Bradbury AW, Kolh P, et al. Global vascular guidelines on the management of chronic limb-threatening ischemia. J Vasc Surg 2019;69:3S-125S.e40.

[13] Bradbury AW, Adam DJ, Bell J, Forbes JF, Fowkes GR, Gillespie I, et al. Bypass versus Angioplasty in Severe Ischemia of the Leg (BASIL) trial: an intention-to-treat analysis of amputation-free and overall survival in patients randomized to a bypass surgeryfirst or a balloon angio-plasty-first revascularization strategy. J Vasc Surg 2010;51:5S-17S.

[14] Conte MS, Bandyk DF, Clowes AW, Moneta GL, Seely L, Lorenz TJ, et al. Results of PREVENT III: a mul-ticenter, randomized trial of edifoligide for the prevention of vein graft failure in lower extremity bypass surgery. J Vasc Surg 2006;43:742-51 discussion: 751.

[15] Conte MS. Challenges of distal bypass surgery in patients with diabetes: patients' selection, tech-niques and outcomes. J Vasc Surg 2010;52:96S-103S.

[16] Soga Y, Iida O, Takahara M, et al. Two-yearlife expectancy in patients with critical limb ischemia. JACC Cardiovasc Interv 2015;8(2):376.

[17] Simons J, Schanzer A, Flahive JM, Osborne N, Mills JL, Bradbury AW, et al. Survival prediction in patients with chronic limb threatening ischemia who undergo infrainguinal revascularization. J Vasc Surg 2019;69:137S-151SS.

[18] Harris PL, How TV, Jones DR. Prospectively randomized clinical trial to compare in situ and re-versed saphenous vein grafts for femoropopliteal bypass. Br J Surg 1987;74:252-5.

[19] Guo Q, Huang B, Zhao J. Systematic Review and Meta-analysis of Saphenous Vein Harvesting and Grafting for Lower Extremity Arterial Bypass. J Vasc Surg 2021;73:1075-86.

[20] Szilagyi DE, Hageman JH, Smith RF, Elliott JP, Brown F, Dietz P. Autogenous vein grafting in femoropopliteal atherosclerosis: the limits of its effectiveness. Surgery 1979;86(6):836-51.

[21] Schneider JR, Walsh DB, McDaniel MD, Zwolak RM, Besso SR, Cronenwett JL. Pedal bypass vs tib-ial bypass with autogenous vein: a comparison of outcome and hemodynamic results. J Vasc Surg 1993;17(6):1029-38 discussion 1038-40.

[22] Shah DM, Darling 3rd RC, Chang BB, Bock DE, Leather RP. Durability of short bypasses to infra-genicular arteries. Eur J Vasc Endovasc Surg 1995;10(4):440-4.

[23] Shah DM, Darling 3rd RC, Chang BB, Fitzgerald KM, Paty PS, Leather RP. Long-term results of in situ saphenous vein bypass. Analysis of 2058 cases. Ann Surg 1995;222(4):438-46 discussion 446-8.

[24] Conte MS, Belkin M, Upchurch GR, Mannick JA, Whittemore AD, Donaldson MC. Impact of increasing comorbidity on infrainguinal reconstruction: a 20-year perspective. Ann Surg 2001;233 (3):445-52.

[25] Reed AB, Conte MS, Belkin M, Mannick JA, Whittemore AD, Donaldson MC. Usefulness of autoge-nous bypass grafts originating distal to the groin. J Vasc Surg 2002;35(1):48-54 discussion, 54-5.

[26] Neville RF, Capone A, Amdur R, Lidsky M, Babrowicz J, Sidawy AN. A comparison of tibial artery by-pass performed with heparin-bonded expanded polytetrafluoroethylene and great saphenous vein to treat critical limb ischemia. J Vasc Surg 2012;56 (4):1008-14.

[27] Gargiulo M, Giovanetti F, Bianchini M. C, Freyrie A,

Faggioli G, Muccini N, et al. Bypass to the ankle and foot in the era of endovascular therapy of tibial disease. Results and factors influencing the outcome. J Cardiovasc Surg 2014;55(3):367-74.

[28] Suckow BD, Kraiss LW, Stone DH, Schanzer A, Bertges DJ, Baril DT, et al. Vascular Study Group of New England. Comparison of graft patency, limb salvage, and antithrombotic therapy between prosthetic and autogenous belowknee bypass for critical limb ischemia. Ann Vasc Surg 2013;27(8):1134-45. Available from: https://doi.org/10.1016/j.avsg.2013.01.019 Epub 2013 Sep 5.

[29] Uhl C, Hock C, Betz T, Greindl M, Töpel I, Steinbauer M. Comparison of venous and HePTFE tibial and peroneal bypasses in critical limb ischemia patients unsuitable for endovascular revascularization. Vascular 2015;23(6):607-13. Available from: https://doi.org/10.1177/1708538114568701 Epub 2015 Jan 26.

[30] Hicks CW, Najafian A, Farber A, Menard MT, Malas MB, Black 3rd JH, et al. Below-knee endovascular interventions have better outcomes compared to open bypass for patients with critical limb ischemia. Vasc Med (London, England) 2017;22(1):28-34. Available from: https://doi.org/10.1177/1358863X16676901 Epub 2016 Dec 9.

[31] Uhl C, Hock C, Ayx I, Zorger N, Steinbauer M, Töpel I. Tibial and peroneal bypasses in octogenarians and nonoctogenarians with critical limb ischemia. J Vasc Surg 2016;63(6):1555-62. Available from: https://doi.org/10.1016/j.jvs.2015.12.053 Epub 2016 Feb 28.

[32] Reifsnyder T, Arhuidese IJ, Hicks CW, Obeid T, Massada KE, Khaled A, et al. Contem-porary outcomes for open infrainguinal bypass in the endovascular era. Ann Vasc Surg 2016;30:52-8. Available from: https://doi.org/10.1016/j.avsg.2015.10.003 Epub 2015 Nov 6.

[33] Saarinen E, Kauhanen P, Soderstrom M, Alback A, Venermo M. Long.term results of inframalleolar bypass for critical limb ischemia. Eur J Vasc Endovasc Surg 2016;52:815-22.

[34] Kaisar J, Chen A, Cheung M, Kfoury E, Bechara CF, Lin PH. Comparison of propaten heparin-bonded vascular graft withdistal anastomotic patch versus autogenous saphenous vein graft in tibial artery by-pass. Vascular 2018;26(2):117-25. Available from: https://doi.org/10.1177/1708538117717141 Epub 2017 Aug 23.

[35] Enzmann FK, Eder SK, Aschacher T, Aspalter M, Nierlich P, Linni K, et al. Tibiodistal vein by-pass in critical limb ischemia and its role after unsuccessful tibial angioplasty. J Vasc Surg 2018;67(4):1191-8. Available from: https://doi.org/10.1016/j.jversus.2017.07.127 Epub 2017 Sep 28.

[36] Pereira C, Albers M, Romiti M, Brochado-Neto FC, Bragana Pereira CA. Meta-analysis of fem-oropopliteal bypass grafts for lower extremity arterial insufficiency. J Vasc Surg 2006;44:510-17.

[37] Hunik MG, Wong JB, Donaldson MC, Meyerovitz MF, Harrington DP. Patency results of percutane-ous and surgical revascularization for femoropopliteal arterial disease. Med Decis Mak 1994;14:71-81.

[38] Uhl C, Grosch C, Hock I, Topel M, Steinbauer M. Comparison of long-term outcomes of heparin bonded polytetrafluoroethylene and autologous vein below knee femoropopliteal bypasses in patients with critical limb ischemia. Eur J Endovasc Surg 2017;54:203-11.

[39] Schanzer A, Hevelone N, Owens CD, Belkin M, Bandyk DF, Clowes AW, et al. Tech-nical factors affecting autogenous vein graft failure: observation from a large multicenter trial. J Vasc Surg 2007;46:1180-90.

[40] Mohapatra A, Henry JC, Avgerinos ED, Boitet A, Chaer RA, Makaroun MS, et al. By-pass versus endovascular intervention for healing ischemic foot wounds secondary to tibial arterial disease. J Vasc Surg 2018;68(1):168-75. Available from: https://doi.org/10.1016/j.jversus.2017.10.076.

推荐阅读

[1] Antoniou GA, Georgiadis GS, Antoniou SA, Makar RR, Torella F. Bypass surgery for chronic lower limb ischaemia. Cochrane Database Syst Rev 2017;4(4);CD002000.

[2] Nierlich P, Enzmann FK, Metzger P, Dabernig, Aspalter M, Akhavan F, et al. Alternative venous conduits for below knee bypass in the absence of ipsilateral great saphenous vein. Eur J Vasc Endovasc Surg 2020;60:403-409.

第21章 膝下动脉重度肢体缺血的腔内治疗依据

Below-the-knee arteries—the why and how of endovascular treatment

Antonio Rampoldi　Fabiane Barbosa　Angela Alfonsi　Francesco Morelli
Pietro Brambillasca　Marco Solcia　著
杨　淼　译

患有腘下动脉闭塞性疾病的重度肢体缺血（critical limb ischemia，CLI）患者，通常具有复杂的、广泛的多支血管病变，特别是在糖尿病和肾衰竭患者中[1-4]。这些症状是由于动脉粥样硬化导致动脉狭窄，进而引起腿部和足部血流受限所致。组织灌注减少，临床上导致静息痛，或者当存在溃疡时，溃疡难以愈合，可能伴有继发感染和坏疽[2, 5, 6]。CLI代表外周动脉疾病的终末阶段，CLI的治疗目标是缓解缺血性疼痛，通过促进伤口愈合来预防截肢，并改善患者的下肢功能，从而提高生活质量、降低死亡率[2-6]。

使用人工血管移植物或更优选的自体静脉移植物进行股浅动脉远端-膝下（below-the-knee，BTK）动脉旁路手术是传统的治疗选择[2]；然而，血管介入放射学的不断进步使CLI治疗的模式发生改变。与开放手术相比，CLI患者的BTK血管腔内治疗的并发症发生率和死亡率较低，并且疗效相当[1, 7-11]。间歇性跛行患者通常不需要腔内治疗[2-6]。

BTK血管介入治疗有几种策略，但应根据患者整体状态、患者个人倾向、解剖和病变特征、肢体血流动力学、可用技术资源和医生经验对治疗进行个性化调整。

一、膝下血管和足部血管解剖

BTK血管由三条胫骨旁血管组成：胫前动脉（ATA）、胫后动脉（posterior tibial artery，PTA）和腓动脉（peroneal artery，PA）。三条血管在踝关节的分布（踝关节分布模式）具有很高的变异性，可以根据主要模式分为平衡循环（ATA和PTA是共同优势动脉）、前优势PA、后优势PA和单一优势PA（PA是唯一供应足部的膝下血管）[12]（图21-1）。

足部的血管解剖结构包括两个主要的循环通路，即背侧循环和足底循环，它们与PA分支一起供应足部的不同区域[13, 14]。

背侧分布：背侧循环的主要血管是足背动脉（dorsal pedidis artery，DPA），其分支为跗骨内侧动脉、跗骨外侧动脉和弓状动脉。

足底分布：远端PTA（也称为足底总动脉）分叉为内侧足底动脉（medial plantar artery，MPA）和外侧足底动脉（lateral plantar artery，

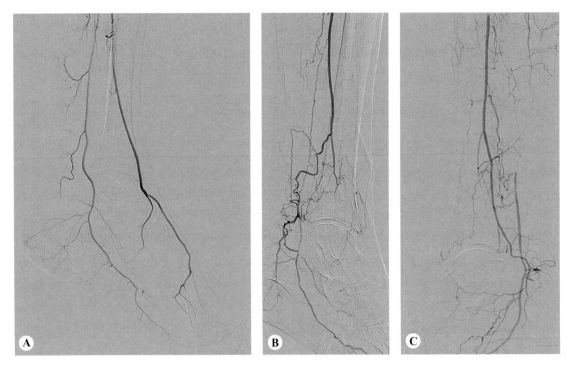

▲ 图 21-1　A. 平衡循环（ATA 和 PTA 是共优势动脉）；B 和 C. 单一优势 PA（PA 是唯一供应足部的膝下血管）
ATA. 胫前动脉；PA. 腓动脉；PTA. 胫后动脉

LPA）动脉[13, 14]。背侧和足底循环之间的解剖吻合影响远端血流和血供重建策略。主要的足背 - 足底连接被称为足底环，其由第一跖骨间隙中的 DPA 通过深穿支动脉与足底 LPA 吻合组成。深部足弓或足底内侧动脉与跗内侧动脉之间的通路狭窄，但在足底环闭塞或前足截肢的情况下可能占主导地位[12, 14]。

二、足踝血管供血区

临床上已经提出了血管区域模型的概念来设计 CLI 患者的保肢治疗。血管区域可以定义为基于动脉节段或分布的皮肤和肌肉、肌腱、神经和骨骼的血管区域[15-19]。足部和踝关节血管区域与主干 BTK 动脉相关。根据该模型，足部可分为六个血管区域：三个血管区域来自 PTA，供应足趾、足底和足跟内侧的网状空间（足底血管区域）；一个来自 ATA，供应足趾背侧和足背侧（背侧血管区域）；两个血管区域来自腓动脉，供应踝关节外侧和足跟外侧（腓动脉血管区域）。最近研究表明，基于血管区域模型，通过血管成形

术实现最合适的直接血流对于无截肢生存具有重要的临床意义[18]。

三、TASC 病变分型

TASC 指导委员会[6] 更新的膝下病变分型结合了一些特征，试图解决膝下多血管的解剖结构特点。单支小腿动脉病变伴其他血管通畅，不会导致需要血供重建的严重肢体缺血。动脉闭塞的多种解剖模式可能引起的多血管病变会导致远端动脉灌注显著减少[6]。

TASC 指导委员会还提出了 CLI 中基于伤口、缺血和足部感染（wound，ischemia，and foot infection，WiFI）的下肢肢体威胁性分型[20]。这种分型方法能够根据病变分类组成部分的严重程度，评估血供重建的风险和益处及截肢风险（图 21-2 和图 21-3）。

四、重度肢体缺血血供重建的目标

血供重建的目标可以总结为两个概念："完全血供重建"和"伤口相关血供重建"。基于腿

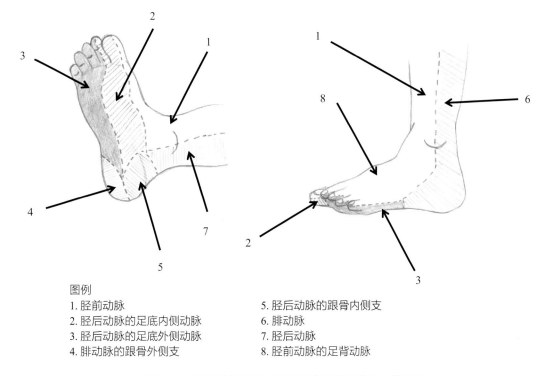

图例
1. 胫前动脉
2. 胫后动脉的足底内侧动脉
3. 胫后动脉的足底外侧动脉
4. 腓动脉的跟骨外侧支
5. 胫后动脉的跟骨内侧支
6. 腓动脉
7. 胫后动脉
8. 胫前动脉的足背动脉

▲ 图 21-2　基于胫前动脉、胫后动脉和腓动脉的血管区域

引自 van den Berg JC. Angiosome perfusion of the foot: An old theory or a new issue?Seminars in Vascular Surgery 31 (2018) 56-65

部血管通畅数量进行的糖尿病 CLI 患者经皮血供重建的临床成功率分析[21]，表明"完全"血供重建优于"部分"血供重建。还评估了胫前或胫后动脉血管成形术比腓动脉[22]的血管成形术具有更好的结果。CLI 血供重建的主要目的是恢复足够的血供，以尽可能达到最好血供来促进伤口愈合。这对于具有广泛组织损伤和感染的患者尤为重要，其中病变不限于单个血管供血区域，而是扩展到邻近的组织或其他血管供区[12, 14]。

直接血供重建取决于流出道分布范围。弥漫性病变和远端小血管病变（糖尿病和终末期肾病）患者可能需要到达伤口相关动脉的直接血流，并通过远端－侧支血管（足底和腓动脉分支）恢复伤口血流。直接血供重建优于间接血供重建。伤口相关动脉的概念对于外科创伤、外科皮瓣和前足截肢的病例具有重要价值。

五、术前计划

髂动脉、股总动脉、股浅动脉和腘动脉的

评估对于选择治疗方式和手术计划（穿刺部位、器材、手术时间）至关重要。髂动脉和股总动脉的通畅性评估对于选择同侧顺行入路或对侧逆行股总动脉入路至关重要[23]。最佳术前成像还应确定腘下动脉病变的解剖位置和走行范围，并提供足部远端血管的详细信息：尤其是长段闭塞的情况下，应确定能进入真腔的远端靶血管。

最佳术前影像选择取决于患者具体情况和每种辅助检查的优缺点，包括 DUS、CTA、CE-MRA 的各种技术和 DSA[2, 23-26]。

DUS 依赖于操作者技术，尽管腘下动脉评估受到流入道闭塞、肥胖和钙化的影响，但它仍可用于评估动脉形态和未闭塞的流出道血管[27]。

Angio-CT 受到小直径钙化动脉的影响较大，其中血管壁中钙的存在可能导致"calcium-blooming"效应或射束硬化之类的伪影，这可能会妨碍评估狭窄的百分比。小口径 BTK 流出血管最好通过时间分辨 CE-MRA 和超选择性 DSA

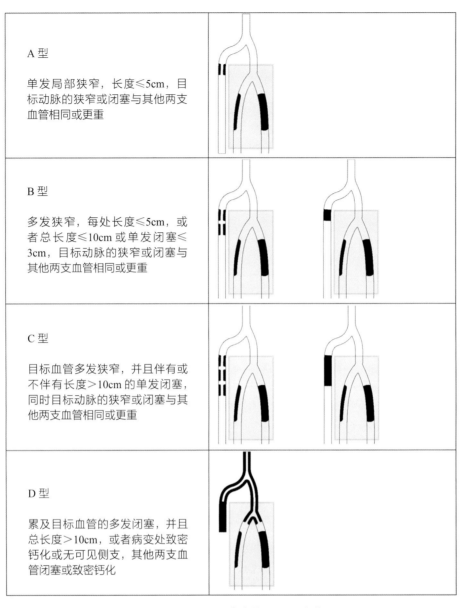

A 型

单发局部狭窄，长度≤5cm，目标动脉的狭窄或闭塞与其他两支血管相同或更重

B 型

多发狭窄，每处长度≤5cm，或者总长度≤10cm 或单发闭塞≤3cm，目标动脉的狭窄或闭塞与其他两支血管相同或更重

C 型

目标血管多发狭窄，并且伴有或不伴有长度>10cm 的单发闭塞，同时目标动脉的狭窄或闭塞与其他两支血管相同或更重

D 型

累及目标血管的多发闭塞，并且总长度>10cm，或者病变处致密钙化或无可见侧支，其他两支血管闭塞或致密钙化

▲ 图 21-3　腘下病变的 TASC 分类

来评估，导管位于腘下三分叉上方[14, 24, 28]。据报道，CE-MRA 在糖尿病患者中，能检测到比选择性 DSA 更多的远端足部动脉，这一事实可能会影响术前和术中 BTK 血供重建策略[29]。然而，MRA 对支架内狭窄的评估能力较差[23]。在同一疗程中需结合后续介入治疗时应选择 DSA。

应充分评估静脉注射对比剂的风险，其中含碘对比剂可导致对比剂肾病，钆可能导致肾源性系统性纤维化[30, 31]。对于对比剂禁忌证的患者，可以考虑非增强 MRA 或 CO_2 血管造影[32-34]。

六、治疗策略

经皮再通的第一步是成功通过血管病变。可使用专用的 0.018 英寸（约 0.46mm）或 0.014 英寸（约 0.36mm）导丝、支撑导管和导引鞘管。再通可以使用顺行和逆行技术进行。

BTK 动脉病变是两种不同病因的结果：中膜钙化和内膜动脉粥样硬化斑块。虽然有几种器械可用于血管内治疗，但球囊血管成形术仍然是治疗的主要手段。球囊血管成形术的机制包括外膜拉伸、中膜坏死、夹层或斑块破裂。最佳的球囊血管成形术需要仔细注意血管钙化的程度、适当的血管直径、使用长球囊长时间扩张[35]。

迄今为止，鲜有研究对 BTK 动脉的血管成形术和支架置入术达成共识。然而，研究已经证明了在 CLI[40] 的情况下，在足部动脉和足底动脉中使用标准内膜下或腔内再通技术进行肢体挽救的原理、安全性和可行性。

几种辅助血管内装置，包括斑块切除术、冷冻成形术、切割球囊和激光，已被证明在腘下血管中是可行和安全的[41-44]。

顺行再通：腔内方法应该是每种类型病变的首选方法。使用可塑形的尖端、亲水的 0.014 英寸导丝和支撑导管或球囊导管。当传统的腔内血供重建失败时，策略可以根据血管特点和病变而改变，在钙化血管或短闭塞病变中可以选择使用"平行导丝"技术或先进的 CTO 导丝[12, 23]。

BTK 慢性完全闭塞定义为持续 30 天以上的 100% 动脉闭塞，是一项技术挑战。腘下区域的 CTO 通常是弥漫性和广泛性的，并且可以在高达 55% 的患者中存在[4, 45, 46]。CTO 病变通常由广泛的钙沉积物组成，根据操作者的经验，失败率为 20% 甚至更高[45]。BTK CTO 可导致手术时间延长、辐射暴露增加、对比剂用量增多、夹层概率增加、动静脉瘘形成和动脉穿孔的可能性增加[45]。此外，在处理 BTK 并发症时，补救性选择有限。

在长 CTO 及非钙化或点状钙化血管中，可以使用内膜下通过。通常在胫骨动脉中使用 0.035 英寸（约 0.89mm）或 0.018 英寸 V-18 导丝（Boston Scientific Corporation），在足动脉中使用 0.018 英寸 V-18 导丝及支撑导管或球囊导管（Sterling Balloon Catheter）。通常通过推动导丝形成环状并用支撑导管跟随 U 形襻以撕开内膜下空间，直至返回远端真腔。在再入真腔处，重要的是避免损坏健康的远端血管（图 21-4）。

七、顺行股总动脉穿刺 DSA

对于 CLI 患者的 BTK 动脉病变，PTA 与补救性支架置入术仍然是首选策略。使用药物洗脱球囊（DEB），尤其是糖尿病患者，可能是获益的，但在将该策略实施到实际临床工作中之前，需要针对临床结果进行高质量和充分有力的试验证实。当需要补救性支架置入时，建议使用裸支架（bare stent，BS），因为仅在少数研究中药物洗脱支架（DES）展现了优于 BS 的临床益处。DEB 和 DES 背后的原理是，通过运送紫杉醇或西罗莫司等药物使新内膜形成被抑制，再狭窄的发生减少[47, 48]，产生更持续的临床获益[39, 49, 50]。它也是解决腘下动脉再狭窄问题的可行方法，旨在产生更持久的临床获益。因此，组织灌注可能会得到更长时间的改善，从而增加溃疡愈合可能性。然而，仍然缺乏确凿证据。

足底环（Loop）技术：目标是恢复足部两个主要循环通路的直接动脉灌注，实现完全的 BTK 血供重建，但该技术也可用于伤口相关动脉再通，穿过相连的环路后逆行再通闭塞的足部血管[12]。此技术基于足底弓的导丝和球囊顺利通过，从足背到足底动脉（反之亦然）形成一个环路[36, 37]。

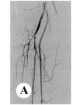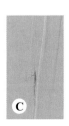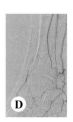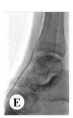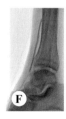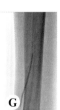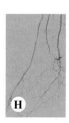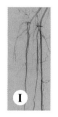

▲ 图 21-4 A. ATA 的动脉闭塞；B. 足部存在 PTA 和 PA；C. 需要内膜下入路；D. 0.014 英寸（约 0.36mm）亲水导丝和支撑导管前行；E. 足背动脉成形；F. 远端 ATA 血管成形；G. 近端 ATA 血管成形；H. 足背再通的最终结果；I. PTA 再通的最终结果

ATA. 胫前动脉；PTA. 胫后动脉；PA. 腓动脉

在应用 Loop 技术之前，操作者必须仔细分析足部的血管解剖结构。必须强调的是，对于大多数患者来说，通过一条具有良好远端流出道的胫动脉（ATA 或 PTA）直接进入足部血管可能是满意且确切的血供重建结果[51]。在足部血管中，由于高负重的机械损伤，支架置入是禁忌，因为机械创伤可能会使支架塌陷并破坏支架结构[40]。

逆行经皮穿刺：考虑到顺行再通失败，这种技术策略包括逆行经皮穿刺远端血管，然后逆行通过，目的是实现靶动脉近端管腔的通畅[38, 52, 53]。BTK 动脉的逆行再通可以通过多个不同的入路进行。重要的是要选择穿刺部位，避免痉挛。在射线透视或超声波引导下，用 21G 针头进行穿刺。需使用血管扩张药（硝酸甘油、维拉帕米），可在尽可能靠近穿刺部位的动脉内给药。由于 0.014 英寸导丝的直径和支撑力有限，所以导丝的支撑和交换非常重要。选择的导丝需要与

低剖面支撑导管结合使用，这对于导丝的支撑、定向和交换非常有帮助。逆行穿过闭塞血管并到达近端未闭塞动脉段后，目的是与顺行导管进行会合[52-54]。最终通过将球囊导管推进穿刺部位并将其充气至标称压力来止血[12]。

八、膝下并发症

据报道，BTK 血管内治疗期间有 2%～10% 的病例出现并发症，但是各研究中并发症的发生概率各不相同。最常报道的并发症是血管再闭塞（由于夹层或血栓形成事件）、血管痉挛、穿刺部位血肿和出血[23, 55-57]。虽然球囊血管成形术和补救性裸金属支架术已显示出令人满意的技术成功率和保肢率，并且与胭动脉 – 远端动脉自体静脉旁路相当，但血管再狭窄已成为短期临床复发和重复手术的主要缺点[3-6]。熟悉 BTK 血管内治疗期间可能发生的并发症及这些并发症的处理有助于 CLI 患者的治疗[55]。

参考文献

[1] Rueda CA, Nehler MR, Perry DJ, McLafferty RB, Casserly IP, Hiatt WR, et al. Patterns of artery disease in 450 patients undergoing revascularization for critical limb ischemia: implications for clinical trial design. J Vasc Surg 2008;47(995-9):999-1000 discussion.

[2] Norgren L, Hiatt WR, Dormandy JA, Nehler MR, Harris KA, Fowkes FGR, et al. Inter-society consensus for the management of peripheral arterial disease (TASC II). J Vasc Surg 2007;45:S5-67 Suppl S.

[3] Rooke TW, Hirsch AT, Misra S, Sidawy AN, Beckman JA, Findeiss LK, et al. ACCF/AHA focused update of the guideline for the management of patients with peripheral artery disease (updating the 2005 guideline) a report of the American college of cardiology foundation/American heart association task force on practice guidelines. Circulation 2011;2011(124):2020-45.

[4] Graziani L, Silvestro A, Bertone V, Manara E, Andreini R, Sigala A, et al. Vascular involvement in diabetic subjects with ischemic foot ulcer: a new morphologic categorization of disease severity. Eur J Vasc Endovasc Surg 2007;33:453-60.

[5] Hsu CC-T, Kwan GN, Singh D, Rophael JA, Anthony C, van Driel ML. Angioplasty versus stenting for infrapopliteal arterial lesions in chronic limb-threatening ischaemia. Cochrane Database Syst Rev (Online) 2018;12:CD009195.

[6] Jaff Michael R, White Christopher J. An update on methods for revascularization and expansion of the TASC lesion classification to include below-the-knee arteries: a supplement to the Inter-Society Consensus for the Management of Peripheral Arterial Disease (TASC II). Ann Vasc Dis 2015;8:343-57. Available from: https://ci.nii.ac.jp/naid/130005117304/.

[7] Ferraresi R, Centola M, Ferlini M, Da Ros R, Caravaggi C, Assaloni R, et al. Long-term outcomes after angioplasty of isolated, below-the-knee arteries in diabetic patients with critical limb ischaemia. Eur J Vasc Endovasc Surg 2009;37:336-42.

[8] Lyden SP. Techniques and outcomes for endovascular treatment in the tibial arteries. J Vasc Surg 2009;50:1219-23.

[9] Nehler MR, Hiatt WR, Taylor Jr. LM. Is revascularization and limb salvage always the best treatment for critical limb ischemia? J Vasc Surg 2003;37:704-8.

[10] DeRubertis BG, Faries PL, McKinsey JF, Chaer RA, Pierce M, Karwowski J, et al. Shifting paradigms in the treatment of lower extremity vascular disease: a report of 1000 percutaneous interventions. Ann Surg 2007;246(415-422):422-4 discussion.

[11] Romiti M, Albers M, Brochado-Neto FC, Durazzo AES, Pereira CAB, De Luccia N. Meta-analysis of infrapopliteal

angioplasty for chronic critical limb ischemia. J Vasc Surg 2008;47:975-81.

[12] Palena LM, Manzi M. Techniques for successful BTK revascularization. Endovasc Today 2019;18:9-15. Available from: https://pdfs.semanticscholar.org/f118/f9ef9c907f3bc1 aeb51e623f074968dd2f09. pdf.

[13] Alson MD, Lang EV, Kaufman JA. Pedal arterial imaging. J Vasc Interv Radiol 1997;8:9-18.

[14] Manzi M, Cester G, Palena LM, Alek J, Candeo A, Ferraresi R. Vascular imaging of the foot: the first step toward endovascular recanalization. Radiographics 2011;31:1623-36.

[15] Graziani L, Silvestro A, Monge L, Boffano GM, Kokaly F, Casadidio I, et al. Transluminal angioplasty of peroneal artery branches in diabetics: initial technical experience. Cardiovasc Interv Radiol 2008;31:49-55.

[16] Taylor GI, Pan WR. Angiosomes of the leg: anatomic study and clinical implications. Plastic Reconstr Surg 1998;102(599-616):617-18 discussion.

[17] Attinger CE, Evans KK, Bulan E, Blume P, Cooper P. Angiosomes of the foot and ankle and clinical implications for limb salvage: reconstruction, incisions, and revascularization. Plastic Reconstr Surg 2006;117:261S-93S.

[18] van den Berg JC. Angiosome perfusion of the foot: an old theory or a new issue? Semin Vasc Surg 2018;31:56-65.

[19] Taylor GI, Palmer JH. The vascular territories (angiosomes) of the body: experimental study and clinical applications. Br J Plastic Surg 1987;40:113-41.

[20] Mills JL, Conte MS, Armstrong DG, Pomposelli FB, Schanzer A, Sidawy AN, et al. The Society for Vascular Surgery lower extremity threatened limb classification system: risk stratification based on Wound, Ischemia, and foot Infection (WIfI). J Vasc Surg 2014;59(220-34):e2.

[21] Peregrin JH, Koznar B, Kovác J, Lastovicková J, Novotny´ J, Vedlich D, et al. PTA of infrapopliteal arteries: long-term clinical follow-up and analysis of factors influencing clinical outcome. Cardiovasc Interv Radiol 2010;33:720-5.

[22] Faglia E, Clerici G, Clerissi J, Mantero M, Caminiti M, Quarantiello A, et al. When is a technically successful peripheral angioplasty effective in preventing above-the-ankle amputation in diabetic patients with critical limb ischaemia? Diabet Med 2007;24:823-9.

[23] Van Overhagen H, Spiliopoulos S, Tsetis D. Below-the-knee interventions. Cardiovasc Interv Radiol 2013;36:302-11.

[24] Haider CR, Riederer SJ, Borisch EA, Glockner JF, Grimm RC, Hulshizer TC, et al. High temporal and spatial resolution 3D timeresolved contrast-enhanced magnetic resonance angiography of the hands and feet. J Magn Reson Imaging 2011;34:2-12.

[25] Soulez G, Therasse E, Giroux M-F, Bouchard L, Gilbert P, Perreault P, et al. Management of peripheral arterial disease: role of computed tomography angiography and magnetic resonance angiography. Presse Med 2011;40:e437-52.

[26] Voth M, Haneder S, Huck K, Gutfleisch A, Schönberg SO, Michaely HJ. Peripheral magnetic resonance angiography with continuous table movement in combination with high spatial and temporal resolution time-resolved MRA With a total single dose (0.1 mmol/kg) of gadobutrol at 3.0 T. Invest Radiol 2009;44:627-33.

[27] Hofmann WJ, Walter J, Ugurluoglu A, Czerny M, Forstner

R, Magometschnigg H. Preoperative high-frequency duplex scanning of potential pedal target vessels. J Vasc Surg 2004;39:169-75.

[28] Collins R, Burch J, Cranny G, Aguiar-Ibáñez R, Craig D, Wright K, et al. Duplex ultrasonography, magnetic resonance angiography, and computed tomography angiography for diagnosis and assessment of symptomatic, lower limb peripheral arterial disease: systematic review. BMJ 2007;334:1257.

[29] Kreitner K-F, Kunz RP, Herber S, Martenstein S, Dorweiler B, Dueber C. MR angiography of the pedal arteries with gadobenate dimeglumine, a contrast agent with increased relaxivity, and comparison with selective intraarterial DSA. J Magn Reson Imaging 2008;27:78-85.

[30] Stacul F. Contrast media-induced nephropathy and nephrogenic systemic fibrosis [Internet]. Radiologic Imaging Kidney 2010;831-44. Available from: https://doi. org/10.1007/978-3-540-87597-0_33.

[31] Stacul F, van der Molen AJ, Reimer P, Webb JAW, Thomsen HS, Morcos SK, et al. Contrast induced nephropathy: updated ESUR contrast media safety committee guidelines. Eur Radiol 2011;21:2527-41.

[32] Erselcan T, Egilmez H, Hasbek Z, Tandogan I. Contrast-induced nephropathy: controlled study by differential GFR measurement in ospitalized patients. Acta Radiol 2012;53:228-32.

[33] Altun E, Martin DR, Wertman R, Lugo-Somolinos A, Fuller ER, Semelka RC. Nephrogenic systemic fibrosis: change in incidence following a switch in gadolinium agents and adoption of a gadolinium policy—Report from Two United States Universities. Radiology 2009;253:689-96.

[34] Miyazaki M, Akahane M. Non-contrast enhanced MR angiography: established techniques. J Magn Reson Imaging 2012;35:1-19.

[35] Giannopoulos S, Varcoe RL, Lichtenberg M, Rundback J, Brodmann M, Zeller T, et al. Balloon angioplasty of infrapopliteal arteries: a systematic review and proposed algorithm for optimal endovascular therapy. J Endovasc Ther 2020;27:547-64.

[36] Fusaro M, Tashani A, Mollichelli N, Medda M, Inglese L, Biondi-Zoccai GGL. Retrograde pedal artery access for below-the-knee percutaneous revascularisation. J Cardiovasc Med 2007;8:216-18.

[37] Fusaro M, Dalla Paola L, Biondi-Zoccai G. Pedal-plantar loop technique for a challenging below-the-knee chronic total occlusion: a novel approach to percutaneous revascularization in critical lower limb ischemia. J Invasive Cardiol 2007;19:E34-7.

[38] Manzi M, Palena LM. Retrograde percutaneous transmetatarsal artery access: new approach for extreme revascularization in challenging cases of critical limb ischemia. Cardiovasc Interv Radiol 2013;36:554-7.

[39] Katsanos K, Spiliopoulos S, Krokidis M, Karnabatidis D, Siablis D. Does below-the-knee placement of drug-eluting stents improve clinical outcomes? J Cardiovasc Surg 2012;53:195-203.

[40] Katsanos K, Diamantopoulos A, Spiliopoulos S, Karnabatidis D, Siablis D. Below-the-ankle angioplasty and stenting for limb salvage: anatomical considerations and long-term

outcomes. Cardiovasc Interv Radiol 2013;36:926-35.

[41] Laird JR, Zeller T, Gray BH, Scheinert D, Vranic M, Reiser C, et al. Limb salvage following laser-assisted angioplasty for critical limb ischemia: results of the LACI multicenter trial. J Endovasc Ther 2006;13:1-11.

[42] Ansel GM, Sample NS, Botti III CF, Tracy AJ, Silver MJ, Marshall BJ, et al. Cutting balloon angioplasty of the popliteal and infrapopliteal vessels for symptomatic limb ischemia. Catheter Cardiovasc Interv 2004;61:1-4.

[43] Das T, McNamara T, Gray B, Sedillo GJ, Turley BR, Kollmeyer K, et al. Cryoplasty therapy for limb salvage in patients with critical limb ischemia. J Endovasc Ther 2007;14:753-62.

[44] Zeller T, Rastan A, Schwarzwälder U, Frank U, Bürgelin K, Amantea P, et al. Midterm results after atherectomy-assisted angioplasty of below-knee arteries with use of the Silverhawk device. J Vasc Interv Radiol 2004;15:1391-7.

[45] Tummala S, Amin A, Mehta A. Infrapopliteal artery occlusive disease: an overview of vessel preparation and treatment options. J Clin Med Res 2020;9:3321. Available from: https://doi.org/10.3390/jcm9103321.

[46] Pernès J-M, Auguste M, Borie H, Kovarsky S, Bouchareb A, Despujole C, et al. Infrapopliteal arterial recanalization: a true advance for limb salvage in diabetics. Diagn Interv Imaging 2015;96:423-34.

[47] Giordano A, Romano A. Inhibition of human in-stent restenosis: a molecular view. Curr Opin Pharmacol 2011;11:372-7.

[48] Heldman AW, Cheng L, Jenkins GM, Heller PF, Kim DW, Ware Jr M, et al. Paclitaxel stent coating inhibits neointimal hyperplasia at 4 weeks in a porcine model of coronary restenosis. Circulation 2001;103:2289-95.

[49] Siablis D, Karnabatidis D, Katsanos K, Diamantopoulos A, Spiliopoulos S, Kagadis GC, et al. Infrapopliteal application of sirolimus-eluting versus bare metal stents for critical limb ischemia: analysis of long-term angiographic and clinical outcome. J Vasc Interv Radiol 2009;20:1141-50.

[50] Karnabatidis D, Spiliopoulos S, Diamantopoulos A, Katsanos K, Kagadis GC, Kakkos S, et al. Primary everolimus-eluting stenting versus balloon angioplasty with bailout bare metal stenting of long infrapopliteal lesions for treatment of critical limb ischemia. J Endovasc Ther 2011;18:1-12. Available from: https://doi.org/10.1583/10-3242.1.

[51] Manzi M, Fusaro M, Ceccacci T, Erente G, Dalla Paola L, Brocco E. Clinical results of below-the knee intervention using pedalplantar loop technique for the revascularization of foot arteries. J Cardiovasc Surg 2009;50:331-7.

[52] Spinosa DJ, Leung DA, Harthun NL, Cage DL, Fritz Angle J, Hagspiel KD, et al. Simultaneous antegrade and retrograde access for subintimal recanalization of peripheral arterial occlusion. J Vasc Interv Radiol 2003;14:1449-54.

[53] Spinosa DJ, Harthun NL, Bissonette EA, Cage D, Leung DA, Angle JF, et al. Subintimal arterial flossing with antegrade-retrograde intervention (SAFARI) for subintimal recanalization to treat chronic critical limb ischemia. J Vasc Interv Radiol 2005;16:37-44.

[54] Gandini R, Pipitone V, Stefanini M, Maresca L, Spinelli A, Colangelo V, et al. The "Safari" technique to perform difficult subintimal infragenicular vessels. Cardiovasc Interv Radiol 2007;30:469-73.

[55] Min J, Park SW, Hwang JH, Kwon YW, Shin DH. Management of complications during below-the-knee endovascular treatment: a technical note. Korean J Radiol 2020;21:935-45.

[56] Balzer JO, Khan V, Thalhammer A, Vogl TJ, Lehnert T. Below the knee PTA in critical limb ischemia results after 12 months: single center experience. Eur J Radiol 2010;75:37-42.

[57] Pavé M, Benadiba L, Berger L, Gouicem D, Hendricks M, Plissonnier D. Below-the-knee angioplasty for critical limb ischemia: results of a series of 157 procedures and impact of the angiosome concept. Ann Vasc Surg 2016;36:199-207.

第 22 章　糖尿病动脉病变和糖尿病足处理

Management of the diabetic arteriopathy and diabetic foot

Nicola Troisi　Emiliano Chisci　Stefano Michelagnoli　著

田　野　译

足部溃疡是 2 型糖尿病患者常见的并发症[1]。由于足部并发症，糖尿病患者发生下肢截肢的概率是非糖尿病患者的 20 倍[2]。有效管理糖尿病患者足部并发症需要多学科的配合，包括糖尿病医生、血管外科医生、足科医生、具有高级伤口管理专业知识的护士、普通外科医生、骨科专家和传染病专家[3-6]。糖尿病足多学科诊疗目的是减少大截肢的数量。下肢截肢率及其近年的发展趋势一直被认为是糖尿病患者足部护理质量的标志[7]。加强日常治疗防护可以减少糖尿病患者的截肢率。Armstrong 等[3] 证明，实施糖尿病足多学科诊疗会影响手术类型并改变手术范围。

一、多学科方案：糖尿病医生 / 足科医生的关键作用

大多数关于糖尿病足护理的研究都在强调建立多学科充分融合的糖尿病足诊疗方案在改善足溃疡护理和减少下肢截肢数量方面的重要性。单中心的经验介绍了如何组建一个由糖尿病专家和（或）足科医生协调的多学科团队来管理糖尿病足，其目的就是为了降低糖尿病患者的大截肢发生率[3, 8, 9]。事实上，糖尿病足并发症的复杂性和多因素病因最好通过团队方法来管理，这增加了保肢的可能性，提高了护理效果，以多学科合作为中心的方案可以大大减少肢体损失[10]。应用综合临床路径增加了各专业（医生、护士等）之间的沟通，并加快了决策速度。此外，使用基于临床指南的诊疗流程减少了临床实践中的随意性，有助于提高足部护理质量，并显著降低了下肢截肢率[11]。

在这些病例中，必须建立若干护理方案，以识别需要早期治疗（分诊）的患者[12]。在糖尿病足感染的情况下，必须及时进行多学科治疗和不同专业医生之间的高度合作，以挽救组织，降低截肢手术的数量和高度[13]。总之，糖尿病足的治疗目的是减少下肢截肢数量[7]。尽管在有不利的人口结构变化前提下，美国在 2001—2010 年的糖尿病足患者中，拥有医疗保障的人口中下肢截肢率显著下降[14]。此外，在过去的几年里，一些欧洲研究已经证明建立一个糖尿病足综合治疗方案来降低糖尿病患者的截肢率的有效性。在荷兰，1991—2000 年这 10 年间，糖尿病相关下肢截肢的发生率均有所下降，其中男性患者下降 36% 和女性患者下降 38%[15]。在英国，在 2004—2008 年，糖尿病相关截肢的发生率下降了 9.1%[16]。此外，在英国接受了糖尿病足综合诊疗的人群中，大截肢的发生率在 11 年内下降了 82%。该研究的作者指出，随着包括多学科团队工作在内的足部护理服务的改善[16]，总截肢率和大截肢率均显著下降。在芬兰，大截肢的发

生率在 11 年内下降了近 50%（1997—2007 年）；一项全国性数据库显示，芬兰糖尿病患者发生大截肢的风险是非糖尿病人群的 7 倍以上[17]。在西班牙，在 2001—2012 年引入有较好组织的多学科团队诊疗糖尿病足服务后，总截肢率和大截肢率与 1998—2000 年之前的 15 年期间相比[18]，有显著下降。在意大利，一项全国性的分析显示，在 2001—2010 年[19]，糖尿病患者的大截肢率逐步降低了 30.7%，其中托斯卡纳是意大利各地区中"表现最好的地区"之一。我们的个人经验证明，在确诊的糖尿病人群中[20]，仅 1 年的多学科糖尿病足诊疗方案的实施就足以显著降低大截肢率。另外，小截肢率和手术清创率显著增加（图 22-1）。

笔者第 1 年的研究数据报道的大截肢降低率与其他研究在较长时间内获得的结果相似[14-19, 21]。因此，大截肢率只是糖尿病足溃疡进行了大量复杂的临床治疗和护理治疗后的最终结果。为了提高肢体保存率，在临床实践中必须对足部手术、血供重建率和先进的伤口护理等方面进行改进。最后需要考虑的问题是糖尿病足护理费用。在临床实践中，对糖尿病足部溃疡进行积极的保肢管理通常没有配备专门团队；长远来看，越来越多的证据表明，实施糖尿病足团队的成本可以通过改善护理、减少足部并发症和截肢率[22]来抵消。因此，教育患者和护理人员对于降低糖尿病足的全球成本至关重要。最近，Armstrong

等[24]证明，糖尿病足并发症仍然是常见的、复杂的，并且治疗费用昂贵；实际上，糖尿病足的经济影响在各个方面都可与癌症相当。

二、医院－社区互动

在过去几年中，随着老龄化的进展，疾病谱发生了变化，医疗卫生机构的需要随之调整。现在医疗服务的重心已从医院转向当地社区，以更有效更适当地应对新的卫生需求，这主要是由于人口的逐步老龄化、慢性疾病和失能人群的指数级增长。糖尿病性动脉病的演变，如果出现并发症或早期没有得到充分的治疗，会危及肢体和生命。早期诊断和制订有效治疗方案对于临床上实现生存和保肢是至关重要的。在意大利，在医院和社区之间建立了广泛的网络，其中包括由全科医生直接指导和管理的社区专业工作人员。这些社区人员（大多数是护士）与在医院工作的专业人员密切联系，建立先进的专门伤口护理中心，以全面管理疾病。多年以来，通过专业人员整合，创建若干诊断和治疗途径，从而形成了以患者为中心的专业整合过程，这就是社区医疗战略的实质部分。根据学科或地方政策，这些社区管理中心不同层级对应不同的适应证；但是，所有的工作构架都是根据不同等级的互助来组织的。

• 基础等级（全科医生诊所和当地护士）：其功能是通过应用筛查和教育方式来识别和监测有皮肤损伤风险的患者。该层次的职责是识别有风

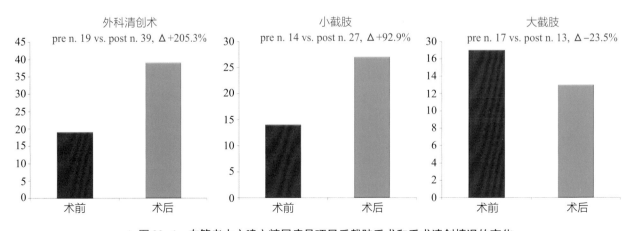

▲ 图 22-1　在笔者中心建立糖尿病足项目后截肢手术和手术清创情况的变化

险或高度怀疑患有糖尿病动脉病变的患者（外周动脉无脉搏，血糖失控）。此外，另外一项职责是转交高风险的人到"中间等级"，以便选择合理的诊疗方式。

• 中间等级（包括血管手术和糖尿病诊所）：这一水平应积极预防急性皮肤病变，进行准确诊断，并为患有活动性病变患者建立正确护理方案。此外，中等水平人员的责任是确保患者完成诊疗路径中要求的优先类别检查。这一级别的服务还必须确保检查的便利，并且及时实施无创和有创诊断。

• 糖尿病足中心等级：该级别是专门治疗糖尿病足的中心，如有血管外科和糖尿病学服务的医院，其目的是管理来自该地区或从其他设备较差的中心直接转交的最严重和最复杂的病例。这些层次应根据一些指标来确定，包括为危重患者提供开放血管和血管腔内手术的能力。

这些等级不仅必须能够保证日常治疗，而且在严重感染/脓毒症时也能够进行急诊治疗。在这个层面上，组长应该是能够将社区与医院联系起来，并确保不同专业人员之间的合作的协调者。根据最初经验，社区层面的门诊患者护理会

显著改善病情。另外，还要注重组织全科医生课程，以提高对临床问题的意识，改善糖尿病足部护理的基本方法[23]。

三、血管管理

未经治疗的糖尿病动脉病伴足部伤口的自然病程发展结局是截肢，但是肢体丧失可能是对一个患者生命的毁灭性打击，经常会造成沉重的精神和生理负担。血管腔内治疗在糖尿病慢性重症肢体缺血患者中起着关键作用。对于糖尿病患者，在缺血区域恢复足够的血流至关重要，这样可以限制溃疡扩展，避免细菌反复感染；及时的直接血供重建能够增加挽救肢体的可能性[3, 4, 10]。近年来，随着血管腔内重建技术的发展，更多的累及小腿和足部动脉的病变得以治疗[25-27]。一些报道表明"越远端越积极"的动脉粥样硬化疾病治疗理念，其中足弓动脉的通畅至关重要[28, 29]，足部动脉弓可分为完整足弓、不完整足弓或缺失足弓三类（图22-2）。

根据经验，足弓开放似乎不仅影响1年的组织坏死和愈合时间，而且还影响伴有足部创面的糖尿病患者的总生存率[29]。医生需要足够的训

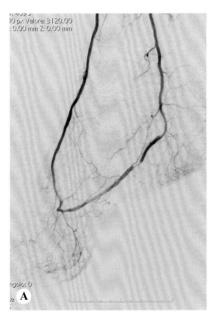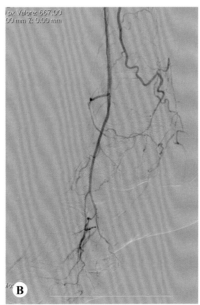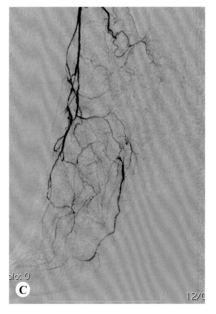

▲ 图 22-2　足动脉弓血管造影：从右到左，分别为完整足弓（CPA）、不完整足弓（IPA）、缺失足弓（APA）

练、设备和资源来实现有效的糖尿病患者的血管重建。无论如何，最新指南仍然推荐手术旁路作为治疗预期寿命超过 2 年的长段腹股沟下动脉闭塞患者的首选方法[30, 31]，自体静脉是上述动脉旁路的首选移植物[32]。

血管腔内治疗：60%～70% 的 CLTI 患者存在股 – 腘动脉病变，并可能伴有膝下血管甚至主 – 髂动脉病变。股 – 腘动脉病变血管腔内再通的成功取决于病变的形态、位置和范围，以及术者和治疗中心的能力（图 22-3）。

腔内血管再通是首选的策略，特别是在腘动脉受累的情况下。在现有文献中，腔内血管再通的失败率在 25% 左右，特别是在长段伴有严重钙化闭塞病变中；此类病变采用内膜下再通可能获得更大的成功率[33, 34]。将夹层扩展到超过病变的位置返回真腔，然后进行更远部位的血供重建手术。顺行再通是股 – 腘动脉病变手术的首选策略，但尽管使用了返回真腔技术，仍有 25% 的病例可能失败，需要逆行入路穿刺股浅动脉、腘动脉或

膝下动脉[35]。机械减容去除斑块的减容策略是治疗股 – 腘病变的另外一种方法。虽然定向动脉粥样硬化切除术的结果已被单中心的回顾性研究报道，但大多研究的样本量有限。DEFINITIVE LE 是一项前瞻性多中心试验，涉及 799 例患者，其中 201 例患有 CLTI，病变涉及股浅动脉、腘动脉和膝下动脉，技术成功率为 77%（技术成功给定义为残余狭窄＜30%）[36]。药物洗脱技术引起了人们极大的兴趣，因为有可能通过抑制内膜增生和随后的再狭窄来改善短期和长期预后[37]。其抗内膜增生同时可达到“不留下任何异物”的优点，也进行了多项随机试验研究证实其结果。但在最近的一项 Meta 分析中，Katsanos 等[38] 提出，在下肢股 – 腘动脉应用紫杉醇涂层球囊和支架后，死亡风险增加，但是这种争论仍在继续。

用于膝下动脉的血管腔内治疗的新方法和创新技术的发展，如专用支撑导管、导管和小直径球囊，以及对材料和这些技术的不断改进，已经彻底改变了受 CLTI 影响的下肢血管腔内

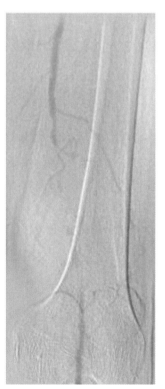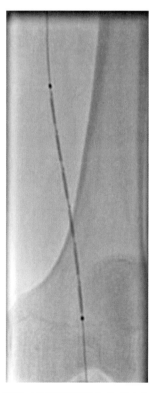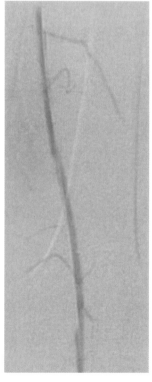

▲ 图 22-3　血管腔内治疗：股浅动脉远端开通和点式支架置入术（独家使用二氧化碳）

治疗的方法。Ferraresi 等[39]证实在 634 例接受 CLTI 血管成形术治疗的患者中，发现 101 例糖尿病患者（16%，其中 33 例 Rutherford 5 级，74 例 Rutherford 6 级），平均随访 2.9 年后保肢率为 93%，1 个月后外周 TcPO$_2$ 值显著增加（$P<0.05$）。Jones 等的 Meta 分析了 23 项 CLTI 下肢血管重建的研究中[40]，开放手术和血管腔内手术的 3 年生存率和截肢率方面没有显著差异，而血管腔内治疗的患者 6 个月死亡率也无显著降低（OR=0.85）。在较高比例的病例中，血管腔内重建的近期结果仍然不理想，特别是当动脉粥样硬化疾病涉及超远端流出道时（足部动脉和微循环）。如果足部流出道不佳，小腿血管成形术的技术成功是无效的，在这些情况下，开通动脉足底弓的技术可能是必要的。这种用于挑战性膝关节下和踝关节下血管病变再通的技术方法已经公布，其在小腿和足部血管重建中的临床结果业已报道[25]。足底弓技术由以下两种方法中的一种或两种组合而成：一种是通过胫前或胫后动脉顺行开通足底弓，另一种是通过足底动脉逆行开通（图 22-4）。

膝下血管手术的预后受到再狭窄的明显限制，特别是在严重钙化的闭塞性病变中。定向斑块切除术可能是提高手术成功率、降低再狭窄率和随访期内再干预率的另外一种选择。减容系统

特别适用于再狭窄或钙化斑块弹性回缩的病例。如前述关于股 - 腘动脉的描述一样，药物洗脱技术在膝下动脉中的应用仍存在争议[38]。目前文献报道了支架用于各种病变的适应证，如夹层、钙化斑块弹性回缩、再狭窄和临床可接受的血栓形成[41]。支架的使用是为了获得手术的即刻技术成功和提高短期通畅率，但支架的再狭窄率与新生的内膜增生相关，同时由于接受治疗血管尺寸较小，因此再狭窄的问题仍然非常明显，尽管小腿血管的支架闭塞并不总是造成患者相应的临床恶化。膝下动脉支架可用于治疗血管分叉处病变（胫前动脉 - 胫腓干、腓动脉 - 胫后动脉），采用分叉支架治疗开口处病变。Silingardi 等[42]报道了 99% 的技术成功率，支架内再狭窄率为 12%（随访 10.3±11.27m）。

血管腔内时代的开放手术

开放血管手术仍然是治疗外周动脉疾病患者的基石。所有指南均认为，部分病变仍适合开放手术治疗，如股总动脉严重狭窄病变、股动脉 - 腘动脉区病变和胫动脉的"长段"闭塞性病变[30, 31]。人工血管在下肢血管重建手术搭桥中具有关键作用。虽然一些研究显示现代合成移植物的使用结果越来越好，但当自体静脉材料可用时，仍然是首选材料[43, 44]。治疗所使用的技术并不是唯一的，通常是基于中心和术者的选择。关

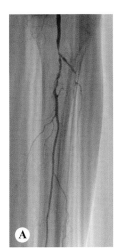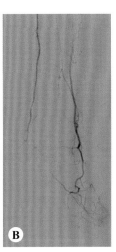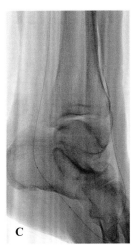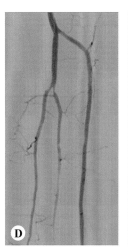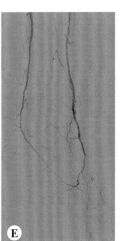

▲ 图 22-4　血管腔内治疗：采用足底环技术开通膝下动脉和足背动脉

于股－腘动脉，唯一一项随机临床试验（BASIL试验）[45]发现，通过比较血管腔内方式和大隐静脉旁路手术的结果，6个月时的保肢率没有差异。此外，2年后，开放手术治疗的患者的总生存率和保肢率相对占优。随后的亚组分析显示，在血管腔内治疗无效后接受开放手术的患者预后较差。在1995—2012年发表的一项观察性研究的Meta分析中，使用开放手术和血管腔内技术治疗的患者在2年期总死亡率、保肢率和无截肢生存率没有差异。此外，接受PTFE旁路治疗的患者比接受自体静脉旁路治疗的患者预后更差[43]。最近Cochrane的一项综述包括13项随机临床试验（2313例患者），表明使用自体静脉材料明显有更好的初级通畅率[44]。在腘动脉旁路术中与胫动脉或足部血管水平吻合是一种成熟的治疗CLTI的手术技术。这些旁路试验的结果均已发表。在这些研究中[46-48]，平均随访3.5年，旁路的二期通畅率为39%～89%；保肢率为46%～87%。在一个更大的系列研究中，Pomposelli等[46]收集了大约10年内进行的1032次旁路的数据，报道了10年的二期通畅率为42%，保肢率为58%。其中一个关键点是该队列患者的生存率（10年为24%），显示了远端动脉粥样硬化疾病的侵袭性，通常转化为晚期全身动脉粥样硬化疾病的标志。自体静脉材料仍然被认为是进行远端和超远端旁路的首选材料。所有接受旁路检查的患者必须通过超声和进一步检查（CTA或MRA）评估自体静脉材料的尺寸和质量。另外，尚无关于要使用的手术技术（原位 vs. 翻转技术）

的文献。在没有同侧自体静脉材料的情况下，可以使用对侧肢体的自体静脉材料，通过各种吻合口连接更多的静脉材料，以及来自上肢的自体静脉材料（图22-5）。

四、感染管理

对于所有足部伤口有典型炎症或脓性分泌物症状/体征的糖尿病患者，临床医生应对清创后标本（最好是组织）进行有氧和厌氧培养，以诊断糖尿病足部感染的存在[49]。糖尿病足感染显著增加了下肢截肢的风险[1,7]。因此，糖尿病患者下肢血管截肢的发生率是非糖尿病患者的8倍[50]。

糖尿病足部感染应采用多学科团队的保肢项目治疗[3-6]。整个血管腔内手术和局部手术治疗的血供重建在这些保肢项目中起着关键作用。此外，对糖尿病足患者进行分诊是必要的，以确定需要早期治疗的病例[12]。在糖尿病足感染的病例中，局部手术治疗的延迟与较高的大截肢和小截肢率相关，因为它会导致感染增殖并进一步破坏组织[51]。事实上，糖尿病足感染在临床上会迅速进展为深部脓肿、骨髓炎、湿性坏疽和（或）坏死性筋膜炎[12]。快速的多学科治疗至关重要[52,53]。目的是快速控制足部的感染，以避免感染在周围组织的传播和对全身的影响。早期的血管腔内/手术血管重建手术可能增加保肢率[53]。

五、足部手术

糖尿病足手术具有不同程度的复杂性，从简

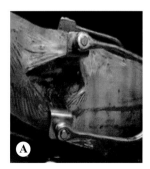
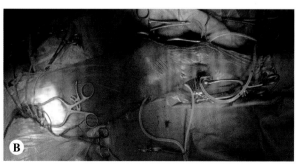
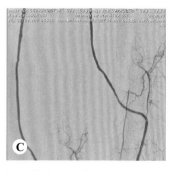

▲ 图22-5　开放性手术治疗：股－胫前动脉拼接静脉旁路术（原位大隐静脉＋翻转小隐静脉）

单的伴有角化过度病变的清创到 Charcot 足的纠正或蜂窝织炎的引流[54, 55]。因此，这些干预措施可以在外科门诊或专门的手术室进行（有出血风险或需要局部麻醉阻滞），并且需要抓紧时间（急诊手术）或常规安排（择期手术）。

手术清创是清除所有感染组织、坏死、病变边缘和底部的压痕，直到到达健康和良好的出血组织。条件允许的时候，可以使用水刀清创（高速水流从手柄喷射，具有切割／抽吸效果，允许非常快速和选择性的清创）。超声波是一种快速进行清创术的方法，从而减少创面的细菌负荷。为了确保组织的清洁，可在清创术之后进行清洗，脉冲式清洗更好。对于神经性溃疡伴足底外骨骼化（目的为减少复发）、潜在骨髓炎（目的为感染骨质愈合）或慢性溃疡，尽管经过最佳的局部治疗但没有愈合倾向的病例，可能需要进行溃疡切除及可能的截骨术。

在足部感染的情况下更适合破坏性手术，目的是切除受感染的组织，改造受感染的骨头，压

平瘘管，切开并引流脓肿。如果严重感染，必须移除肌腱或以其他方式清理，以显露健康组织，用适当敷料保护残余部分。有时，感染问题需要进行开放截肢，截肢的恢复必须在接下来通过负压治疗（negative pressure therapy，NPWT）联合皮肤替代品的使用。对于厌氧细菌引起的坏死性筋膜炎和坏疽，需高压氧治疗（增加手术治疗和静脉抗生素治疗）。

六、总结

• 多学科方法治疗糖尿病动脉病变和糖尿病足是必要的。

• 糖尿病医生或足病医生应该是糖尿病足团队的组长。

• 医院和社区间的互动是一个关键点。

• 在三级糖尿病足中心治疗高难度伤口应是强制性的。

• 适当处理糖尿病足的缺血和感染并发症，可显著降低肢体丧失的风险。

参考文献

[1] Boulton AJ, Vileikyte L, Ragnarson-Tennvall G, Apelqvist J. The global burden of diabetic foot disease. Lancet 2005;366:1719-24.

[2] van Houtum W, Lavery L, Harkless L. The impact of diabetesrelated lower-extremity amputations in the Netherlands. J Diabetes Complications 1996;10:325-30.

[3] Armstrong DG, Bharara M, White M, et al. The impact and outcomes of establishing an integrated interdisciplinary surgical team to care for the diabetic foot. Diabetes Metab Res Rev 2012;28:514-18.

[4] Rogers LC, Andros G, Caporusso J, Harkless LB, Mills Sr JL, Armstrong DG. Toe and flow: essential components and structure of the amputation prevention team. J Vasc Surg 2010;52:23S-7S.

[5] Williams DT, Majeed MU, Shingler G, Akbar MJ, Adamson DG, Whitaker CJ. A diabetic foot service established by a department of vascular surgery: an observational study. Ann Vasc Surg 2012;26:700-6.

[6] Mills Sr JL, Armstrong DG, Andros G. Rescuing Sisyphus: the team approach to amputation prevention. J Vasc Surg 2012;52:1S-2S.

[7] Jeffcoate WJ, van Houtum WH. Amputation as a marker of the quality of foot care in diabetes. Diabetologia 2004;

47:2051-8.

[8] Cahn A, Elishuv O, Olshtain-Pops K. Establishing a multidisciplinary diabetic foot team in a large tertiary hospital: a workshop. Diabetes Metab Res Rev 2014;30:350-3.

[9] Rubio JA, Aragón-Sánchez J, Jiménez S, et al. Reducing major lower extremity amputations after the introduction of a multidisciplinary team for the diabetic foot. Int J Low Extrem Wounds 2014;13:22-6.

[10] Rogers LC, Bevilacqua NJ. Organized programs to prevent lowerextremity amputations. J Am Podiatr Med Assoc 2010;100:101-4.

[11] Crane M, Werber B. Critical pathway approach to diabetic pedal infections in a multidisciplinary setting. J Foot Ankle Surg 1999;38:30-3.

[12] Caravaggi C, Sganzaroli A, Galenda P, Bassetti M, Ferraresi R, Gabrielli L. The management of the infected diabetic foot. Curr Diabetes Rev 2013;9:72-4.

[13] Troisi N, Ercolini L, Chisci E, et al. Diabetic foot infection: preliminary results of a fast-track program with early endovascular revascularization and local surgical treatment. Ann Vasc Surg 2016;30:286-91.

[14] Belatti DA, Phisitkul P. Declines in lower extremity amputation in the United States Medicare population,

20002010. Foot Ankle Int 2013;34:923-31.

[15] van Houtum WH, Rauwerda JA, Ruwaard D, Schaper NC, Bakker K. Reduction in diabetes-related lower-extremity amputations in The Netherlands: 1991-2000. Diabetes Care 2004;27:1042-6.

[16] Krishnan S, Nash F, Baker N, Fowler D, Rayman G. Reduction in diabetic amputations over 11 years in a defined U.K. population: benefits of multidisciplinary team work and continuous prospective audit. Diabetes Care 2008;31:99-101.

[17] Ikonen TS, Sund R, Venermo M, Winell K. Fewer major amputations among individuals with diabetes in Finland in 1997-2007: a population-based study. Diabetes Care 2010;33:2598-603.

[18] Martínez-Gómez DA, Moreno-Carrillo MA, Campillo-Soto A, Carrillo-García A, Aguayo-Albasini JL. Reduction in diabetic amputations over 15 years in a defined Spain population. Benefits of a critical pathway approach and multidisciplinary team work. Rev Esp Quimioter 2014;27:170-9.

[19] Lombardo FL, Maggini M, De Bellis A, Seghieri G, Anichini R. Lower extremity amputations in persons with and without diabetes in Italy: 2001-2010. PLoS One 2014;28(9):e86405.

[20] Troisi N, Baggiore C, Landini G, Michelagnoli S. How daily practice changed in an urban area after establishing a multidisciplinary diabetic foot program. J Diabetes 2016;8:594-5.

[21] Vamos EP, Bottle A, Edmonds ME, Valabhji J, Majeed A, Millett C. Changes in the incidence of lower extremity amputations in individuals with and without diabetes in England between 2004 and 2008. Diabetes Care 2010;33:2592-7.

[22] Driver VR, Fabbi M, Lavery LA, Gibbons G. The costs of diabetic foot: the economic case for the limb salvage team. J Vasc Surg 2010;52:17S-22S.

[23] Miller JD, Carter E, Shih J, et al. How to do a 3-minute diabetic foot exam. J Fam Pract 2014;63:646-56.

[24] Armstrong DG, Swerdlow MA, Armstrong AA, Conte MS, Padula WV, Bus SA. Five year mortality and direct costs of care for people with diabetic foot complications are comparable to cancer. J Foot Ankle Res 2020;13:16.

[25] Manzi M, Fusaro M, Ceccacci T, Erente G, Dalla Paola L, Brocco E. Clinical results of below-the knee intervention using pedalplantar loop technique for the revascularization of foot arteries. J Cardiovasc Surg 2009;50:331-7.

[26] Wei LM, Zhu YQ, Zhao JG, Wang J, Lu HT, Zhang PL. Retrograde transplantar arch angioplasty of below-the-knee arterial occlusions: outcomes compared to antesrograde recanalization. Acad Radiol 2014;21:1475-82.

[27] Manzi M, Cester G, Palena LM, Alek J, Candeo A, Ferraresi R. Vascular imaging of the foot: the first step toward endovascular recanalization. Radiographics 2011;31:1623-36.

[28] Ferraresi R, Mauri G, Losurdo F, et al. BAD transmission and SAD distribution: a new scenario for critical limb ischemia. J Cardiovasc Surg 2018;59:655-64.

[29] Troisi N, Turini F, Chisci E, et al. Impact of pedal arch patency on tissue loss and time to healing in diabetic patients with foot wounds undergoing infrainguinal endovascular revascularization. Korean J Radiol 2018;19:47-53.

[30] Aboyans V, Ricco JB, Bartelink ME, et al. ESC Guidelines on the diagnosis and treatment of peripheral arterial diseases, in collaboration with the European Society for Vascular Surgery (ESVS). Eur J Vasc Endovasc Surg 2017;2018(55):305-68.

[31] Conte MS, Bradbury AW, Kolh P, et al. Global vascular guideline for the management of chronic limb-threatening ischemia. J Vasc Surg 2019;69:3S-125S.

[32] Ambler GK, Twine CP. Graft type for femoro-popliteal bypass surgery. Cochrane Database Syst Rev 2018; 11(2): CD001487.

[33] Met R, Van Lienden KP, Koelemay W. Subintimal angioplasty for peripheral arterial occlusive disease: a systematic review. Cardiovasc Intervent Radiol 2008; 31: 687-97.

[34] Loftus IM, Hayes PD, Bell PRF. Subintimal angioplasty in lower limb ischaemia. J Cardiovasc Surg 2014;45:217-29.

[35] Hendricks NJ, Sabri SS. Subintimal arterial flossing either antegraderetrogradeintervention (SAFARI) and retrograde access for critical limb ischemia. Tech Vasc Interv Rad 2014;17:2013-210.

[36] Zeller T, Langhoff R, Rocha-Singh KJ, et al. Directional atherectomy followed by a paclitaxel-coated balloon to inhibit restenosis and maintain vessel patency: twelve-month results of the DEFINITIVE AR study. Circ Cardiovasc Interv 2017;10:e004848.

[37] Deloose K, Lauwers K, Callaert J, et al. Drug-eluting technologies in femoral artery lesions. J Cardiovasc Surg 2013;54:217-24.

[38] Katsanos K, Spiliopoulos S, Kitrou P, Krokidis M, Karnabatidis D. Risk of death following application of paclitaxel-coated balloons and stents in the femoropopliteal artery of the leg: a systematic review and meta-analysis of randomized controlled trials. J Am Heart Assoc 2018;7:e011245.

[39] Ferraresi R, Centola M, Ferlini M, et al. Long-term outcomes after angioplasty of isolated, below-the-knee arteries in diabetic patients with critical limb ischaemia. Eur J Vasc Endovasc Surg 2009;37:336-42.

[40] Jones WS, Dolor RJ, Hasselblad V, et al. Comparative effectiveness of endovascular and surgical revascularization for patients with peripheral artery disease and critical limb ischemia: systematic review of revascularization in critical limb ischemia. Am Heart J 2014;167:489-98.

[41] Rosales OR, Mathewkutty S, Gnaim C. Drug eluting stents for below the knee lesions in patients with critical limb ischemia: long-term follow-up. Catheter Cardiovasc Interv 2008;72:112-15.

[42] Silingardi R, Lauricella A, Coppi G, et al. Durability and efficacy of tibial arterial stent placement for critical limb ischemia. J Vasc Interv Radiol 2015;26:475-83.

[43] Pereira CE, Albers M, Romiti M, et al. Meta-analysis of femoropopliteal bypass grafts for lower extremity arterial insufficiency. J Vasc Surg 2006;44:510-17.

[44] Antoniou GA, Georgiadis GS, Antoniou SA, et al. Bypass surgery for chronic lower limb ischaemia. Cochrane Database Syst Rev 2017;4:CD002000.

[45] Adam DJ, Beard JD, Cleveland T, et al. Bypass versus

angioplasty in severe ischaemia of the leg (BASIL): multicentre, randomised controlled trial. Lancet 2005; 366: 1925-34.

[46] Conte MS. Challenges of distal bypass surgery in patients with diabetes: patient selection, techniques, and outcomes. J Vasc Surg 2010;52:96S-103S.

[47] Pomposelli FB, Kansal N, Hamdan HD, et al. A decade of experience with dorsalis pedis artery bypass: analysis of outcome in more than 1000 cases. J Vasc Surg 2003;37: 207-14.

[48] Uhl C, Hock C, Betz T, et al. Pedal bypass surgery after crural endovascular intervention. Vasc Surg 2014;59:1583-7.

[49] van Baal JG. Surgical treatment of the infected diabetic foot. Clin Infect Dis 2004;39(Suppl 2):S123-8.

[50] Johannesson A, Larsson GU, Ramstrand N, Turkiewicz A, Wiréhn AB, Atroshi I. Incidence of lower-limb amputation in the diabetic and nondiabetic general population: a 10-year population-based cohort study of initial unilateral and contralateral amputations and reamputations. Diabetes Care 2009;32:275-80.

[51] Armstrong DG, Frykberg RG. Classifying diabetic foot surgery: toward a rational definition. Diabet Med 2003;20:329-31.

[52] Faglia E, Clerici G, Caminiti M, Quarantiello A, Gino M, Morabito A. The role of early surgical debridement and revascularization in patients with diabetes and deep foot space abscess: retrospective review of 106 patients with diabetes. J Foot Ankle Surg 2006;45:220-6.

[53] Lipsky BA, Berendt AR, Cornia PB, et al. Infectious Diseases Society of America clinical practice guideline for the diagnosis and treatment of diabetic foot infections. Clin Infect Dis 2012;2012(54):e132-73.

[54] Aiello A, Anichini R, Brocco E, et al. Treatment of peripheral arterial disease in diabetes: a consensus of the Italian Societies of Diabetes (SID, AMD), Radiology (SIRM) and Vascular Endovascular Surgery (SICVE). Nutr Metab Cardiovasc Dis 2014;24:355-69.

[55] Bakker K, Apelqvist J, Lipsky BA, et al. The 2015 IWGDF guidance documents on prevention and management of foot problems in diabetes: development of an evidence-based global consensus. Diabetes Metab Res Rev 2016;32(Suppl 1):2-6.

第23章 血管损伤
Vascular Trauma

Jake F. Hemingway   Benjamin W. Starnes   著

汤敬东   译

本章主要讨论血管损伤评估和治疗的基本原则。主要内容包括：血管损伤的自然史和流行病学；血管损伤的主要机制和病理生理学；基本手术原则；出血和复苏的评估、诊断和初始处理；血管外科医生常见临床场景回顾。

一、评估和管理的基本原则

流行病学

血管损伤的流行病学和自然史因损伤机制、损伤位置和相关非血管损伤而有很大差异。鉴于这种变异性，目前对血管损伤了解甚少。除了钝性脑血管损伤和无症状的轻微肢体血管损伤之外，目前对其他类型血管损伤的自然史研究不足，主要是因为许多损伤需要及时干预以防止严重后果，如肢体缺失[1]。

在头颈部创伤中，约20%的穿透性创伤和1%的钝性颈部创伤会发生脑血管损伤，并且这两种机制下颈动脉损伤最常见[2, 3]。在穿透性颈部创伤的情况下，高达27%的脑卒中和50%的死亡率与颈动脉损伤相关[4]。在钝性脑血管损伤中，20%～50%的病例累及双侧颈动脉或与椎动脉损伤有关，最常见的是由高速机动车碰撞所导致的高比例严重脑损伤（50%）和多系统损伤[5, 6]。椎动脉损伤较为罕见，仅占穿透性损伤的7%以下，钝性颈部损伤仅占1%[7]。

胸部损伤很常见，约占钝性和穿透性损伤的8%，大多数胸部血管损伤（90%）由穿透性损伤引起[8-12]。尽管只有15%～20%的穿透性胸部创伤需要手术干预，但累及大血管、主动脉弓或胸主动脉降支的损伤仍与较高的院前死亡率相关，这些大血管损伤造成的死亡率高达90%[13]。

90%的腹部血管损伤是穿透性创伤的结果，动脉和静脉损伤的发生率相当[14-16]。腹部血管损伤的死亡率同样很高，从一支血管损伤的45%到三支血管损伤的73%[14]。有研究数据表明，25%的腹部血管损伤累及下腔静脉，21%累及主动脉，20%累及髂动脉，17%累及髂静脉，11%累及SMV，10%累及SMA[14]。

尽管仅发生在1%的创伤中，但肢体血管损伤占所有血管损伤的一半，其中大部分（66%）影响下肢[17-22]。这与军事创伤的情况截然不同，其中肢体损伤占50%[23]。大多数肢体血管创伤（66%）是由穿透性创伤造成的，孤立的下肢创伤可导致10%的死亡率或肢体缺失[24]。

二、血管损伤的机制和病理生理学

血管损伤的临床表现和处理，以及相关损伤的类型和严重程度，取决于受伤的潜在机制。血管损伤可大致分为两类：钝性损伤和穿透性损伤。钝性创伤是在冲击（包括机动车碰撞、高处坠落和与运动相关的损伤）过程中受到施加于身体的外力引发的结果，而穿透性创伤可通过直接穿刺导致血管损伤（刺伤），也包括通过混合直接穿刺和相关动能造成的损伤（枪伤）。

钝性创伤损伤机制包括损伤的一般机制和相关的软组织损伤。高冲击力可导致动脉结构附近的骨骼断裂，从而造成类似于穿透性创伤的动脉损伤，其中动脉被贯穿；然而，这种情况相对不常见，并且在大多数钝性创伤的情况下，来自高冲击力的附近软组织破坏也可导致内膜损伤，继而刺激血小板活化和血栓形成。这种损伤模式常见于四肢创伤，此外还有可与关节脱位同时发生的直接拉伸损伤，如膝关节后脱位后的腘动脉损伤[25-30]。快速减速性损伤也可导致钝性创伤，导致可移动结构（如胸降主动脉）在固定部位遭受剪切损伤，或者在分支部位遭受撕脱损伤。

因直接穿刺造成的穿透性创伤，如刺伤，通常会导致动脉和附近相关静脉的直接撕裂或横断。这种情况下通常不用考虑其他相关损伤，并且其与由射弹（如枪伤）引起的穿透性创伤显著不同。枪伤时，根据所使用的特定射弹，可能会有不同程度的相关软组织损伤。就枪伤而言，破坏区（定义为受子弹相关动能影响的区域）通常比子弹道本身宽得多。因此，邻近软组织损伤的程度是显著的，并且内膜损伤的区域常常延伸超过动脉的横断面部分[31, 32]。子弹出口创口的星状外观证明了这一点，与所见的通常较小的入口创口形成了显著对比，显示了抛射体动能造成的损害（图23-1）。

创伤性血管损伤以多种方式表现。虽然动脉出血经常是最直接危及生命且最明显的表现，但并不总是如此。血管创伤还可导致内膜剥离、血栓形成，伴或不伴危及肢体的急性缺血、动静脉瘘形成或假性动脉瘤形成。

爆炸伤虽然在创伤中较为罕见。但是由于在现代冲突中越来越多地使用简易爆炸装置，所以在军事创伤中变得越来越常见。冲击伤不仅是钝性和穿透性创伤的独特组合，也是热损伤的独特

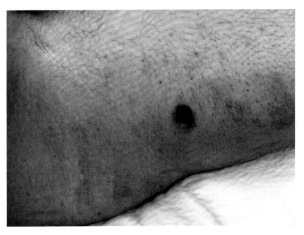

▲ 图 23-1　大腿外侧枪伤进入部位

组合，这些都造成了损伤模式的复杂性和肢体残缺，尽管进行了肢体挽救，但截肢率至少仍有50%[33]。

三、评估、诊断和成像

外伤患者初步评估应快速、全面、系统。ACS 创建的高级创伤生命支持（Advanced Trauma Life Support program，ATLS）计划指出在进行更彻底、完整的评估之前，对所有创伤患者应该进行初次和二次检查，以排除任何短时间内危及生命的损伤[34]。该方法强调使用标准的"ABC"算法，即在评估循环系统之前先对患者的气道和呼吸情况进行评估，这一点至关重要。因为许多血管创伤患者都有明显的损伤（如动脉出血），这可能会分散医生对更直接威胁生命和可治疗损伤的注意力。

应对所有外伤患者进行全面的脉搏检查，特别关注受伤和未受伤肢体之间的差异，这可以成为血管损伤的初始证据。因为不同观察者检测外周脉搏时结果差异较大，所以建议使用连续波多普勒对远端灌注进行定性评估，以提供更为客观的证据。此外，对比双下肢的踝肱指数（ankle-brachial index，ABI）（代表踝收缩压与最高肱动脉压的比值），也可对远端灌注进行定量评估；据证明，这种方法是检测肢体创伤中血管损伤的高灵敏度和特异度筛查工具[1, 29, 35-39]。除血管检

查外，还应进行详细的神经系统检查，不仅评估伴随神经损伤，还应评估肢体缺血阶段（如存在）。

血管损伤可表现为多种体征和症状，从无症状到活动性、脉冲性动脉出血均可出现。血管损伤的"硬体征"（hard sign）（出现时提示应对血管损伤进行强制性探查）包括搏动性出血、快速扩张血肿、听诊时杂音、可触及的震颤和无远端脉搏[40-43]。在这些情况下，手术探查前无须进一步成像检查，除非患者同时需要接受其他创伤评估。其他提示血管损伤的体征称为"软体征"（soft sign），包括出血史、无明显来源的失血性休克、靠近主要血管的穿透性损伤，以及某些高危骨折和脱位，如后膝关节脱位和胫骨平台骨折。在这些情况下，需要进行某些成像检查[40-43]。

对于疑似血管创伤的病例，如存在血管损伤的软体征，可进行动脉 DUS、CTA 或有创血管造影等在内的进一步检查[36, 40, 41, 43, 44]。虽然多项研究表明无创动脉多普勒在检测下肢创伤后血管损伤方面的有效性，但是在许多创伤中心，由于超声检查技术人员的短缺及技术人员执行快速检查能力的受限，所以动脉多普勒通常不是一线的成像检查技术。虽然基于有创导管的血管造影是金标准，但大量研究表明，CTA 在检测血管损伤方面也具有很高的灵敏度和特异度[44, 45]。许多血管损伤患者还伴有许多其他损伤，常常需要接受多区域的 CT 检查，以评估头部、颈部、胸部和腹部实体器官损伤。此时也可进行 CTA，以评估外伤性血管损伤。CTA 的其他优势包括可在许多创伤中心广泛使用，可快速采集图像，所以可用于即时检查。

CTA 显示血管损伤的迹象很明显，如出现活动性外渗或对比剂突然中断的情况时。然而，由于对比剂相位定时叠加的限制、严重动脉粥样硬化疾病的存在及由骨折等结果损伤产生的显著伪影，有时血管损伤甚至在 CTA 上也可能难以检测。如图 23-2 所示，血管损伤的影像学表现包括外伤性动静脉瘘的早期静脉充盈、沿动脉的显

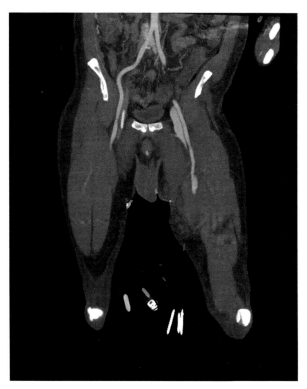

▲ 图 23-2　左大腿枪伤后左股静脉早期静脉充盈

CTA 显示造影动脉期左股静脉充盈，右侧未见。随后，手术探查证实存在创伤性动静脉瘘，可见左侧股浅动脉和股静脉损伤

著气体分布、在损伤和未损伤肢体之间动脉床混浊。当出现这些不易察觉的血管损伤体征时，应保持较低的探查阈值，以确保损伤不会被忽视。

虽然之前所有疑似动脉创伤病例均进行侵入性血管造影，但是由于高质量 CTA 成像的广泛使用，其使用现在已经明显减少。然而，侵入性血管造影仍然是评估患者创伤有效工具，尤其是在已经怀疑血管损伤时。紧急情况下，在未进行进一步诊断成像之前，患者可能就被直接送往手术室。此时，可在手术室迅速进行动脉造影，以明确评估是否存在动脉损伤，这是一种优选评估手段，尤其是对于术中出现新发脉搏缺失的患者。

四、出血控制和复苏

在所有血管创伤中，首先要控制出血和防止死亡。血管创伤患者通常会在现场出现明显出血。如果是来源明显的肢体创伤，可在损伤部位

附近放置止血带，以防止转移过程中持续失血。必须小心避免使用静脉止血带，在这种情况下，施加的压力高于静脉回流压力，但同时也低于动脉收缩压，这可能会加强出血。除止血带外，显露良好区域的出血可通过直接手动按压来控制。静脉和动脉外伤均可导致严重危及生命的出血。

如果有止血带，则应在初步评估期间移除止血带，以评估血管损伤的硬体征和软体征，前提条件是可通过直接手动按压或重新使用止血带轻松控制出血。在取下止血带或压迫性绷带之前，确保在出现快速出血时可及时处理。此外，应穿戴个人防护设备。如果存在可能难以控制的近端损伤，如近端肱动脉或股动脉损伤，可在术前准备和覆盖后，移除止血带，以便在需要时进行快速手术显露。

失血性休克患者应使用平衡溶液积极复苏，以1∶1∶1的比例输入全血或等量的袋装红细胞、新鲜冷冻血浆和血小板。应尽量减少晶体使用，因为多项研究表明，血液制品的平衡复苏可改善严重创伤后的生理学指征并提升生存率[46-49]。血栓弹力图等工具可用作凝血的护理点和实时检测，指导复苏以逆转失血性休克中出现的消耗性凝血病[50-52]。

五、基本外科原则

（一）生命大于肢体

通常，严重创伤患者会出现多系统创伤及危及生命和肢体的损伤。在这些情况下，选择首先处理哪种损伤可能比较困难；然而，保护生命应始终优先于肢体抢救。因此，任何危及生命的伤害都应首先得到处理。在严重多系统创伤时，深度休克且无持续出血的患者可能需要广泛复苏才能稳定到足以进行手术性血供重建。此时，应考虑临时分流，以快速恢复危重患者血液灌注[18]。

（二）患者准备和覆盖

理想情况下，将患者放置于可成像病床，以便需要时使用移动成像单元进行术中血管造影。在所有外伤中，因为损伤区域近端和远端都要准备好显露，所以患者应得到全面准备和广泛覆盖。此外，如果计划进行血管修复，则必须考虑通道管腔的选择和可用性，同时还应确保术中进行血管造影术的股动脉和肱动脉通路的可用性。

在下肢创伤中，应沿圆周方向对双下肢进行准备和覆盖，以允许广泛显露，并在需要时从未受伤的肢体获取静脉。在上肢创伤中，床边超声检查隐静脉可用于快速定位识别通道。如果外伤累及躯干，应将整个胸部和腹部，包括大腿纳入准备范围。

（三）近端和远端控制

在尝试任何血管修复之前，需要进行近端和远端控制。这可以通过直接显露受伤的动脉或通过损伤上方或下方的单独切口来实现，尤其是在探查时可能导致内在血肿破裂引起难以控制的出血情况下。血管内球囊闭塞也可用于在交界区（锁骨下动脉、髂-股动脉）实现近端控制，强调了开始前为混合入路的可能性做好准备的重要性[53]。

（四）动脉修复

当存在血管损伤时，应进行充分显露，准确评估血管壁内血肿和内膜损伤。在对患者进行肝素化并获得近端和远端控制后，应打开受损动脉并进行广泛清创，恢复其内膜健康外观。施近端和远端血栓切除术，以确保使用Fogarty球囊行栓子取出术时，导管内有足够血液流入和回流。

彻底清创后，根据情况，外科医生有多种血管修复方案。在刺伤导致的穿透性创伤中，动脉损伤或离断通常需要最小程度的清创术，并且在患者可活动后进行一期修复或端-端吻合术是可能的。

与刺伤导致的损伤不同，枪伤和弹道损伤通常有明显动能破坏所引起的较宽损伤区域，导致动脉损伤明显延伸至横断部位之外（图23-3）。在这些情况下，广泛清创术后可能难以实施端-端吻合术，从而需要旁路或置入移植物（图23-4）。考虑到大多数创伤的污染性质，自体静脉通道是最佳选择。通常使用来自对侧肢体的反向大隐静

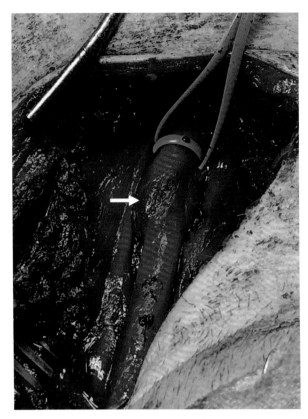

▲ 图 23-3 常见股动脉损伤
枪伤继发的股总动脉损伤，可见周围壁内血肿（白箭）

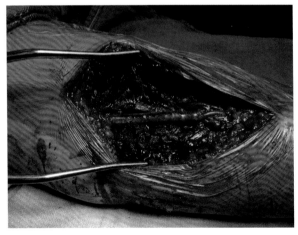

▲ 图 23-4 间置大隐静脉移植修复
间置大隐静脉移植修复横断肱动脉

脉，特别是在下肢创伤中。其原因包括同侧大隐静脉大概率已经受损，或者考虑到由于深静脉系统损伤后进行静脉采集引起浅静脉系统的破坏可导致术后大面积组织肿胀。只有在无法使用自

体静脉移植的情况下，才应使用人工血管，如PTFE。

钝性创伤的特征是动脉损伤程度因撞击机制和力度有所不同。创伤后需进行清创术，同时还应直接评估动脉内膜，以明确实施动脉修复类型。

在最终血管修复不得不延迟的情况下，使用临时分流器可以控制出血和进行再灌注，如在需要转移、患者病情太重，或者在血供重建前需要复苏、必须首先进行其他操作以处理其他损伤时（图 23-5）。理想情况下，在分流管就位时，应持续对患者进行全身抗凝治疗，预防血栓形成，并应使用连续波多普勒对分流管进行监测，以确保通畅[18]。

虽然创伤患者很少因严重失血性休克而出现极危重情况。但因为这些患者不太稳定，无法进行明确的血管修复，因此以保护生命为目标的结扎成为首选，而其他任何负面结果都可后续解决和治疗。

（五）静脉损伤

与动脉损伤不同，静脉损伤的修复包括结扎或静脉缝合，具体取决于缺损大小和患者临床状态。尽管一些外科医生主张修复四肢创伤中伴随的静脉损伤，但迄今尚无研究明确静脉重建的存活率或生活质量比结扎效果更好[54]。静脉修复患

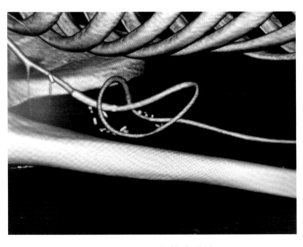

▲ 图 23-5 血管内分流
有血管内分流的上肢 CTA

者术后应进行 DUS 检查，以评估深静脉血栓形成，尤其是在术后单侧腿部肿胀的情况下 [55]。

（六）筋膜切开术

因为年轻创伤患者在基线部位有大量肌肉，同时其血管创伤通常伴随明显软组织损伤，所以再灌注时易发生筋膜室综合征。因此，外科医生应对此保持低阈值，及时进行预防性四区室筋膜切开术，确保筋膜切开术切口较长（＞20cm），并且切口应保持开放，以防止皮肤成为筋膜室综合征的"帮凶"（图 23–6）。研究表明，预防性筋膜切开术的短期并发症发病率较低，大多数筋膜切开术部位可发生成功的延迟一期闭合，无须植皮等辅助措施 [56]。然而，下肢筋膜切开术后的远期后果和功能性肢体结局目前未知。

六、血管损伤的腔内治疗

尽管腔内技术和混合入路的使用越来越多，但绝大多数血管创伤仍需要开放手术修复。某些疾病，如钝性胸主动脉损伤和盆腔静脉损伤，最好采用腔内方法治疗，而当累及髂 – 股血管或锁骨下血管的交界性创伤中则使用腔内技术，这样可避免难度大的手术及侵入性的手术显露 [53, 57, 58]，后文将进一步讨论其中一些临床场景。

七、术后考虑事项 / 并发症

应密切监测血管损伤患者，无论是否需要修复，即每小时进行神经血管检查，持续 24h。评估手术部位是否存在血肿，所有患者应尽快服用抗血小板药物，以防止血管损伤 / 修复部位出现血小板聚集。目前治疗性抗凝作用尚不清楚，可能仅限于特定临床情况。

创伤性血管损伤修复后常见的术后并发症包括手术部位感染和伤口裂开（特别是考虑到大多数创伤性伤口的感染性质）、深静脉血栓形成（考虑到许多患者有多处损伤，可能需要修复静脉损伤，使管腔变窄）、支架移植物或旁路移植物血栓形成、支架移植物或假体移植物感染和截肢。

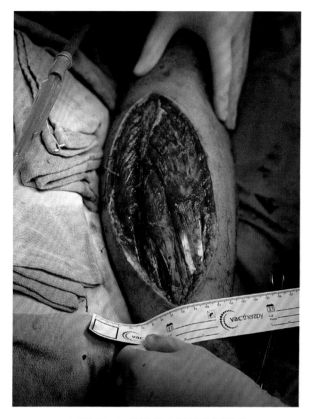

▲ 图 23–6 预防性小腿筋膜切开术
外伤中的筋膜切开术必须有足够的长度，以防止皮肤成为筋膜室综合征的诱因

八、长期随访和结果

在理想情况下，对于接受创伤性血管损伤修复的患者，应遵循 SVS 关于动脉手术后随访指南；然而，由于长期监测难度较大，这导致了目前关于血管创伤后长期预后和功能恢复知之甚少。

九、常见临床场景 : 肢体创伤

四肢创伤是血管外科医生最常见就诊情况之一，无论是在民用还是军用场合，其诱因包括钝性和穿透性机制。与一般创伤人群相似，大多数患者年龄较小（平均年龄为 30 岁），并且以男性为主，合并症少 [38, 39]。肢体血管创伤有多种表现形式，可表现为无症状性脉搏缺失或伴有重度疼痛、感觉异常和瘫痪（提示晚期肢体缺血）。

了解创伤和相关直立位椎弓根损伤发生的初

始机制有助于预测血管损伤的可能性和程度。膝关节后脱位和 Schatzker 型胫骨平台骨折等高危损伤分别与腘窝和胫骨部位近端动脉损伤有关，鉴于其高危性质，应仔细评估这些损伤患者的血管损伤 [25, 27, 29, 30, 59-61]。

东西部创伤协会（Western and Eastern Trauma Associations）指南建议通过全面体检对肢体创伤进行初步评估，包括测量踝肱或肱臂指数（在上肢创伤的情况下）[40, 41, 43]。多项研究证实，体格检查和踝肱指数作为血管损伤筛查工具具有高灵敏度和特异度，如可触及远端脉搏的存在基本上足以排除具有临床意义的血管损伤 [35, 36, 38, 39, 62, 63]。

对初步评估而言，重要的是对肢体进行完整的神经评估，包括运动或感觉功能。在急性肢体缺血的情况下，这有助于确定 Rutherford 分级或缺血的严重程度；此外，完整的神经系统检查也是必要的，以评估相关的周围神经损伤，这在肢体创伤中是常见的 [64]。还应评估肢体的筋膜室是否存在筋膜室综合征。

如果存在血管损伤的硬体征（搏动性出血、血肿进行性扩大、可触及震颤、听诊可闻杂音、脉搏缺失），应直接对患者进行手术探查 [40, 41, 43]。在存在血管损伤软体征的情况下，仅当踝肱指数或动脉压指数（比较受伤和未受伤肢体踝压的比值）<0.9 时，才需要进一步成像。多项研究证实，下肢血管损伤检测阈值为 0.9；同时，尽管上肢创伤中使用肱肱指数尚未得到类似验证，但≤0.9 的阈值时进行进一步检查是合理的。

一般而言，CTA 是首选的诊断成像模式，因为其广泛可用性及快速采集的同时还可获得高质量图像。对于有血管损伤软体征和踝肱或动脉压指数异常且 CTA 上观察到异常的患者，后续治疗会具有挑战性，并且高度依赖于患者个体。

对于没有肢体缺血或出血迹象的血管痉挛、小的假性动脉瘤、内膜缺损或外伤性动静脉瘘，通常可通过间隔随访成像进行监测，以寻求损伤自发性消退，若损伤持续存在则需进行修复。较大缺损，或者导致急性肢体缺血或持续出血的体

征/症状的缺损，应根据前述基本原则进行修复。

大多数肢体创伤，尤其是钝性创伤，不需手术干预，可在损伤后前 24h 内通过每小时神经血管检查进行安全监测。如果可能，应开始对患者进行抗血小板治疗，以预防血管损伤部位血小板聚集和血栓形成。踝肱或动脉血压指数正常的患者可安全出院 [40, 41]。

（一）常见临床场景：钝性脑血管损伤

钝性脑血管损伤（blunt cerebrovascular injuries，BCVI）在所有钝性创伤入院患者中占比不到 1%，其脑卒中和死亡率较高，分别在 25%～58% 和 31%～59%[65-67]。BCVI 主要由三种机制引起：①过度伸展/旋转；②血管直接钝性创伤；③附近骨折导致的撕裂伤。颈动脉损伤最常见，表现出的体征/症状包括对侧感觉/运动缺陷和精神状态改变，但伴随的外伤性脑损伤可掩盖这些症状，并且仅根据病史和体格检查难以诊断。

应使用 CTA 对 BCVI 高危患者进行筛查。尽管目前尚无统一的筛查指南，但 Denver 标准已被视作金标准。如果存在以下情况，建议进一步成像：动脉出血/进行性扩大的血肿、颈部血管杂音、BCVI 或局灶性神经功能缺损相关的神经检查、在随访 CT 检查中发现脑卒中、Le Fort Ⅱ 型或Ⅲ型断裂、颅底骨折、弥漫性轴索损伤、颈椎骨折或近悬（near-hanging）、缺氧性脑损伤 [3]。

如果不进行治疗，BCVI 具有很高的脑卒中风险和死亡率，但是绝大多数都可通过非手术方法干预。BCVI 的严重程度可以用 Biffl 分级系统来定级，其主要治疗方法是抗血小板治疗 [68-70]。手术或血管内介入治疗适应证包括抗血小板药物干预后仍持续或进展的脑卒中、恶化性夹层、假性动脉瘤扩大。

（二）常见临床场景：钝性胸主动脉损伤

胸主动脉钝性损伤仍为高危险疾病，院前死亡率较高（75%）。然而，TEVAR 优先血管内技术可显著改善患者生存状况 [71]。传统的分级系统，如美国 SVS 的分级系统，虽然能够准确描述创伤的不同阶段，但不能准确指导治疗，特别

是对于低级别损伤[72]。为了简化分级系统并提供治疗建议，其他分级系统被相继应用，包括作者所在机构正在使用的系统[57, 58]。Harborview 对于轻度、中度和重度损伤进行了分类描述，建议对于轻度损伤进行监测，针对中度损伤以半紧急方式修复，重度损伤则以紧急方式治疗（图 23-7）。该分级系统简化了复杂病变的护理，但是会伴随较低的 TEVAR 后并发症发病率和死亡率（7%）[57]。

（三）常见临床场景：锁骨下动脉损伤

尽管这是一种相对罕见的胸部创伤后遗症，但由于显露范围广且难于实施，腋锁骨下动脉损伤尤其难以处理。因此，这些损伤也是高危的，最好采用血管内治疗[53]。与开放式修复相比，锁骨下动脉损伤的血管内修复能显著降低住院死亡率（5.6% vs. 27.8%）。尽管长期随访数据有限，但已有数据表明需要干预的血管内修复并发症发生率较低[72]。

此类损伤可通过股动脉或逆行肱动脉入路进行治疗，通常情况下两者都需要，因此腹股沟和同侧臂都应纳入无菌准备和消毒盖布中。首先，获得逆行肱动脉入路，并进行动脉造影以显示损伤（图 23-8）。接着尝试穿过病变部位，但在动脉横断的情况下，导丝通常无法穿过血肿。获得逆行股动脉入路，在选择目标弓部血管并将导丝/导管推进至动脉损伤部分后，从肱动脉入路引入圈套器，以建立经肱动脉和股动脉入路。如果遇到出血，可使用从股动脉入路推进的导丝上闭塞球囊进行控制。

在获得直通通路后，从肱动脉通路推进一个覆膜自扩张支架，并将其放置在病变部位，使近端和远端重叠 2cm。球囊后扩张可在血管造影完成前进行，造影时应显示腔内无残留及外渗[53]。可以使用直接手动压力或经皮闭合装置闭合股动脉入路，而肱动脉入路则可以通过较小的横向切口修复，以避免肱鞘血肿的可能性。

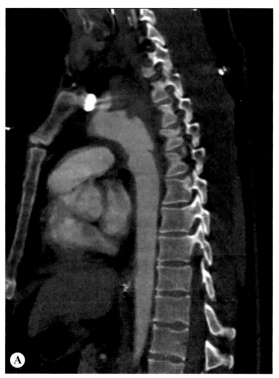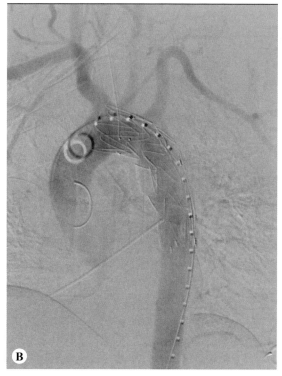

▲ 图 23-7 血管内支架移植治疗严重钝性主动脉损伤

A. CTA 显示高速机动车碰撞后出现胸主动脉横断；B. 使用 TEVAR 成功治疗了损伤，完成性血管造影术显示，左侧锁骨下动脉的损伤被针对性覆盖。TEVAR. 胸主动脉血管内修复

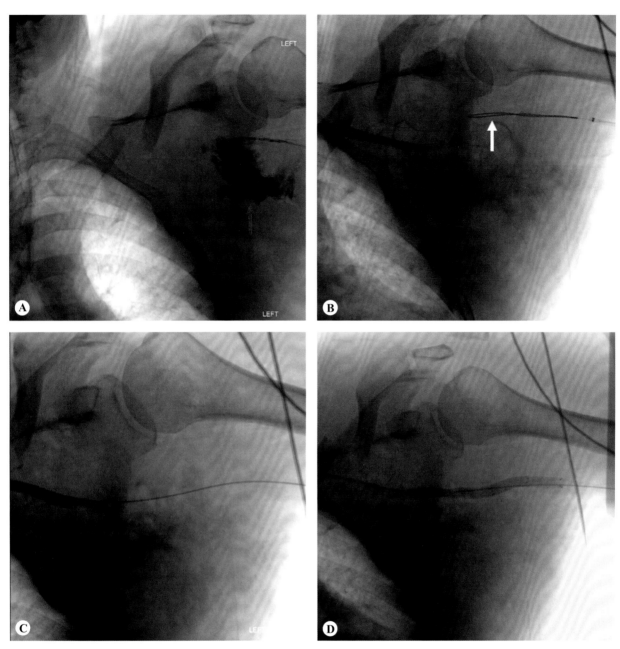

▲ 图 23-8 挤压伤后左腋动脉横断的血管内支架移植治疗

A. 同侧肱动脉入口的初始血管造影证实腋动脉横断伴大血肿（红箭）；B. 将圈套器从同侧肱动脉入路置入血肿（白箭），并从股动脉入路推进导丝 / 导管；C 和 D. 在形成肱 – 股直通通道（C）后，放置一个带覆膜的自膨式支架以处理动脉损伤（D）

参考文献

[1] Dennis JW, Frykberg ER, Veldenz HC, Huffman S, Menawat SS. Validation of nonoperative management of occult vascular injuries and accuracy of physical examination alone in penetrating extremity trauma: 5- to 10-year follow-up. J Trauma Inj 1998;44:243-53. Available from: https://doi. org/10.1097/00005373-199802000-00001.

[2] Fabian TC, Patton JH, Croce MA, Minard G, Kudsk KA, Pritchard FE. Blunt carotid injury. Importance of early diagnosis and anticoagulant therapy. Ann Surg 1996;223(5):513-22. Available from: https://doi.

org/10.1097/00000658-199605000-00007 discussion 522-5.

[3] Biffl WL, Moore EE, Offner PJ, et al. Optimizing screening for blunt cerebrovascular injuries. Am J Surg 1999;178(6):517-21. Available from: https://doi.org/10.1016/S0002-9610(99)00245-7.

[4] Du Toit DF, Van Schalkwyk GD, Wadee SA, Warren BL. Neurologic outcome after penetrating extracranial arterial trauma. J Vasc Surg 2003;38(2):257-62. Available from: https://doi.org/10.1016/S0741-5214(03)00143-5.

[5] Martin MJ, Mullenix PS, Steele SR, et al. Functional outcome after blunt and penetrating carotid artery injuries: analysis of the National Trauma Data Bank. J Trauma 2005;59(4):860-4. Available from: https://doi.org/10.1097/01.ta.0000187964.47703.e9.

[6] Biffl WL, Egglin T, Benedetto B, et al. Sixteen-slice computed tomographic angiography is a reliable noninvasive screening test for clinically significant blunt cerebrovascular injuries. J Trauma 2006;60(4):745-52. Available from: https://doi.org/10.1097/01. ta.0000204034.94034.c4.

[7] Roberts LH, Demetriades D. Vertebral artery injuries. Surg Clin North Am 2001;81(6):1345-56. Available from: https://doi.org/10.1016/s0039-6109(01)80011-6.

[8] Karmy-Jones R, Jurkovich GJ, Shatz DV, et al. Management of traumatic lung injury: a Western Trauma Association Multicenter review. J Trauma 2001;51(6):1049-53. Available from: https://doi.org/10.1097/00005373-200112000-00004.

[9] Strøm T. A protocol of no sedation for critically ill patients receiving mechanical ventilation: a randomised trial. Lancet 2010;375:475-80. Available from: https://doi.org/10.1016/S0140.

[10] Scott DJ, Arthurs ZM, Stannard A, Monroe HM, Clouse WD, Rasmussen TE. Patient-based outcomes and quality of life after salvageable wartime extremity vascular injury. J Vasc Surg 2014;59(1):173-9. Available from: https://doi.org/10.1016/j. jversus.2013.07.103.

[11] Karmy-Jones R, Jurkovich GJ. Blunt chest trauma. Curr Probl Surg 2004;41(3):223-380. Available from: https://doi.org/10.1016/j.cpsurg.2003.12.004.

[12] Demetriades D, Velmahos GC. Penetrating injuries of the chest: indications for operation. Scand J Surg 2002;91(1):41-5. Available from: https://doi.org/10.1177/145749690209100107.

[13] Cook CC, Gleason TG. Great vessel and cardiac trauma. Surg Clin North Am 2009;89(4):797-820. Available from: https://doi. org/10.1016/j.suc.2009.05.002 viii.

[14] Asensio JA, Chahwan S, Hanpeter D, et al. Operative management and outcome of 302 abdominal vascular injuries. Am J Surg 2000;180(6):528-33. Available from: https://doi.org/10.1016/ s0002-9610(00)00519-5 discussion 533-4.

[15] Tyburski JG, Wilson RF, Dente C, Steffes C, Carlin AM. Factors affecting mortality rates in patients with abdominal vascular injuries. J Trauma 2001;50(6):1020-6. Available from: https://doi. org/10.1097/00005373-200106000-00008.

[16] Kashuk JL, Moore EE, Millikan JS, Moore JB. Major abdominal vascular traumaa unified approach. J Trauma 1982;22 (8):672-9. Available from: https://doi.org/10.1097/00005373-198208000-00004.

[17] Konstantinidis A, Inaba K, Dubose J, et al. Vascular trauma in geriatric patients: a national trauma databank review.

J Trauma 2011;71(4):909-16. Available from: https://doi.org/10.1097/TA.0b013e318204104e.

[18] Rasmussen TE, Clouse WD, Jenkins DH, Peck MA, Eliason JL, Smith DL. The use of temporary vascular shunts as a damage control adjunct in the management of wartime vascular injury. J Trauma 2006;61(1):8-12. Available from: https://doi.org/10.1097/01.ta.0000220668.84405.17.

[19] Loh SA, Rockman CB, Chung C, et al. Existing trauma and critical care scoring systems underestimate mortality among vascular trauma patients. J Vasc Surg 2011;53(2):359-66. Available from: https://doi.org/10.1016/j.jversus.2010.08.074.

[20] Perkins ZB, De'Ath HD, Aylwin C, Brohi K, Walsh M, Tai NRM. Epidemiology and outcome of vascular trauma at a British major trauma Centre. Eur J Vasc Endovasc Surg 2012;44 (2):203-9. Available from: https://doi.org/10.1016/j.ejversus.2012.05.013.

[21] Mattox KL, Feliciano DV, Burch J, Beall AC, Jordan GL, De Bakey ME. Five thousand seven hundred sixty cardiovascular injuries in 4459 patients. Epidemiologic evolution 1958 to 1987. Ann Surg 1989;209(6):698-705. Available from: https://doi.org/10.1097/00000658-198906000-00007 discussion 706-7.

[22] Barmparas G, Inaba K, Talving P, et al. Pediatric vs adult vascular trauma: a national trauma databank review. J Pediatr Surg 2010;45(7):1404-12. Available from: https://doi.org/10.1016/j. jpedsurg.2009.09.017.

[23] Belmont PJ, Schoenfeld AJ, Goodman G. Epidemiology of combat wounds in Operation Iraqi Freedom and Operation Enduring Freedom: orthopaedic burden of disease. J Surg Orthop Adv 2010;19(1):2-7. Available from: http://www.ncbi.nlm.nih.gov/pubmed/20370999.

[24] Kauvar DS, Sarfati MR, Kraiss LW. National trauma databank analysis of mortality and limb loss in isolated lower extremity vascular trauma. J Vasc Surg 2011;53(6):1598-603. Available from: https://doi.org/10.1016/j.jvs.2011.01.056.

[25] Johnson ME, Foster L, DeLee JC. Neurologic and vascular injuries associated with knee ligament injuries. Am J Sports Med 2008;36(12):2448-62. Available from: https://doi.org/10.1177/0363546508325669.

[26] Rozycki GS, Tremblay LN, Feliciano DV, McClelland WB. Blunt vascular trauma in the extremity: diagnosis, management, and outcome. J Trauma 2003;55(5):814-24. Available from: https://doi. org/10.1097/01.TA.0000087807.44105.AE.

[27] Patterson BM, Agel J, Swiontkowski MF, Mackenzie EJ, Bosse MJ. Knee dislocations with vascular injury: outcomes in the Lower Extremity Assessment Project (LEAP) Study LEAP Study GroupJ Trauma 2007;63(4):855-8. Available from: https://doi. org/10.1097/TA.0b013e31806915a7.

[28] Parker S, Handa A, Deakin M, Sideso E. Knee dislocation and vascular injury: 4 year experience at a UK Major Trauma Centre and vascular hub. Injury 2016;47(3):752-6. Available from: https://doi.org/10.1016/j.injury.2015.11.014.

[29] Stannard JP, Sheils TM, Lopez-Ben RR, McGwin G, Robinson JT, Volgas DA. Vascular injuries in knee dislocations: the role of physical examination in determining the need for arteriography. J Bone Jt Surg Am 2004; 86-A(5):910-15. Available from: https:// doi.

org/10.2106/00004623-200405000-00004.

[30] Wagner WH, Calkins ER, Weaver FA, Goodwin JA, Myles RA, Yellin AE. Blunt popliteal artery trauma: one hundred consecutive injuries. J Vasc Surg 1988;7(5). Available from: https://doi.org/ 10.1067/mva.1988.avs0070736 avs0070736.

[31] Jahnke EJ, Seeley SF. Acute vascular injuries in the Korean War. Ann Surg 1953;138(2):158-77. Available from: https://doi.org/10.1097/00000658-195308000-00002.

[32] Fackler ML. Civilian gunshot wounds and ballistics: dispelling the myths. Emerg Med Clin N Am 1998;16(1):17-28. Available from: https://doi.org/10.1016/s0733-8627(05)70346-1.

[33] Gwinn DE, Tintle SM, Kumar AR, Andersen RC, Keeling JJ. Blast-induced lower extremity fractures with arterial injury: prevalence and risk factors for amputation after initial limb-preserving treatment. J Orthop Trauma 2011;25(9):543-8. Available from: https://doi.org/10.1097/BOT.0b013e3181fc6062.

[34] Advanced Trauma Life Support. (2021). ,https://www.facs.org/quality-programs/trauma/atls. (Accessed on 18 April 2021).

[35] Lynch K, Johansen K. Can Doppler pressure measurement replace "exclusion" arteriography in the diagnosis of occult extremity arterial trauma? Ann Surg 1991;214(6):737-41. Available from: https://doi.org/10.1097/00000658-199112000-00016.

[36] Johansen K, Lynch K, Paun M, Copass M. Non-invasive vascular tests reliably exclude occult arterial trauma in injured extremities. J Trauma 1991;31(4):515-19. Available from: https://doi.org/10.1097/00005373-199104000-00011 discussion 519-22.

[37] Levy BA, Zlowodzki MP, Graves M, Cole PA. Screening for extermity arterial injury with the arterial pressure index. Am J Emerg Med 2005;23(5):689-95. Available from: https://doi.org/10.1016/j.ajem.2004.12.013.

[38] Hemingway J, Adjei E, Desikan S, et al. Lowering the anklebrachial index threshold in blunt lower extremity trauma may prevent unnecessary imaging. Ann Vasc Surg 2020;62:106-13. Available from: https://doi.org/10.1016/j.avsg.2019.05.052.

[39] Hemingway J, Adjei E, Desikan S, et al. Re-evaluating the safety and effectiveness of the 0.9 ankle-brachial index threshold in penetrating lower extremity trauma. J Vasc Surg 2020;72 (4):1305-1311.e1. Available from: https://doi.org/10.1016/j. jvs.2020.01.051.

[40] Scalea TM, DuBose J, Moore EE, et al. Western trauma association critical decisions in trauma: management of the mangled extremity. J Trauma Acute Care Surg 2012;72(1):86-93. Available from: https://doi.org/10.1097/TA.0b013e318241ed70.

[41] Feliciano DV, Moore FA, Moore EE, et al. Evaluation and management of peripheral vascular injury. Part 1. Western Trauma Association/critical decisions in trauma. J Trauma 2011;70(6):1551-6. Available from: https://doi.org/10.1097/TA.0b013e31821b5bdd.

[42] Pasquale MD, Frykberg ER, Tinkoff GH. Management of complex extremity trauma ACS Committee on Trauma; Ad Hoc Committee on OutcomesBull Am Coll Surg 2006;91(6):36-8. Available from: https://www.facs.

org/ ~ /media/files/quality programs/trauma/publications/mancompexttrauma.ashx Accessed June 23, 2018.

[43] Fox N, Rajani RR, Bokhari F, et al. Evaluation and management of penetrating lower extremity arterial trauma: an eastern association for the surgery of trauma practice management guideline. J Trauma Acute Care Surg 2012;73(5 SUPPL.4):315-20. Available from: https://doi.org/10.1097/TA.0b013e31827018e4.

[44] Soto JA, Múnera F, Morales C, et al. Focal arterial injuries of the proximal extremities: helical CT arteriography as the initial method of diagnosis. Radiology 2001;218(1):188-94. Available from: https://doi.org/10.1148/radiology. 218.1.r01ja13188.

[45] Redmond JM, Levy BA, Dajani KA, Cass JR, Cole PA. Detecting vascular injury in lower-extremity orthopedic trauma: the role of CT angiography. Orthopedics 2008; 31(8):761-7. Available from: https://doi.org/10. 3928/01477447-20080801-27.

[46] Johansson PI, Stensballe J. Hemostatic resuscitation for massive bleeding: the paradigm of plasma and platelets-A review of the current literature. Transfusion 2010;50(3):701-10. Available from: https://doi.org/10.1111/j.1537-2995.2009.02458.x.

[47] Holcomb JB, Tilley BC, Baraniuk S, et al. Transfusion of plasma, platelets, and red blood cells in a 1:1:1 vs a 1:1:2 ratio and mortality in patients with severe trauma: the PROPPR randomized clinicaltrial. JAMA 2015;313(5):471-82. Available from: https://doi. org/10.1001/jama.2015.12.

[48] Holcomb JB, del Junco DJ, Fox EE, et al. The prospective, observational, multicenter, major trauma transfusion (PROMMTT) study: comparative effectiveness of a time-varying treatment with competing risks. JAMA Surg 2013;148(2):127-36. Available from: https://doi.org/10.1001/2013.jamasurg.387.

[49] Sperry JL, Martin MJ, Moore EE, et al. Prehospital resuscitation in adult patients following injury: a Western Trauma Association critical decisions algorithm. J Trauma Acute Care Surg 2019;87(5):1228-31. Available from: https://doi.org/10.1097/TA.0000000000002488.

[50] Tapia NM, Chang A, Norman M, et al. TEG-guided resuscitation is superior to standardized MTP resuscitation in massively transfused penetrating trauma patients. J Trauma Acute Care Surg 2013;74(2):378-85. Available from: https://doi.org/10.1097/TA.0b013e31827e20e0 discussion 385-6.

[51] Subramanian M, Kaplan LJ, Cannon JW. Thromboelastographyguided resuscitation of the trauma patient. JAMA Surg 2019;154 (12):1152-3. Available from: https://doi.org/10.1001/jamasurg.2019.3136.

[52] Gonzalez E, Moore EE, Moore HB, et al. Goal-directed hemostatic resuscitation of trauma-induced coagulopathy: a pragmatic randomized clinical trial comparing a viscoelastic assay to conventional coagulation assays. Ann Surg 2016;263(6):1051-9. Available from: https://doi.org/10.1097/SLA.0000000000001608.

[53] Shalhub S, Starnes BW, Tran NT. Endovascular treatment of axillosubclavian arterial transection in patients with blunt traumatic injury. J Vasc Surg 2011;53(4):1141-4. Available from: https:// doi.org/10.1016/j.jvs.2010.10.129.

[54] Byerly S, Cheng V, Plotkin A, Matsushima K, Inaba K,

Magee GA. Impact of ligation vs repair of isolated popliteal vein injuries on in-hospital outcomes in trauma patients. J Vasc Surg Venous Lymphat Disord 2020;8(3):437-44. Available from: https://doi. org/10.1016/j.jvsv.2019.09.014.

[55] Manley NR, Magnotti LJ, Fabian TC, Croce MA, Sharpe JP. Impact of venorrhaphy and vein ligation in isolated lowerextremity venous injuries on venous thromboembolism and edema. J Trauma Acute Care Surg 2018; 84(2):325-9. Available from: https://doi.org/10.1097/TA.0000000000001746.

[56] Hurd JR, Emanuels DF, Aarabi S, et al. Limb salvage does not predict functional limb outcome after revascularization for traumatic acute limb ischemia. Ann Vasc Surg 2020;66:220-4. Available from: https://doi.org/10.1016/j.avsg.2019.10.068.

[57] Quiroga E, Starnes BW, Tran NT, Singh N. Implementation and results of a practical grading system for thoracic blunt aortic injury. J Vasc Surg 2019;70(4):1082-8. Available from: https://doi.org/10.1016/j.jvs.2019.01.048.

[58] Heneghan RE, Aarabi S, Quiroga E, Gunn ML, Singh N, Starnes BW. Call for a new classification system and treatment strategy in blunt aortic injury. J Vasc Surg 2016;64(1):171-6. Available from: https://doi.org/10.1016/j.jvs.2016.02.047.

[59] Miranda FE, Dennis JW, Veldenz HC, Dovgan PS, Frykberg ER. Confirmation of the safety and accuracy of physical examination in the evaluation of knee dislocation for injury of the popliteal artery: a prospective study J Trauma 2002;52(2):247-51 discussion 251-2. Available from: http://www.ncbi.nlm.nih.gov/pubmed/11834983.

[60] Keeley J, Koopmann M, Yan H, et al. Factors associated with amputation after popliteal vascular injuries. Ann Vasc Surg 2016;33:83-7. Available from: https://doi.org/10.1016/j.avsg.2016.02.004.

[61] Desikan SK, Swenson A, Hemingway J, et al. Incidence and outcomes of vascular injury in the setting of tibial plateau fractures: a single-center review. J Vasc Surg 2017;66(3):e57. Available from: https://doi.org/10.1016/J.JVS.2017.05.075.

[62] Mills WJ, Barei DP, McNair P. The value of the ankle-brachial index for diagnosing arterial injury after knee dislocation: a prospective study. J Trauma 2004;56(6):1261-5. Available from: https://doi.org/10.1097/01.TA.0000068995.63201.0B.

[63] Nassoura ZE, Ivatury RR, Simon RJ, Jabbour N, Vinzons A, Stahl W. A reassessment of Doppler pressure indices in the detection of arterial lesions in proximity penetrating injuries of extremities: a prospective study. Am J Emerg Med 1996;14(2):151-6. Available from: https://doi.org/10.1016/S0735-6757(96)90122-9.

[64] Rutherford RB, Baker JD, Ernst C, et al. Recommended standards for reports dealing with lower extremity ischemia: revised version. J Vasc Surg 1997;26(3):517-38. Available from: https://doi.org/10.1016/s0741-5214(97)70045-4.

[65] Biffl WL, Moore EE, Ryu RK, et al. The unrecognized epidemic of blunt carotid arterial injuries: early diagnosis improves neurologic outcome. Ann Surg 1998;228(4):462-70. Available from: https://doi.org/10.1097/00000658-199810000-00003.

[66] Berne JD, Norwood SH, McAuley CE, Vallina VL, Creath RG, McLarty J. The high morbidity of blunt cerebrovascular injury in an unscreened population: more evidence of the need for mandatory screening protocols. J Am Coll Surg 2001;192(3):314-21. Available from: https://doi.org/10.1016/s1072-7515(01)00772-4.

[67] Biffl WL, Moore EE, Offner PJ, Brega KE, Franciose RJ, Burch JM. Blunt carotid arterial injuries: implications of a new grading scale. J Trauma 1999;47(5):845-53. Available from: https://doi.org/10.1097/00005373-199911000-00004.

[68] Biffl WL, Moore EE, Offner PJ, Burch JM. Blunt carotid and vertebral arterial injuries. World J Surg 2001;25(8):1036-43. Available from: https://doi.org/10.1007/s00268-001-0056-x.

[69] Scott WW, Sharp S, Figueroa SA, et al. Clinical and radiographic outcomes following traumatic Grade 1 and 2 carotid artery injuries: a 10-year retrospective analysis from a Level I trauma center. The Parkland Carotid and Vertebral Artery Injury Survey. J Neurosurg 2015;122(5):1196-201. Available from: https://doi.org/10.3171/2015.1.JNS14642.

[70] Demetriades D, Velmahos GC, Scalea TM, et al. Operative repair or endovascular stent graft in blunt traumatic thoracic aortic injuries: results of an American Association for the Surgery of Trauma multicenter study. J Trauma 2008;64(3):561-70. Available from: https://doi.org/10.1097/TA.0b013e3181641bb3.

[71] Lee WA, Matsumura JS, Mitchell RS, et al. Endovascular repair of traumatic thoracic aortic injury: clinical practice guidelines of the society for vascular surgery. J Vasc Surg 2011;53(1):187-92. Available from: https://doi.org/10.1016/j.jvs.2010.08.027.

[72] Branco BC, Boutrous ML, DuBose JJ, et al. Outcome comparison between open and endovascular management of axillosubclavian arterial injuries. J Vasc Surg 2016;63(3):702-9. Available from: https://doi.org/10.1016/j.jvs.2015.08.117.

第24章 结缔组织病相关动脉瘤样变性的诊断治疗

Aneurysmatic degeneration of connective tissue diseases: from diagnosis to treatment

Alejandro Pizano　Emanuel R. Tenorio　Akiko Tanaka　Gustavo S. Oderich　著

蔡　惠　禄韶英　译

一、概述

结缔组织病（CTD）的特征是细胞外基质（ECM）成分的紊乱，导致异常重塑、变性及各种组织受损。某些 CTD 类型影响血管的 ECM 结构，导致血管壁的弹性和强度降低[1-6]。约20% 的胸主动脉疾病与遗传性 CTD 相关，CTD 被认为是仅次于高血压[7] 的第二大主动脉夹层危险因素。CTD 患者的主动脉疾病通常比非 CTD 患者更为多发。该疾病可累及整个主动脉，从主动脉根部至腹主动脉，以及周围血管系统。它也可能累及其他心血管结构，如马方综合征中的二尖瓣受累。因此，心血管变性并发症是 CTD 患者死亡的主要原因。表现类型包括动脉瘤和夹层，特别是在胸主动脉段。与退行性疾病相比，CTD 引起的主动脉综合征发病更早且严重程度高[9]。在年轻（＜50岁）主动脉严重疾病的患者中，有一半被诊断为 CTD[8, 10-18]。本章旨在回顾当前关于 CTD 动脉瘤样变性的信息，总结在诊断、当前管理、开放手术修复、血管内修复、监测等方面的实证。

（一）结缔组织病和主动脉疾病

20 世纪 90 年代以后，将遗传性主动脉疾病累及胸主动脉导致急性夹层（TAAD）分为两组：综合征和非综合征［家族性胸主动脉导致急性夹层（familial thoracic aorta leading to acute dissection，FTAAD），无主动脉外表现］。约21% 的非综合征性胸主动脉疾病和 15%~20% 的腹主动脉瘤是家族性的[16, 19]。表 24-1 总结了遗传性动脉瘤和夹层患者的表现，强调了基因、蛋白质和相关的病理诊断。

马方综合征（Marfan's syndrome，MFS）是最常见的伴有动脉瘤变性的遗传性 CTD，其次是血管型 Ehlers-Danlos 综合征（Ehlers-Danlos syndrome，VEDS）、Loeys-Dietz 综合征（Loeys-Dietz syndrome，LDS）和 FTAAD[1, 9, 20]。这些综合征大多有一个常染色体显性模式的单基因突变，并且外显率高[19, 21]。

不幸的是，CTD 患者主动脉修复最常见的原因之一是主动脉夹层。与无 CTD 患者相比，其出现的时间更早，而无 CTD 的主动脉疾病患者主要为退行性变，出现速度更慢，表现少，因此退行性动脉瘤成为其修复的主要原因[7, 22, 23]。遗传条件和血管壁结缔组织完整性的不可逆变化，使 CTD 组患者长期处于主动脉扩张和主动脉事

表 24-1　结缔组织病患者主动脉综合征总结，包括相关基因、发现年份、基因内突变数量、受影响的蛋白质和相关病理改变

疾 病	基 因	年 份	突 变	蛋 白	相关病理改变
			影响 TGF-β 信号通路的突变		
MFS	FBN1～2	1991	1300	Fibrillin-1	眼和骨骼受累，微管变形，囊性内侧坏死
LDS1	TGF-βR1				骨骼表现，颅面异常（小舌裂/腭裂），动脉曲折，
LDS2	TGF-βR2				皮肤异常，远端症，弥漫性主动脉和动脉瘤，马蹄
LDS3	SMAD3	2005	110	TGF-β1～2	内翻足，颈椎不稳，皮肤薄和天鹅绒皮肤，易淤伤
LDS4	TGF-β2				
LDS5	TGF-β3				
AOS	SMAD3	2011	11	SMAD3	动脉瘤/弯曲，轻度颅面、骨骼、皮肤异常，早期骨关节炎
ATAA	TGF-β2	2012	14	TGF-β2	颅内动脉瘤，蛛网膜下腔出血
ATS	SLC2A10	2006	23	GLUT10	动脉伸长，动脉狭窄，婴儿期全身弯曲，面部畸形
SGS	SKI-SKIL	1982	8	SMAD4	颅缝早闭，耳位低，睑裂向下倾斜，智力迟钝，骨骼肌张力降低
FTAAD	LOX	2002	6	Lysyl oxidase	马方样特征，升主动脉，二叶主动脉瓣，左心室肥大，动脉弯曲
			影响胶原蛋白的突变		
VEDS	Col1A1～2 Col3A1	1986	700	Procollagen Ⅲ（EDS4）	动脉、肠、子宫破裂，皮肤薄，易淤伤，营养不良瘢痕，过伸性小关节，中型动脉瘤，瓣膜功能不全，特征性面部
			影响平滑肌细胞蛋白质的突变		
FTAAD	ACTA2	2009	30	ACTA2	早发性冠状动脉疾病，脑卒中，烟雾病，网状肌炎
FTAAD	MYH11	2006	1	MYH11	动脉导管未闭，主动脉僵硬，升主动脉动脉瘤保留Valsalva窦部
ATAA	MYLK	2010	1	Myosin light-chain kinase	夹层伴或不伴扩张
ATAA	PRKG1	2013	1	PRKG1	早期夹层约31岁

AOS. 动脉瘤-骨关节炎综合征；ATAA. 升胸主动脉瘤；ATS. 动脉扭曲综合征；FTAAD. 家族性胸主动脉瘤和夹层；LDS. Loeys-Dietz 综合征；MFS. 马方综合征；SGS. Shprintzen-Goldberg 综合征；VEDS. 血管型 Ehlers-Danlos 综合征

件的高风险中[24-26]。在 CTD 患者生命的早期，在主动脉夹层、破裂等危及生命的主动脉并发症发生之前发现 CTD 至关重要。在过去 10 年中，分子生物学和基因测序的发展已经开发出一个可用的和强大的与 TAAD 相关的基因列表，并基于遗传诊断对风险进行分级评估，大大改善了诊断效率和治疗效果[7, 27]。

由 CTD 引起的主动脉疾病是外科手术或血

管内治疗决策面临的巨大挑战。其规范操作是早期发现和正确诊断，然后选择最佳治疗、监测和药物干预方案。虽然开放性手术修复通常需要多次手术，但仍是金标准[24, 26, 28-33]。

（二）筛查

管理 CTD 患者的关键是了解相关突变及早期发现受累血管，特别是在疾病早期阶段[34, 35]。CTD 患者在发生主动脉夹层和主动脉破裂等大动脉灾难之前进行早期诊断和干预，可改善手术预后。采用最佳治疗的 MFS 患者的预期寿命接近一般人群。LDS 和 VEDS 患者平均寿命较低，分别为 37 岁和 48 岁。此外，对于他们有更多的二级干预措施。MFS 患者主动脉并发症较多，而 LDS 和 VEDS 患者在动脉系统中更多地表现为动态分布[19, 36]。家族史在患者及其家庭成员的早期诊断和监测中起着重要作用。此外，升主动脉瘤患者的亲属更有可能患升主动脉瘤，而胸降主动脉瘤患者的亲属更有可能患腹主动脉瘤[19, 37]。

表 24-2 总结了筛查建议。理想情况下，这些患者都应该在大型医疗中心进行治疗，并有强有力的主动脉手术项目和一个多学科专家团队[9]。

评估主动脉的一线成像是 CTA，它可以在不到 10s 的短扫描时间内准确测量整个主动脉的大小，并对主动脉夹层有很高的灵敏度。许多软件都可以进行 3D 重建。建议采用 ECG 门控成像来减少运动伪影，特别是在评估主动脉根部时，其局限性在于辐射和使用对比剂。TTE 可以评估主动脉瓣反流，在 MFS 和 LDS 中，主动脉瓣反流常与主动脉根扩张有关。这种方法的缺点是只能看到心脏结构、主动脉根部和升主动脉。其优点是便于携带，而且价格低廉。评价主动脉根和升主动脉的最佳视图是胸骨旁长轴视图；胸骨上切面评估降主动脉，肋下切面评估腹主动脉。MRA 也被认为是二线成像选择，它在检测主动脉的所有范围方面也具有较高的准确性，可以检测主动脉综合征，也可以提供高分辨率的 3D 数据集，而无须被辐射，但扫描时间较长，成本较高，可及性较低[30]。这部分患者需要终身进行影像学监测，主要采用 TTE、CTA 或 MRA；指南建议在首次确诊后 6 个月进行影像学复查，如果病情稳定，随后则每年进行一次[34]。4D 血流 MR 技术则被推荐用于评估主动脉血流模式，以预测未来

表 24-2 胸主动脉瘤筛查及预防性干预的指征

基 因	筛 查	修复建议（主动脉直径）
MFS	初次和 6 个月后的 TTE 检查以确定扩张速度。每年一次成像检查（直径稳定且 ≤4.5cm）和 1 年多次检查（主动脉直径 >4.5cm）。对于主动脉根进行性增宽的儿童 TTE 每年 2 次。MRA 或 CTA 在第一次检查后每 2 年 1 次，每年在主动脉根以上进行检查。Z 评分	升主动脉：4~5cm，拟妊娠女性 ≥4cm，年增长速度 ≥0.3cm，严重的 AR，$\pi r^2/H>10$。主动脉弓和降主动脉：≥5.5cm
VEDS	初次和 6 个月时的 TTE、CTA 或 MRA 来确定进展速率	升主动脉：4~5cm，$\pi r^2/H>10$。主动脉弓和降主动脉：≥5.5cm
LDS	初次和 6 个月时的 TTE 和 CTA 或 MRA。通过 MRA 和每年 1 次的 TTE 获得完整的主动脉和全身（头到骨盆）成像。如果风险低，≤4cm 或稳定，则每年 1 次，否则每 6 个月 1 次	升主动脉：≥4cm，$\pi r^2/H>10$。主动脉弓和降主动脉：≥5.5cm
FTAAD	诊断时完成主动脉造影（TTE+CTA 或 MRA），6 个月后随访马方个体化风险	升主动脉：4~5cm，$\pi r^2/H>10$。主动脉弓和降主动脉：≥5.5cm

注：$\pi r^2/H$.TAA 的最大横截面积除以高度；CTA.CT 血管成像；LDS. Loeys-Dietz 综合征；MFS. 马方综合征；MRA. 磁共振血管成像；FTAAD.家族性胸主动脉瘤和夹层；TTE. 经胸超声心动图；VEDS.血管型 Ehlers-Danlos 综合征

并发症的风险。目前，CTD 患者合并胸主动脉疾病的管理指南建议采用 TTE、CT 或 MRI 检查以确定是否存在主动脉扩张（Ⅰ类推荐，C 级证据），随后每 6 个月随访一次 [38]。如果主动脉状况稳定，可以每年做一次。然而，在分子遗传学和人工智能、基因检测和机器学习的时代，与单纯使用传统成像技术进行筛查相比，对患者及其亲属进行基因组测序可能更具有一些优势 [20, 39]。例如，当患者携带与主动脉相关的基因突变疾病时，所有家庭成员都应接受检测，以确定他们是否也携带突变。这样的算法为携带者提供了精准的筛查和后续的预防性手术及管理策略，对携带者是有益的。实际应用的基因检查为基因组测序技术（包含整个外显子组）[7]。

二、综合征

与散发性退行性疾病 [19] 患者相比，CTD 患者动脉瘤和夹层的出现年龄更早，并且更具侵袭性。由于胶原蛋白或弹性蛋白合成的突变，结构完整性丧失，动脉瘤形成。研究最多且最常见的心血管系统的 CTD 相关综合征 FTAAD 是 MFS。其他已知影响心血管系统的综合征包括 VEDS、动脉瘤 – 骨关节炎综合征（aneurysm-osteoarthritis syndrome，AOS）、LDS、Shprintzen Goldberg 综合征（Shprintzen-Goldberg syndrome，SGS）[40-42]、动脉扭曲综合征（arterial tortuosity syndrome，ATS）及非综合征性 FTAAD。表 24-1 [7, 41-46] 概述了这些疾病的主要特征。这些疾病最大的特点是动脉壁中 TGF-β 表达的改变，导致炎症和降解 [1] 失衡。

（一）马方综合征

MFS 是一种常染色体显性疾病，影响多个结缔组织系统，是最常见的遗传疾病。1896 年，Antonie-Bernard Marfan 首次描述了 1 例 5 岁的儿童患有蛛形节趾畸形 [47, 48]。发病率为（2～5）/10 000 [17, 49-51]。男性发病率高，较多表现为主动脉瘤（OR=2）、夹层（OR=1.5）和并行预防性手术（OR=2.8）[52, 53]。具有广泛的临床严重程度；新生儿重症和快速进展疾病存在孤立特征，具有完全外显率和可变表达。它是由 1991 年发现的位于 15q-21 染色体上的 FBN1 突变引起的。自此以后，已有超过 1300 个突变被发现 [15, 17, 44, 46]。大约 25% 的患者有新生突变。FBN1（glycoprotein，350kd）是与弹性纤维相关的基质糖蛋白，其功能是调节 TGF-β 的可利用性，因此可导致炎症、纤维化、MMP 尤其是明胶酶 B（MMP-2 和 MMP-9）的活化和动脉硬化。此外，弹性蛋白的交联也有缺陷。ECM 改变也见于皮肤、硬脑膜、眼部、骨骼和肺部系统（图 24-1）。

非典型表现为编码 TGF-βR 的基因突变。TGF-βR 是维持血管壁完整性的基础，是 TGF-β 信号转导的调节因子（图 24-2）。同样，MMP 的表达促进了内侧弹性层的断裂、弹性降低及 PPAR-γ 的表达 [1, 7, 12, 15, 18, 54]。囊性内侧变性主要累及主动脉根部，称为环型扩张。主动脉夹层的危险因素平均为 5%。这些患者倾向于出现与血管平滑肌细胞凋亡相关的持续进行性主动脉扩张，PPAR-γ 可作为囊性内侧变性和疾病进展的良好指标 [18]。

1. 诊断

MFS 是一种累及多系统的病理改变，影响皮肤、硬脑膜、骨骼、心血管、肺和眼部系统（图 24-3）。MFS 的诊断是基于临床标准，称为 Ghent 标准，修订于 2010 [23, 45]。主动脉根部扩张或主动脉夹层的同时存在晶状体脱位（主要特征）、FBN1 突变或系统评分≥7/20 分（图 24-3）或家族史是确定 MFS 诊断的必要条件。存在 FBN1 突变时，可不考虑家族史。

Ghent 标准如下 [45]。

(1) Valsalva 时，主动脉窦部扩张 Z 评分≥2 分，或者主动脉根部剥离合并晶状体异位。

(2) Valsalva 时，主动脉窦部扩张 Z 评分≥2 分，或者主动脉根部夹层合并 FBN1 突变。

(3) Valsalva 时，主动脉窦部扩张 Z 评分＞0.2 分，或者主动脉根部夹层伴全身特征评分≥7 分。

(4) 晶状体异位伴 FBN1 突变，伴已出现主动脉根部夹层。

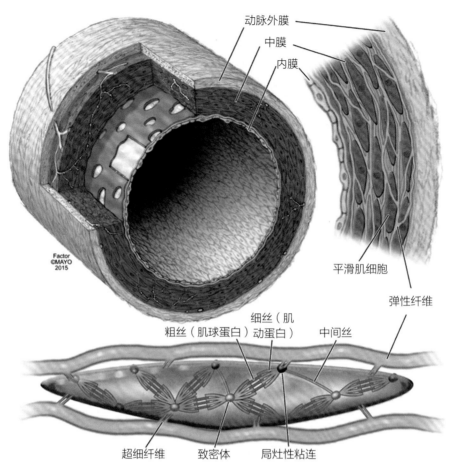

▲ 图 24-1 主动脉壁结构示意

它是一个由同心排列的弹性纤维和平滑肌细胞组成的肌性器官，其抗拉强度和弹性均位于内侧（经许可转载，引自 Mayo Foundation for Medical Education and Research，所有权利保留）

（5）晶状体异位伴 MFS 家族史。

（6）系统特征评分（如下所列）≥7 分，伴 MFS 家族史。

（7）Valsalva 时，主动脉窦部扩张 Z 评分≥2 分（年龄在 20 岁以上）或≥3 分（年龄在 3 岁及 20 岁以下），并且有 MFS 家族史。

"注意（1）、（3）、（6）和（7）的适用条件是：只要没有 SGS、LDS 和 VEDS 的特征表现，并且在检测 TGF-βR1/2、胶原生物化学、COL3A1 后，如果提示并知道其他条件/基因随着时间的推移而出现。"

系统性评分如图 24-3 所示，不同系统特征分配了一个分值，用于对整体系统特征进行评分（最大总分为 20 分，7 分表示系统性受累）。关节活动度过高、腭高度拱起、复发或切口疝已在修正版中移除[23, 45]。

在没有家族史和主要症状的情况下，诊断是基于 FBN1 突变和 DNA 测序。然而，它的应用仍然不成熟，因为已经有超过 1300 种突变被认为与 MFS 有关。其中 90% 在一个系谱中是独一无二的，即使在具有相同突变的家族中，表型也会发生变化。考虑到有主动脉瘤和相似临床特征的几种情况，如 LDS 二尖瓣、VEDS、ATS、FTAAD 等，需要新的遗传学检测和 DNA 测序来明确诊断及鉴别。

2. 筛查

MFS 患者在初发时及终身都需要进行 TTE 检查，当主动脉根部或升主动脉显示不佳时，可以使用 CT 或 MRA 进行初步 TAA 筛查（表 24-2）[30]。

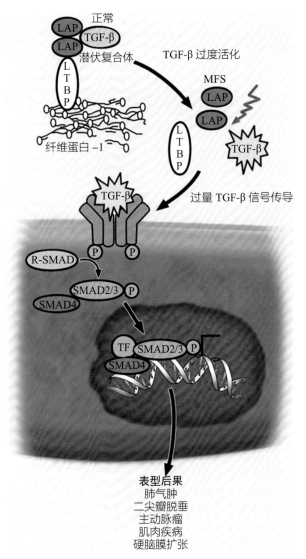

▲ 图 24-2　染色体 15q21.1 中 *FDN1* 突变和马方综合征患者的临床表现图谱

经许可转载，引自 Mayo Foundation for Medical Education and Research，所有权利保留

3. 治疗

（1）主动脉介入治疗指征：与退行性主动脉瘤相似，干预的时机取决于主动脉的大小和生长速度。无症状升主动脉瘤 4～5cm，迅速扩张（增大超过每年 0.5cm），或者有症状的动脉瘤，提示需对 CTD[55] 升主动脉瘤患者进行修复。对于有其他危险因素的患者，如严重的主动脉反流或备孕的患者，建议在 4.5cm 时进行选择行主动脉根部修复。儿童和青少年无直径标准，可参考以下

标准：严重瓣膜反流，生长速度每年＞1cm，Z 评分为 2～3 分及以上。

（2）开放手术：开放胸腹动脉瘤修复术对 CTD 患者的中长期预后已得到证实（表 24-3）[29, 32, 33, 35, 52, 56-65]。目前尚无血管腔内修复的长期结果报道，但最新的证据显示其中期结果良好（表 24-4）[62, 66-84]。

4. 主动脉根部及弓部

开放修复常需多次手术，并且与疾病进展有关。主动脉根部扩张是 MFS 和 LSD 最常见的病理。当 VEDS 和 FTAAD 患者发生主动脉根扩张时，应考虑手术治疗。1968 年，Bentall 等对主动脉根和瓣膜置换术的手术技术进行了描述[85]，此后，全球许多中心发表了系列文章，显示了该技术的安全性和有效性，建立了主动脉根动脉瘤患者的治疗金标准。最常见的晚期并发症是假性动脉瘤、心内膜炎和血栓栓塞[9, 28, 86]。Crawford 在 1983 年首次报道相关临床数据，显示 41 例患者中，早期死亡率为 7%，15 年生存率为 62%，63% 晚期死亡可以通过更积极的手术和更现代的方法来预防[52, 87]。

两种保留主动脉瓣根部置换术（aortic valve-sparing root replacement technique，AVSRR），即重建和重新植入瓣膜，在 1990 年被提出[86, 88, 90]。该技术可以维持原主动脉瓣，降低血栓栓塞事件的风险抗凝治疗的需求。长期数据显示，接受 Bentall 和 AVSRR 手术的患者生存率、再手术率、心内膜炎相似，但 AVSRR 的血栓栓塞和出血事件更少[86, 91, 92]。动脉瘤修复后的长期结果表明，MFS 与马方综合征样患者［39—42 岁，男性（67% vs. 61%）］相比[93]，总住院生存率为 99.3%，10 年生存率为 82% vs. 100%[93, 94]。Bentall 手术的 10 年生存率约为 90.5%，VSRR 手术的 10 年生存率为 96.3%[33, 86]。

当近端主动脉疾病未被诊断或修复时，主要并发症是急性 A 型夹层或破裂。在过去的几年里，由于预防性手术的实施，这种危及生命的情况已经变得不那么常见，但它仍然是 CTD 患者最常见的死亡原因。这些患者的最佳治疗方法是

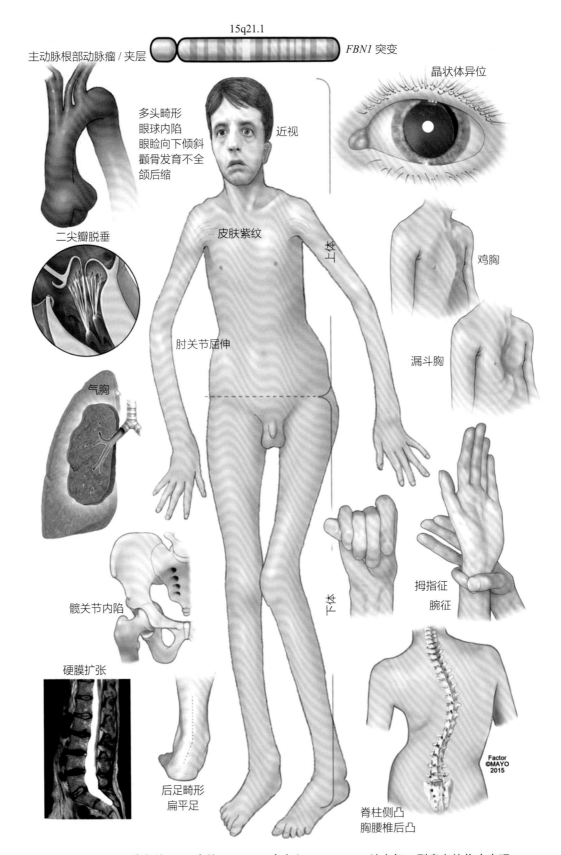

15q21.1

主动脉根部动脉瘤 / 夹层

FBN1 突变

多头畸形
眼球内陷
眼睑向下倾斜
颧骨发育不全
颌后缩

近视

晶状体异位

皮肤紫纹

上体

鸡胸

二尖瓣脱垂

漏斗胸

肘关节屈伸

气胸

拇指征
腕征

下体

髋关节内陷

硬膜扩张

后足畸形
扁平足

脊柱侧凸
胸腰椎后凸

Factor
©MAYO
2015

▲ 图 24-3　染色体 9q22 中的 *TGF-βR1* 突变和 **Loeys-Dietz** 综合征 **1** 型患者的临床表现
经许可转载，引自 Mayo Foundation for Medical Education and Research，所有权利保留

表24-3　开放手术修复文献综述

作者（年）	数量	年龄	男性	手术类别	既往史	症　状	30天死亡	MAE	再干预	新发夹层	再手术	神经并发症	总死亡	随访（年）
					N（%）或均数±标准差或中位数（IQR）									
Crawford (1983)[4]	41	31（11~56）	25（61）	ASC-TAA-AAA	16（39）	MFS	3（7）	3（7）	3（7）	7（17）	20（50）	5（12）	11（27）	15
Crawford (1990)[5]	155	<60	—	ASC, DES, TAA, AAA	—	MFS	—	—	—	—	—	—	68（44）	10
Dardik (2002)[6]	31	49±3	22（71）	TAA	16（52）	90%MFS	2（6.5）	11（36）	10（30）	1（3）	0	截瘫7%	0（47）	5
Oderich (2005)[7]	15	29±11	15（50）	中心及外周	—	VEDS	3（20）	10（67）	6（40）	1（7）	6（40）	0	7（47）	10
LeMaire (2006)[8]	300	39±12	186（62）	AR, Arch, DTA, TAA	—	MFS	9（3）	53（18）	14（5）	—	23（8）	截瘫3%	75（25）	10
Kalkat (2007)[9]	19	39（23~61）	14（74）	TAA	18（95）	MFS	0	4（21）	1（5）	3（16）	2（11）	脑卒中5%	2（10）	4.7
Coselli (2014)	316	35±13	203（64）	AVSRR, AVRRR	29（9）	MFS	2（1）	74（24）	2（1）	—	19（6）	脑卒中1%	6（2）	1
Coselli (2016)[10]	127	43±13 夹层36±11	72（57）	DeBakey I & III	110（87）	MFS	7（6）	8（6）	18（14）	4（3）	10（8）	截瘫1%	32（25）	8
Ghanta (2016)[11,12]	49	43±12	32（65）	TAAA	39（80）	MFS	0	2（4）	15（31）	—	3（6）	0	8（16）	6
Roselli (2016)[13]	121	44±15	90（74）	Arch, DTA, TAA, TEVAR（2.5%）	87（72）	88%MFS, 3%VEDS, 3%LDS	3（3）	32（27）	67（55）	10（8）	13（11）	脑卒中 2.5%, 麻痹0%	46（38）	10
Price (2016)[14]	165	37（31~50）	40（62）	67（41）Bentall		MFS	0	8（9）	4（6）	1（2）	1（2）	9（13）	7（10）	10
		36（29~41）	66（73）	98（59）AVSRR				8（8）	4（4）		2（2）	4（4）	4（4）	
Keschenau (2017)[15]	65	41（19~70）	41（63）	DTA, TAA I~IV	56（86）	86%MFS, 6%VEDS, 6%LDS	9（14）	23（35）	10（15）	1（2）	6（11）	截瘫2%, 脑卒中5%	16（25）	3.5
Patel (2017)[8]	79	25±18	40（51）	ASC, TAA	21（27）	LDS	2（3）	18（23）	41（52）	3（4）	19（24）	脑卒中3%	10（13）	10
Hicks (2017)[16]	29	39±2	17（59）	分支支架	19（66）	79%MFS, 7%LDS, 3%FTAAD	10（3）	18（62）	—	1（4）	—	截瘫4%, 脑卒中7%	10（3）	1.2

（续表）

作者（年）	数量	年龄	男性	手术类别	既往史	症状	30天死亡	MAE	再干预	新发夹层	再手术	神经并发症	总死亡	随访（年）
Beaulieu (2017)[17]	12	28（1～60）	8（44）	TAA, AAA, 外周	9（75）	外周LDS	0	0	3（25）	0	1（8）	0	1（8）	5.2
Seike (2017)[18]	9	35（22～47）	2（22）	DAT, TAAA, TEVAR, AVSRR		ACTA	0	0	3（33）	0	0	脑卒中11%	0	5
Holscher (2019)[19]	3487	39（28～52）	2489（72）	开放（95%）	2974（85）	97%MFS	214（6）	—	—	—	—	175（5）	213（6）	0.1
Matsuo (2019)[20]	10	27（2～29）	7（70）	AAA	7（70）	80%MFS	0	0	8（80）	0	0	0	1（10）	7.8
Schoenhoff (2019)[21]	335	31±16		主动脉根部	—	76%MFS	4（2）		0%～75%	—	—	脑卒中0	19（7）	6.7
		23±20		AVSRR		24%LDS	3（4）	3	3%～50%	—	—	脑卒中2（3）	10（13）	6.2
Petersen (2020)[22]	119	35±11	69（58）	AVRRR	0	90%MFS, 8%LDS, 2%FTAAD	0	1（1）	11（9）	0	0	0	20（17）	15
Seike (2020)[23]	123	33±7.5	57（58）	AVSRR, Bentall,	0	81%MFS	0	0		18（18）	46（47）	0	5（5）	10.5
	24	28±11	13（54）	TAR, HAR, TAA	0	19%LDS	0	2（8）		10（42）	18（75）	0	1（4）	12

AVSRR. 主动脉瓣保留根部置换术；MFS. 马方综合征；LDS. Loeys-Dietz综合征；PAR. 部分足弓置换术；TAR. 全弓置换术；MV. 二尖瓣；HAR. 半弓置换术；DTA. 胸降主动脉；TAA. 胸主动脉；TEVAR. 胸主动脉腔内修复术；AVRRR. 瓣膜置换主动脉根部置换术；ASC. 升主动脉；DES. 降主动脉；AAA. 腹主动脉瘤

表24-4　血管内修复术文献综述

作者（年）	数量	年龄	男性	手术类别	既往史	技术成功率(%)	30天死亡	MAE	再干预	I~III型内漏	转开放	新发夹层	总死亡	随访（月）
					N（%）或均数 ± 标准差或中位数（IQR）									
Ince (2005)[24]	6	33±15	4（67）	TEVAR	5（83）	100	0	0	2（33）	0	2（33）	0	1（17）	51±22
Baril (2006)[25]	6	48±9	6（100）	TEVAR；EVAR	6（100）	100	0	0	2（33）	1（17）	2（33）	0	0	29（3~68）
Marcheix (2008)[26]	15	40±23	11（73）	TEVAR	11（73）	100	0	1（7）	4（27）	9（60）	5（33）	0	3（20）	2.1±1.4
Geisbusch (2008)[27]	8	48（32~67）	6（75）	TEVAR	5（63）	88	0	0	3（38）	2（25）	0	0	1（12）	31（3~79）
Botta (2009)[28]	12	38±12	10（83）	TEVAR	12（100）	100	0	0	4（33）	2（17）	1（8）	2（17）	0	31（3~57）
Nordon (2009)[29]	7	49±10	6（85）	TEVAR	7（100）	100	1（14）	0	2（28）	2（28）	0	0	2（28）	16（3~54）
Waterman (2012)[30]	16	40（26~65）	13（81）	TEVAR；EVAR	16（100）	100	3（19）	0	10（63）	3（19）	5（31）	1（6）	4（25）	14（1~46）
Pacini (2013)[31]	40	41±15	~75	TEVAR B	32（80）	100	1（2.5）	5（13）	7（18）	7（18）	7（18）	3（6）	5（13）	30±22
Eid-Lidt (2013)[32]	10	36±9	6（60）	TEVAR	9（90）	100	1（10）	1（10）	3（30）	2（20）	0	0	2（20）	60±39
Preventza (2014)[33]	60	46（39~50）	37（62）	TEVAR杂交	20（32）	100	2（3）	7（12）	7（12）	2（3）	10（17）	2（3）	3（5）	28（17~55）
Clough (2017)[34]	17	51±8	16（94）	TEVAR；F-BEVAR	5（30）	100	0	3（19）	1（6）	2（12）	0	0	1（6）	41（4~88）
Amako (2017)	1	38	1（100）	F-BEVAR	1（100）	100	0	0	0	0	0	0	0	6
Beaulieu (2017)[17]	8	28±16	3（44）	周围血管动脉	6（78）	100	0	12%	1（12.5%）	0	1（12.5%）	1（12.5%）	0	62±46
Faure (2018)[35]	7	47（23~70）	6（86）	TEVAR	4（57）	100	0	0	3（14）	1	1	0	0	15（7~28）
Kolbel (2018)[36]	3	33（19~55）	1（33）	改良TEVAR	2（67）	100	0	0	2（67）	0	1（33）	0	1（33）	14
Eleshra (2019)[37]	1	43	1（100）	F-BEVAR	1	1	0	0	0	0	0	0	0	6
Conway (2019)[38]	29	70（57~75）	22（76）	EVAR	10（35）	26（90）	1（3）	0	2（7）	5（17）	1	1	0	26（22~31）
Pellenc (2020)[39]	18	47±17	10（55）	TEVAR杂交	12（67）	100	0	0	0	1	0	1（5）	1（5）	21±14
Qato (2020)[40]	102	51（57~75）	62（61）	TEVAR	73（72）	100（98）	2	2	2（3）	8（26.7）	2（2.9）	3（3）	5（5）	15.6

周围血管动脉：髂动脉、股动脉、左胸廓内动脉、胸降主动脉、腘动脉、左椎动脉；EVAR.主动脉腔内修复术；F-BEVAR.开窗主动脉血管内修复术；TEVAR.胸主动脉血管内修复术

瓣膜置换联合全弓置换术及冰冻象鼻技术（frozen elephant trunk，FET），VSRR 可用于年轻患者，主要是希望妊娠的患者[9, 25, 31, 56]。

因此，对于成人，当主动脉最大直径超过 4.5～5cm 或 4～4.5cm 伴其他危险因素时，建议预防性主动脉根部 / 升主动脉修复。该策略的 30 天死亡率为 0.6%，平均寿命超过 70 岁[17, 29, 89]（表 24-3）。

对于升主动脉、主动脉弓根部或急性 A 型主动脉夹层，手术中建议切除所有的异常主动脉，以防止疾病进展。因此，用象鼻或冰冻象鼻技术分段全弓和下行修复是金标准。最常见的并发症是左侧声带麻痹（43%）[9, 24, 29, 57, 95-97]。

5. 胸腹降主动脉

由于疾病的进展，下降型胸腹主动脉瘤在过去几年中更为常见，最终，一些患者需要分期更换整个主动脉。平均 26 年内，约 50% 的患者在主动脉根部置换术后需要进行降主动脉修复[98, 99]。最常见的手术是 Ⅱ 度修复，包括重建整个胸腹主动脉和所有内脏动脉，最好在每个内脏动脉上有单独的移植物分支。选择性患者的总死亡率为 4%，5 年生存率为 87%[58, 74]。表 24-3 显示了评估 DTAA 和 TAAA 修复的几个系列的总结。

主要并发症是脊髓缺血、肾衰竭和内脏缺血，二次干预的风险更高。建议采用不同的实践（当代实践：分子 / 遗传学时代）来预防 SCI，以及进行肋间和腰动脉的再接、运动诱发电位监测、主动降温、允许围术期高血压、左心搭桥术、脑脊液引流（cerebrospinal fluid drainage，CSFD）、肾动脉和内脏动脉的选择性灌注[32, 35, 58, 59, 61, 64, 100]。

现代技术包括双腔 ET 管插管，右股动脉和桡动脉入路，以及脑脊液引流。采用右侧半侧卧位，行单切口开胸术（分离肋软骨，沿横膈周边向下切开）。手术方案为 TEE 引导下主动脉弓插管，再插管右心耳和左心室，建立体外循环，然后向左内侧翻转内脏，抬高左肾分离左肾动脉（left renal artery，LRA）、肠系膜上动脉（SMA）、腹腔干，再显露主动脉远端。重建时，低温体循环温度降低到脑电图爆发抑制温度大约 18℃，预缝合分支人工血管到主动脉支架上。近端吻合时保证脑逆行灌注及人工血管移植物顺行灌注，然后低温下行肋间补片吻合和主动脉人工血管吻合。最后，复温时按右肾动脉、SMA、腹腔、LRA 依次吻合开放，停用体外循环，纠正凝血功能障碍（全血）[101-104]。

6. 混合及血管内修复

新的开窗及分支支架进行腔内修复，减少了多次手术的并发症，特别是新的个体化定制支架，虽然这些支架的发展仍处于初级阶段，但混合方法的应用对于 CTD 患者来说更有前景[26, 37, 77, 96, 105, 106]。在过去的几年里，血管腔内修复已经成为修复主动脉瘤的主要方法。然而，该技术在 CTD 患者中的应用仍然存在很大争议，其中最有争议的一点是，随访发现此类患者长期支架置入后内漏的发生，原因是对比慢性退行性动脉瘤，该类患者的平均年龄更年轻[14, 24, 35, 55, 104]。此外，由于考虑到支架治疗失败和疾病进展，血管内治疗受到一定的限制。ESVS[104] 和 AHA、STS[34, 55] 的指南都反对 CTD 患者采用血管腔内修复，认为该方法有可能引起夹层、支架覆盖区再扩大（慢性向外径向力）及受累主动脉的延长。因此，FDA 对血管内装置的临床试验已将 CTD 患者排除在外，其最早的证据来源于手术禁忌患者和急诊手术患者[107]。后来有证据表明，该类患者腔内治疗术后支架与动脉连接处有慢性假性动脉瘤发生，以及急诊 B 型夹层术后内脏动脉处出现动脉瘤[9, 26]（图 24-4）。虽然大多数临床试验排除了 CTD 患者，但一些临床研究描述了该组患者主动脉疾病血管内治疗的结果（表 24-4）。

2009 年，443 例 B 型夹层患者接受支架置入术治疗，11 例为 MFS，其中 3 例（27%）为逆撕性 A 型夹层[108]。2017 年，两大临床系列研究报道 B 型夹层患者接受了 TEVAR 治疗。Mo 等[109] 从 997 例 TEVAR 病例中筛选了 26 例 MFS 患者，因此将 MFS 作为逆撕性 A 型夹层（retrograde type A dissection，RTAD）的风险之一。

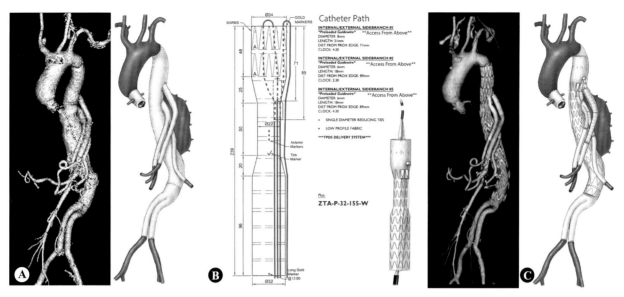

▲ 图 24-4　**A 和 B.** 分支开窗血管内主动脉修补术治疗马方综合征患者累及内脏的主动脉瘤。**3D-CTA** 重建和插图显示开放手术修复Ⅱ级胸腹主动脉瘤后的内脏区域继发的主动脉瘤（**A**）；带分支覆膜支架的设计原理图和图解，该装置有三个方向分支，带有预载导线，可通过上肢进入［胸腹预载输送系统（**thoracoabdominal preloaded delivery system,TPDS**）］（**B**）；**C. 3D-CTA** 及随访 **1** 年后显示所有分支无内漏

A 和 B. 经许可转载，引自 Mayo Foundation for Medical Education and Research，所有权利保留

此外，Chen 等[110] 对 8969 例患者进行了系统的回顾和 Meta 分析，CTD 患者发生 RTAD 的 RR 为 2.0。因此，由于血管壁具有脆性，不应使用支架。开放手术修复后二次手术很常见，更长的预期生存率也提高了患者的二次手术率。血管内技术的改进使 EVAR 手术适应证扩大到累及分支的复杂主动脉病变。其潜在适应证包括高危患者的修复、已破裂或器官灌注不良患者的抢救、作为开放手术的"桥接"、用合适的支架作为近端锚定区进行的二次手术[81, 111, 112]。2020 年，Gaia 等报道了首个 endo-Bentall 手术治疗退行性主动脉疾病患者[113]。该技术也可用于 CTD 患者的治疗。

该方法的并发症包括神经系统并发症（脑卒中 /TIA 和 SCI）、主动脉支架术后逆撕性夹层、内漏、支架导致的新发破口（stent-graft-induced new entry，SINE）和高再次干预率。SINE 经常会与自然疾病进展相混淆，因此，区分支架远端边缘的是否存在医源性损伤（新的内膜撕裂夹层）至关重要。术前必须进行精确的测量和计划，选择正确的支架尺寸，以减少夹层和破裂的风险，控制支架尺寸不超过血管直径的 10%[9, 26]。

7. 药物治疗

护理标准的重点是降低动脉瘤和夹层的生长速度。预防主要集中在控制主要危险因素（高血压、血脂异常、吸烟、滥用药物、避免剧烈等长运动）、人工瓣膜或移植物患者预防亚急性细菌性心内膜炎（subacute bacterial endocarditis，SBE）和最佳医疗管理[5, 9]。这样做的目的是延缓动脉瘤的生长，防止动脉瘤剥离。主要的药物治疗是基于 β 受体拮抗药和 ARB，它们被认为可以降低动脉瘤生长进展和主动脉夹层 / 破裂的风险[114-117]。其目标是将收缩压控制在 120mmHg 以下。血管紧张素转化酶抑制药也用于控制这些患者的血压。在儿童中，这些抗疟药之间没有差异[117]。长期目标是减少术前和术后主动脉扩张的进展，因此终身监测和最佳的药物治疗是必要的。

（二）血管型 Ehlers-Danlos 综合征

VEDS 是一种常染色体显性遗传性 CTD，是一种由 *COL3A1* 突变引起的异质性疾病，以关节活动度高、皮肤过伸性和组织脆性影响皮肤、韧带、关节、血管和内脏器官为特征。发病率约为每 5000 例分娩 1 例，流行率估计为每 9 万例发生 1 例[3, 8, 9, 16, 118, 119]。主动脉成分见于常染色体显性Ⅳ型，有超过 11 种类型。皮肤表现为瘀斑。Ⅲ型胶原（前Ⅲ型胶原）在动脉系统中减少，使血管变薄变弱，尤其是血管中层。此外，它见于皮肤和中空器官，如肠和子宫[8, 16, 120, 121]。最常见的临床特征是皮肤薄而透明、胃肠道破裂、妊娠子宫破裂和中型 / 大动脉（图 24-5）。该基因缺陷是 COL3A1 突变，其中最常见的突变是重复

（Gly-X-Y）n 中的甘氨酸错义替换，导致同相外显子活跃，经 DNA 测序诊断，为真皮成纤维细胞胶原蛋白Ⅲ[118]。

1. 诊断

临床诊断采用 1997 年国际专家共识的分类（主要 / 次要标准）[122]。准则如图 24-5 所示。存在两个或两个以上的主要标准表明诊断，应通过基因检测予以确认；异常前Ⅲ型胶原合成或证实 Col1A1～2/Col3A1 基因突变[3]。这些次要标准的发现并不都存在，特别是在没有家族史的患者中，这些患者一旦出现肠、子宫或动脉（中型

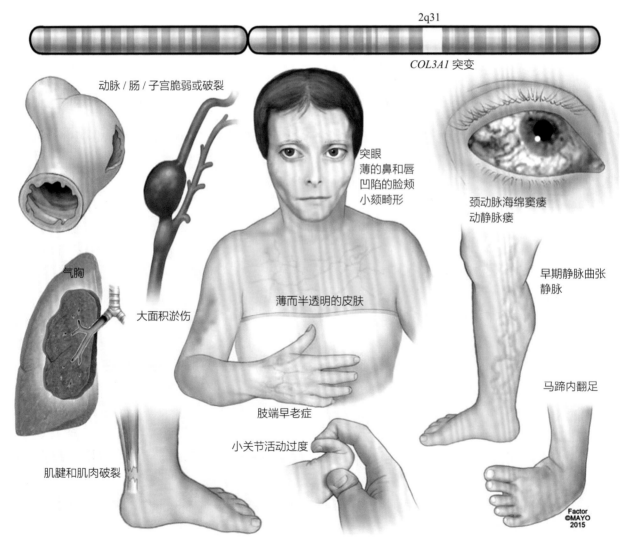

▲ 图 24-5　染色体 2q31 中 COL3A1 突变示意和 Ehlers-Danlos 综合征患者的临床表现
经许可转载，引自 Mayo Foundation for Medical Education and Research，所有权利保留

动脉）破裂等并发症，就会被确诊 [9, 121]。最常见的血管并发症是动脉瘤和夹层，78% 的患者出现血管异常 [120]，80% 的患者在 40 岁之前至少有一种血管并发症 [119, 123]。因此，筛选是至关重要的，约 50% 的患者在就诊时出现夹层 [63]。

2. 治疗

中位生存时间为 51 岁，大部分死亡是由于主动脉夹层，从诊断到 8.5 年的监测，死亡率为 21% [3, 119, 123]。实际的建议是主动脉根部和腹主动脉直径＞4cm、DTA＞5cm 时预防性修补。表 24-3 有一系列的病例显示了该患者的手术结果 [31, 21, 124, 125]。在一项分析了 231 例患者的系统综述中，开放手术修复后的死亡率为 30%，血管内修复后的死亡率为 24%，平均死亡年龄为 31 岁 [126]。

对于这些患者，血管内入路的主要适应证是弹簧圈栓塞，从而对主动脉分支或中等动脉（脾、肝、颈动脉瘘）进行止血 [3, 125, 127]。血管内手术的主要争议之一是通路并发症的风险，如血管破裂和假性动脉瘤形成，主要是当设备使用＞6F 的通路穿刺时。因此，不建议将该方法作为首选，应在紧急情况下保留作为开放修复的桥梁 [9, 124, 128, 129]。

血管病理的药物治疗是一项临床挑战，其主要目标是集中于血压控制和减少动脉粥样硬化的危险因素。VEDS 患者中研究最多的 β 受体拮抗药是 Celiprolol，它是一种具有 β₂ 激动作用的 β₁ 受体拮抗药。最大的一组患者随访了 17 年，每天服用 400mg Celiprolol，结果显示死亡率、住院率和动脉事件（包括血管破裂）都有所降低 [119]。

（三）Loeys-Dietz 综合征

Loeys-Dietz 综合征是一种常染色体显性主动脉瘤综合征，以多系统受累为特征。到目前为止，已经描述了五种亚型，每一种都与 TGF-βR1 和 TGF-βR2 信号通路改变，SMAD3 基因和 TGF-β2 配体基因突变有关 [7, 45, 88, 130-132]。最常见的临床特征是悬舌裂 / 腭裂（90%）、动脉弯曲（98%）、距离过远（90%）、骨骼特征（如 MFS）、颅早闭、周围动脉动脉瘤和夹层 [47, 131, 133]（图 24-6）。

区分 LDS 和 MFS 的临床特征包括 Chiari 畸形、马蹄内翻足畸形、先天性心脏病、颈椎不稳、易淤伤、营养不良瘢痕、透明皮肤和动脉树动脉瘤或夹层的高风险。新兴表现型分为两组。1 型为马方综合征病理，与颅面特征、主动脉根和其他血管动脉瘤、动脉弯曲、蛛网膜结节、胸肌畸形、脊柱侧凸、关节松弛和发育迟缓有关。2 型缺乏颅面特征，并在动脉夹层、弥漫性动脉瘤、动脉弯曲和妊娠并发症中类似 VEDS [35, 47]。由于早期出现，区分 LDS、ATS 和 VEDS 是必要的，因为 VEDS [9] 患者的手术处理和组织脆性更具有挑战性。

1. 诊断

到目前为止，已经描述了 5 种 LDS 类型（LDS1~5），每一种类型都与 TGF-β 通路中不同的突变基因有关（表 24-1）。与 MFS 相比，LDS 患者表现出更强的血管病变。其诊断应基于 DNA 测序鉴定基因缺陷 [7, 130]。对于 TGF-β2 和 SMAD3 染色体的缺失，微缺失的大小可能会产生影响临床表现和发病时间。主要的心血管表现是快速进展的主动脉瘤疾病。伴有严重颅面特征的 LDS1~2 患者有较高的风险，通常在主动脉尺寸较小的早期就发生破裂 [79, 99]。据报道，3 月龄的患者发生主动脉夹层，平均死亡年龄为 26—37 岁，主要原因为胸腹夹层 / 破裂或脑出血 [130]。考虑到疾病进展迅速，LDS 患者需要经常监测，每年监测 1 次，甚至次数更多（表 24-2）。第一线造影选择是 TTE 和 CTA 或 MRA，从头部到骨盆的扫描应该做。TTE 将发现任何心脏异常，因为二叶主动脉瓣、房间隔疾病、动脉导管未闭、二尖瓣关闭不全、主动脉瓣关闭不全的发生率较高。主动脉修复则取决于主动脉直径、进展率、心脏和非心脏特征、家族史和基因型 [47, 130, 131]。除了这些建议外，LDS 患者还应每年进行一次头部和骨盆 MRA（Ⅰ类推荐，C 级证据）[14, 55]。

2. 治疗

第一次做主动脉手术的平均年龄是 20 岁左右。大多数患者动脉瘤位于主动脉根部远端，夹

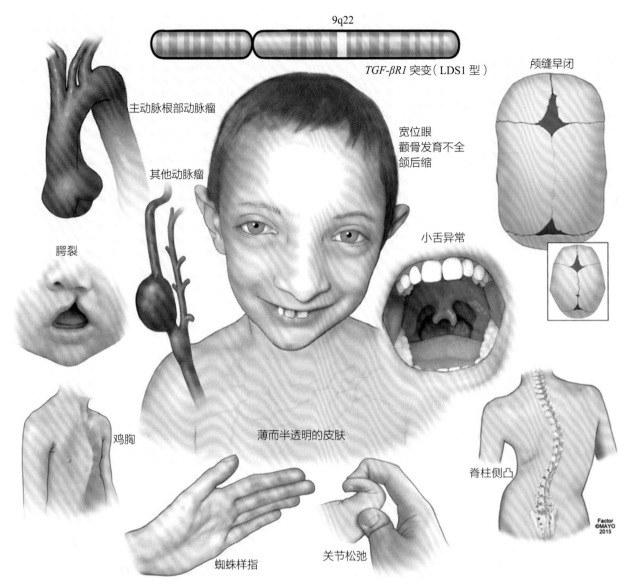

▲ 图 24-6 **Loeys-Dietz 综合征 1 型患者染色体 9q22 中 *TGF-βR1* 突变及其临床表现**

经许可转载，引自 Mayo Foundation for Medical Education and Research，所有权利保留

层发生时动脉无明显扩张。围术期血管手术死亡率为 1.7%[134]。心血管护理和外科手术如同 MFS 患者；血管紧张素受体拮抗药、β 受体拮抗药或血管紧张素转换酶抑制药，限制运动（接触性运动、等长运动、消耗体力和胸部膨胀 / 头部充血运动），避免兴奋剂，如果存在人工瓣膜，应预防亚急性细菌性心内膜炎。手术阈值如下：对于儿童主动脉根部，推迟手术至主动脉环达到 2～2.2cm 以适应成人移植，1 年以上进展率为 0.5cm 及存在侵袭性疾病（家族病史），对于进展

缓慢和特征较轻的儿童，推荐直径 4cm。对于成人主动脉根部，建议直径＞4cm 或增长超过每年 0.5cm，胸降主动脉直径＞4.5cm 或增长超过每年 1cm，腹主动脉直径＞4.5cm 或增长超过每年 1cm。

总的来说，患者的中位生存期为 37 年，主要死亡原因是主动脉夹层。一些病例（开腹修复）在过去的几年中被报道过，见表 24-3[32, 62, 134]。血管内修复是不推荐的，而且 LDS 患者的经验与 MFS 患者不同。一些研究小组报道了少数

混合手术的病例，1 例是头臂动脉瘤，1 例是外科手术改良的有窗内移植治疗肠内主动脉瘤补片（图 24-7），1 例是解剖后 II 型 TAAA，还有 2 例是开弓去分支后的 TEVAR（移植物到移植物）[35, 106, 134, 135]。医疗管理建议与 MFS 患者推荐的 β 封锁相似。

（四）动脉瘤 - 骨关节炎综合征

动脉瘤 - 骨关节炎综合征以常染色体显性形式遗传，以动脉瘤和弯曲为特征，早期以骨关节炎为主要临床特征，有椎间盘退变、剥脱性骨软骨炎、半月板异常。其他发现还包括皮肤异常（光滑的皮肤、易淤伤、条纹），骨骼异常（蛛形结节、脊柱侧弯、扁平足），以及颅面异常（端肌过度、高弓腭、牙齿错颌）[136]。

动脉瘤发生在整个动脉树，早期夹层 / 破裂的风险很高，就像 LDS 患者。SMAD3 基因（编码 SMAD3）在该综合征中发生突变，该蛋白参与 TGF-β 与其受体（TGF-βR1 和 TGF-βR2）结合诱发的下游细胞信号传导。一项研究发现，89% 的主动脉夹层猝死患者存在心血管异常，最常见的表现是主动脉瘤，尤其是严重的主动脉窦和二尖瓣关闭不全[136, 137]。

（五）Shprintzen Goldberg 综合征（腭心面综合征）

SGS 与 SKI 基因的零星杂合子功能缺失突变有关，并且编码 TGF-β 信号的典型阻遏因子。SKI 是 SMAD2～3 蛋白功能的抑制药，直接结合到其 MH2 结构域，控制 TGF-β 信号通路。主要临床特征与 MFS 和 LDS（四肢长、蛛网膜结节、胸腺 / 漏斗状胸肌、关节活动度高）相似，尽管最常见的直接死亡原因是主动脉根扩张的进展，但其心血管异常较轻。然而，由于严重的颅缝早闭，SGS 患者具有张力减退、发育迟缓、智力障碍和面部畸形等非常典型的特征，出现又长又窄的头部、眼睛突出、眼睛间距大、眼睛下移、高 / 窄的口腔顶部、下颚骨发育不全且小、耳位低 / 向后旋转，手指永久弯曲[15, 27, 40-42]。由于心血管缺陷，这些患者需要终身多学科治疗。据报道，有 1 例 18 岁男性 TAAA（8cm）破裂主动脉修复成功。

（六）动脉扭曲综合征

ATS 是一种罕见的常染色体隐性遗传性 CTD，以大中型动脉细长且严重弯曲为特征，由 SLC2A10 的功能缺失突变引起。该综合征涉及的主要动脉是主动脉、颈动脉、肾动脉和肺动脉，

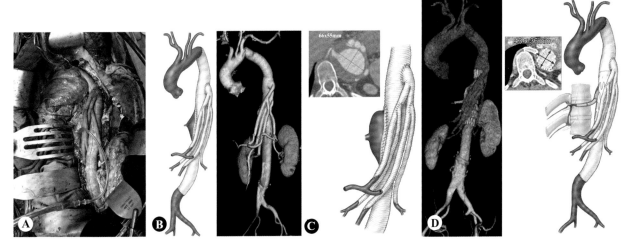

▲ 图 24-7 **A 至 C. Loeys-Dietz** 综合征患者，采用"岛状"主动脉补片开放式手术修复 II 区累及肋间动脉的胸腹主动脉瘤（**A**）；绘图及 30 天后 3D-CTA 重建显示开放手术修复后主动脉及所有重建分支通畅（**B**）；**CTA** 和绘图显示肋间动脉瘤样变性（**C**）；患者接受了改良的肋间动脉定制分支支架置入。**D. CTA** 和绘图显示 4 年随访后主动脉瘤囊收缩，肋间动脉通畅

导致动脉瘤、夹层和缺血性事件。肺动脉和主动脉狭窄也是室性病变，其特征表现为肥厚的面部特征（包括拉长的脸），以及下斜的睑裂和小颌（下颌过小）。大多数患者有先天性皮肤受累，皮肤柔软和过伸，但不容易淤伤。其他特征包括蛛网膜疝、腹股沟疝或脐疝[138,139]。SLC2A10基因编码葡萄糖转运蛋白GLUT10，这是一种线粒体膜和内质网（endoplasmic reticulum，ER）的去羟基抗坏血酸转运蛋白。在内质网中，弹性蛋白和胶原蛋白的成熟至关重要；因此，动脉壁中的TGF-β受损，导致弹性纤维的内侧变性，继而延伸、狭窄、弯曲，最终形成动脉瘤[138,139]。

（七）特纳综合征

特纳综合征（Turner syndrome，TS）是最常见的性别非整倍体，大约在2000个女婴中发生1例。TS患者二叶主动脉瓣（bicuspid aortic valve，BAV）、主动脉缩窄、TAA合并夹层和破裂等疾病发生率增加（30%）。主要临床特征为原发性卵巢功能不全、身材矮小、淋巴水肿、颈蹼、骨骼畸形和神经认知功能障碍。心血管特征与X染色体短臂（Xp）和TIMP的变异有关，特别是22号染色体上的TIMP3和TIMP1（完整的第二X染色体）[140,141]。

三、家族性胸主动脉瘤和夹层非综合征性疾病

FTAAD是一组以无CTD特征的动脉瘤家族史为特征的非综合征疾病，占胸主动脉疾病的20%。FBN1突变在散发性或家族性胸腹动脉瘤和夹层患者中已经被发现。组织学表现为马方综合征、弹性溶解、弹性纤维丢失、黏多糖沉积和囊性内侧变性。在TGF-β通路（TGFR2、TGF2、SMAD3）和平滑肌细胞收缩器（PRKG1、ACTA2、MYLK、MYH11）基因中描述了只与主动脉夹层相关的突变（表24-1），但无动脉瘤形成[9,142-144]。

（一）影响TGF-β通路的突变

SMAD3突变导致AOS；然而，SMAD3常染色体显性突变也可在多代大家庭中导致无LDS特征的TAAD。非综合征SMAD3突变占FTAAD的2%，而TGFR2突变占2%，表现为脑动脉瘤，主动脉夹层直径<5cm，无LDS特征[15,16,133]。患者表现为升主动脉瘤，导致主动脉夹层和颅内动脉瘤并伴有蛛网膜下腔出血，同时伴有腹主动脉瘤和双侧髂主动脉瘤。因此，除了对整个主动脉及其分支进行成像外，建议对突变携带者的脑血管进行动脉瘤成像[15,137]。TGF2突变以常染色体显性方式遗传。它们可导致TGF-β2的单倍性不足，并自相矛盾地导致病变主动脉TGF-β2的生成增加，导致升主动脉瘤和主动脉直径<4.5cm的急性主动脉夹层[15,16,27,46]。

近期LOX基因突变与FTAAD相关。它编码赖氨酸氧化酶，其突变见于Menkes综合征和枕角综合征（occipital horn syndrome，OHS）患者。在这些患者中，有动脉弯曲和动脉瘤与弹力层崩解的报道。此外，它已在小鼠模型中得到证实。主要临床特征为马方样特征（硬膜扩张、胸肌畸形、关节过度活动、皮肤纹状、脊柱侧弯、腭弓），伴主动脉根和升主动脉扩张、二叶主动脉瓣扩张、冠状动脉疾病、左心室肥厚[145-147]。

（二）平滑肌细胞收缩血管病变

ACTA2突变是杂合错义突变，占FTAAD的16%。它编码血管平滑肌细胞特异性的α-肌动蛋白的异构体，是位于整个动脉系统平滑肌细胞中收缩装置的重要组成部分。除了主动脉瘤和主动脉夹层外（47%），还会出现其他相关的可变特征，包括絮凝虹膜、网状血管（斑驳的网状血管模式，表现为皮肤呈花边状紫色变色）、二叶主动脉瓣和动脉导管未闭。有趣的是，ACTA2突变的患者可出现早发型缺血性脑卒中（包括烟雾病）、脑动脉瘤、早发型冠状动脉疾病和直径>5cm的主动脉夹层。这归因于平滑肌细胞增殖增加导致小动脉闭塞性疾病[16,27,142,148]。

MYH11突变（常染色体显性遗传）约占FTAAD病例的2%。MYH11是一种主要的收缩蛋白特异性平滑肌细胞。这些突变提供了平滑肌细胞中明确产生的收缩蛋白直接变化的第一个例

子，导致了遗传性动脉疾病。MYH11 影响的个体突变会导致主动脉僵硬和主动脉顺应性下降。它们会在升主动脉形成动脉瘤，但不像 MFS 那样影响主动脉窦，并伴有动脉导管未闭（patent ductus arteriosus，PDA）[15, 16, 149]。*MYLK* 基因设置的激酶是 MLCK 的正调节因子。TAA 报道发生在常染色体显性遗传的家庭中，急性主动脉夹层发生时，主动脉很少或没有扩张（4.5cm）[27, 143]。*PRKG1* 基因编码 PKG-1；它的突变是常染色体显性遗传，与激活 cGMP 结合有关，控制平滑肌细胞松弛，导致血管平滑肌细胞收缩减少。一种功能变异的增加（p.Arg177Gln）与 TAAD 相关，65% 的患者在年轻时出现急性主动脉夹层（平均 31 岁，范围为 17—51 岁）[7, 15, 16, 150]。

四、总结

CTD 的动脉瘤变性是一种复杂的临床情况，因为这些患者往往比退行性动脉瘤患者在更年轻时会表现出更严重的疾病。这些患者的解剖率更高，约 15% 的 CTD 患者解剖直径<5cm[55, 151]。长期监测、筛查和分子诊断至关重要，需要优化预防性切开修复的时间和适当的再干预[9]。因此，对于先前描述的突变患者，为了达到最佳的治疗结果，应采用具有丰富的诊断和治疗经验的多学科方法（主动脉小组）进行管理，如高容量心血管手术中心的主动脉项目。了解诊断可以改善手术计划、改良技术和进行持续监测（选择性＞急诊）[152]。因为考虑到未来的干预措施与血管内修复的可能性，所以首选方法强调开放修复。

结论

结缔组织病患者的管理病情复杂，应该由经验丰富的主动脉团队和中心管理。尽管分子技术、诊断图像和医疗设备的进步提高了对这些患者的理解和管理，但在分子途径、表达、预后和最佳治疗方面仍存在空白。与此同时，新的基因和生理病理途径被发现，新的潜在的治疗方法被发现。目前正在考虑的主要是基于药物基因组学的新基因疗法和药物。迄今为止，开放修复是无主动脉手术史且手术风险低的患者的金标准，但因为患者的寿命更长，必须提供耐用的主动脉重建。不幸的是，使用新装置的血管内经验缺乏长期证据，而且大多数患者都有开放修复的病史。另外，它与较低的发病率有关；因此，建议采用混合方法，其中开放修复可以提供良好的耐久性，而最新的血管内治疗技术（如开窗和分支移植物）在再干预中发挥了一定作用。根据遗传病因学和人工智能算法的预测，未来患者的分层将有助于细化表型描述，并为患者提供咨询和管理，从而为动脉瘤和夹层患者提供个性化护理。

参考文献

[1] Jones JA, Spinale FG, Ikonomidis JS, Johnson H. Transforming growth factor-beta signaling in thoracic aortic aneurysm development: a paradox in pathogenesis. J Vasc Res 2009;46:119-37. Available from: https://doi.org/10.1159/000151766.

[2] Antoniou GA, Georgiadis GS, Antoniou SA, Granderath FA, Giannoukas AD, Lazarides MK. Abdominal aortic aneurysm and abdominal wall hernia as manifestations of a connective tissue disorder. J Vasc Surg 2011;54(4):1175-81. Available from: https://doi.org/10.1016/j.jvs.2011.02.065.

[3] Shalhub S, Black JH, Cecchi AC, et al. Molecular diagnosis in vascular EhlersDanlos syndrome predicts pattern of arterial involvement and outcomes. J Vasc Surg 2014;60:160-9. Available from: https://doi.org/10.1016/j.jvs.2014.01.070.

[4] Aranson NJ, Patel PB, Mohebali J, et al. Presentation, surgical intervention, and long-term survival in patients with Marfan syndrome. J Vasc Surg 2020;72:480-9. Available from: https://doi.org/10.1016/j.jvs.2019.10.060.

[5] Grygiel-Go´rniak B, Oduah M-TT, Olagunju A, Klokner M. Disorders of the aorta and aortic valve in connective tissue diseases. Curr Cardiol Rep 2020;22(70):1-14. Available from: https://doi.org/10.1007/s11886-020-01314-0.

[6] Zucker EJ. Syndromes with aortic involvement: pictorial review. Cardiovasc Diagn Ther 2018;8:S71-81. Available

from: https://doi.org/10.21037/cdt.2017.09.14 type IV.

[7] Pinard A, Jones GT, Milewicz DM. Genetics of thoracic and abdominal aortic diseases: aneurysms, dissections, and ruptures. Circ Res 2019;124(4):588-606. Available from: https://doi.org/ 10.1161/CIRCRESAHA.118.312436.

[8] Cury M, Zeidan F, Lobato AC. Aortic disease in the young: genetic aneurysm syndromes, connective tissue disorders, and familial aortic aneurysms and dissections. Int J Vasc Med 2013;2013. Available from: https://doi.org/10.1155/2013/267215.

[9] Tinelli G, Ferraresi M, Watkins AC, et al. Aortic treatment in connective tissue disease. J Cardiovasc Surg (Torino) 2019;60(4):518-25. Available from: https://doi.org/10.23736/S0021-9509.18.10443-5.

[10] Fankhauser GT, Stone WM, Fowl RJ, O'Donnell M, Bower TC. Surgical and medical management of extracranial carotid artery aneurysms. J Vasc Surg 2015;61:389-93. Available from: https://www.jvascsurg.org/action/showPdf?pii5S0741-5214%2814% 2901471-2 Accessed September 1, 2020.

[11] Morgant MC, El-Hamamsy I. Connective tissue disorders. Aortic Regurgitation 2018;77-88. Available from: https://doi.org/10.1007/978-3-319-74213-7_9.

[12] Lindsay ME, Dietz HC. Lessons on the pathogenesis of aneurysm from heritable conditions. Nature 2011;473(7347):308-16. Available from: https://doi.org/10.1038/nature10145.

[13] David TE. Genes, aortic diseases, and cardiovascular surgery. J Thorac Cardiovasc Surg 2019;157(2):451-2. Available from: https://doi.org/10.1016/j.jtcvs.2018.04.108.

[14] Mokashi SA, Svensson LG. Guidelines for the management of thoracic aortic disease in 2017. Gen Thorac Cardiovasc Surg 2019;67:59-65. Available from: https://doi.org/10.1007/s11748-017-0831-8.

[15] Isselbacher EM, Cardenas CLL, Lindsay ME. Hereditary influence in thoracic aortic aneurysm and dissection. Circulation 2016;133(24):2516-28. Available from: https://doi.org/10.1161/CIRCULATIONAHA.116.009762.

[16] Takeda N, Komuro I. Genetic basis of hereditary thoracic aortic aneurysms and dissections. J Cardiol 2019;74(2):136-43. Available from: https://doi.org/10.1016/j.jjcc.2019.03.014.

[17] Ammash NM, Sundt TM, Connolly HM. Marfan syndromediagnosis and management. Curr Probl Cardiol 2008;33(1):7-39. Available from: https://doi.org/10.1016/j.cpcardiol.2007.10.001.

[18] Baliga RR, Ríguez Artalejo F, Villar Álvarez F, et al. Aortic dissection and related syndromes. Springer; 2018.

[19] Albornoz G, Coady MA, Roberts M, et al. Familial thoracic aortic aneurysms and dissections-incidence, modes of inheritance, and phenotypic patterns. Ann Thorac Surg 2006;82(4):1400-5. Available from: https://doi.org/10.1016/j.athoracsur.2006.04.098.

[20] Li J, Pan C, Zhang S, et al. Decoding the genomics of abdominal aortic aneurysm. Cell 2018;174(6):1361-72. Available from: https://doi.org/10.1016/j.cell.2018.07.021 e10.

[21] Coady MA, Rizzo JA, Goldstein LJ, Elefteriades JA. Natural history, pathogenesis, and etiology of thoracic aortic aneurysms and dissections. Cardiol Clin 1999;17(4):615-35.

[22] Iesu S, Chivasso P, Bruno VD. Commentary: aortic surgery in patients with Loeys-Dietz syndrome: when, why, and how? J Thorac Cardiovasc Surg 2020;1-2. Available from: https://doi.org/10.1016/j.jtcvs.2020.07.061.

[23] Jessurun CAC, Bom DAM, Franken R. An update on the pathophysiology, treatment and genetics of Marfan syndrome. Expert Opin Orphan Drugs 2016;4(6):605-12. Available from: https://doi.org/10.1080/21678707.2016.118 4083.

[24] Czerny M, Schmidli J, Adler S, et al. Editor's Choice-Current options and recommendations for the treatment of thoracic aortic pathologies involving the aortic arch: an expert consensus document of the European Association for Cardio-Thoracic Surgery (EACTS) and the European Society for Vascular Surgery (ESVS). Eur J Vasc Endovasc Surg 2019;57:165-98. Available from: https://doi.org/10.1016/j.ejvs.2018.09.016.

[25] Elbatarny M, Tam DY, James Edelman J, et al. Valve-sparing root replacement vs composite valve grafting in aortic root dilation: a meta-analysis. Ann Thorac Surg 2020;110:296-306. Available from: https://doi.org/10.1016/j.athoracsur.2019.11.054.

[26] Harky A, Hussain SMA, Maccarthy-Ofosu B, Ahmad MU. The role of thoracic endovascular aortic repair (TEVAR) of thoracic aortic diseases in patients with connective tissue disorders-a literature review. Braz J Cardiovasc Surg 2020;35(6):977-85. Available from: https://doi.org/10.21470/1678-9741-2019-0367.

[27] Dawson A, Lemaire SA. Building on a genetic framework: can we personalize the timing of surgical repair for patients with heritable thoracic aortic disease? J Thorac Cardiovasc Surg 2020;1-6. Available from: https://doi.org/10.1016/j.jacc.2018.

[28] Benedetto U, Melina G, Takkenberg JJM, Roscitano A, Angeloni E, Sinatra R. Surgical management of aortic root disease in Marfan syndrome: a systematic review and meta-analysis Systematic review. Heart 2011;97:955-8. Available from: https://doi.org/10.1136/hrt.2010.210286.

[29] Coselli JS, Green SY, Price MD, et al. Results of open surgical repair in patients with Marfan syndrome and distal aortic dissection. Ann Thorac Surg 2016;101(6):2193-201. Available from: https://doi.org/10.1016/j.athoracsur.2015.11.008.

[30] Wang TK, Desai MY. Thoracic aortic aneurysm: optimal surveillance and treatment. Cleve Clin J Med 2020;87(9):557-68. Available from: https://doi.org/10.3949/ccjm.87a.19140-1.

[31] Roselli EE, Idrees JJ, Lowry AM, et al. Beyond the aortic root: staged open and endovascular repair of arch and descending aorta in patients with connective tissue disorders. Ann Thorac Surg 2016;101(3):906-12. Available from: https://doi.org/10.1016/j.athoracsur.2015.08.011.

[32] Seike Y, Matsuda H, Inoue Y, et al. The differences in surgical long-term outcomes between Marfan syndrome and Loeys-Dietz syndrome. J Thorac Cardiovasc Surg 2020;1-10. Available from: https://doi.org/10.1016/j.jtcvs.2020.07.089.

[33] Petersen J, Gaekel D, Bernhardt A, Girdauskas E,

Reichenspurner H, Detter C. Long-term outcome after aortic valve-sparing root surgery in patients with connective tissue disorder background/study objective. In: 34th EACTS Annual Meeting; 2020. p. 1-7.

[34] Nishimura RA, Otto CM, Bonow RO, et al. AHA/ACC focused update of the 2014 AHA/ACC guideline for the management of patients with valvular heart disease: a report of the American College of Cardiology/American Heart Association Task Force on Clinical Practice Guidelines. J Am Coll Cardiol 2017;70(2):252-89. Available from: https://doi.org/10.1016/j.jacc.2017.03.011.

[35] Keschenau PR, Kotelis D, Bisschop J, et al. Editor's choice-open thoracic and thoraco-abdominal aortic repair in patients with connective tissue disease. Eur J Vasc Endovasc Surg 2017;54(5):588-96. Available from: https://doi.org/10.1016/j.ejvs.2017.07.026.

[36] Glebova NO, Cameron DE, Black JH. Treatment of thoracoabdominal aortic disease in patients with connective tissue disorders. J Vasc Surg 2018;68(4):1257-67. Available from: https://doi.org/10.1016/j.jvs.2018.06.199.

[37] Domoto S, Asakura T, Nakazawa K, Niinami H. Hybrid repair of multiple subclavian and axillary artery aneurysms in a patient with Marfan syndrome. J Vasc Surg 2018;68:255. Available from: https://doi.org/10.1016/j.jvs.2017.08.089.

[38] Zucker EJ. Syndromes with aortic involvement: pictorial review. Cardiovasc Diagn Ther 2018;8(1):S71-81. Available from: http://cdt.amegroups.com/article/view/16956/19114 Accessed December 25, 2020.

[39] Ziganshin BA, Bailey AE, Coons C, et al. Routine genetic testing for thoracic aortic aneurysm and dissection in a clinical setting. Ann Thorac Surg 2015;100:1604-11. Available from: https://doi.org/10.1016/j.athoracsur.2015.

[40] Kimura N, Inaba Y, Kameyama K, Shimizu H. Thoraco-abdominal aortic aneurysm rupture in a patient with Shprintzen-Goldberg syndrome. Interact Cardiovasc Thorac Surg 2018;26:1039-79. Available from: https://doi.org/10.1093/icvts/ivy003.

[41] Yadav S, Rawal G. Shprintzen-Goldberg syndrome: a rare disorder. Pan Afr Med J 2016;23:227. Available from: https://doi.org/10.11604/pamj.2016.23.227.7482.

[42] Gori I, George R, Purkiss AG, Strohbuecker S, Rebecca A. Mutations in SKI in Shprintzen-Goldberg syndrome lead to attenuated TGF-β responses through SKI stabilization. eLife 2021;10:e63545.

[43] Oderich GS. Endovascular aortic repair: genetic considerations in patients with aortic disease. 1st ed. Springer; 2017.

[44] Dietz HC, Pyeritz RE, Hall BD, et al. The Marfan syndrome locus: confirmation of assignment to chromosome 15 and identification of tightly linked markers at 15q15-q21.3. Genomics 1991;9(2):355-61. Available from: https://doi.org/10.1016/0888-7543(91)90264-F.

[45] Loeys BL, Dietz HC, Braverman AC, et al. The revised Ghent nosology for the Marfan syndrome. J Med Genet 2010;47:476-85. Available from: https://doi.org/10.1136/jmg.2009.072785.

[46] Renard M, Francis C, Ghosh R, et al. Clinical validity of genes for heritable thoracic aortic aneurysm and dissection

HHS public access. J Am Coll Cardiol 2018;72(6):605-15. Available from: https://doi.org/10.1016/j.jacc.2018.04.089.

[47] Loeys BL, Chen J, Neptune ER, et al. A syndrome of altered cardiovascular, craniofacial, neurocognitive and skeletal development caused by mutations in TGFBR1 or TGFBR2. Nat Genet 2005; 37(3):275-81. Available from: https://doi.org/10.1038/ng1511.

[48] Marfan A. Un cas de deformation congenitale des quatre membres, plus prononce des extremites, caracterise par r allongement des coeur avec un certain degre d'amincissement. Bull Mem Soc Med Hop Paris 1896;13:220-6.

[49] Vanem TT, Böker T, Sandvik GF, et al. Marfan syndrome: evolving organ manifestations—a 10-year follow-up study. Am J Med Genet Part A 2020;182(2):397-408. Available from: https://doi. org/10.1002/ajmg.a.61441.

[50] Roberts WC, Honig HS. The spectrum of cardiovascular disease in the Marfan syndrome: a clinico-morphologic study of 18 necropsy patients and comparison to 151 previously reported necropsy patients. Am Heart J 1982;104(1):115-35. Available from: https://doi.org/10.1016/0002-8703(82)90650-0.

[51] Bombardieri E, Rohrbach M, Greutmann M, et al. Marfan syndrome and related connective tissue disorders in the current era in Switzerland in 103 patients: medical and surgical management and impact of genetic testing. Swiss Med Wkly 2020;150. Available from: https://doi.org/10.4414/smw.2020.20189 w20189.

[52] Crawford ES. Marfan's syndrome broad spectral surgical treatment cardiovascular manifestations. Ann Surg 1983;198(4):487-504.

[53] Roman MJ, Devereux RB, Preiss LR, et al. Associations of age and sex with Marfan phenotype: the national heart, lung, and blood institute GenTAC (Genetically Triggered Thoracic Aortic Aneurysms and Cardiovascular Conditions) registry. Circ Cardiovasc Genet 2017;10(3):1-8. Available from: https://doi.org/10.1161/CIRCGENETICS.116.001647.

[54] Faivre L, Collod-Beroud G, Loeys BL, et al. Effect of mutation type and location on clinical outcome in 1,013 probands with Marfan syndrome or related phenotypes and FBN1 mutations: an international study. Am J Hum Genet 2007;81(3):454-66. Available from: https://doi.org/10.1086/520125.

[55] Hiratzka LF, Bakris GL, Beckman JA, et al. ACCF/AHA Guideline 2010 ACCF/AHA/AATS/ACR/ASA/SCA/SCAI/SIR/STS/SVM guidelines for the diagnosis and management of patients with thoracic aortic disease: executive summary ACCF/AHA TASK FORCE MEMBERS. Circulation 2009;121:1544-79. Available from: https://doi.org/10.1161/CIR.0b013e3181d47d48.

[56] Crawford ES, Coselli JS, Svensson LG, Safi HJ, Hess KR. Diffuse aneurysmal disease (Chronic Aortic Dissection, Marfan, and Mega Aorta Syndromes) and multiple aneurysm treatment by subtotal and total aortic replacement emphasizing the elephant trunk operation. Ann Surg 1990;211(5):521-36.

[57] Dardik A, Krosnick T, Perler BA, Roseborough GS, Williams GM. Durability of thoracoabdominal aortic aneurysm repair in patients with connective tissue disorders.

J Vasc Surg 2002;36(4):696-703. Available from: https://doi. org/10.1067/mva.2002.128310.

[58] Lemaire SA, Carter SA, Volguina IV, et al. Spectrum of aortic operations in 300 patients with confirmed or suspected Marfan syndrome. Ann Thorac Surg 2006;81:2063-78. Available from: https://doi.org/10.1016/ j.athoracsur.2006.01.070.

[59] Kalkat MS, Rahman I, Kotidis K, Davies B, Bonser RS. Presentation and outcome of Marfan's syndrome patients with dissection and thoraco-abdominal aortic aneurysm. Eur J Cardiothoracic Surg 2007;32:250-4. Available from: https://doi. org/10.1016/j.ejcts.2007.04.013.

[60] Ghanta RK, Green SY, Price MD, et al. Midterm survival and quality of life after extent II thoracoabdominal aortic repair in Marfan syndrome presented at the fifty-first annual meeting of the society of thoracic surgeons, San Diego, CA, Jan 24-28, 2015. Ann Thorac Surg 2016;101(4):1402-9. Available from: https:// doi.org/10.1016/j.athoracsur. 2015. 10.018.

[61] Hicks CW, Lue J, Glebova NO, et al. Beyond the aortic root: staged open and endovascular repair of arch and descending aorta in patients with connective tissue disorders. Ann Thorac Surg 2017;82(5):60-70. Available from: https://doi. org/10.1007/s10016-006-9091-2.

[62] Beaulieu RJ, Lue J, Ehlert BA, Grimm JC, Hicks CW, Black JH. Surgical management of peripheral vascular manifestations of loeysedietz syndrome. Ann Vasc Surg 2017;38:10-16. Available from: https://doi.org/10.1016/ j.avsg.2016.06.007.

[63] Holscher CM, Dakour Aridi H, Locham SS, et al. Aortic surgery outcomes of Marfan syndrome and EhlersDanlos syndrome patients at teaching and nonteaching hospitals. Surg 2019;55:175-81. Available from: https://doi.org/10. 1016/ j.avsg.2018.07.052.

[64] Matsuo J, Inoue Y, Omura A, et al. Surgical outcome of abdominal aortic aneurysm replacement in patients with connective tissue disorders under 30 years of age. Ann Vasc Dis 2019;12(1):50-4. Available from: https://doi. org/10.3400/avd.oa.18-00165.

[65] Schoenhoff FS, Alejo DE, Black JH, et al. Management of the aortic arch in patients with Loeys-Dietz syndrome. J ThoracCardiovasc Surg 2019;1-10. Available from: https:// doi. org/10.1016/j.jtcvs.2019.07.130.

[66] Seyin Ince H, Rehders TC, Petzsch M, Kische S, Nienaber CA. Stent-Grafts in patients with Marfan syndrome. J Endovasc Ther 2005;12:82-8. Available from: http://www. jevt.org Accessed October 2, 2020.

[67] Baril DT, Carroccio A, Palchik E, et al. Endovascular treatment of complicated aortic aneurysms in patients with underlying arteriopathies. Ann Vasc Surg 2006;20(4):464-71. Available from: https://doi.org/10.1007/s10016-006-9091-2.

[68] Marcheix B, Rousseau H, Bongard V, et al. Stent grafting of dissected descending aorta in patients with Marfan's syndrome: midterm results. JACC: Cardiovasc Interv 2008;1(6):673-80. Available from: https://doi.org/10.1016/ j.jcin.2008.10.005.

[69] Botta L, Russo V, La Palombara C, Rosati M, Di Bartolomeo R, Fattori R. Stent graft repair of descending aortic dissection in patients with Marfan syndrome: an effective alternative to open reoperation? J Thorac Cardiovasc Surg 2009;138(5):1108-14. Available from: https://doi.org/10.1016/j.jtcvs.2009.03.014.

[70] Nordon IM, Hinchliffe RJ, Holt PJ, et al. Endovascular management of chronic aortic dissection in patients with Marfan syndrome. J Vasc Surg 2009;50(5):987-91. Available from: https://doi.org/10.1016/j.jvs.2009.05.056.

[71] Waterman AL, Feezor RJ, Lee WA, et al. Endovascular treatment of acute and chronic aortic pathology in patients with Marfan syndrome. J Vasc Surg 2012;55(5):1234-41. Available from: https://doi.org/10.1016/j.jvs.2011.11.089.

[72] Pacini D, Parolari A, Berretta P, Di Bartolomeo R, Alamanni F, Bavaria J. Endovascular treatment for type B dissection in Marfan syndrome: is it worthwhile? Ann Thorac Surg 2013;95(2):737-49. Available from: https://doi.org/10.1016/ j.athoracsur.2012.09.059.

[73] Eid-Lidt G, Gaspar J, Meléndez-Ramírez G, et al. Endovascular treatment of type B dissection in patients with marfan syndrome: midterm outcomes and aortic remodeling. Catheter Cardiovasc Interv 2013;82(7). Available from: https://doi.org/10.1002/ccd.24725.

[74] Clough RE, Martin-Gonzalez T, Van Calster K, et al. Endovascular repair of thoracoabdominal and arch aneurysms in patients with connective tissue disease using branched and fenestrated devices. Ann Vasc Surg 2017;44:158-63. Available from: https://doi.org/10.1016/ j.avsg.2017.05.013.

[75] Tsilimparis N, Haulon S, Spanos K, et al. Combined fenestratedbranched endovascular repair of the aortic arch and the thoracoabdominal aorta. J Vasc Surg 2020;71(6):1825-33. Available from: https://doi. org/10.1016/j.jvs.2019.08.261.

[76] Spear R, Hertault A, Van Calster K, et al. Complex endovascular repair of postdissection arch and thoracoabdominal aneurysms. J Vasc Surg 2018;67(3):685-93. Available from: https://doi.org/10.1016/j.jvs. 2017. 09.010.

[77] Faure EM, El Batti S, Abou Rjeili M, Ben Abdallah I, Julia P, Alsac JM. Stent-assisted, balloon-induced intimal disruption and relamination of aortic dissection in patients with Marfan syndrome: midterm outcomes and aortic remodeling. J Thorac Cardiovasc Surg 2018;156(5):1787-93. Available from: https://doi.org/10.1016/j.jtcvs.2018.05.001.

[78] Kölbel T, Tsilimparis N, Mani K, et al. Physician-modified thoracic stent-graft with low distal radial force to prevent distal stentgraft induced new entry tears in patients with genetic aortic syndromes and aortic dissection. J Endovasc Ther 2018;25(4):456-63. Available from: https://doi. org/10.1177/1526602818774795.

[79] Eleshra AS, Panuccio G, Rohlffs F, Scheerbaum M, Tsilimparis N, Kölbel T. Complex endovascular aortic repair with a branched endograft to revascularize 5 renovisceral vessels and an intercostal artery in a marfan patient. J Endovasc Ther 2019;26(5):736-41. Available from: https:// doi.org/10.1177/1526602819857601.

[80] Conway AM, Qato K, Mondry L, Giangola G, Carroccio A. Endovascular abdominal aortic aneurysm repair in patients with marfan syndrome. Eur J Vasc Endovasc

Surg 2019;58(6):e313-14. Available from: https://doi.org/10.1016/j.ejvs.2019.06.923.

[81] Pellenc Q, Girault A, Roussel A, et al. Optimising aortic endovascular repair in patients with marfan syndrome. Eur J Vasc Endovasc Surg 2020;59(4):577-85. Available from: https://doi. org/10.1016/j.ejvs.2019.09.501.

[82] Qato K, Conway A, Lu E, Nguyen Tran N, Giangola G, Carroccio A. Outcomes of thoracic endovascular aneurysm repair (TEVAR) in patients with connective tissue disorders. Vasc Endovascular Surg 2020;54(8):676-80. Available from: https://doi.org/10.1177/1538574420945070.

[83] Geisbüsch P, Kotelis D, Von Tengg-Kobligk H, Hyhlik-Dü A, Allenberg J-R, Bö D. Thoracic aortic endografting in patients with connective tissue diseases. J Endovasc Ther 2008;15:144-9. Available from: http://www.jevt.org Accessed January 7, 2021.

[84] Amako M, Spear R, Clough RE, et al. Total endovascular aortic repair in a patient with Marfan syndrome. Ann Vasc Surg 2017;39:289. Available from: https://doi.org/10.1016/j.avsg.2016.07.069.

[85] Bentall H, De Bono A. A technique for complete replacement of the ascending aorta. Thorax 1968;23(4):338-9.

[86] Price J, Trent Magruder J, Young A, et al. Long-term outcomes of aortic root operations for Marfan syndrome: a comparison of Bentall vs aortic valve-sparing procedures. J Thorac Cardiovasc Surg 2016;151:330-8. Available from: https://doi.org/10.1016/j. jtcvs.2015.10.068.

[87] Crawford ES, Crawford JL, Stowe CL, Safi HJ. Total aortic replacement for chronic aortic dissection occurring in patients with and without Marfan's syndrome. Ann Surg 1984;199(3):358-62.

[88] Patel ND, Crawford T, Magruder JT, et al. Cardiovascular operations for Loeys-Dietz syndrome: intermediate-term results. J Thorac Cardiovasc Surg 2017;153:406-12. Available from: https://doi.org/10.1016/j.jtcvs.2016.10.088.

[89] Coselli JS, Volguina IV, Lemaire SA, et al. Early and 1-year outcomes of aortic root surgery in patients with Marfan syndrome: a prospective, multicenter, comparative study. J Thorac Cardiovasc Surg 2014;147(6):1758-67. Available from: https://doi.org/10.1016/j.jtcvs.2014.02.021 e4.

[90] Kumar Choudhary S, Goyal A. Aortic root surgery in Marfan syndrome. Indian J Thorac Cardiovasc Surg 2015;35(2):S79-86. Available from: https://doi.org/10.1007/s12055-018-0761-9.

[91] Cottrell J, Calhoun J, Szczepanski J, et al. Aortic root valve-sparing repair and dissections in Marfans syndrome during pregnancy: a case series. J Card Surg 2020;35(7):1439-43. Available from: https://doi.org/10.1111/jocs.14592.

[92] Raveenthiran S, Harky A. Marfan syndrome, aortic dissection, and pregnancythe triple combination. J Card Surg 2020;35:2118. Available from: https://doi.org/10.1111/jocs.14788.

[93] Svensson LG, Blackstone EH, Feng J, et al. Are Marfan syndrome and marfanoid patients distinguishable on long-term follow-up? Ann Thorac Surg 2007;83(3):1067-74. Available from: https://doi.org/10.1016/j.athoracsur.2006.10.062.

[94] Finkbohner R, Johnston D, Crawford ES, Coselli J, Milewicz DM. Marfan syndrome: long-term survival and complications after aortic aneurysm repair. Circulation 1995;91(3):728-33. Available from: https://doi.org/10.1161/01.cir.91.3.728.

[95] Grundy SM, Benjamin IJ, Burke GL, et al. Diabetes and cardiovascular disease: a statement for healthcare professionals from the american heart association. Circulation 1999;100(10):1134-46. Available from: https://doi.org/10.1161/01.CIR.100.10.1134.

[96] Ikeno Y, Yokawa K, Nakai H, et al. Results of staged repair of aortic disease in patients with Marfan syndrome. J Thorac Cardiovasc Surg 2019;157:2138-47. Available from: https://doi.org/10.1016/j.jtcvs.2018.08.109.

[97] Balsam LB. Commentary: management of the aortic arch in Loeys-Dietz and Marfan syndromes. J Thorac Cardiovasc Surg 2020. Available from: https://doi.org/10.1016/j.jtcvs.2020.07.075.

[98] Song HK, Kindem M, Bavaria JE, et al. Long-term implications of emergency vs elective proximal aortic surgery in patients with Marfan syndrome in the genetically triggered thoracic aortic aneurysms and cardiovascular conditions consortium registry. J Thorac Cardiovasc Surg 2012;143(2):282-6. Available from: https://doi.org/10.1016/j.jtcvs.2011.10.024.

[99] Milewicz DM, Dietz HC, Miller DC. Treatment of aortic disease in patients with Marfan syndrome. Circulation 2005;111(11):150-8. Available from: https://doi.org/10.1161/01.cir.0000155243.70456.f4.

[100] Tshomba Y, Mascia D, Leopardi M, et al. Comparison of outcomes of open repair of thoracoabdominal aortic aneurysms and dissections in marfan and degenerative patients. J Vasc Surg 2016;63(6S):45S.

[101] Fankhauser GT, Stone WM, Fowl RJ, et al. From the Society for Clinical Vascular Surgery Surgical and medical management of extracranial carotid artery aneurysms. J Vasc Surg 2015;61:389-93. Available from: https://doi.org/10.1016/j. jvs.2014.07.092.

[102] Huang Y, Oderich GS, Ribeiro M, et al. Treatment trends and outcomes of open and endovascular thoracoabdominal aortic repairs in a single center. Eur J Vasc Endovasc Surg 2016;52(3):398. Available from: https://doi.org/10.1016/j.ejvs.2016.07.034.

[103] Safi HJ, Miller CC, Lee TY, Estrera AL. Repair of ascending and transverse aortic arch. J Thorac Cardiovasc Surg 2011;142(3):630-3. Available from: https://doi.org/10.1016/j.jtcvs.2010.11.015.

[104] Writing Committee RV, Böckler D, et al. Editor's Choice management of descending thoracic aorta diseases: clinical practice guidelines of the European Society for Vascular Surgery (ESVS). Eur J Vasc Endovasc Surg 2017;53(1):4-52. Available from: https://doi.org/10.1016/j.ejvs.2016.06.005.

[105] Glebova NO, Hicks CW, Alam R, Lue J, Propper BW, Black JH. Technical aspects of branched graft aortic reconstruction in patients with connective tissue disorders. J Vasc Surg 2016;64(2):520-5. Available from: https://doi.org/10.1016/j.jvs.2016.04.044.

[106] Uchida T, Yamashita A, Kuroda Y, Sadahiro M. Hybrid operation for a brachiocephalic aneurysm in a young woman with Loeys-Dietz syndrome. Hear Lung Circ

2020;1-3. Available from: https://doi.org/10.1016/j.hlc.2020.07.002.

[107] Gagné-Loranger M, Voisine P, Dagenais F. Should endovascular therapy be considered for patients with connective tissue disorder? Can J Cardiol 2016;32(1):1-3. Available from: https://doi. org/10.1016/j.cjc.2015.06.026.

[108] Dong ZH, Fu WG, Wang YQ, et al. Retrograde type A aortic dissection after endovascular stent graft placement for treatment of type B dissection. Circulation 2009;119(5):735-41. Available from: https://doi.org/10.1161/CIRCULATIONAHA.107.759076.

[109] Ma T, Dong ZH, Fu WG, et al. Incidence and risk factors for retrograde type A dissection and stent graft-induced new entry after thoracic endovascular aortic repair. J Vasc Surg 2018;67(4):1026-33. Available from: https://doi.org/10.1016/j. jvs.2017.08.070 e2.

[110] Chen Y, Zhang S, Liu L, Lu Q, Zhang T, Jing Z. Retrograde type A aortic dissection after thoracic endovascular aortic repair: a systematic review and meta-analysis. J Am Heart Assoc 2017;6(9):1-11. Available from: https://doi.org/10.1161/JAHA.116.004649.

[111] Böckler D, Meisenbacher K, Peters AS, Grond-Ginsbach C, Bischoff MS. Endovaskuläre therapie genetisch bedingter Aortenerkrankungen. Gefasschirurgie 2017;22:S1-7. Available from: https://doi.org/10.1007/s00772-016-0221-z.

[112] Cooper DG, Walsh SR, Sadat U, Hayes PD, Boyle JR. Treating the thoracic aorta in Marfan syndrome: surgery or TEVAR? J Endovasc Ther 2009;16(1):60-70. Available from: https://doi.org/10.1583/08-2561.1.

[113] Felipe Gaia D, Bernal O, Castilho E, et al. First-in-human endobentall procedure for simultaneous treatment of the ascending aorta and aortic valve. JACC: Case Rep 2020;2(3):480-5. Available from: https://doi.org/10.1016/j.jaccas.2019.11.071.

[114] Hofmann Bowman MA, Eagle KA, Milewicz DM. Update on clinical trials of losartan with and without β-blockers to block aneurysm growth in patients with Marfan syndrome: a review. JAMA Cardiol 2019;4(7):702-7. Available from: https://doi.org/10.1001/jamacardio.2019.1176.

[115] Kang YN, Chi SC, Wu MH, Chiu HH. The effects of losartan vs beta-blockers on cardiovascular protection in marfan syndrome: a systematic review and meta-analysis. J Formos Med Assoc 2020;119(1P1):182-90. Available from: https://doi.org/10.1016/j.jfma.2019.03.018.

[116] Al-abcha A, Saleh Y, Mujer M, et al. Meta-analysis examining the usefulness of angiotensin receptor blockers for the prevention of aortic root dilation in patients with the Marfan syndrome. Am J Cardiol 2020;128:101-6. Available from: https://doi.org/10.1016/j.amjcard.2020.04.034.

[117] Lacro RV, Dietz HC, Sleeper LA, et al. Atenolol vs losartan in children and young adults with Marfan's syndrome. N Engl J Med 2014;22:2061-71. Available from: https://doi.org/10.1056/NEJMoa1404731.

[118] Smith LT, Schwarze U, Goldstein J, Byers PH. Mutations in the COL3A1 gene result in the EhlersDanlos syndrome type IV and alterations in the size and distribution of the major collagen fibrils of the dermis. J Invest Dermatol 1997;108(3):241-7. Available from: https://doi.org/10.1111/1523-1747.ep12286441.

[119] Frank M, Adham S, Seigle S, et al. Vascular Ehlers-Danlos syndrome long-term observational study. J Am Coll Cardiol 2019;73:1948-57. Available from: https://doi.org/10.1016/j.jacc.2019.01.058.

[120] Zilocchi M, Macedo TA, Oderich GS, Vrtiska TJ, Biondetti PR, Stanson AW. Vascular Ehlers-Danlos syndrome: imaging findings. Am J Roentgenol 2007;189:712-19. Available from: https://doi.org/10.2214/AJR.07.2370.

[121] Oderich GS, Panneton JM, Bower TC, et al. The spectrum, management and clinical outcome of Ehlers-Danlos syndrome type IV: a 30-year experience. J Vasc Surg 2005;42:98-106. Available from: https://doi.org/10.1016/j.jvs.2005.03.053.

[122] Beighton P, De Paepe A, Steinmann B, Tsipouras P, Wenstrup RJ. Ehlers-Danlos syndromes: revised nosology, Villefranche, 1997. Am J Med Genet 1998;77(1):31-7. Available from: https://doi.org/10.1002/(SICI)1096-8628(19980428)77<1,31::AID-AJMG>8.3.0.CO;2-O.

[123] Pepin M, Schwarze U, Superti-Furga A, Byers PH. Clinical and genetic features of EhlersDanlos syndrome type IV, the vascular type. Ehlers-Danlos. N Engl J Med 2000;342:673-80.

[124] Lum YW, Brooke BS, Arnaoutakis GJ, Williams TK, Black JH. Endovascular procedures in patients with Ehlers-Danlos syndrome: a review of clinical outcomes and iatrogenic complications. Ann Vasc Surg 2012;26(1):25-33. Available from: https://doi.org/10.1016/j.avsg.2011.05.028.

[125] Brooke BS, Arnaoutakis G, McDonnell NB, Black JH. Contemporary management of vascular complications associated with Ehlers-Danlos syndrome. J Vasc Surg 2010;51(1):131-9. Available from: https://doi.org/10.1016/j.jvs.2009.08.019.

[126] Bergqvist D, Björck M, Wanhainen A. Treatment of vascular EhlersDanlos syndrome: a systematic review. Ann Surg 2013;258(2):257-61. Available from: https://doi.org/10.1097/SLA.0b013e31829c7a59.

[127] Mommertz G, Sigala F, Langer S, et al. Thoracoabdominal aortic aneurysm repair in patients with Marfan syndrome. Eur J Vasc Endovasc Surg 2008;35(2):181-6. Available from: https://doi.org/10.1016/j.ejvs.2007.10.013.

[128] Kalra A, Harris KM, Kische S, Alden P, Schumacher C, Nienaber CA. Endovascular repair of descending thoracic aorta in Loeys-Dietz II syndrome. Ann Vasc Surg 2015;29(7):1452. Available from: https://doi.org/10.1016/j.avsg.2015.04.071 e17-1452.e21.

[129] Karaolanis G, Sensebat Ö, Torsello G, Bisdas T, Donas KP. Case reports late conversion after endovascular abdominal aortic aneurysm repair in a patient with Ehlers-Danlos syndrome. J Vasc Surg Cases Innov Tech 2019;5(1):1-3. Available from: https://doi.org/10.1016/j.jvscit.2018.09.010.

[130] MacCarrick G, Black III JH, Bowdin S, et al. Loeys-Dietz syndrome: a primer for diagnosis and management. Genet Med 2014;16(8):576-87. Available from: https://doi.org/10.1038/gim.2014.11.

[131] Aftab M, Cikach FS, Zhu Y, et al. Loeys-Dietz syndrome: intermediate-term outcomes of medically

and surgically managed patients. J Thorac Cardiovasc Surg 2019;157(2):439-50. Available from: https://doi.org/10.1016/j.jtcvs.2018.03.172 e5.

[132] Milewicz DM, Prakash SK, Ramirez F. Therapeutics targeting drivers of thoracic aortic aneurysms and acute aortic dissections: insights from predisposing genes and mouse models. Annu Rev Med 2017;68:51-67. Available from: https://doi.org/10.1146/annurev-med-100415-022956.

[133] Loeys BL, Schwarze U, Holm T, et al. Aneurysm syndromes caused by mutations in the TGF-β receptor. N Engl J Med 2006;355(8):788-98. Available from: https://doi.org/10.1056/NEJMoa055695.

[134] Williams JA, Hanna JM, Shah AA, et al. Adult surgical experience with Loeys-Dietz syndrome. Ann Thorac Surg 2015;99:1275-81. Available from: https://doi.org/10.1016/j.athoracsur.2014.11.021.

[135] Hashizume K, Shimizu H, Honda M, et al. Stepwise total aortic repairs with fenestrated endografts in a patient with Loeys-Dietz syndrome. Ann Thorac Surg 2017;104(1):e39-42. Available from: https://doi.org/10.1016/j.athoracsur.2017.02.017.

[136] van de Laar IMBH, Oldenburg RA, Pals G, et al. Mutations in SMAD3 cause a syndromic form of aortic aneurysms and dissections with early-onset osteoarthritis. Nat Genet 2011;43(2):121-6. Available from: https://doi.org/10.1038/ng.744.

[137] Regalado ES, Guo DC, Villamizar C, et al. Exome sequencing identifies SMAD3 mutations as a cause of familial thoracic aortic aneurysm and dissection with intracranial and other arterial aneurysms. Circ Res 2011;109(6):680-6. Available from: https://doi.org/10.1161/CIRCRESAHA.111.248161.

[138] Beyens A, Albuisson J, Boel A, et al. Arterial tortuosity syndrome: 40 new families and literature review. Genet Med 2018;20(10):1236-45. Available from: https://doi.org/10.1038/gim.2017.253.

[139] Coucke PJ, Willaert A, Wessels MW, et al. Mutations in the facilitative glucose transporter GLUT10 alter angiogenesis and cause arterial tortuosity syndrome. Nat Genet 2006;38(4):452-7. Available from: https://doi.org/10.1038/ng1764.

[140] Corbitt Id H, Id SAM, Gravholt CH, et al. TIMP3 and TIMP1 are risk genes for bicuspid aortic valve and aortopathy in Turner syndrome. PLoS Genet 2018;14(10). Available from: https://doi.org/10.1371/journal.pgen.1007692 e1007692.

[141] Schäfer M, Browne LP, Truong U, et al. Aortic stiffness in adolescent Turner and Marfan syndrome patients. Cardiothorac Surg 2018;54:926-58. Available from: https://doi.org/10.1093/ejcts/ezy168.

[142] Guo D-C, Pannu H, Tran-Fadulu V, et al. Mutations in smooth muscle a-actin (ACTA2) lead to thoracic aortic aneurysms and dissections. Nat Genet 2007;39(8):1488-93. Available from: https://doi.org/10.1038/ng.2007.6.

[143] Wang L, Guo D-C, Cao J, et al. REPORT mutations in myosin light chain kinase cause familial aortic dissections. Am J Hum Genet 2010;87:701-7. Available from: https://doi.org/10.1016/j. ajhg.2010.10.006.

[144] Guo D-C, Papke CL, Tran-Fadulu V, et al. Mutations in smooth muscle alpha-actin (ACTA2) cause coronary artery disease, stroke, and moyamoya disease, along with thoracic aortic disease. Am J Hum Genet 2009;84(5):617-27. Available from: https://doi.org/10.1016/j.ajhg.2009.04.007.

[145] Guo D, Regalado ES, Gong L, et al. LOX mutations predispose to thoracic aortic aneurysms and dissections. Circ Res 2016;118:928-34. Available from: https://doi.org/10.1161/CIRCRESAHA.115.307130.

[146] Lee VS, Halabi CM, Hoffman EP, et al. Loss of function mutation in LOX causes thoracic aortic aneurysm and dissection in humans. Proc Natl Acad Sci U S A 2016;113(31):8759-64. Available from: https://doi.org/10.1073/pnas.1601442113.

[147] Mäki JM, Räsänen J, Tikkanen H, et al. Inactivation of the lysyl oxidase gene Lox leads to aortic aneurysms, cardiovascular dysfunction, and perinatal death in mice. Circulation 2002; 106(19):2503-9. Available from: https://doi.org/10.1161/01. CIR.0000038109.84500.1E.

[148] Seike Y, Minatoya K, Sasaki H, et al. Clinical outcomes of aortic repair in young adult patients with ACTA2 mutations. Gen Thorac Cardiovasc Surg 2017;65(12):686-91. Available from: https://doi.org/10.1007/s11748-017-0810-0.

[149] Pannu H, Tran-Fadulu V, Papke CL, et al. MYH11 mutations result in a distinct vascular pathology driven by insulin-like growth factor 1 and angiotensin II. Hum Mol Genet 2007; 16(20):2453-62. Available from: https://doi.org/10.1093/hmg/ddm201.

[150] Guo D-C, Regalado E, Casteel DE, et al. Recurrent gain-offunction mutation in PRKG1 causes thoracic aortic aneurysms and acute aortic dissections. Am J Hum Genet 2013;93:398-404. Available from: https://doi.org/10.1016/j.ajhg.2013.06.019.

[151] Svensson LG, Khitin L. Aortic cross-sectional area/height ratio timing of aortic surgery in asymptomatic patients with Marfan syndrome. J Thorac Cardiovasc Surg 2002;123(2):360-1. Available from: https://doi.org/10.1067/mtc.2002.118497.

[152] Groenink M, Koolbergen DR. Surgical treatment of Marfan syndrome and related disorders is all about dealing with uncertainties. Heart J 2018;104(6). Available from: https://doi.org/10.1136/heartjnl-2017-312081 March.

第 25 章 血管炎和动脉炎的诊断与治疗

Vasculitis and arteritis: how to recognize and manage them

Ivone Silva　Armando Mansilha　著
王　亮　陈　泉　译

血管炎和动脉炎是影响血管壁和血管周围组织的罕见异质性疾病，主要是免疫介导的炎症反应结果。这些疾病是由于血管壁损伤（动脉瘤、破裂）或管腔阻塞导致组织梗死的复杂疾病 [1]。单器官或多个器官的静脉或动脉血管都可能会受累 [2]。系统性血管炎的发病机制及其遗传基础仍不完全明确。对于大多数类型原发性全身性血管炎，单一的金标准测试是不可用的，并且通常在排除其他类似症状后才能做出诊断 [3]。血管炎的年发病率为每 100 万人 40～60 例 [4]。

临床表现可以从完全无症状疾病或具有模糊的全身症状到严重的高血压、自发性夹层和动脉瘤破裂（图 25-1）。

几十年来，血管炎的命名和分类一直是困难和有争议的。现在根据通过国际教会山会议共识（International Chapel Hill Consensus Conference）制订的命名法进行分类，包括大血管炎（large-vessel vasculitis，LVV）、中血管炎（medium-vessel vasculitis，MVV）和小血管炎（small-vessel vasculitis，SVV）（表 25-1）[5, 6]。临床医生发现使用血管大小作为最重要的特征来区分不同形式的血管炎很方便 [2]。

血管炎发病机制推测可为两种途径：免疫复合物相关血管炎和抗中性粒细胞胞质抗体（antineutrophil cytoplasmic antibody，ANCA）相

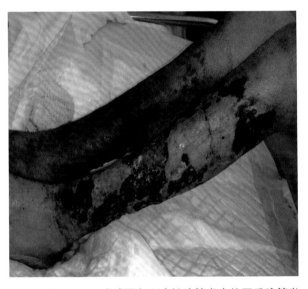

▲ 图 25-1　冷球蛋白血症性脉管炎中的严重脉管炎

关血管炎。主要涉及以下几个因素：遗传基础、先天性和获得性免疫、病原体、免疫耐受破坏和"自身抗原" [2]。

原发性血管炎临床特征的病理生理基础是血管供氧以维持实体器官和间质的功能。器官功能障碍可能由血管炎症或由血管结构破坏（继发于炎症）或血流中断所致的出血引起。这些病变可发生在血管炎性病变的局部区域，以及内脏器官和外周灌注区的间质中 [7]。

Sunderkötter 等 [8] 强调血管炎的皮肤表征可存在于不同的临床情况：①全身性血管炎的皮肤

表 25-1　血管炎的分类标准 [3]，包括可能类似血管炎的病症 [6]			
分　组	命　名	主要特征	类似血管炎的病症
大血管炎	巨细胞动脉炎，大动脉炎	尽管任何大小的动脉都可能累及，但大动脉：主动脉及其主要分支更容易累及	马方综合征，Loeys-Dietz 综合征，Ehlers-Danlos 综合征，神经纤维瘤病 1 型，结核性主动脉炎，梅毒主动脉炎，IgG_4 相关疾病，动脉粥样硬化，退化性主动脉瘤，中央视网膜动脉闭塞，Cogan 综合征，白塞综合征，类风湿性主动脉炎，复发性多软骨炎，血清阴性关节炎，主动脉炎，纤维肌性发育不良，节段性动脉中膜溶解
中血管炎	川崎病，结节性多动脉炎	尽管任何大小的动脉都可能受累及，但主要是中型动脉受累更多：主要内脏动脉及其初始分支，炎性动脉瘤和狭窄很常见	节段性动脉中间溶解，纤维肌性发育不良，感染性心内膜炎，霉菌性动脉瘤
小血管炎	抗中性粒细胞胞质抗体（ANCA）相关血管炎，韦格纳肉芽肿病，肉芽肿性多血管炎，Churg-Strauss 综合征，嗜酸性肉芽肿性多血管炎，显微镜下多血管炎	坏死性血管炎，很少或没有免疫沉积物（寡免疫），主要影响小血管（毛细血管、小静脉、小动脉），与髓过氧化物酶 ANCA 或 PR3 ANCA 相关。并非所有患者都有 ANCA 阳性	紫癜，荨麻疹病变，结节性病变，溃疡，网状青斑，肺肾综合征模拟，哮喘和嗜酸性粒细胞增多症（EGPA 模拟）传染病（弓蛔虫病），人类免疫缺陷病毒，曲霉属，副肿瘤综合征，中线破坏性病变
	免疫复合物小血管炎，抗肾小球基底膜（抗 GBM）疾病、Henoch-Schoúnlein IgA 血管炎，Henoch-Schoúnlein 冷球蛋白血症性血管炎，低补体性荨麻疹性血管炎（抗 C1q 血管炎）	免疫球蛋白和（或）补体成分的中度至显著血管壁沉积物主要影响小血管	
可变血管炎	白塞病，Cogan 综合征	可以影响任何大小（小型、中型和大型）和类型（动脉、静脉和毛细血管）的血管，没有偏好	系统性红斑狼疮，乳糜泻药物暴露（甲氨蝶呤、尼可地尔），性病，周期性中性粒细胞减少症，维生素缺乏症（B_{12}），Sweet 综合征
单器官血管炎	孤立性主动脉炎，皮肤动脉炎，原发性中枢神经系统血管炎，皮肤白细胞破碎性血管炎等	涉及单个器官中任何大小的动脉或静脉，但没有任何特征表明它是系统性血管炎的局部表现。血管炎在一个器官内分布可能是单灶或多灶（弥漫性），一些最初诊断为单器官血管炎的患者会有其他疾病表现	
全身疾病血管炎	类风湿性血管炎，结节性血管炎，狼疮性血管炎等	与全身性疾病相关或可能继发的血管炎	

（续表）

分 组	命 名	主要特征	类似血管炎的病症
潜在病因血管炎	Buerger 病（血栓闭塞性脉管炎），丙型肝炎病毒相关性冷球蛋白血症性血管炎，乙型肝炎病毒相关性血管炎，梅毒相关性血管炎，药物相关性 IC 血管炎，药物相关性 ANCA 阳性血管炎，癌症相关性血管炎，川崎病等	与可能的特定病因相关的血管炎	

改编自 Jennette JC, Falk RJ, Bacon PA, Basu N, Cid MC, Ferrario F, et al. (2012, revised). International Chapel Hill Consensus Conference Nomenclature of Vasculitides. Arthritis Rheum. 2013 Jan; 65(1):1-11.https://doi.org/10.1002/art.37715.PMID: 23045170[5]

成分；②局限于皮肤或以皮肤表现为主的全身性血管炎；③单纯皮肤性血管炎。这些在临床、实验室和病理特征方面与公认的系统性血管炎（如结节性血管炎）不同。皮肤活检能够识别不同的血管炎状况，并预测从局部皮肤发展为全身性血管炎的可能性[2]。

Birmingham 血管炎活动评分量表是目前对系统性血管炎疾病活动进行评分的标准工具。它包括 66 个临床特征，分为 9 个器官系统。根据其临床相关性，每个项目都有赋值。仅当归因于活动性血管炎时才对其进行评分。这要基于临床判断，比较困难的是区分活动性血管炎和非活动性血管炎患者的瘢痕症状[9]。

原发性血管炎综合征的临床表现可从非特异性全身症状到由炎症引起的全身改变，如发热、体重减轻、虚弱、全身不适或肌肉、关节疼痛。也可以发现由相关供血区域狭窄/闭塞引起的其他特征。大血管炎和中血管炎的局部症状可出现脉搏减弱、视力丧失和急腹症。在小血管炎性皮疹中，所谓的"可触及紫癜"是一个显著特征，经常发生在下肢[7, 10]。多发性单神经炎、肾炎和肺泡出血也是血管炎的局部表现（图 25-2）。

进行适当治疗需要诊断正确、合适的监测和特定的治疗策略。为了帮助诊断和监测，已有新的成像方法，如欧洲风湿病学协会联盟

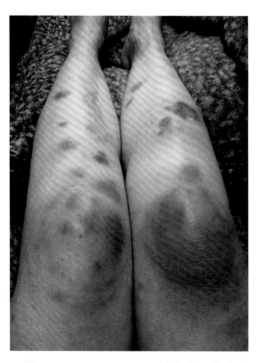

▲ 图 25-2　SARS-CoV-2 阳性患者血管炎的皮肤表现

（European Alliance of Associations for Rheumatology, EULAR）推荐使用成像和新型生物标志物[11]。在准确诊断血管炎患者的临床实践中，包括针对感染和寄生虫感染、自身免疫性结缔组织病、骨髓瘤和（或）器官实体癌的实验室检查，这些都有助于评估血管炎的发病原因[8]。

目前研究大多集中在新的治疗方案和治疗策

略上，旨在改善长期治疗结果并避免疾病进展为具有不可逆性损伤的多器官衰竭[3]。对于大多数原发性全身性血管炎的诊断，仍然没有单一的金标准测试和（或）特定的诊断标准。诊断通常是在排除其他类似疾病后做出的，因为血管炎可能具有特异性和非特异性炎症症状，这些症状必须与最终诊断相关联[1]。

一、大血管炎

巨细胞动脉炎（giant cell arteritis，GCA）和 Takayasu 动脉炎（Takayasu's arteritis，TAK）是两个主要大血管炎，两者都有其独有的特征。孤立性主动脉炎被归类为单器官血管炎，它可能是孤立的，会进展为巨细胞动脉炎、Takayasu 动脉炎，也可能是全身性疾病的表现[6]。主动脉炎可导致主动脉瘤形成、破裂或夹层，当出现主动脉狭窄时，分支血供受累则可导致脏器缺血（图 25–3）。

（一）巨细胞动脉炎

巨细胞动脉炎是一种大动脉的肉芽肿性炎性疾病，主要影响胸主动脉及颈动脉、椎动脉和腋动脉。

巨细胞动脉炎是一种抗原驱动的疾病，尽管确切原因尚不清楚[13]。它与 MHC Ⅱ类等位基因有关，这涉及多种免疫介质通路，包括激活树突状细胞，其反过来激活巨噬细胞和 CD41 T 细胞。已鉴定出两个主要的 Th 细胞亚群，包括产生 IFN-γ 的 Th1 亚群和产生 IL-17 的 Th17 细胞[13, 14]。

它主要发生在 50 岁以上的个体中。巨细胞动脉炎是一种异源性疾病，具有三种不同的临床表型，也可能相互重叠。患者可有典型的颅内巨细胞动脉炎、大血管巨细胞动脉炎、孤立的风湿性多肌痛，或者这三种临床表现混合出现[15]。大约 70% 的病例可出现急性或亚急性发作的头痛。患者通常表现出全身症状、炎症标志物升高、头痛、头皮感觉过敏和咀嚼肌咀嚼后疼痛。关节炎相关的缺血性视神经病变是最可怕的并发症之一[6]。

脑血管意外，即脑卒中和短暂性脑缺血发作，也可能存在大血管受累可能，在病程的早期

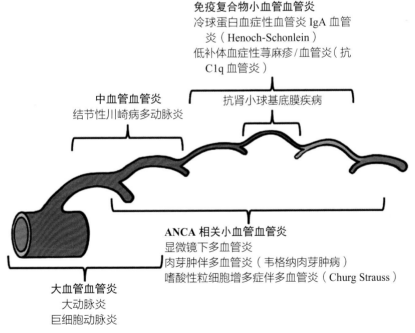

▲ 图 25–3　系统性血管炎的分类

ANCA. 抗中性粒细胞胞质抗体
经许可转载，引自 Jennette, JC, Falk RJ. Pathogenesis of antineutrophil cytoplasmic autoantibody-mediated disease. Nat Rev Rheumatol 2014; 10(8): 467-73[11]

即可发生，最常见的是影响患者的椎–基底动脉系统，约占 7%[15]。

长期以来，颞动脉活检一直被认为是诊断的金标准。CDUS 正在成为一种替代的诊断工具，它侵入性更小，诊断性更强（图 25-4 和图 25-5）。

糖皮质激素（glucocorticoid，GC）仍然是巨细胞动脉炎的主要治疗方法。关于大血管炎治疗，最近 EULAR 推荐，糖皮质激素目标剂量应在前 3 个月递减达到 15～20mg/d，1 年后应低于 5mg/d[16]。值得注意的是，EULAR 建议在达到症状缓解时即开始糖皮质激素递减。对于复发、有危及生命或器官功能不全表现的患者，未来发生糖皮质激素相关不良事件风险高的患者，以及预计长期使用 GC 会加重先前存在的合并症的患者，推荐加用非糖皮质激素免疫抑制药，包括托珠单抗[17]（图 25-5）。

（二）Takayasu 动脉炎

Takayasu 动脉炎是一种罕见的慢性大血管炎，通常为肉芽肿性，主要影响主动脉及其主要分支和肺动脉。60%～90% 的病例累及大动脉，包括升主动脉或降主动脉，锁骨下动脉和颈动脉[18]是儿童最常见的血管炎类型之一[19]，多高发于 15—30 岁。ACR 分类标准建议：年龄 <40

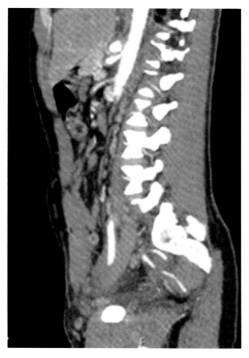

▲ 图 25-5　34 岁男性白塞病患者腹腔干假性动脉瘤

岁是 Takayasu 动脉炎的诊断标准；而年龄 ≥50 岁是巨细胞动脉炎的标准。然而，这在临床上存在一个问题，对于 41—49 岁的大血管炎患者是否为迟发性 Takayasu 动脉炎或早期巨细胞动脉炎[14]，仍存在不确定性。

Takayasu 动脉炎在亚洲和非洲人中更常见，虽在世界范围内均有分布，但在 20—30 岁的女性群体中高发。与年龄和性别匹配的对照组相比，Takayasu 动脉炎患者的死亡率大约高出 3 倍。白种人和吸烟已被确定为与死亡率相关的危险因素[15]。据报道，男性和发病年龄较大患者的并发症发生率较高[20]。

Takayasu 动脉炎与 MHC Ⅰ 类等位基因有关，特别是 HLA-B52[14]。有趣的是，在 IL-12B 基因座内，巨细胞动脉炎和 Takayasu 动脉炎之间存在常见的非 HLA 关联[21]。

炎症和内膜增生导致管壁增厚、狭窄或血栓性闭塞，而弹性层和肌层的破坏易导致动脉瘤和夹层[19]。

在 Takayasu 动脉炎中，通常会存在狭窄前的炎症阶段，仅存在伴随炎症标志物升高的全身非

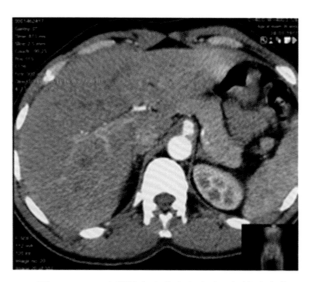

▲ 图 25-4　34 岁男性白塞病患者腹腔干假性动脉瘤

特异症状。患者最初可能会出现全身不适、关节痛、体重减轻和发热。如果颈动脉受到影响，在这个阶段可能会出现由炎症引起的颈动脉痛[15]。在早期活动性炎症阶段，非特异性全身症状会持续数周或数月，但经常被忽视或被认为是其他常见的急性疾病所引起。在这个阶段，病程可能会出现缓解/复发的趋势，使诊断变得困难[19]。随着疾病的进展，狭窄前阶段演变成缺血性"无脉"阶段，动脉病变（主要是狭窄和动脉瘤）会根据不同的部位出现相应的体征和症状[22]。大脑、上肢、肺、冠状动脉和内脏动脉都可能受累，出现缺血性并发症和炎症或动脉瘤破裂的症状。一些Takayasu动脉炎患者可能会出现皮肤疾病，如结节性红斑和坏疽性脓皮病[22]。颈动脉压痛、跛行、眼部障碍、中枢神经系统异常和脉搏减弱是最常见的临床特征。诊断通常通过观察大血管异常来确认，包括狭窄、动脉瘤、闭塞和侧支循环增加的表现[19]。DUS、MRA、CTA和^{18}F-FDG-PET/CT有可能取代传统的X线血管造影作为无创诊断方法[18]。

根据血管造影结果，Takayasu动脉炎可分为几种亚型：Ⅰ型，主动脉弓分支；Ⅱa型，升主动脉、主动脉弓及其分支；Ⅱb型，升主动脉、主动脉弓及其分支、胸降主动脉；Ⅲ型，胸降主动脉、腹主动脉和（或）肾动脉；Ⅳ型，腹主动脉和（或）肾动脉；Ⅴ型，结合了Ⅱb型和Ⅳ型的特征[23]。

EULAR对大血管炎治疗的最新建议是糖皮质激素剂量应在前3个月逐渐减量达到15～20mg/d的目标，并在1年后达到低于5mg/d的目标剂量。值得注意的是，EULAR建议在达到症状缓解时即开始糖皮质激素减量[24]。糖皮质激素目前仍然是Takayasu动脉炎的主要治疗方法。然而，由于大动脉炎患者接受糖皮质激素单药治疗的复发率较高，因此建议在治疗时加用非糖皮质激素药物，如甲氨蝶呤、硫唑嘌呤、来氟米特或吗替麦考酚酯。在复发和难治性病例中，应首选添加TNF-α抑制药或托珠单抗[15]。

在亚特兰大举行的美国风湿病协会年会上，2019年ACR建议在Takayasu动脉炎治疗中使用TNF-α抑制药作为一线生物制剂，将托珠单抗保留用于TNF-α难治性病例（未发表的数据）。与巨细胞性动脉炎相比，Takayasu动脉炎的血管介入治疗率更高，并且如果可能，应在疾病处于低活动度时行手术治疗（开放手术和血管腔内介入）[15]。

由于Takayasu动脉炎和巨细胞动脉炎的组织病理学和临床表现非常相似，并且都可能累及主动脉，因此这两种疾病被认为是属于相同疾病谱的最终表现[23]。

（三）主动脉炎

大血管炎是指影响弹性动脉的慢性炎症，主要累及主动脉及其主要分支。影响主动脉的大血管炎称为主动脉炎，导致弥漫性管壁增厚、弹性丧失、狭窄、闭塞、夹层、钙化或动脉瘤形成。随着炎症进展到血管壁的全层，主动脉壁会失去弹性发生缩窄，导致高血压和管腔狭窄，引起远端灌注减少。更快速或更严重的炎症会导致平滑肌细胞丧失、中层变弱，导致血管扩张和动脉瘤形成，在慢性期可出现严重的内膜钙化。

主动脉炎的临床表现多种多样，从无症状或非特异的全身症状到高血压、自发性夹层和动脉瘤破裂。使用类固醇和免疫抑制药控制炎症活动是非感染性主动脉炎治疗的基石。球囊扩张、支架置入或开放手术在内的干预措施均存在复发的风险。其他主动脉区域病变在随访期间有再次手术干预风险，但这在特定病例中不可避免。实施手术干预前应尽力控制炎症活动[25]。累及主动脉的血管炎包括Takayasu动脉炎（最常见的大血管炎）、巨细胞动脉炎、主动脉周围炎谱（包括炎症性腹主动脉瘤）、风湿性疾病和IgG$_4$相关疾病。

对于医生来说，了解常见血管炎的主动脉表现很重要，这样就不会漏诊临床相关的主动脉病变。外科医生同样也要铭记主动脉瘤可能有炎性病因，因为免疫抑制疗法是炎性主动脉瘤治疗的基础。在炎症活动控制后进行必要的开放手术或血管腔内治疗成功率最高；围术期使用类固醇对特定病例会有益获，术后继续控制炎性活动也是必需的。

慢性特发性主动脉周围炎[25]是一种与主动脉炎症和动脉瘤形成相关的特殊疾病，它包括炎症性腹主动脉瘤和特发性腹膜后纤维化，血管周围炎症也可在原有的退行性动脉瘤中发展。主动脉周围炎症通常始于滋养血管，其中相当一部分表现为淋巴浆细胞浸润，对IgG₄染色呈阳性反应。

IgG₄相关性胸主动脉炎好发于胸主动脉及其主要中型分支，或者有动脉瘤样改变。炎性病变主要累及动脉外膜，纤维明显增厚，可见炎性细胞浸润[25]。患者可出现与IgG₄相关的血管病变，如发热、腹痛或肾积水。诊断标准包括病变管壁增厚的影像表现和血清IgG₄水平增高，以及相应的组织病理学特征。对于有需要的病例，在炎症活动控制后进行开放手术或经皮腔内治疗的成功率最高。围术期应用类固醇药物可能对特定病例有益，并且术后必须要继续控制炎症病变的活动[25]。

二、中型血管炎

（一）结节性多动脉炎

结节性多动脉炎（polyarteritis nodosa，PAN）是中型或小动脉（不包括小动脉、毛细血管或小静脉）的ANCA阴性坏死性炎症，但是无肾小球肾炎，在某些情况下（36%）可能与乙型肝炎并存。结节性多动脉炎分为两种亚型：全身性结节性多动脉炎和皮肤型结节性多动脉炎[18]。

尽管与病毒感染（尤其是乙型肝炎、丙型肝炎病毒和人类免疫缺陷病毒）密切相关，但其病因仍不清楚。在腺苷脱氨酶2缺乏的患者中也观察到这种情况，尤其是在儿科患者中。随着乙型肝炎病毒感染的控制，结节性多动脉炎的发病率也有所下降。

根据1990年ACR分类标准，如果满足以下10项标准中的至少3项，则可诊断全身性结节性多动脉炎：①显著体重减轻；②网状青斑；

③睾丸疼痛；④肌痛或肌肉无力；⑤神经病变；⑥舒张压升高；⑦血尿素氮或肌酐升高；⑧乙型肝炎感染；⑨无诱因的异常血管造影结果；⑩活检证实的中性粒细胞性血管炎[26]。以下因素与全身结节性多动脉炎较差的5年生存率显著相关：>65岁、心脏病变表现、胃肠道受累和肾功能不全[27]。

皮肤表现包括红斑皮下结节、坏死性溃疡及网状青斑。虽然全身性结节性多动脉炎是一种可能危及生命的疾病，但皮肤型结节性多动脉炎是一种容易复发的慢性良性疾病。皮肤型结节性多动脉炎很少进展为全身病变[18]。

目前尚无可靠的检测或临床表现用于诊断结节性多动脉炎，但中型血管微动脉瘤是结节性多动脉炎的特征标志。结节性多动脉炎中典型的造影改变是囊状或梭形微动脉瘤（直径1～5mm），通常与狭窄病变共存，主要位于肠系膜动脉、肾动脉和肝动脉。当发现有特征性血管造影变化时，即使在没有组织学确认的情况下，也可以诊断出结节性多动脉炎。证实中或小动脉的局灶性、节段性全壁坏死性炎症是诊断结节性多动脉炎的"金标准"[27]。

糖皮质激素和环磷酰胺是治疗结节性多动脉炎的基石，主要根据受累器官和疾病进展来选择治疗方法。目前推荐使用环磷酰胺控制疾病进展，并建议使用更安全的免疫抑制药，如硫唑嘌呤或甲氨蝶呤来维持症状缓解[27]。

（二）川崎病

川崎病（Kawasaki disease，KD）是一种ANCA阴性坏死性血管炎，与皮肤黏膜淋巴结综合征相关，主要影响中小动脉。它是继过敏性紫癜（henoch-schonlein purpura，HSP）之后最常见的中型血管炎和第二常见的儿科血管炎。主要影响5岁以下儿童人群，并且好发于冠状动脉[18]。

AHA的临床诊断标准是发热超过5天和以下4个或更多特征的存在：双侧球结膜充血、涉及嘴唇和口腔的黏膜变化、单侧颈部淋巴结肿大、多形性皮疹和肢体改变[28]。该疾病具有三个阶段：第一阶段，急性发热期持续 10～14 天，以发热、黏膜皮疹改变、颈部淋巴结肿大、草莓舌等为特征；第二阶段，亚急性期为第 2～4 周，此时冠状动脉异常最为常见；第三阶段则是患者无症状表现。尽管在大多数情况下它是一种自限性疾病，但 1/4 的未治疗患者会出现冠状动脉扩张和动脉瘤。及时诊断和静脉注射免疫球蛋白对于降低冠状动脉并发症的风险很重要。即使是那些治疗后的患者也可能会在后期出现冠状动脉异常，因此长期随访非常重要[28]。皮质类固醇会导致冠状动脉弹性减弱并导致继发血栓形成，是治疗川崎病的禁忌。阿司匹林和静脉注射免疫球蛋白组合是治疗川崎病的主要方法。尽管缺乏明确试验证据，但阿司匹林仍然是标准治疗方案：剂量为 100mg/(kg·d)，分 4 次服用[29]。

三、小血管炎

随着对此类疾病认识的提高，现在能更频繁地诊断出与抗中性粒细胞胞质抗体（ANCA）相关的小血管炎。发病率已从 20 世纪 80 年代初期的每百万人口不到 5 例增加到目前的每百万人口 20 多例[30]。有持续性非特异性症状（如发热、关节痛、肌痛、不适和体重减轻）的患者应进行 ANCA 筛查。早期诊断对于预防可能危及生命的肾脏和肺损伤至关重要。但不幸的是延误诊断很常见，这通常会导致严重的并发症。一旦出现呼吸系统或肾脏疾病，病程通常会迅速进展[30]。

ANCA 相关小血管炎包括肉芽肿性多血管炎（granulomatosis with polyangiitis，GPA）（以前称为韦格纳肉芽肿病）、显微镜下多血管炎（microscopic polyangiitis，MPA）和嗜酸性肉芽肿性多血管炎（eosinophilic granulomatosis with polyangiitis，EGPA）（以前称为 Churg-Strauss 综合征）。

免疫复合物（immune complex，IC）小血管炎是由免疫复合物沉积在血管壁上引起的血管炎，它包括 IgA 血管炎（HSP）、冷球蛋白血症性血管炎、低补体性荨麻疹性血管炎（抗 C1q 血管炎）和抗肾小球基底膜病（anti glomerular basement membrane，抗 GBM）。

系统性血管炎分类的进展有助于更好地理解这些炎症状况的发病机制，包括细胞介导的炎症、免疫复合介导的炎症和 ANCA 介导的炎症。这些会导致内皮细胞活化，引起相应的并发症，如易感宿主的血管闭塞和组织破坏，并使病程迁延不愈[31]。发生在自身免疫性疾病中的血管炎通常累及小血管，如梅毒相关性血管炎、系统性硬化症和干燥综合征。在类风湿关节炎（rheumatoid arthritis，RA）中发生血管炎的情况下，大多数涉及患者小动脉，但中型动脉也可能受到影响，类似于 PAN。

四、变异的血管炎

白塞病

白塞病（Bechet's disease，BD）是一种罕见但严重的血管炎，通常表现为伴有口腔/生殖器溃疡和皮肤损伤的皮肤黏膜疾病；然而，肌肉骨骼系统、眼睛、神经系统、胃肠道、血管床、泌尿生殖道和心肺系统的受累可导致显著的并发症发生率和死亡率[32]。白塞病发生在世界各地，但主要分布在"丝绸之路"[33]。其病因尚不清楚，但不认为有自身免疫的发病机制。遗传和环境因素的共同作用可能起着至关重要的作用。*HLA-B51* 遗传标记存在于大约 60% 的白塞病患者中。全基因组关联研究已将 *HLA-B51* 和 *HLA-ERAP1* 鉴定为白塞病易感基因[32, 33]。复发性口腔溃疡（小口疮、大口疮或疱疹样溃疡，在 12 个月内至少复发 3 次）加上以下任意 2 项则考虑诊断白塞病：复发性生殖器溃疡、眼部病变（前葡萄膜炎、后葡萄膜炎或裂隙灯检查玻璃体中的细胞或视网膜血管炎）、皮肤损伤（结节性红斑假性毛囊炎或丘疹脓疱病，或者痤疮样结节）或病理性检查结果阳性[32]。

白塞病可能会影响不同大小和类型的血管，包括动脉和静脉及心脏。血管型白塞病通常会影响静脉，导致 30%～40% 的患者有复发性浅表血栓性静脉炎和深静脉血栓形成[34]。上/下腔静脉、硬脑膜窦、肝上静脉和肺动脉均会受累致血栓形成，若形成动脉瘤，则预后极差。大动脉闭塞和动脉瘤形成通常会导致出血、梗死和器官衰竭，尤其是在出现肺动脉瘤的情况下，破裂可能是致命的[35]。实际上最高的直接死亡率是由于动脉瘤破裂或血栓形成导致的左心室容积受累。

白塞病的治疗方案取决于其临床表现性质。大血管病变患者应联合使用环磷酰胺和糖皮质激素治疗。深静脉血栓形成的患者应接受硫唑嘌呤、环磷酰胺、环孢素或糖皮质激素，而不是抗凝治疗。白塞病中的深静脉血栓附着在血管壁上，不会造成远端栓塞，为这些患者提供常规抗凝并没有好处，但免疫抑制治疗可降低静脉血栓复发的风险[36]。接受血管手术的患者也应给予免疫抑制药[37]。

年轻男性白塞病的预后较差。有眼部疾病、血管疾病和神经系统受累的患者在统计学上更有可能出现不良预后[35]。HLA-B51 的存在会对器官功能和远期生存产生不利影响[38]。

五、血管炎与COVID-19

COVID-19 是一种 SARS-CoV-2 综合征，可通过组织嗜性或间接源自先天免疫形式的炎症反应、白细胞碎片（如无细胞 DNA 和组蛋白）和 RNA 病毒颗粒来影响全身各个脏器[37]。在疾病的急性、亚急性和慢性阶段，内皮细胞炎症会导致器官病变，如组织灌注不足、损伤、血栓形成和血管功能障碍。在未来，SARS-CoV-2 将成为多层血管炎的致病性病原体[39]。

据报道，25% 的 COVID-19 伴中度冠状动脉扩张的患者（3—17 岁）会出现川崎样疾病，并伴有中毒性休克综合征或多系统炎症性疾病[37]。意大利北部的一份报道观察到川崎病患者的数量显著增加，这是一种主要累及冠状动脉的急性自限性血管炎，可伴有血流动力学不稳定的川崎病休克综合征（KD shock syndrome，KDSS）[40]。

COVID-19 可表现出以 D- 二聚体升高为特征的 COVID-19 相关凝血功能障碍，而其他全凝血标志物则没有显著变化，这与血栓并发症和疾病的严重程度有关[41]。目前，与 COVID-19 相关的凝血功能障碍的机制仍在研究中。由 SARS-CoV-2 直接感染内皮细胞引起内皮病变和炎症引起的间接损伤是复杂血栓炎症过程的一部分。内皮细胞受刺激释放的凝血因子循环升高，包括纤维蛋白原、Ⅷ因子及 vWF，以及由于糖萼损伤和 NO 产生减少导致血栓保护功能的丧失，这些都会导致凝血障碍和血栓性炎症[40, 41]。

参考文献

[1] Sangolli PM, Lakshmi DV. Vasculitis: a checklist to approach and treatment update for dermatologists. Indian Dermatol Online J 2019;10(6):617-26.

[2] Morita TCAB, Trés GFS, Criado RFJ, et al. Update on vasculitis: an overview and dermatological clues for clinical and histopathological diagnosis-part I. An Bras Dermatol 2020;95(3):355-71.

[3] Ralli M, Campo F, Angeletti D, Minni A, Artico M, Greco A, et al. Pathophysiology and therapy of systemic vasculitides. EXCLI J 2020;19:817-54.

[4] Herlyn K, Hellmich B, Gross WL, Reinhold-Keller E. Stable incidence of systemic vasculitides in schleswig-holstein, Germany. Dtsch Arztebl Int 2008;105(19):355-61.

[5] Jennette JC, Falk RJ, Bacon PA, Basu N, Cid MC, Ferrario F, et al. (2012, revised). International Chapel Hill Consensus Conference Nomenclature of Vasculitides. Arthritis Rheum. 2013 Jan; 65(1):1-11. https://doi.org/10.1002/art.37715. PMID:23045170.

[6] Zarka F, Veillette C, Makhzoum J-P. A review of primary vasculitis mimickers based on the Chapel Hill consensus classification. Int J Rheumatol 2020;2020:8392542.

[7] Okazaki T, Shinagawa S, Mikage H. Vasculitis syndromediagnosis and therapy. J Gen Fam Med 2017; 18(2): 72-8.

[8] Sunderkötter CH, Zelger B, Chen KR, Requena L, Piette W, Carlson JA, et al. Nomenclature of cutaneous vasculitis: dermatologic addendum to the 2012 revised international Chapel Hill Consensus Conference Nomenclature of Vasculitides. Arthritis Rheumatol 2018;70(2):171-84.

[9] Miller A, Chan M, Wiik A, Misbah SA, Luqmani RA. An approach to the diagnosis and management of systemic

vasculitis. Clin Exp Immunol 2010;160(2):143-60.

[10] Hoffman GS. Determinants of vessel targeting in vasculitis. Clin Dev Immunol 2004;11(3-4):275-9.

[11] Hellmich B, Flossmann O, Gross WL, Bacon P, Cohen-Tervaert JW, Guillevin L, et al. EULAR recommendations for conducting clinical studies and/or clinical trials in systemic vasculitis: focus on anti-neutrophil cytoplasm antibody-associated vasculitis. Ann Rheum Dis 2007; 66(5): 605-17.

[12] Jennette JC, Falk RJ. Pathogenesis of antineutrophil cytoplasmic autoantibody-mediated disease. Nat Rev Rheumatol 2014;10(8):467-73.

[13] Weyand CM, Goronzy JJ. Immune mechanisms in medium and large-vessel vasculitis. Nat Rev Rheumatol 2013;9(12):731-40.

[14] Kermani TA. Takayasu arteritis and giant cell arteritis: are they a spectrum of the same disease? Int J Rheum Dis 2019;22(S1):41-8.

[15] Stamatis P. Giant cell arteritis versus Takayasu arteritis: an update. Mediterr J Rheumatol 2020;31(2):174-82.

[16] Monti S, Á gueda AF, Luqmani RA, Buttgereit F, Cid M, Dejaco C, et al. Systematic literature review informing the 2018 update of the EULAR recommendation for the management of large vessel vasculitis: focus on giant cell arteritis. RMD Open 2019;5(2):e001003.

[17] Bajema IM, Bruijn JA, Casian A, Cid MC, Csernok E, van Daalen E, et al. The European vasculitis society 2016 meeting report. Kidney Int Rep 2017;2(6):1018-31.

[18] Hoang MP, Park J. Vasculitis Hospital-Based Dermatopathol 2020;245-96.

[19] Russo RAG, Katsicas MM. Takayasu arteritis. Front Pediatr 2018;6:265.

[20] Á gueda AF, Monti S, Luqmani RA, Buttgereit F, Cid M, Dasgupta B, et al. Management of Takayasu arteritis: a systematic literature review informing the 2018 update of the EULAR recommendation for the management of large vessel vasculitis. RMD Open 2019;5(2):e001020.

[21] Carmona FD, Coit P, Saruhan-Direskeneli G, Hernández-Rodríguez J, Cid MC, Solans R, et al. Analysis of the common genetic component of large-vessel vasculitides through a metaimmunochip strategy. Sci Rep 2017;7:43953.

[22] Michailidou D, Rosenblum JS, Rimland CA, Marko J, Ahlman MA, Grayson PC. Clinical symptoms and associated vascular imaging findings in Takayasu's arteritis compared to giant cell arteritis. Ann Rheum Dis 2020;79(2):262-7.

[23] Moriwaki R, Noda M, Yajima M, Sharma BK, Numano F. Clinical manifestations of Takayasu arteritis in India and Japan new classification of angiographic findings. Angiology 1997;48(5):369-79.

[24] Yates M, Watts RA, Bajema IM, Cid MC, Crestani B, Hauser T, et al. EULAR/ERA-EDTA recommendations for the management of ANCA-associated vasculitis. Ann Rheum Dis 2016;75(9):1583.

[25] Tyagi S, Safal S, Tyagi D. Aortitis and aortic aneurysm in systemic vasculitis. Indian J Thorac Cardiovasc Surg 2019;35(Suppl 2):47-56.

[26] Hunder GG, Arend WP, Bloch DA, Calabrese LH, Fauci AS, Fries JF, et al. The American College of Rheumatology 1990 riteria for the classification of vasculitis. Introduction. Arthritis Rheum 1990;33(8):1065-7.

[27] De Virgilio A, Greco A, Magliulo G, Gallo A, Ruoppolo G, Conte M, et al. Polyarteritis nodosa: a contemporary overview. Autoimmun Rev 2016;15(6):564-70.

[28] McCrindle BW, Rowley AH, Newburger JW, Burns JC, Bolger AF, Gewitz M, et al. Diagnosis, treatment, and long-term management of Kawasaki disease: a scientific statement for health professionals from the American Heart Association. Circulation 2017;135(17):e927-99.

[29] Baumer JH, Love SJ, Gupta A, Haines LC, Maconochie I, Dua JS. Salicylate for the treatment of Kawasaki disease in children. Cochrane Database Syst Rev 2006;4:CD004175.

[30] Savage CO, Harper L, Cockwell P, Adu D, Howie AJ. ABC of arterial and vascular disease: vasculitis. BMJ (Clin Res Ed) 2000;320(7245):1325-8.

[31] Guillevin L, Dörner T. Vasculitis: mechanisms involved and clinical manifestations. Arthritis Res Ther 2007;9(Suppl 2):S9.

[32] Nair JR, Moots RJ. Behcet's disease. Clin Med (Lond) 2017; 17(1):71-7.

[33] Chamberlain MA. Behcet's syndrome in 32 patients in Yorkshire. Ann Rheum Dis 1977;36(6):491-9.

[34] Zeidan MJ, Saadoun D, Garrido M, Klatzmann D, Six A, Cacoub P. Behçet's disease physiopathology: a contemporary review. Auto Immun Highlights 2016;7(1):4.

[35] Kural-Seyahi E, Fresko I, Seyahi N, Ozyazgan Y, Mat C, Hamuryudan V, et al. The long-term mortality and morbidity of Behçet syndrome: a 2-decade outcome survey of 387 patients followed at a dedicated center. Medicine 2003;82(1):60-76.

[36] Desbois AC, Wechsler B, Resche-Rigon M, Piette JC, Huong Dle T, Amoura Z, et al. Immunosuppressants reduce venous thrombosis relapse in Behçet's disease. Arthritis Rheum 2012;64 (8):2753-60.

[37] Ha YJ, Jung SY, Lee KH, Jung SJ, Lee SW, Park MC, et al. Long-term clinical outcomes and risk factors for the occurrence of post-operative complications after cardiovascular surgery in patients with Behçet's disease. Clin Exp Rheumatol 2012; 30(3 Suppl 72):S18-26.

[38] Noel N, Bernard R, Wechsler B, Resche-Rigon M, Depaz R, Le Thi Huong Boutin D, et al. Long-term outcome of neuro-Behçet's disease. Arthritis Rheumatol 2014;66(5):1306-14.

[39] Becker RC. COVID-19-associated vasculitis and vasculopathy. J Thromb Thrombolysis 2020;50(3):499-511.

[40] Verdoni L, Mazza A, Gervasoni A, Martelli L, Ruggeri M, Ciuffreda M, et al. An outbreak of severe Kawasaki-like disease at the Italian epicentre of the SARS-CoV-2 epidemic: an observational cohort study. Lancet 2020;395(10239):1771-8.

[41] Iba T, Connors JM, Levy JH. The coagulopathy, endotheliopathy, and vasculitis of COVID-19. Inflamm Res 2020;1-9.

第 26 章　深静脉血栓和急性肺栓塞治疗

How do I handle deep vein thrombosis and acute pulmonary embolism from A to Z

Efthymios Avgerinos　著

李春民　译

静脉血栓栓塞症（venous thromboembolism, VTE）表现为深静脉血栓形成（deep venous thrombosis, DVT）、肺动脉栓塞（pulmonary embolism, PE）或两者兼具。年发生率为每千人有 1～2 例，在西方国家是住院患者最可预防的死亡原因[1-3]。尽管目前 VTE 的独立风险因素和预测因素已明确并采取了初级和次级预防措施，VTE 的发生率依然在逐渐增加[1, 4]。抗凝治疗仍旧是标准治疗手段，能够阻止 DVT 或 PE 的进展或复发。然而，抗凝治疗并不能溶解血栓，只能在体内溶栓通路激活之前阻止血栓进一步发展。最终有相当比例的急性下肢深静脉血栓形成或肺栓塞幸存者会罹患血栓后综合征、复发性血栓栓塞症或肺栓塞终末期（如慢性血栓栓塞性肺动脉高压病）[1, 5]。考虑到药物治疗的有限性，导管介入治疗急性髂 - 股深静脉血栓在近 20 年的应用越来越多，该治疗旨在减轻严重急性症状、预防血栓后综合征、降低该病的严重程度[6-10]。目前，从 DVT 介入治疗中获得的经验近来越来越多地应用在肺栓塞领域。作为一种更加安全的治疗手段（与手术切开取栓或系统溶栓相比），介入治疗不但可以预防病情进展为高危肺栓塞，而且在降低病死率的同时，有望缓解慢性肺栓塞症状[10-13]。

一、深静脉血栓

目前，抗凝治疗是绝大多数 DVT 患者的主流治疗方案。根据 CHEST 指南，抗凝药物应用剂量和疗程因病因而有所差异[14]。

（一）治疗指征

股 - 腘静脉血栓一般不应考虑介入治疗。在急性髂 - 股静脉血栓（通常起病在 2～4 周）患者中，导管介入治疗的指征为出现肢体组织存活受到威胁（股青肿）或有严重症状（疼痛、肿胀、无法行走）的患者。尽管肢体组织存活受威胁的患者不应延迟治疗，但是有症状的患者建议在介入治疗前先抗凝观察 24～48h。如果症状持续存在，进行介入治疗的条件是患者应该符合介入治疗指征，而且在患者依然能够活动并且有良好的生存预期的前提下，治疗的收益最大、风险（主要是出血、血栓复发和肺栓塞）最小[6, 7, 15]。对于符合介入治疗的患者，出血风险评估用于指导导管介入的类型。原则上，有出血风险的患者（如近期手术或创伤患者）优先选择微量或无溶栓药物的吸栓治疗，而不是溶栓治疗（图 26-1）。

（二）技术选择

血栓清除手段多样，主要分为溶栓性和非溶

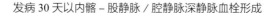

发病 30 天以内髂 – 股静脉／腔静脉深静脉血栓形成

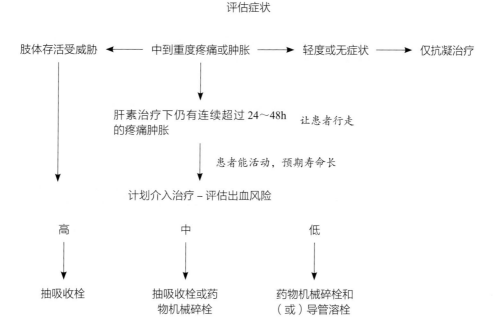

▲ 图 26-1　深静脉血栓治疗流程

栓性技术，但在许多情况下，两者联合使用可能最好。目前尚无理想的血栓清除器械和技术，取栓术和溶栓术均可挽救溶栓失败的血栓。溶栓导管更细、更便宜，溶栓药物可以到达并清除更远段静脉分支的血栓。但是溶栓导管会出现出血等并发症，并不适用于所有患者，他们需要多次介入治疗、更长手术时间和住院时间。有溶栓禁忌证的患者更适合使用少量或不使用溶栓药物的血栓抽吸技术。虽然血栓抽吸通常需要更大、更昂贵的设备，但这种方法可以更快地清除血栓，从而减少患者重症监护或住院时间。然而，由于在治疗过程中血块被吸出，患者不可避免会出现失血 [15]。

导管溶栓：导管溶栓或溶栓药物滴注是治疗血栓的标准基线技术，该技术通过将 tPA 送入血栓内从而使其软化溶解。通过股静脉或腘静脉通路的 5F 导管系统来实现溶栓。多侧孔输液导管可以通过导丝输送到髂静脉血栓中。通过该导管以 1mg/h 的速度持续输注 tPA，同时以 500U/h 的速度通过鞘管侧口输注肝素。通常在重症监护室中每 2 小时评估一次患者的神经功能，每 4 小时查一次全血计数和凝血水平（如纤维蛋白原）。患者需要再次进行血管造影明确溶栓效果以决定何时终止溶栓治疗。单进行这种治疗可能需要24～48h 才能完成。超声辅助可以增加血栓溶解，从而增强标准滴注的治疗效果 [16]。Ekosonic 导管（ Ekos Corporation, Bothwell, WA ）就是基于该原理设计的。Ekos 导管是一种结合高频超声换能器的多侧孔输液导管，能够增加溶栓药物对血栓的穿透性。超声辅助下 CDT 的技术需要生理盐水、冷却剂和超声塔，其他环节与标准滴注类似。注意进行导管溶栓时，同样需要对患者的神经功能变化和突发改变的实验室指标进行监测，但是目前尚无临床研究证实该方法的优越性 [17]。

（三）流变溶栓

在过去 10 年中，应用 Angiojet Zelante（ Boston Scientific, Marlborough, MA ）导管进行"单次PMT"方法进行流变吸栓，之后选择性应用 CDT 是最常用的治疗方式 [18, 19]。AngioJet 导管工作模

式分两步。第一步是功率脉冲模式，即向血栓内强力喷射含 6～20mg 的 tPA 的生理盐水。等待 30min，在 tPA 软化血栓后，便可以激活血栓切除模式。向多方向喷射生理盐水产生压力梯度，从而使得软化血栓流入导管窗口，随后注入收集袋（图 26-2）。

AngioVAC（AngioDynamics, Latham, NY）是一个需要引流和回输套管的大型静脉 – 静脉滤过系统。放置引流导管需要建立 26F 静脉通路和专门的灌注师团队，这是该设备使用受限的主要原因。过滤后血液通过 18～20F 的静脉通路回输到体内。由于该装置体积大，其作用非常强大，最常用于治疗腔静脉和髂静脉部位的血栓[20]。

Indigo Cat 8（Penumbra Inc., Alameda, CA）是一种一次性使用、强劲的 8F 吸栓导管，其抽吸速度高达 160ml/20s。它由三部分组成：一个吸入导管、一个碎裂清洁分离器、真空泵[21]（图 26-3）。

Inari Flowtriever 和 Clottriever：Flowtriever 和 Clottriever Devices（Inari Medical, Irvine, CA）将抽吸和机械取栓结合在一个设备中，无须药物溶解。它们目前只在美国上市。Flowtriever 由一个 16～24F 的抽吸鞘组成，它向上推进到血栓的远端，然后被吸引到真空鞘。根据需要，可以通过镍钛诺圆盘辅助血栓切除，镍钛诺圆盘接合血栓并拉入 Flowtriever 鞘内。Clottriever 是一种 13F 的机械血栓切除系统，带有一个导管"网"。将它部署在血栓之外，并向鞘内缩回，从而将血栓从体内清除[22]。

（四）治疗建议和技巧

1. 通路

除少数病例外，治疗髂 – 股静脉血栓需要通过俯卧位的腘静脉（或小隐静脉）通路。这将保证股静脉分叉处操控性和成像效果，该部位是髂静脉通畅的"守门员"。腘血栓的存在不是建立静脉通路的禁忌证，可通过导管鞘给予 2mg tPA。建议使用超声和微穿刺系统来减少出血并发症，特别是在考虑进行溶栓治疗的情况下。如果需要，腘静脉能够使用口径更大的鞘，以适应逐级扩张后口径更大的血栓清除装置，以及其后的标准静脉支架输送系统（9F 或 10F，甚至高达 20F）。一个 5F 短鞘、一根 0.035 英寸导丝和一根标准导引导管通常足以通过新鲜血栓病变，并在股 – 腘和髂腰段静脉获得图像。通常不需要下腔静脉滤器，除非患者在治疗起始时有临床意义的 PE[23]。

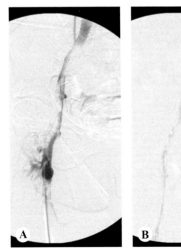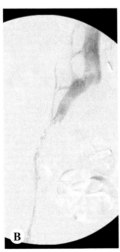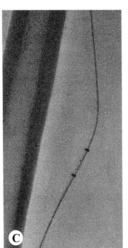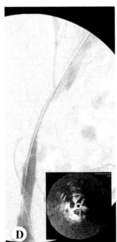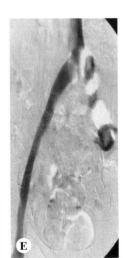

▲ 图 26-2　应用 **Angiojet Zelante** 导管进行俯卧位流变溶栓

A 和 B. 血管造影显示左髂静脉次全血栓栓塞；C. 股静脉内的 Zelante 导管；D. 血栓清除术后的血管造影和 IVUS；E. 置入髂静脉支架后的最终结果

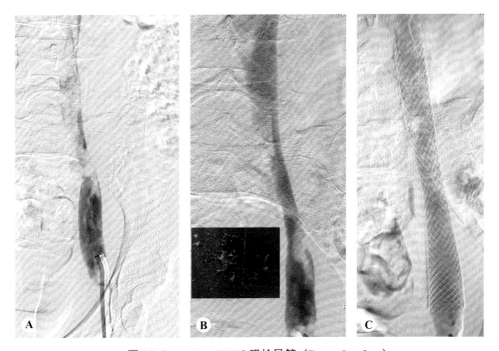

▲ 图 26-3　**Indigo CAT 8 吸栓导管（Penumbra Inc.）**
A. 髂静脉内的吸栓导管；B. 吸栓后的髂静脉残余血栓，注意残留的血栓块；C. 支架置入覆盖残余血栓，提供了良好的静脉流出道

2. 血栓清除

最重要的是达到超过 90% 的血栓清除率。在机构数据分析中，接受 CDT/PMT 并置入支架的患者 3 年的一级和二级支架通畅率分别为 75% 和 82%；支架内血栓形成的最强预测因子是不完全溶解（<50% 血栓清除），HR>7.41。血栓溶解不完全是 5 年内血栓形成后综合征（postthrombotic syndrome，PTS）发展的最强预测因素 [24]。

3. IVUS

IVUS（Philips, Andover, MA）能够在相对于导管尖端的轴向平面上获得详细的图像。在多项研究中，IVUS 在准确识别病变方面优于普通静脉造影。VIDIO 试验比较了 100 例患者使用多平面静脉造影和 IVUS 的静脉解剖测量 [25]。IVUS 组中 81 例患者发现有临床意义的静脉狭窄（50% 狭窄），而静脉造影组中有 51 例患者发现了静脉狭窄；IVUS 的使用导致 57 例患者改变了治疗方案。在现代实践中，IVUS 不仅对识别阻塞性病变（慢性或残余血块、外部压迫等）至关重要，而且对指导支架直径和铆定区及确定满意的最终

结果也至关重要。此外，导管轴上的距离标记可用于精确的长度测量；相反，如果不能精确测量，必须获得多个静脉造影投影以确定病变。

4. 支架

一旦溶栓或取栓完成，潜在的病变通常会被发现。其中可能的病因是潜在的髂静脉压迫、陈旧 DVT 或无法清除的亚急性血栓。除非置入支架，否则短期内会复发。随着多项研究表明溶栓后辅助性支架置入改善了血管通畅性，支架置入术已发展成为急性深静脉血栓治疗的重要组成部分。目前一致认为静脉存在 50% 的狭窄作为支架置入的阈值。VIDIO 试验验证了这一阈值，并报道了血栓性病变支架术后 6 个月的临床改善，如血栓面积缩小超过 54%[26]。在 2015 年的一项 Meta 分析中，急性血栓患者的 1 年支架初级通畅率为 87%[27]。自早期临床试验以来，支架置入率一直在稳步上升，随着新型专用静脉支架的出现，支架置入率持续上升。

原则上，当支架在健康的静脉段近端和远端着陆时，效果最佳。当它扩展到腹股沟下水平

时，不应该有任何犹豫；当疾病扩展到该水平时，对于其必要性几乎没有争议，除非有可能发生支架覆盖失败。根据经验，支架延伸至股总静脉不能预测支架失败，至少在 3 年内是这样。然而，它能预测 PTS 发展，PTS 发展是更大规模疾病的迹象[19]。建议将支架近端延伸到腔静脉，以保证完全覆盖近端髂静脉损伤 / 压迫，补偿传统方法 Wallstent 减少的径向支撑力（Boston Scientific, Marlborough, MA）。然而，支架延伸到腔静脉则会堵塞对侧髂静脉，因此对侧 DVT 的出现越来越受到关注。具有均匀径向力的专用静脉支架则减少了深入腔静脉的需要。

支架的尺寸也是最重要的。通常需要更大的直径的支架，但不要太大，因为它们可能会导致持续的背痛。Raju 等研究了髂静脉支架在过度扩张中的作用，他们运用了与解剖学标准相比过度扩张 2mm 的支架，结果证实了 IVUS 更大的流道和更好的结果[28]。因此，标准做法是在髂总静脉内使用 16～18mm 支架，在髂外静脉内使用 14mm 支架，向远端延伸至股总静脉时使用 12～14mm 支架。IVUS 有助于直径估计。

二、急性肺栓塞

（一）治疗指征

系统溶栓具有早期恢复血流动力学的优点，但其并发症发生率高，尤其是颅内出血和禁忌证多限制了其广泛应用。结果显示，只有 30% 符合系统溶栓条件的患者接受了该治疗[29]。为了降低系统溶栓的并发症率和手术取栓的复杂性，导管介入治疗已被推广用于中度（亚大面积）和高风险（大面积）PE。虽然治疗流程仍在发展，但现有证据表明，对于高危亚大面积 PE（肌钙蛋白 / BNP 阳性和超声心动图标记物）合并高氧需求的患者，以及有全身溶栓禁忌证的大面积 PE 患者，系统溶栓能获得最佳的获益 / 风险比[30]。由于适当的专业知识和良好的记录结果，系统溶栓可能会被提高干预机会。鉴于决策的复杂性，肺栓塞反应小组（pulmonary embolism response team,

PERT）应根据当地资源提供多学科指导[31]（图 26-4）。

（二）技术手段

对于深静脉血栓，因为多种治疗技术支持，所以有多种血栓清除方法，主要分为溶栓和非溶栓术。溶栓导管更小、更便宜，溶栓剂可以到达并清除更远端的肺动脉床。但是即使在小剂量下，它们也会导致出血并发症，甚至有少量患者会有禁忌证，由于需要多次手术，所以会延长手术时间和住院时间。对于有溶栓禁忌证的患者来说，微量溶栓或不溶栓的血栓抽吸技术更适合。它们通常更昂贵、更大，但可以实现更快的血栓清除，从而减少重症监护或住院时间。然而，由于在抽吸治疗的同时血块被吸出，失血是不可避免的[29]。

标准 CDT 通过多侧孔导管直接将 rtPA 送入肺动脉血栓，USAT 包括额外使用超声来促进溶栓渗透。因有研究证明了其有效性和安全性，该方法被广泛使用（图 26-5）。至今尚无前瞻性的比较研究表明 USAT 优于标准导管，目前正有随机临床试验正在比较这些技术的治疗结果[32]。导管（输液长度 5cm 或 10cm）位于主肺叶血栓段内、右、左或双侧。术者可决定给予 tPA 2～4mg，然后在重症监护室刚开始时以每根导管 1mg/h 的速度进行操作，终止时间应以生命体征和血流动力学或超声心动图参数的客观改善为指导。总 tPA 最好保持在 25mg。导管在床边拔出。Flowtriever（Inari Medical,California）和 Indigo System CAT 8 抽吸导管（Penumbra Inc.,Alameda,California）等新型大口径抽吸系统也已被批准用于急性 PE。它们似乎在快速清除大量凝块方面非常有效，尤其是在血栓仍然新鲜的情况下（2～3 天）[29]。

（三）治疗建议和技巧

1. 麻醉方式

导管介入治疗 PE 应在适度镇静监测下进行，因为全身麻醉诱导可导致血流动力学崩溃。PE 引起的右心室功能障碍会导致需氧量增加，左心室充盈减少，从而导致心输出量减少，同时

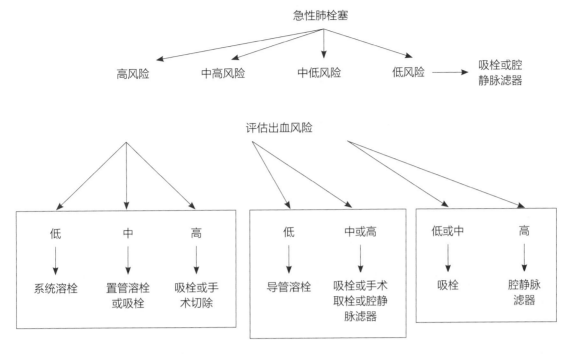

▲ 图 26-4 急性肺栓塞治疗流程

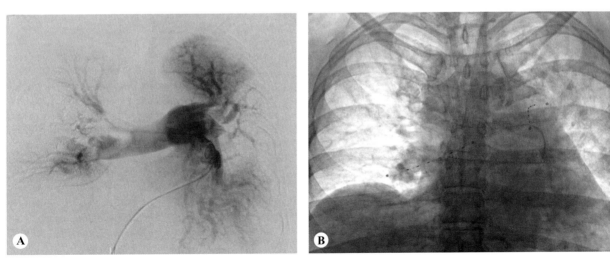

▲ 图 26-5 应用 EKOS 系统进行导管溶栓治疗肺栓塞
A. 猪尾导管主肺动脉造影；B. EKOS 导管置入左、右肺动脉（导管上放射不透光标记指示超声探头）

任何可能导致低血压的情况都可能加剧这种情况。丙泊酚可引起全身低血压，而且最近研究院表明，在急性 PE CDI 期间使用丙泊酚镇静与围术期发病率和死亡率增加有关，因此应避免使用

丙泊酚，芬太尼和咪达唑仑通常就可以满足麻醉效果[33]。

2. 体外膜肺氧合

对于生命体征不稳定的患者，强烈推荐体外

膜肺氧合（extra-corporeal membrane oxygenation，ECMO）团队做好准备。它需要经皮大口径股动静脉插管（静脉 – 动脉插管），通过卸载急性衰竭的右心，可以为循环衰竭或心搏骤停的患者挽救或争取时间[34]。对于拟进行干预的患者，要求 ECMO 团队做好准备，以积极应对紧急意外情况。

3. 通路

在不考虑导管类型的情况下，常用的技术包括超声引导下静脉进入经颈静脉或经股静脉入路。对于非常大的血栓切除导管（＞12F），通过腹股沟通路的追踪性可能会更好。在计划溶栓时，双侧 PES 采用两个单腔鞘（两个通路位点）或单双腔鞘。必要时，在肺动脉造影前放置下腔静脉滤器。一根标准的 J 形导丝通过右心房引导到右心室，然后到达主肺动脉。当计划使用大型装置时，在这一步应注意防止三尖瓣损伤（如果导丝穿过瓣膜）。为了避免这种情况，可以使用猪尾导管穿过瓣膜或充气的 Swan-Gans 导管。一旦猪尾导管在主肺动脉内，压力可以被转换，动脉造影可以定位血栓并开始溶栓或抽吸取栓。为了防止已经很高的肺动脉压急性升高，手注射比动力注射更安全。向右和（或）左上或下分支的导航是通过长软导丝和路图实现的。如果需要抽吸取栓术，口径大的鞘和装置通过一根带有短而灵活尖端的超硬金属导丝上进行导引。

结论

在过去的 20 年里，DVT 和 PE 的治疗发生了很大的变化。深静脉血栓的介入领域已经成熟，基于高水平的证据，已经可以为患者做出更好选择，并提供安全、快速的治疗服务。PE 介入治疗仍处于起步阶段，虽然缺乏高质量的证据，但潜力巨大。需要更多研究更多学科共享与这些技术相关的知识，这样才能惠及更多的确诊患者人群。

参考文献

[1] Huang W, Goldberg RJ, Anderson FA, Kiefe CI, Spencer FA. Secular trends in occurrence of acute venous thromboembolism: the Worcester VTE study (1985-2009). Am J Med 2014;127:829-39.

[2] Kearon C. Natural history of venous thromboembolism. Circulation 2003;107:I22-30.

[3] White RH. The epidemiology of venous thromboembolism. Circulation 2003;107:I4-8.

[4] Heit JA. Epidemiology of venous thromboembolism. Nat Rev Cardiol 2015;12:464-74.

[5] Hoeper MM. Chronic thromboembolic pulmonary hypertension. N Engl J Med 2011;364:1677-8.

[6] Bashir R, Zack C, Zhao H, Comerota A, Bove A. Comparative outcomes of catheter-directed thrombolysis plus anticoagulation versus anticoagulation alone to treat lower-extremity proximal deep vein thrombosis. JAMA Intern Med 2014;174:1494.

[7] Haig Y, Enden T, Grøtta O, Kløw N, Slagsvold C, Ghanima W, et al. Pst-thrombotic syndrome after catheter-directed thrombolysis for deep vein thrombosis (CaVenT): 5-year follow-up results of an open-label, randomised controlled trial. Lancet Haematol 2016;3: e64-71.

[8] Comerota AJ, Kearon C, Gu CS, et al. Endovascular thrombus removal for acute iliofemoral deep vein thrombosis. Circulation 2019;139(9):1162-73. Available from: https://doi.org/10.1161/Circulationaha.118.037425. PMID:30586751.

[9] Notten P, Ten Cate-Hoek AJ, Arnoldussen CWKP, et al. Ultrasound-accelerated catheter-directed thrombolysis versus anticoagulation for the prevention of post-thrombotic syndrome (CAVA): a single-blind, multicenter, randomized trial. Lancet Haematol 2020;7(1):E40-9.

[10] Jarrett H, Bashir R. Interventional management of venous thromboembolism: state of the art. Am J Roentgenol 2022;208 (4):891-906.

[11] Konstantinides SV, Meyer G, Becattini C, Bueno H, Geersing GJ, Harjola VP, Huisman MV, Humbert M, Jennings CS, Jiménez D, Kucher N, Lang IM, Lankeit M, Lorusso R, Mazzolai L, Meneveau N, Ní Á inle F, Prandoni P, Pruszczyk P, Righini M, Torbicki A, Van Belle E, Zamorano JL. ESC Scientific Document Group. 2019 ESC Guidelines for the diagnosis and management of acute pulmonary embolism developed in collaboration with the European Respiratory Society (ERS). Eur Heart J 2020;41(4):543-603.

[12] Giri J, Sista AK, Weinberg I, Kearon C, Kumbhani DJ, Desai ND, Piazza G, Gladwin MT, Chatterjee S, Kobayashi T, Kabrhel C, Barnes GD. Interventional therapies for acute pulmonary embolism: current status and principles

for the development of novel evidence: a scientific statement from the American Heart Association. Circulation 2019;140(20):e774-801.

[13] Avgerinos ED, Saadeddin Z, Abou Ali AN, Fish L, Toma C, Chaer M, et al. A meta-analysis of outcomes of catheter-directed thrombolysis for high- and intermediate-risk pulmonary embolism. J Vasc Surg Venous Lymphat Disord 2018;6(4):530-40.

[14] Kearon C, Akl EA, Ornelas J, et al. Antithrombotic therapy for VTE disease: CHEST guideline and expert panel report. Chest 2016;149(2):315-52. Available from: https://doi.org/10.1016/j. chest.2015.11.026. PMID:26867832.

[15] Go C, Chaer RA, Avgerinos ED, et al. Catheter interventions for acute deep venous thrombosis: who, when, and how. Vasc Endovas Rev 2020;3:e07.

[16] Blinc A, Francis CW, Trudnowski JL, Carstensen EL. Characterization of ultrasound-potentiated fibrinolysis in vitro. Blood 1993;81(10):2636-43.

[17] Engelberger RP, Spirk D, Willenberg T, et al. Ultrasound-assisted versus conventional catheter-directed thrombolysis for acute iliofemoral deep vein thrombosis. Circ Cardiovasc Interv 2015;8(1):e002027.

[18] Ascher E, Chait J, Pavalonis A, Marks N, Hingorani A, Kibrik P. Fast-track thrombolysis protocol: a single-session approach for acute iliofemoral deep venous thrombosis. J Vasc Surg Venous Lymphat Disord 2019;7(6):773-80.

[19] Go C, Saadeddin Z, Pandya Y, Chaer RA, Eslami MH, Hager ES, Singh MJ, Avgerinos ED. Single- versus multiple-stage catheterdirected thrombolysis for acute iliofemoral deep venous thrombosis does not have an impact on iliac vein stent length or patency rates. J Vasc Surg Venous Lymphat Disord 2019;7(6):781-8.

[20] Harrison B, Hao F, Koney N, McWilliams J, Moriarty JM. Caval thrombus management: the data, where we are, and how it is done. Tech Vasc Interventional Rad 2018;21:65-77.

[21] Lopez R, Se Martino R, Fleming M, et al. Aspiration thrombectomy for acute iliofemoral or central deep venous thrombosis. J Vasc Surg Venous Lymphat Disord 2019;7:162-8.

[22] Benarroch-Gampel J, Pujari A, Aizpuru M, Rajani RR, et al. Technical success and short-term outcomes after treatment of lower extremity deep vein thrombosis with the ClotTriever system: a preliminary experience. J Vasc Surg Venous Lymphat Disord 2020;8:174-81.

[23] Avgerinos ED, Hager ES, Jeyabaln G, Marone L, et al. Inferior vena cava filter placement during thrombolysis for acute iliofemoral deep venous thrombosis. J Vasc Surg Venous Lymphat Disord 2014;2:274-81.

[24] Avgerinos E, Saadeddin Z, Abou Ali AN, et al. Outcomes and predictors of failure of iliac vein stenting after catheter-directed thrombolysis for acute iliofemoral thrombosis. J Vasc Surg Venous Lymphat Disord 2019;7(2):153-61.

[25] Gagne PJ, Tahara RW, Fastabend CP, et al. Venography versus intravascular ultrasound for diagnosing and treating iliofemoral vein obstruction. J Vasc Surg Venous Lymphat Disord 2017;5 (5):678-87. Available from: https://doi.org/10.1016/j.jversusv. 2017.04.007. PMID:28818221.

[26] Gagne PJ, Gasparis A, Black S, et al. Analysis of threshold stenosis by multiplanar venogram and intravascular ultrasound examination for predicting clinical improvement after iliofemoral vein stenting in the VIDIO trial. J Vasc Surg Venous Lymphat Disord 2018;6(1):48-56. Available from: https://doi.org/10.1016/j. jvsv.2017.07.009. PMID: 29033314.

[27] Razavi MK, Jaff MR, Miller LE. Safety and effectiveness of stent placement for iliofemoral venous outflow obstruction: systematic review and meta-analysis. Circ Cardiovasc Interv 2015;8(10):e002772. Available from: https://doi.org/10.1161/ CIRCINTERVENTIONS.115.002772. PMID: 26438686.

[28] Raju S, Knight A, Buck W, May C, Jayaraj A. Caliber-targeted reinterventional overdilation of iliac vein Wallstents. J Vasc Surg Venous Lymphat Disord 2019;7(2):184-94. Available from: https://doi.org/10.1016/j.jvsv.2018.06.015. PMID: 30771830.

[29] Abou Ali AN, Saadeddin Z, Chaer RA, Avgerinos ED. Catheter directed interventions for pulmonary embolism: current status and future prospects. Expert Rev Med Devices 2020;17(2):103-10.

[30] Rivera-Lebron B, McDaniel M, Ahrar K, Alrifai A, Dudzinski DM, Fanola C, et al. Diagnosis, treatment and follow up of acute pulmonary embolism: consensus practice from the PERT consortium. Clin Appl Thromb Hemost 2019;25.

[31] Rosovsky R, Zhao K, Sista A, Rivera-Lebron B, Kabrhel C. Pulmonary embolism response teams: purpose, evidence for efficacy, and future research directions. Res Pract Thromb Haemost 2019;3(3):315-30.

[32] Avgerinos ED, Mohapatra A, Rivera-Lebron B, Toma C, Kabrhel C, Fish L, et al. Design and rationale of a randomized trial comparing standard vs ultrasound-assisted thrombolysis for submassive pulmonary embolism. J Vasc Surg Venous Lymphat Disord 2018;6(1):126-32.

[33] Cherfan P, Abou Ali AN, Zaghlul MS, et al. Propofol administration during catheter-directed interventions (CDI) for intermediate risk pulmonary embolism is associated with major adverse events. J Vasc Surg Venous Disord Lymphat Dis 2021;9 (3):621-62.

[34] Al-Bawardy R, Rosenfield K, Borges J, Young MN, Albaghdadi M, Rosovsky R, Kabrhel C. Extracorporeal membrane oxygenation in acute massive pulmonary embolism: a case series and review of the literature. Perfusion 2019;34(1):22-8.

第 27 章　浅静脉系统的处理

Superficial venous system: how it?

Daniele Bissacco　Alberto Caggiati　著

张瑞鹏　译

　　尽管目前在特定年龄组中有高达 1/3 的人群受慢性静脉疾病（chronic venous disorder，CVD）困扰，但是我们对于静脉系统和静脉疾病的了解仍然十分有限。临床和仪器检查结果是了解治疗的最重要手段，并为每个患者提供最佳治疗方案。对于静脉疾病来说，目前虽然我们可以有多种干预措施，但首先必须检测静脉反流的来源；同时也要了解隐静脉是否参与静脉曲张的发展或是否存在隐静脉功能不全。这些评估对于症状严重的患者（合并湿疹、皮肤炎症、溃疡）甚至更加重要，因为正确及时治疗可以迅速解决这些问题。此外，分析静脉曲张复发或隐静脉再通的危险因素对于预测术后潜在的长期结果至关重要。

　　通常，术语"浅静脉系统"（superficial venous system，SVS）指位于皮下、下肢和上肢肌肉筋膜上方的所有静脉系统。本系统通过穿支静脉（perforator vein，PV）与深静脉系统（筋膜下静脉）相连，穿支静脉允许血液从浅层单向流向深层，但也有一些例外，如足部 PV。关于下肢 SVS，它由两种不同类型的静脉组成：筋膜上静脉（纵向或倾斜）和隐静脉。第一个引流浅表肢体区域，在真皮下方运行，通常汇入隐静脉；第二个来自足部静脉系统，深入到位于肌肉筋膜（隐室）上方的筋膜中，并在进入深层系统前结束于特定

的 PV 连接点。隐股静脉交界处（saphenofemoral junction，SFJ）是连接大隐静脉（GSV）与股静脉和其他筋膜静脉（SFJ 支流）的部分。同样，隐腘静脉交界处（saphenopopliteal junction，SFJ）连接小隐静脉（small saphenous vein，SSV）和腘静脉，尽管 SPJ 有多种解剖学变体（图 27-1）。

　　也会存在其他所谓的"副隐静脉"（accessory saphenous vein，ASV），即来自大腿和（或）小腿的前副隐静脉（anterior accessory saphenous vein，AASV）和后副隐静脉（posterior accessory saphenous vein，PASV）静脉，最终汇入 SFJ。它们有时会与 GSV 或 SSV 混淆，但通常不走行于筋膜中（因此更容易发生静脉曲张）（图 27-2）。

　　所有的浅静脉和许多深静脉都有瓣膜。这成为两个重要的血流动力学原则成立的基础：直立位（正立位）时避免静脉回流，并确保静水压的分段（降低下肢的静水压）。有两个瓣膜在决定治疗计划中极其重要，即终端瓣膜（靠近股静脉）和终端前瓣膜（图 27-3）。

　　当下肢静脉瓣膜功能不全，血液发生反流时，下肢静脉压增高，血液淤滞，发生静脉壁炎症反应，导致静脉曲张（varicose vein，VV）和慢性静脉功能不全（chronic venous insufficiency，CVI）。后者还可能包括皮肤色素沉着、水肿及静脉溃疡。

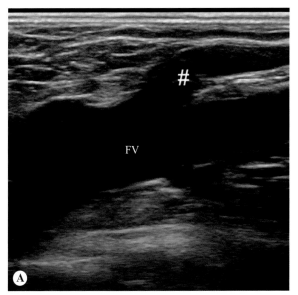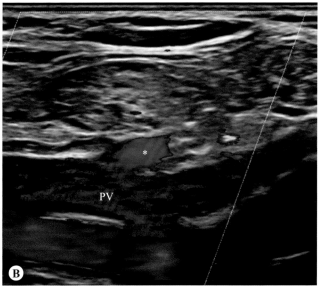

▲ 图 27-1　隐股和隐腘交界处

隐股（A）和隐腘（B）交界分别将大隐静脉（#）和小隐静脉（*）与股静脉（FV）和腘静脉（PV）相连

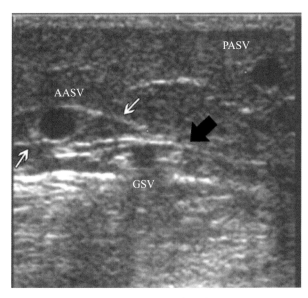

▲ 图 27-2　副隐静脉

前和后副隐静脉。注意，AASV 和 GSV 都位于各自筋膜内（白箭指示 AASV 筋膜，黑箭指示 GSV 筋膜），所以易导致误诊（ASV）

AASV. 前副隐静脉；ASV. 副隐静脉；GSV. 大隐静脉

一、临床评估

SVS 疾病的诊断需要基于详细的临床调查，旨在评估其病因及可能的合并症[1]。治疗方案还要基于超声检查（CDUS）所获的解剖和血流动力学结果。只有在特定情况下，才需使用更复杂和侵入性的诊断工具，如放射影像、CT 或磁共振静脉成像。

（一）临床病史

临床病史的主要目标是确定静脉曲张发作的原因。大多数患者都有家族史，同时需要调查诱发静脉曲张或恶化的可能原因或事件（静脉血栓形成、肥胖、活动能力差、口服避孕药、妊娠、激素替代疗法等激素摄入）。最后，必须调查与静脉曲张相关的症状（疼痛沉重、刺痛、水肿、烧灼感、瘙痒）。应该注意静脉曲张的症状不具特异性，并且经常缺失[2]，如可能没有水肿或水肿严重程度差异极大。但是无论何种情况，所有症状都会在白天加重。

（二）临床检查

静脉曲张患者的临床检查首先从患者的一般评估开始，评估可能影响静脉回流的因素，包括肥胖、心肺、神经、神经肌肉和骨关节并发症[3]。对于静脉曲张患者呈站立位检查，观察静脉曲张和毛细血管扩张情况。根据临床病因解剖病理生理分类表（clinical etiological anatomical pathophysiological，CEAP）（图 27-4），CVD 包括

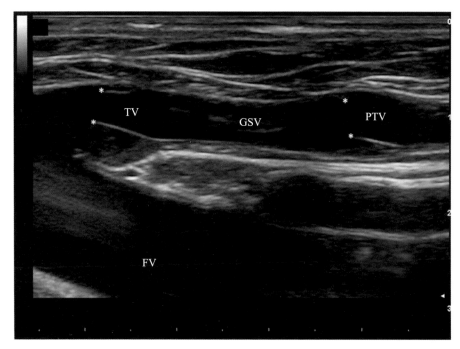

▲ 图 27-3　隐股交界处终端和前终端瓣膜

隐股交界处的终端（TV）和前终端瓣膜（PTV）的纵向视图。注意成对的瓣尖，在静脉收缩时开放（＊）。FV. 股静脉；GSV. 大隐静脉

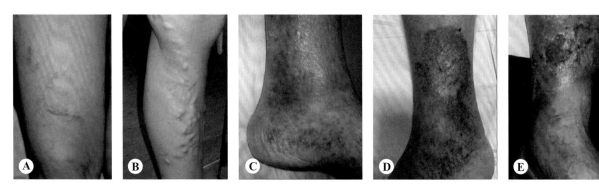

▲ 图 27-4　CEAP 分类

慢性静脉疾病的临床表现，从毛细血管扩张（CEAP C1，A）到静脉曲张（CEAP C2，B），再到伴有皮肤病变、既往溃疡或活动性溃疡的慢性静脉功能不全（分别为 CEAP C4、5、6，C 至 E）

了从轻度无症状的毛细血管扩张，到 CVI，到潜在致命性情况在内的一系列临床表现。

毛细血管扩张是由真皮乳头下静脉丛的扩张形成。其可能是由主干静脉的反流造成的，因此主干静脉反流必须首先处理。这就是必须在所有病例中都要评估隐静脉主干及其主要属支功能的原因。足跖环形静脉曲张由踝关节内侧的皮肤静脉扩张导致，其在严重的静脉淤滞时发生[4]。网状静脉曲张由与隐静脉干无连接的皮下静脉扩张导致。外侧静脉曲张由沿小腿和大腿侧面走行的匐行静脉的扩张形成，它们可以在头侧连接到 GSV。如前所述，副隐静脉曲张由小腿或大腿隐静脉直接属支的扩张形成[5]。实际上，这两支非常粗大且走行屈曲。它们可以与正常的隐静脉主干共存。隐静脉曲张由大隐静脉或小隐静脉的反流相关扩张组成。GSV 的大腿部分由于其相对较

深的行进途径，在临床检查中可能会被遗漏。会阴静脉曲张主要发生于妊娠期或妊娠期后的女性，可以在外阴、腹股沟区或大腿后面观察到。在大多数情况下，会阴静脉曲张与盆腔生殖静脉曲张有关，必须通过适当的 CDUS 检查进行调查。在治疗下肢静脉曲张之前，可能需要先治疗盆腔静脉曲张。会阴静脉来源的静脉曲张可表现出不典型的模式，而与主要隐静脉主干的走行无关[6]。还必须注意水肿和皮肤营养变化的存在[1]。腿部水肿可能是由于严重的静脉曲张，或者更常见的是由于深静脉的功能障碍造成。在任何情况下，都有必要评估水肿是否柔软（凹陷性水肿）或硬化。双侧对称性水肿提示全身性疾病。测量腿围是腿部水肿量化的最简单方法。

皮肤变化包括急性皮肤炎症、伴有皮肤变色的慢性皮炎（瘀积性皮炎）到皮肤和皮下层的严重硬化（脂性硬皮病），以及皮肤开放性溃疡。溃疡愈合后的瘢痕也必须注意。超声检查可能有助于深入评估发生在真皮和皮下水平的结构变化[7]。静脉曲张患者的临床评估最终必须包括检查姿势变化（即足底异常）、可能影响静脉回流的骨关节或神经肌肉疾病。静脉曲张的触诊可以评估动脉血供、静脉曲张的实际范围及静脉曲张。静脉曲张病程中皮温升高或皮肤变硬提示急性或慢性炎症和血栓形成。

（三）仪器诊断

临床检查通常不能充分评估静脉曲张的真实范围、病因和起源，进而影响治疗方式选择。CDUS 是浅静脉形态学和血流动力学检查的金标准[8]。它可以评估所有静脉曲张和非静脉曲张浅表静脉的走行、管径和功能，穿通支静脉的位置、管径和功能，以及深静脉系统。必须对静脉曲张患者的深静脉进行常规评估，以调查其通畅性和功能。浅静脉和穿通支静脉应在站立位进行评估。深静脉则在患者仰卧位时进行检查。浅静脉超声探查从识别大隐静脉开始，探头沿其走行从踝部到腹股沟进行检查。大隐静脉走行于筋膜内，封闭在"隐静脉窝"内，因此容易识别[3]。

接着探查大隐静脉的曲张属支。沿着小腿的后面检查小隐静脉。必须对大隐静脉和小隐静脉及其属支和副隐静脉进行常规评估。最后，必须评估所有未连接到隐静脉的曲张静脉（"非隐静脉"）。

必须评估和描述每条静脉的管径、通畅性和功能。此外，测量的横径必须可视化。通过用探头压缩管腔［加压超声（compression ultrasound，CUS）操作］、脉冲波（pulsed wave，PW）和最后的 CDUS 来评估静脉通畅性。如果血流通畅，加压超声可使静脉管腔完全闭合（图 27-5）。

PW 可呈现所探查静脉段的自发和继发血流。CDUS 则可直接显示管腔通畅性。B 模式可直接呈现管腔内血栓物质（低回声、等回声或高回声），这样就可以对血栓及其病史进行评估。在增加腔内静脉压的过程中，通过 PW 和 CDUS 来评估瓣膜功能。用于诱发血液回流的主要方法是 Valsalva 动作和挤压 / 释放试验。前者引起腹腔静脉压力增加，该静脉压力依次被传递到下肢深静脉内。后者则引起探头远端静脉压力的急剧降低。同时，一些动态测试也用于评估静脉曲张的血流动力学。血管内压力的变化是通过生理性肌肉收缩获得的，这种收缩是由对被动（Paranà 动作）或主动（振荡动作）身体运动的姿势适应引起的。下肢静脉曲张的正确 CDUS 评估应包括隐静脉主干及其主要属支、深静脉和沿曲张静脉走行的所有穿通支静脉[8]。下肢穿通支静脉非常丰富，其位置可通过曲张静脉触诊定位，而 CDUS 能够提供其准确位置及走行。除穿通支解剖结构外，CDUS 还可评估穿通支功能及其血流动力学作用。扩张的双向血流的穿通支静脉可能是深静脉系统向浅静脉系统反流的"反流点"（反流起点），也可能是浅静脉向深静脉的"回流点"（反流终点）。与评估深、浅静脉功能的方法相同，穿通支血流动力学也可以通过 CDUS 评估。两个隐静脉干都通过其特殊的穿静脉（隐股交界和隐腘交界）进入深静脉。正确详尽检查 SFJ 和 SPJ 的血流动力学，对于确定更合适的侵入治疗下肢静脉曲张方案至关重要。两个瓣膜位于连接处近

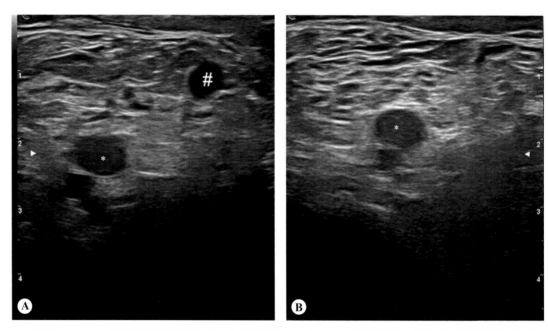

▲ 图 27-5 **A.** 加压超声探查股静脉（*）和大隐静脉（＃）；**B.** 由于深静脉血栓形成，股静脉无法压闭

端：末端瓣膜是隐静脉的第一对瓣膜，位于股静脉或腘静脉的末端；第二个（倒数第二个）瓣膜位于静脉终端下方几厘米处，连接支流汇合处的尾端，即终端前瓣膜。在大多数情况下，SFJ 和（或）SPJ 回流是由于末端和末端前瓣膜功能不全。在较少但数量显著的病例中，末端瓣膜是正常的，回流通过其中一个属支与大隐干相连（图 27-6）。

在其他病例中，两个瓣膜都具有功能，隐静脉中的反流起源于功能不全的穿通支血管或更远端连接主干的分支静脉。CDUS 很容易显示所有这些瓣膜的组合方式，并以此来确定最佳手术方案。

CDUS 在非典型静脉曲张的评估中也特别重要。这些情况包括隐静脉主干及其终端（隐股交界和隐腘交界）不是静脉曲张主要反流来源的所有病例。在这些情况下，静脉曲张可能发生在腹股沟、会阴或臀部、大腿或小腿外侧。曲张也可以发生在大腿中部和小腿后内侧，而隐静脉干正常。在大约 20% 的静脉曲张中，SFJ 健康，并且静脉曲张反流起源于盆腔静脉（盆腔静脉曲张）[6]。盆腔静脉高压是由于性腺静脉或下腹部静脉功能不全，盆腔静脉丛扩张。血流通过穿骨盆壁的静

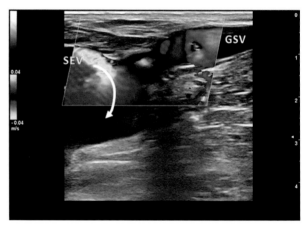

▲ 图 27-6 隐股交界处属支的回流
在 Valsava 动作期间，反流来自腹壁浅静脉（SEV），并通过隐股交界处进入深静脉系统（箭）。终端瓣膜功能不全，而终端前瓣膜和近端大隐静脉（GSV）功能良好

脉反流入大腿区域。

在这些情况下，必须通过 CDUS 评估闭孔静脉、阴部静脉和臀部静脉。超声探头沿着这些静脉或其扩张属支的走行探查，并通过 Valsalva 动作诱发反流。在这些情况下，应考虑在治疗下肢静脉曲张之前纠正盆腔反流。

（四）其他影像学工具

在特定的病例中，浅静脉疾病的诊断需要进

一步完善。对深静脉或盆腔静脉的实际或疑似病变进行更深入的检查。例如，评估血栓的范围，或者评估髂静脉的反流或压迫性病变。与静脉曲张相关的病理情况以髂静脉和（或）腔静脉压迫和盆腔静脉反流更为常见。静脉 CT 可以通过在前臂静脉或足背静脉中注射对比剂来进行。在前一种情况下，在注射对比剂的 120～180s 后获得静脉成像，并且可以显示双腿和半骨盆的静脉。这种检查经常用于评估是否存在肺栓塞。在足部静脉中注射对比剂很少用于获得下肢静脉树的 3D 成像。最近，MRI 被用于评估深部静脉和腹盆腔静脉。由于肺部静脉系统的分辨率较低，它的使用频率低于 CT。

（五）其他检查

其他诊断技术主要用于科学目的。容积描记技术可以计算与简单动作时腿部体积的变化。因为容量变化是由于静脉池所含血液的变化，这些技术以定量方式来评估静脉疾病的血流动力学效应[9]。容积描记技术包括应变容积描记法（评估小腿周长的变化）和空气容积描记法（评估整个小腿体积的变化）。除评估腿部容积外，这些技术还可以评估射血分数、静脉充盈率、容量和功能残余量。这些数据是通过特定符号学检验获得，如抬腿、长时间站立、行走或足尖运动。这些参数虽然不用于日常静脉学实践，但是对于科学研究具有重要意义。

二、静脉曲张治疗

（一）侵入性治疗评估

静脉曲张治疗应基于三个主要实践标准。
• 临床上存在静脉曲张。
• 静脉反流的仪器检查结果。
• 与静脉曲张相关的症状或复杂疾病（如浅静脉血栓形成、溃疡发展、CEAP C5 体征、并发症风险）。

如果这些标准都符合，则毫无疑问地需要侵入性治疗。如果患者不考虑美观要求，但仅符合上述标准中的两个，并且静脉疾病预后不良（如

无症状但有粗大曲张静脉的年轻男性患者），也可建议对无症状无风险的特定患者进行侵入性治疗。

无论侵入性治疗策略如何，每个 CEAP 级别（0～6s）均应建议保守治疗[2, 10]。治疗方法包括药物和压力治疗。静脉活性药物作用于静脉壁、瓣膜炎症、炎症细胞、炎症介质的增长和黏附[11]。尽管关于其疗效的数据存在争议，但静脉活性药物在减轻与 CVD 和 CVI 相关的症状和体征方面均取得了良好效果（表 27-1）[12]。

压力治疗可用于预防 CVD 进展和 CVI 并发症，改善微循环[13, 14]。在围术期管理中也推荐使用压力治疗，但在没有进行静脉曲张剥脱 / 消融的新型非肿胀非热闭合（nontumescent nonthermal，NTNT）治疗后，不推荐使用术后加压治疗。加压类型和等级取决于 CEAP 分类和侵入性干预的方式。通常，弹力袜可用于 CEAP 0～6s/a 的患者，也可用于多层绷带[15]。在发生静脉溃疡时，建议使用弹力绷带，联合使用高级敷料或多层绷带。患者在穿戴弹力袜或绷带时的依从性对于平衡静脉疾病的最佳疗效和各种情况下的最高压迫贴合性极其重要。

侵入性治疗注意事项。
• 是否存在交界处（隐股交界或隐腘交界）或隐静脉干（大隐静脉或小隐静脉）功能不全。
• 反流起源及对于静脉曲张的作用。
• 静脉曲张复发的风险系数。

重点是超过 70% 的患者有节段性或大隐静脉全程反流[16, 17]，但隐股交界并不总是参与反流，或者相反，极可能是大隐静脉功能正常段。尽管可能同时存在多种反流模式，但重要的是检测和治疗反流来源，而不是治疗健康的静脉（隐静脉）段。保守的血流动力学治疗静脉功能不全（conservative hemodynamic treatment venous insufficiency，CHIVA），尽管有一些局限性，但是以一种革命性的方式强调了反流点和回流点的作用，描述和分析了治疗静脉反流的目标区域[18]。

简而言之，如果隐股交界受累但大隐静脉无

表 27-1 根据最新指南，主要静脉活性药物对静脉症状的推荐等级

	SVS/AVF, 2011	ESVS, 2015	LATAM, 2016	UIP, EVF, IUA, 2018
疼痛	地奥司明、橙皮苷、七叶皂、MPFF、芦丁和舒洛地特（2B）			羟苯磺酸钙（2B） 七叶皂（1A） MPFF（1A） 曲克芦丁（1A） 假叶树类（1A）
乏力				羟苯磺酸钙（2A） MPFF（1A） 假叶树类（1A）
肿胀	地奥司明、橙皮苷、七叶皂、MPFF、芦丁和舒洛地特（2B）			MPFF（1A） 假叶树类（1A）
下肢不适				多贝西拉托钙（2B） MPFF（1A）
疲劳		（未具体提及）	建议用于 C2～6 级 羟苯磺酸钙（2B） 地奥司明（2C） 银杏（2C） 曲克芦丁（NS） MPFF（1B） 假叶树类（2B） 芦丁（2B） 舒洛地特（NS） 葡萄提取物（2B）	假叶树（1B）
痉挛				MPFF（1B） 曲克芦丁（1B） 假叶树类（2B～C）
感觉异常				羟苯磺酸钙（2B） MPFF（2B～C） 假叶树类（1A）
烧灼感				MPFF（2B～C）
瘙痒				七叶皂（1A） 假叶树类（2B～C）
发红				MPFF（1B）
皮肤变化				MPFF（1A）
踝部水肿				多贝西拉托钙（2A） 七叶皂（1A） MPFF（1B） 假叶树类（1A）
生活质量				MPFF（1A）

LATAM. 拉丁美洲会议论坛；MPFF. 微粉化纯化的类黄酮组分；SVS/AFV. 血管外科学会 / 美国静脉论坛；UIP. 国际静脉学联合会；EVF. 欧洲静脉论坛；IUA. 国际血管学联合会

改编自 Gianesini, A.Obi, S.Onida, D.Baccellieri, D.Bissacco, D.Borsuk, et al.(2019). Global guidelines trends and controversies in lower limb venous and lymphatic disease:narrative literature revision and experts' opinions following the vWINter international meeting in Phlebology, Lymphology &Aesthetics, 23-25 January 2019.Phlebology 34 (1suppl), 4-66.https://doi.org/10.1177/0268355519870690

反流，应确定交界处反流起始和流出位置（如 SFJ 属支、盆腔区域、前副大隐静脉、后副大隐静脉）。在 CDUS 检查时，同样应该"跟踪"描述静脉回流情况。

最后，需要评估侵入性治疗对每个患者的长期受益指标。为此，有必要根据术前临床和仪器参数评估静脉曲张并发症的风险，以及静脉曲张复发的短期和长期风险。目前已经确定原发性静脉曲张的临床危险因素包括年龄、性别、肥胖、妊娠和深静脉血栓史[19]，同时它们也是复发的临床危险因素。生育或备孕期女性应谨慎处理，以避免静脉曲张在妊娠期间复发并累及盆腔静脉。本标准也适用于非常年轻的患者，但是肢体生长可能会改变临床和仪器检查结果。相反，在高龄或预期寿命较短的患者或晚期患者中，除非存在明显获益的情况下（如 CEAP C6 级或静脉曲张引起的复发性浅静脉血栓形成），应当避免侵入性治疗。此外，应考虑患者的意愿，特别是在轻型病例（如 C2a）中，建议患者注意静脉曲张的潜在

并发症，并建议正确使用弹力袜和静脉活性药物。

在 CDUS 参数中，穿通支、前/后副大隐静脉或其他隐股交界处属支开放和功能不全与短期和长期复发相关[20, 21]。尽管大多数病例在初次干预前未见病理改变，但应在术前评估时评估术后反流复发的潜在因素。

根据相关文献（如可行性、术中疼痛或不适、麻醉类型、短期和长期并发症、复发率方面），一旦确定和描述了功能不全区域和曲张静脉，就应该采用适当的治疗方法。

（二）静脉曲张侵入性治疗

最近的指南明确建议采用静脉腔内消融术治疗隐静脉反流[3, 9, 12]（图 27-7）。考虑术中疼痛、创伤性、术后疼痛、恢复工作和短期并发症等因素，静脉腔内激光消融术（endovenous laser ablation，EVLA）和射频消融术（radiofrequency ablation，RFA）是治疗大隐静脉和小隐静脉疾病的金标准。虽然没有关于长期结果的可靠数据发表，但在静脉曲张复发和隐静脉再通率方面，静

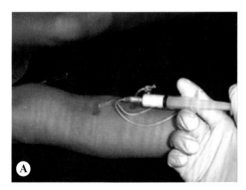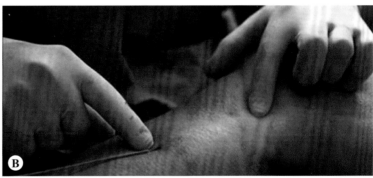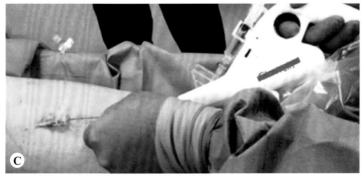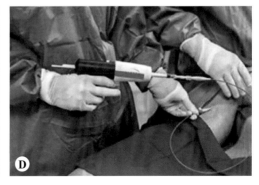

▲ 图 27-7　静脉曲张腔内消融术
A. 硬化疗法；B. 静脉腔内激光消融术；C. 机械化学消融；D. 氰基丙烯酸酯栓塞

脉腔内技术与手术治疗效果相似[22]。

硬化治疗是第二选择，其次是手术（大隐静脉高位结扎＋剥脱）。硬化疗法也被推荐用于治疗属支曲张，如静脉切除术。指南中也提及将CHIVA作为静脉曲张的治疗方法，但应在特定患者中由熟练术者操作[23]。

静脉腔内手术的技术要点已经进行过详细描述。简而言之，实施EVLA或RFA手术时，局麻并在CDUS引导下，以6F或7F血管鞘穿刺目标静脉，然后导入导管。该技术运用射频消融术，由7cm或3cm加热元件引起的节段性消融；运用腔内激光消融术，由较短非节段性加热元件引起的节段性消融。如果由于局部扩张或扭曲，导管难以沿静脉通过，可以使用一些技巧来建立通路[24]。当导管尖端到达隐股交界或隐腘交界时，将其拉回至距离交界处至少2cm处。当导管位于大隐静脉时，要确保导管尖端放置在腹壁浅静脉的远端。肿胀麻醉沿隐静脉走行进行，将麻醉液注入隐静筋膜内。肿胀麻醉目的是形成直径至少2cm的保护套，将隐静脉包裹（所谓的"埃及眼"），以最大限度地减少疼痛和热损伤并发症。此外，适当的肿胀麻醉可以起到静脉加压作用，促进静脉壁与导管的接触，有利于消融的进行。射频消融术使用可控和固定功率（就瓦数而言）进行节段性消融，但腔内激光消融术必须在连续拉回和先前功率校准的情况下进行[25]。消融手术完成，即可同时进行静脉切除术。

所有静脉腔内手术（包括外科手术）均属于日间局部麻醉手术。虽然关于静脉腔内消融术后的最佳术后加压方式，目前尚无明确文献参考[26]，但仍然推荐术后加压治疗，特别是如果同时进行了属支治疗（静脉切除术或硬化疗法）的情况下。

硬化治疗可用于所有类型的静脉曲张（隐静脉主干、属支、毛细血管扩张、隐股交界或隐腘交界手术后静脉曲张复发），方法不同（液体或泡沫）结果也不同。它也可用于隐静脉的机械化学消融，这是一种非肿胀非热闭合技术，结合了导管旋转导丝尖端产生的内机械磨损，同时在旋转导丝上注射硬化剂，具有良好的长期效果[27]。

最近的非肿胀非热闭合技术使用氰基丙烯酸酯胶（通常为NBCA）来封闭隐静脉和非隐静脉。手术在没有麻醉和术后加压的情况下进行，静脉插管类似于静脉腔内热消融。尽管长期结果和真实数据尚未公布[28]，但NBCA已被证明是一种安全、无痛和长期的治疗大隐静脉功能不全技术。如果患者或静脉曲张的特点属于静脉腔内手术禁忌，则应优先选择外科手术。

（三）术后处理

侵入性治疗，无论治疗方式如何，都应随访观察。

1. 通过CDUS观察治疗效果。

2. 监测术后并发症〔如腔内热诱导血栓形成（endovenous heat induced thrombosis，EHIT）、深静脉或浅静脉血栓形成〕。

3. 控制远期复发和（或）大隐静脉再通。

观察腔内热诱导血栓形成，其是继发于EVAL/RFA的隐股交界处血栓形成的扩展。虽然潜在EHIT并发症和自然病程尚未明确，但识别EHIT以避免潜在血栓扩展到股静脉非常重要[29]。

对于静脉曲张复发，颇有争议且尚无定论。尽管根据静脉开放手术的统计数据，静脉曲张复发率为20%～80%[30]，但是静脉腔内技术从管理和治疗方面极大地改变了复发的定义。

复发可能由治疗策略（术前计划）错误、技术错误（术中）或新生血管形成引起。通过CDUS检查可以确定约90%的患者，通常多个区域多变的新反流源：10%无明显的反流源，17%起源于盆腔或腹腔。约75%的复发存在穿通支功能不全。新生血管形成（20%）与技术失败（19%）和治疗策略错误（10%）一样常见，并且17%病例合并出现。在35%的病例中，反流的原因仍不明确[20]。腔内治疗极大地改善了这些比例。隐静脉再通可以被认为是RFA或EVLA有效消融后，在隐静脉轴内出现的血液回流（图27-8）。

在腔内治疗的情况下，新生血管形成定义已经过时，因为在隐股交界处（新生血管生成因素）

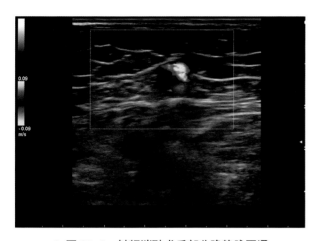

▲ 图 27-8 射频消融术后部分隐静脉再通

3 年前射频消融术后部分大隐静脉再通的轴位视图。随访期间，患者完全无症状

没有手术创伤的情况下，不可能再出现源自新分支的新反流源。尽管存在质量差异，但通过分析 2000—2014 年的所有随机临床试验，新生血管形成率在血管腔内技术后为 2%，外科手术后为 18%[31]。

在腔内技术中，血管再通是静脉曲张复发的最常见原因（32%），其次是前副隐静脉功能不全（19%）。穿通支功能不全则少见（7%）。原发性静脉曲张治疗标准和决策方法也可用于治疗复发性静脉曲张，然而，应该考虑到初次手术后隐股交界或隐腘交界处复发的再次手术可能更困难，并发症发生率更高。相反，对于手术和 RFA/EVLA，腔内技术的并发症发生率则相似[32]。

参考文献

[1] Bergan J. The vein book. Elsevier; 2007.

[2] Eklof B, Perrin M, Delis KT, Rutherford RB, Gloviczki P. Updated terminology of chronic venous disorders: the VEIN-TERM transatlantic interdisciplinary consensus document. J Vasc Surg 2009;49 (2):498-501. Available from: https://doi.org/10.1016/j.jvs.2008.09.014.

[3] Gloviczki P. Handbook of venous and lymphatic disorders: guidelines of the american venous forum. CRC Press; 2016.

[4] Uhl J-F, Cornu-The´nard A, Carpentier PH, Widmer M-T, Partsch H, Antignani PL. Clinical and hemodynamic significance of corona phlebectatica in chronic venous disorders. J Vasc Surg 2005;42 (6):1163-8. Available from: https://doi.org/10.1016/j.jvs.2005.08.031.

[5] Caggiati A, Bergan JJ, Gloviczki P, Jantet G, Wendell-Smith CP, Partsch H, et al. Nomenclature of the veins of the lower limbs: an international interdisciplinary consensus statement. J Vasc Surg 2002;36(2):416-22. Available from: https://doi.org/10.1067/mva.2002.125847.

[6] Antignani P-L, Lazarashvili Z, Monedero JL, Ezpeleta SZ, Whiteley MS, Khilnani NM, et al. Diagnosis and treatment of pelvic congestion syndrome: UIP consensus document. Int Angiol 2019;38(4):265-83. Available from: https://doi.org/10.23736/S0392-9590.19.04237-8.

[7] Caggiati A. Ultrasonography of skin changes in legs with chronic venous disease. Eur J Vasc Endovasc Surg 2016;52(4):534-42. Available from: https://doi.org/10.1016/j.ejvs.2016.03.022.

[8] Cavezzi A, Labropoulos N, Partsch H, Ricci S, Caggiati A, Myers K, et al. Duplex ultrasound investigation of the veins in chronic venous disease of the lower limbs-UIP consensus document. Part II: anatomy. Phlebology 2006;21(4):168-79. Available from: https://doi.org/10.1258/026835506779115799.

[9] Wittens C, Davies AH, Bækgaard N, Broholm R, Cavezzi A, Chastanet S, et al. Editor's choice-Management of chronic venous disease: clinical practice guidelines of the European Society for Vascular Surgery (ESVS). Eur J Vasc Endovasc Surg 2015;49(6):678-737. Available from: https://doi.org/10.1016/j. ejvs.2015.02.007.

[10] Nicolaides A, Kakkos S, Baekgaard N, Comerota A, de Maeseneer M, Eklof B, et al. Management of chronic venous disorders of the lower limbs Guidelines According to Scientific Evidence PART I. Int Angiol 2018;37(3):181-259. Available from: https://www.scopus.com/inward/record.uri?eid=2-s2.0-85050020287&partnerID=40&md5=39d928 71db3a92822c71 e0660ce3768d.

[11] Raffetto JD. Pathophysiology of chronic venous disease and venous ulcers. Surgical Clin North Am 2018;98(2):337-47. Available from: https://doi.org/10.1016/j.suc.2017.11.002.

[12] Gianesini S, Obi A, Onida S, Baccellieri D, Bissacco D, Borsuk D, et al. Global guidelines trends and controversies in lower limb venous and lymphatic disease: narrative literature revision and experts' opinions following the vWINter international meeting in Phlebology, Lymphology & Aesthetics, 23-25 January 2019. Phlebology 2019;34(1suppl):4-66. Available from: https://doi.org/10.1177/0268355519870690.

[13] Rabe E, Partsch H, Hafner J, Lattimer C, Mosti G, Neumann M, et al. Indications for medical compression stockings in venous and lymphatic disorders: an evidence-based consensus statement. Phlebology 2018;33(3):163-84. Available from: https://doi.org/10.1177/0268355516689631.

[14] Vitale C, Lucchi M, Bissacco D, Bilancini S, D'Abate F, Santoliquido A. Expert consensus on the conservative management of patients with chronic venous disease in CEAP clinical classes C0s-C3 in Italy. Phlebology 2020;35(5):316-24. Available from: https://doi.org/10.1177/0268355519895669.

[15] Bissacco D, Viani MP. Multicomponent compression stockings in chronic venous leg ulcer treatment A review of the current literature. Ann Ital Chir 2017;88(1):67-72. Available from: https://www.scopus.com/inward/record.uri?eid=2-s2.0-85018248723& partnerID=40&md5=95d2d5 1958fe389d6617d289241c2d85.

[16] Engelhorn CA, Engelhorn ALV, Cassou MF, Salles-Cunha SX. Patterns of saphenous reflux in women with primary varicose veins. J Vasc Surg 2005;41(4):645-51. Available from: https://doi.org/10.1016/j.jvs.2004.12.051.

[17] Qureshi MI, Gohel M, Wing L, MacDonald A, Lim CS, Ellis M, et al. A study to evaluate patterns of superficial venous reflux in patients with primary chronic venous disease. Phlebology 2015;30(7):455-61. Available from: https://doi.org/10.1177/0268355514536384.

[18] Gianesini S, Occhionorelli S, Menegatti E, Zuolo M, Tessari M, Spath P, et al. CHIVA strategy in chronic venous disease treatment: instructions for users. Phlebology 2015;30(3):157-71. Available from: https://doi.org/10.1177/0268355514531953.

[19] Fukaya E, Flores AM, Lindholm D, Gustafsson S, Zanetti D, Ingelsson E, et al. Clinical and genetic determinants of varicose veins: prospective, community-based study of ≈500 000 individuals. Circulation 2018;138(25):2869-80. Available from: https://doi.org/10.1161/CIRCULATIONAHA.118.035584.

[20] Brake M, Lim CS, Shepherd AC, Shalhoub J, Davies AH. Pathogenesis and etiology of recurrent varicose veins. J Vasc Surg 2013;57 (3):860-8. Available from: https://doi.org/10.1016/j.jvs.2012.10.102.

[21] Ebner JA, Ebner A, Taurino M, Morandell S, Falk M, Stringari C, et al. Recurrent residual or progressive varicose veins: postoperative long term follow-up of 353 patients. Ann Ital Chir 2017;88 (6):526-33. Available from: https://www.scopus.com/inward/record.uri?eid=2-s2.0-85041322577&partnerID=40&md5=eab 611e235cdf7bb7e7de136a0fb447b.

[22] Hamann SAS, Giang J, De Maeseneer MGR, Nijsten TEC, van den Bos RR. Editor's Choice-Five year results of great saphenous vein treatment: a meta-analysis. Eur J Vasc Endovasc Surg 2017;54(6):760-70. Available from: https://doi.org/10.1016/j. ejvs.2017.08.034.

[23] O'Donnell TF, Passman MA, Marston WA, Ennis WJ, Dalsing M, Kistner RL, et al. Management of venous leg ulcers: clinical practice guidelines of the Society for Vascular Surgerys® and the American Venous Forum. J Vasc Surg 2014;60(2):3S-59S. Available from: https://doi.org/10.1016/j.jvs.2014.04.049.

[24] Gornati VC, Utsunomia K, Labropoulos N. Challenges in advancing the laser fiber through the great saphenous vein during endovenous ablation and strategies to overcome them. Phlebology 2019;34(8):530-5. Available from: https://doi.org/10.1177/0268355518822201.

[25] Kontothanassis D, Di Mitri R, Ferrari Ruffino S, Ugliola M, Labropoulos N. Endovenous thermal ablation. Standardization of laser energy: literature review and personal experience. Int Angiol 2007;26(2):183-8. Available from: https://www.scopus.com/inward/record.uri?eid=2-s2.0-34447137330&par tnerID=40&md5=f0dae 8a360a6352ee134c7d76daadae3.

[26] Lurie F, Lal BK, Antignani PL, Blebea J, Bush R, Caprini J, et al. Compression therapy after invasive treatment of superficial veins of the lower extremities: clinical practice guidelines of the American Venous Forum, Society for Vascular Surgery, American College of Phlebology, Society for Vascular Medicine, and International Union of Phlebology. J Vasc Surg Venous Lymphat Disord 2019;7(1):17-28. Available from: https://doi.org/10.1016/j.jvsv.2018.10.002.

[27] Sun JJ, Chowdhury MM, Sadat U, Hayes PD, Tang TY. Mechanochemical ablation for treatment of truncal venous insufficiency: a review of the current literature. J Vasc Interv Radiol 2017;28(10):1422-31. Available from: https://doi.org/10.1016/j. jvir.2017.07.002.

[28] García-Carpintero E, Carmona M, Chalco-Orrego JP, González-Enríquez J, Imaz-Iglesia I. Systematic review and *meta*-analysis of endovenous cyanoacrylate adhesive ablation for incompetent saphenous veins. J Vasc Surg Venous Lymphat Disord 2020;8(2):287-96. Available from: https://doi.org/10.1016/j.jvsv.2019.09.010.

[29] Lomazzi C, Grassi V, Segreti S, Cova M, Bissacco D, Bush RL, et al. Pre-operative color Doppler ultrasonography predicts endovenous heat induced thrombosis after endovenous radiofrequency ablation. Eur J Vasc Endovasc Surg 2018;56(1):94-100. Available from: https://doi.org/10.1016/j.ejvs.2018.02.025.

[30] Perin M. Presence of varices after operative treatment: a review. Phlebolymphology 2015;22(1):5-11. Available from: https://www.scopus.com/inward/record.uri?eid=2-s2.0-84925 069745&partnerID=40&md5=8023ff 9c5763f4a0d1129c315 d84deda.

[31] O'Donnell TF, Balk EM, Dermody M, Tangney E, Iafrati MD. Recurrence of varicose veins after endovenous ablation of the great saphenous vein in randomized trials. J Vasc Surg Venous Lymphat Disord 2016;4(1):97-105. Available from: https://doi. org/10.1016/j.jvsv.2014.11.004.

[32] van Groenendael L, van der Vliet JA, Flinkenflögel L, Roovers EA, van Sterkenburg SMM, Reijnen MMPJ. Treatment of recurrent varicose veins of the great saphenous vein by conventional surgery and endovenous laser ablation. J Vasc Surg 2009;50(5):1106-13. Available from: https://doi.org/10.1016/j.jvs.2009.06.057.

第28章　创面治疗的动脉和静脉因素

Wound care: how to approach venous, arterial

Alberto M. Settembrini　Fernanda Settembrini　著

丛龙龙　杨　林　译

下肢溃疡，尤其是在 65 岁以上的患者中，往往需要不同科室的专家（皮肤科、血管外科、血管内科、糖尿病科、整形外科或足科）进行多项临床评估[1]。

下肢溃疡创面管理涉及多个学科领域，因为其起因包括外周动脉疾病、慢性静脉功能不全、糖尿病或免疫病理损害等，总患病率为 1%～3%。在欧洲，下肢溃疡医疗支出约占总医疗预算的 2%。在美国，受累患者 2.4 万～450 万人[2]，并且随着普通人群平均年龄增高和慢性疾病（如糖尿病和慢性静脉疾病）的蔓延，受累人群会变得更加普遍[3]。

虽然在意大利仅约 20% 溃疡患者需要住院治疗，但是下肢溃疡会造成巨大的社会负担，因为下肢溃疡会降低患者生活质量，造成患者工作受限，同时有些人还需要居家服药、换药及治疗。此外，下肢溃疡是造成患者暂时离职的第 14 大主要原因[4]。另外一个主要问题是溃疡复发，特别是因为年龄、全身状况或原发疾病等因素而未进行根治的情况下。下肢溃疡平均病期 12～13 个月，复发率高达 60%～70%，可导致肢体功能丧失和生活质量下降[5]。慢性溃疡在女性中更为常见（60.4%），主要部位是腿部（53.4%）、骶骨（14.8%）及足部（14.3%）[4]。

糖尿病溃疡更应引起足够重视，因为糖尿病患病率逐年增加，2015 年，全球估约 4.15 亿成年人患糖尿病（国际糖尿病联合会糖尿病图谱）[6]。众所周知，糖尿病最重要的并发症之一就是糖尿病足，世界卫生组织将其定义为"糖尿病患者的足部出现溃疡、感染和（或）深层组织破坏，并伴有神经系统异常和不同程度的下肢周围血管疾病"[7]。

糖尿病足是糖尿病患者常见、治疗费用昂贵且危及生命的问题，因为高达 70% 的糖尿病患者进行了截肢手术，高达 85% 的截肢患者患有溃疡，12%～15% 的医疗资源被用于糖尿病治疗[8]。

因此，为了避免病情恶化，识别和及时治疗糖尿病溃疡是非常重要的。在过去的几年里，溃疡的治疗已经见效，这归功于治疗经费的增加和先进治疗技术的开发，如生长因子、ECM、组织工程皮肤、先进敷料和负压伤口治疗。更快、更持久的伤口闭合可以提高患者生活质量，减少误工损失及医疗保健费用。

本章旨在通过分析诊断和治疗方案，以便提供用于治疗严重溃疡的最佳梗概指南。

一、溃疡的病理生理

溃疡是一种皮肤损伤，不能通过正常的组织愈合修复，并且经常停滞在炎症状态，即上皮发生局部改变或组织表面缺损。溃疡基底常有坏死组织和炎性渗出物，并且伴有一些成纤维细胞增殖和细菌感染。

慢性伤口有不同的病因，但其病理生理变化在很大程度上是相同的。过度表达的促炎细胞因子、蛋白酶、ROS、衰老细胞及感染是阻碍愈合的重要原因[1]。

促炎细胞因子水平升高是造成伤口床增殖活性降低的原因。在这种情况下，蛋白酶水平高导致生长因子和 ECM 降解的抑制，从而导致炎症细胞的扩散[9]；缺氧和炎症环境是主要因素，会增加 ROS 产生、伴随的 ECM 蛋白生成、细胞损伤等[10]；由于氧化应激导致细胞损伤，据报道，一些细胞类型（角质形成细胞、内皮细胞、成纤维细胞和巨噬细胞）的衰老是慢性伤口迁延不愈的重要原因[11]。由于能促进微循环，因此间充质干细胞（mesenchymal stem cell，MSC）疗法在治疗慢性伤口中具有关键性的作用[12]。表 28-1 显示了溃疡的病因及临床表现，显示出溃疡发生的多样性和复杂性。

二、静脉溃疡

静脉溃疡定义为腿部或足部的开放性皮肤损伤，发生在受静脉性高血压影响的区域[13]，静脉高压与一系列引起血流动力学改变的因素有关。第一步是具有不同危险因素的静脉高压：高龄、女性、遗传易感性、家族史、妊娠、雌激素水平、肥胖、长时间站立或久坐、环境 / 职业因素。溃疡常见级联反应涉及大循环和微循环的细胞和分子改变。静脉高压不但是溃疡发生的诱因，同时也导致了继发于静脉瓣膜和血管壁损伤的慢性静脉疾病[14]。大多患者在病理生理学发生静脉反流或血栓形成[15]。瓣膜功能不全是反流的主要特征，由于深、浅静脉系统的瓣膜功能不全，从股隐交界处到大隐静脉的瓣膜功能不全，交通静脉功能不全均可出现。瓣膜功能不全是由先天性结缔组织松弛或既往静脉血栓形成（浅静脉或深静脉系统）引起的，血栓后综合征是慢性溃疡的最重要病因之一。运动量不足是静脉淤滞的一个

表 28-1　不同类型的溃疡及其病因	
溃疡病因	溃疡类型
血管	静脉、动脉、淋巴、免疫原性
代谢	糖尿病和其他代谢疾病
皮肤溃疡	冷球蛋白血症、抗磷脂综合征、凝血功能障碍
血液病	血液疾病
肿瘤性疾病	各种类型肿瘤
脂膜炎	红斑
创伤性	压疮、辐射损伤、烧伤、压疮
医源性	药物
Martorell	皮下动脉粥样硬化引起的高血压缺血性腿部溃疡
感染	化脓性、骨髓炎和其他感染性疾病

机械原因，低位小腿肌肉泵不能将缺氧血液从静脉系统输送到心脏，从而导致炎症细胞因子的积累。这种情况将会造成微循环停滞、静水压力增加，并伴随渗透性改变。该过程将会导致血液从静脉倒流到血管外组织，从而引起含铁血黄素储存、皮肤色素沉着过度、组织纤维蛋白减少氧合，进而促使炎症细胞生长（图 28-1）。

三、动脉溃疡

动脉溃疡是由于主要动脉病变导致动脉血液供应降低，引起组织中氧含量减少而发生的。首先，动脉（主要是下肢）的动脉粥样硬化或血栓性疾病导致血液供应不足，减少动脉血氧供应并导致行走时的疼痛（间歇性跛行）。当血液供应不足恶化时，即使在静息状态也会出现疼痛，并且通常在局部创伤后发生溃疡，该区域的氧含量非常低，以至于溃疡难于愈合。

四、糖尿病溃疡

糖尿病足溃疡的病因通常有不同的组成因素，主要是关键的三联征：周围感觉神经病

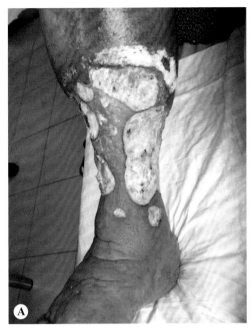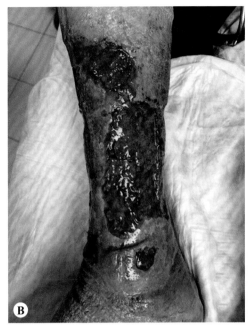

▲ 图 28-1 静脉溃疡

A.静脉感染性溃疡；B.同一个溃疡，经过处理形成新鲜肉芽

变、外伤、畸形。其他因素包括局部缺血、皮肤老化、水肿。这些溃疡易受感染，增加截肢风险[16]。

因此，在糖尿病溃疡的病理生理变化中，重要的是要确定病源，即缺血为主或神经病变为主。第一种情况类似于动脉溃疡，由于足部区域血液供应不足，有深部组织感染风险。神经病变类型则会情况不同，糖尿病性神经病变是导致感觉、运动和自主神经功能障碍级联反应的主要原因。由于肌肉萎缩、激动肌和拮抗肌之间的不平衡，运动神经病变可导致畸形，通常累及双肢，遵循长袜形分布，与溃疡的存在与否无关（图28-2）。

五、诊断方法

准确收集患者病史，重点关注病变来源和感染风险，是慢性创伤诊断中最重要的步骤之一。患者的不同生活行为有助于确定病源，是动脉病、静脉病或糖尿病。在这种情况下，重要的是要了解患者之前是否有外伤、伤口、当前药物治疗情况、过敏或代谢疾病等情况。

体格检查始终是获得诊断的必要步骤。首先，溃疡来源信息可以确定后续诊断治疗。其次，应进行血管检查（检查静脉和动脉循环），包括 ABI（踝肱指数）和经皮血氧测定，如果是缺血性或糖尿病性溃疡，应行 DUS 检查。另外，根据不同的病因，溃疡也具有不同的腿部皮肤典型特征。

静脉疾病：由于含铁血黄素沉积，皮肤呈褐色，有时伴有淤滞性皮炎；脂肪性硬皮病改变；多角象牙白色凹陷性萎缩斑，瘢痕内有明显的红点（白色萎缩）；外周动脉疾病：皮肤发亮、无毛、苍白而冰凉、指甲增厚、足部结构改变及疼痛发生。

淋巴疾病："木质"样皮下组织、皮肤增厚、角化过度。

免疫原性溃疡：通常疼痛且部位不确定，可发生在腿背侧或内侧，无特定血流动力学原因。

糖尿病溃疡：如果是缺血性的，它们可能会累及足部所有部位，并且感染风险极大；如果是神经性的，通常出现在足底部位，会导致足部畸形。

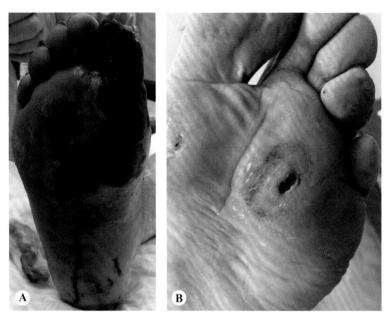

▲ 图 28-2　糖尿病溃疡
A. 神经缺血性糖尿病溃疡；B. 神经病变

对于疑似糖尿病足溃疡，应通过音叉试验进行周围神经系统评估。该测试适用于第一指远端指骨背侧的骨部分。必须以恒定的压力垂直应用音叉，重复应用两次，并与至少一个音叉不振动的"假"实验交替进行。

若患者对在三次测试中的至少两次响应正确，则该测试为阳性，如果有两次错误响应，则为阴性（有溃疡风险）。如果患者无法检测到大蹈趾的振动，则在更近端（踝关节、结节）重复测试[17]。血管检查是强制性的，因为它决定所有后续治疗的选择。在此类患者中，即使足部灌注充足，内侧动脉钙化也会导致脉搏触诊困难。在这些患者中，应进行足部 X 线检查以评估是否存在骨髓炎、畸形或骨折。

六、创面评估

在创面评估中，临床分析对以下方面至关重要：溃疡位置、发病时间、发病原因（手术、外伤）、外周动脉搏动、溃疡的形状和大小、溃疡的深度、病变的数量、边缘、伤口床、病灶周围皮肤、坏死或坏疽的存在、渗出物的存在。病变的来源和严重程度取决于这些特征。如果存在感染，则需要快速治疗以防止累及全腿（图 28-3和表 28-2）。

七、创面愈合

不同创面的处理方法取决于其所在位置。如果涉及皮肤和皮下组织，则可能出现浅表性病变；如果涉及骨骼、神经、血管或肌腱，则可能出现复杂或深部伤口，以及穿透性病变，尤其是在外伤后。

创面愈合的第一步是根据 TIME 原则准备创面床。

• 组织（tissue，T）：评估并对创伤表面的无活力组织或异物进行清除。

• 感染 / 炎症（infection/inflammation，I）：评估每个伤口的病因，需要局部使用抗生素和（或）全身使用抗生素来控制感染，以及管理与其他非感染性炎症。

• 水分失衡（moisture imbalance，M）：评估和处理伤口渗出物。

• 创面边缘（edge of wound，E）：评估非进展性或深层伤口边缘。

创口的生理愈合过程分为四个阶段：止血、

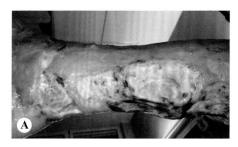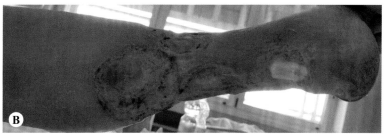

▲ 图 28-3 动脉溃疡

血供重建之前（A. 内侧）和之后（B. 外侧）的多处病变

表 28-2 不同溃疡的特点

溃疡类型	位 置	表 现
静脉性	小腿远端 1/3，胫前和内踝	单发或多发；病变较浅；边缘不规则，边缘清晰；黄白色渗出物；通常伴有肉芽和纤维蛋白组织，很少伴有坏死组织；疼痛可有或无；下肢水肿；湿疹和瘙痒；含铁血黄素沉积或脂性硬皮病；扩张迂曲的浅静脉
动脉性	远端肢体和创伤部位	界限分明；无肉芽，无出血床，常有坏死；周围皮肤出现红斑，可能是凉的、无毛的和稀薄的；仰卧位疼痛加剧；趾甲变得不透明，脱落或肥大；肉芽生长慢；渗出很少除非存在感染
淋巴性	足踝区域	溃疡较浅；形状规则；边缘整齐；玫瑰色的基底；足背呈驼峰样水肿；半透明，冰冷，苍白，无色素，很少有纤维硬化的皮肤
血管炎	多部位或非典型区域	边缘较锐；单发或多发伴有坏死和纤维蛋白肿胀；分布广泛；通常与免疫症状相关：发热，体重减轻，疲劳关节痛，皮疹；疼痛

改编自 JD Raffetto, D Ligi, R Maniscalco, RA Khalil, F Mannello. Why venous leg ulcers have difficulty healing: overview on pathophysiology, clinical consequences, and treatment. J Clin Med 2021; 10: 29.

炎症和溶解、增殖、合成代谢和重塑阶段。

受伤后，第一阶段持续长达 7 天：止血的特点是血管收缩和血液凝固，从而防止失血并为细胞迁移提供临时基质；血小板分泌生长因子，细胞因子诱捕成纤维细胞和内皮细胞。

其次是炎症阶段：中性粒细胞释放 ROS 和蛋白酶，防止细菌污染。巨噬细胞清除细菌和无活力组织，释放生长因子和细胞因子，招募成纤维细胞、内皮细胞和角质形成细胞来修复受损血管。

其他两个阶段包括从第 7～15 天的细胞增殖和愈合前的组织重塑。

在创伤愈合中，不同的溃疡需要不同的治疗方法。对于动脉溃疡，主要是糖尿病动脉溃疡，

第一步是训练患者检查足部识别病变或感染。日常评价时，不要低估皮肤的颜色改变，不要低估皮肤发红、病变或疼痛，穿舒适的鞋子，不要穿弹力袜。关于敷料，临床医生倾向于使用他们习惯或基于个人经验的材料，如无菌盐水、水凝胶、聚维酮碘溶液、次氯酸、蜂蜜和胶原酶等。

H_2O_2 是一种内源性 ROS，它作为分子氧化剂直接导致氧化应激反应，并通过自由基产生间接导致氧化应激反应。低浓度只会引起短暂的症状，但暴露于较高浓度（9%～45%），由于对角质形成细胞和成纤维细胞的毒性而造成更严重的皮肤损伤。

含有亲水性泡沫的特定敷料可用于溃疡渗出，如用于有腔或复杂溃疡伤口的藻酸盐敷料。

当它接触渗出液时，会形成凝胶，促进创面湿化；水凝胶敷料由交联的不溶性聚合物组成。因此，它比海藻酸盐敷料更容易去除，适用于干燥的伤口。

还有一个由称为"技术脂质胶体"（technology lipido-colloid, TLC）的独家技术组成的敷料系列，它是一种脂质胶体愈合基质，可支持和维持湿润的创面愈合环境以帮助愈合。它包含含有亲水胶体和亲脂性物质的基质，当 TLC 愈合基质与创面床接触时，促进成纤维细胞增殖和 ECM 的合成，同时最大限度地减少敷料对新形成的组织的黏附，减轻疼痛，提高生活质量。

通常，结合抗菌清洁，用与银离子相关的 TLC 治疗溃疡。第二步是使用一种高吸附性的水脱痂敷料，使溃疡为多吸附剂愈合基质做好准备。这些敷料应保留 6～7 天，据报道，这些敷料在降低成本和缩短伤口闭合时间方面效果良好[18]。

重要的是要记住，标准敷料和局部治疗永远不能取代清创、去除坏死组织、感染和缺血管理。

所以，在临床实践中，我们可以总结出慢性溃疡的治疗过程。

- 去除以前的敷料。
- 用无菌盐水清洗溃疡。
- 用棉条评估感染情况。
- 对病灶进行消毒（考虑地形图）。
- 手术或超声清理创面。
- 去除纤维蛋白、坏死和死组织。
- 应用新的敷料。

临床实践为每种类型的溃疡提出了合适敷料的一些适应证，表 28-3 显示根据溃疡表现的敷料特点。

深部和空洞性溃疡可行负压治疗（negative wound pressure therapy，NWPT），它通过吸收蛋白水解酶和去除渗出物、清洁表面的纤维蛋白和坏死物质、改善溃疡中的血流，从而促进肉芽组织生长。负压治疗自 1959 年提出以来，在 20 世纪 90 年代中期得到广泛介绍[19]。至今，NWPT 在外伤、急性和慢性创面的处理，以及稳定皮肤移植物、皮瓣和手术切口方面发挥了重要作用。

Vuerstaek 等报道，在腿部溃疡（静脉、动脉或混合）的情况下，常规创面愈合时间平均为 45 天，而 NWPT 治疗只需要 29 天，成本更低，生活质量更高，伤口疼痛减轻，显示了这种治疗对所有类型溃疡的治疗至关重要[20]（图 28-4）。

其不仅进行自溶性或酶清创，而且手术或超声治疗均在慢性伤口的治疗中达到令人满意的效果。

超声清创在盐溶液中用超声波"清洗"溃疡，超声的高能量可以引起组织清创。使用强大的超声发生器执行清创操作。通过在表面移动探头来处理组织，直到去除所有坏死部分和纤维蛋

表 28-3 溃疡与敷料

浅表非分泌性溃疡	水胶体
浅表分泌性溃疡	海藻酸盐、氢化贝特酸盐和碳、水凝胶和聚氨酯
生物膜的存在	如果纤维蛋白黏附，则去除生物膜和胶原酶。水凝胶和聚氨酯有利于清创
坏死结痂	外科清创、水凝胶进行自溶性清创
坏疽或坏死压疮	如果纤维蛋白黏附，手术切除坏死组织和应用胶原酶自溶清创；水凝胶和聚氨酯吸收渗出液
累及皮肤和深层组织溃疡	根据渗出液情况用碘仿纱布、水凝胶或藻酸盐清洁和包扎

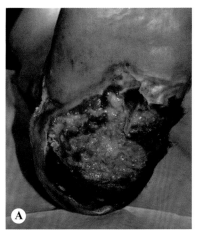 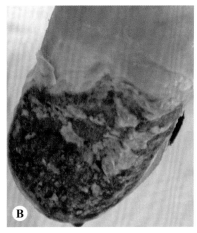 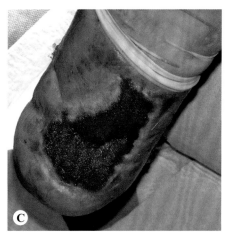

▲ 图 28-4　用负压治疗的糖尿病溃疡
A. 首次治疗时的病灶；B. 2 周后；C. 6 周后

白，直到组织颜色恢复到肉眼可见的正常外观。探头直接作用于溃疡，导致基底床出血并刺激肉芽。在清创之后，在溃疡上使用高级敷料进行包扎[21, 22]。

手术治疗提供三种不同类型的干预：通过去除肌肉上的瘢痕和硬化部分，彻底切除溃疡周围和深层组织；剃须疗法，通过皮刀，外科医生去除硬皮下炎症组织，使得表面出血；可能涉及真皮或表皮的皮肤移植，可通过自体移植、同种移植或异种移植进行。

细胞疗法指在皮肤活检后进行角质形成细胞的培养，并用生长因子促进其增殖，制备细胞板以准备移植。

近年来，组织工程疗法已被开发为皮肤替代品。Integrais 是一种先进的装置，由牛胶原蛋白（90%）和糖胺聚糖的多孔基质制成，成为再生表面，以促进细胞侵袭，并增加毛细血管的大小，常用于完成自体表皮再生前的临时支撑。

最后是高压氧治疗，它对慢性溃疡疗效显著。通常治疗包括在高压舱中进行近 2h 的多次治疗，这可以减少大截肢和小截肢的次数。由于高氧压力，可能会发生中耳气压伤。最近一项研究发现，其对慢性或顽固性创面的完全愈合有良好的结果（81%），但是有部分溃疡保持稳定（13%），仅 2% 需要轻微或严重截肢[23]。

八、静脉溃疡

下肢静脉溃疡（venous leg ulcer，VLU）是最常见的下肢溃疡类型，标准定义是发生在受静脉高压影响区域的腿部或足部开放性皮肤损害。

值得注意的是，静脉溃疡可能与引起腿部和足部明显水肿及伴有明显疼痛的外周动脉疾病相关。治疗首先需要进行动脉血供重建，其次需要静脉压迫。

标准治疗主要是使用机械加压和肢体抬高来逆转周围水肿，并通过降低静水压力来改善静脉血流。

避免治疗并发症的一个重要技巧是检查动脉供应。分级加压绷带或长袜是最有效的，应在诊断后尽早开始。目前认为，长袜比绷带更好，因为长袜对皮肤的压力均匀、舒适和美观。但是绷带往往需要熟练专业人员操作才能正确完成，操作不当有可能造成加压区域的水肿加重，并在腿部造成进一步损伤。如果可能，应建议患者通过走路和抬高腿减少淤滞，从而促进溃疡愈合。

九、动脉溃疡

对动脉溃疡的治疗主要在于重建血流和减少进一步组织损失。动脉溃疡有时会与静脉溃疡并存，位于足靴区，但往往比静脉创伤更小更易坏死。有时也在骨突处发现缺血性溃疡，或者发现压力痕迹或创伤史。这些溃疡通常更深，可能涉及肌肉、肌腱和骨骼等组织。这种溃疡疼痛明显，并且随着腿部抬高而恶化，随着姿势下降而改善。

带有紫色边缘且剧痛的溃疡可能与血管炎或潜在的结缔组织病有关。通常，溃疡范围会快速扩大，并且在伤口床中存在坏死组织。患者活动大大受限于主要疾病的演变。

如果因肢体严重缺血对直接物理治疗方式不敏感，则需要进行适当药物治疗。在过去的 10 年中，干细胞的应用似乎非常令人鼓舞。作为一种替代治疗或侵入性治疗后的补充治疗，可以运用前列腺素或前列环素进行 2 周或 3 周药物治疗。药物治疗的目标是降低血液凝固性、溶解微血栓、间接刺激侧支通路来改善远端血管的缺血情况。盐水注射前列腺素（前列地尔）（60mg/250ml 盐水），时长持续 4～6h。同时，盐水注射前列环素（0.05mg/250ml）6h，因为前列环素（Iloprost）[24] 具有更显著的药物活性和血管扩张性，可以长期改善外周循环。治疗目标是减少缺血性疼痛，同时注意注射速度必须与患者的血压和其他疾病（头痛、恶心、呕吐）相适应。

干细胞疗法主要用于没有任何进一步血供重建机会的患者，以减少截肢率。这种治疗基于动脉闭塞能够刺激侧支循环的形成和新血管生成的概念，因此使用全能干细胞疗法可以促进组织愈合。

干细胞治疗需要几项技术。首先是注射取自髂嵴骨髓的自体细胞，大力促进新血管生成和外周循环。其他方法则是使用来自外周血或间充质细胞的单核细胞，在离心去除腹部脐周脂肪组织后，注射到皮肤病变组织中，以利于生成新血管[25, 26]。

注射技术包括血管内、肌肉内和血管周围注射。血管内注射的优点是可以快速接近目标组织，如果动脉流向溃疡处，就可以用此法。如果创伤靠近肌肉组织，可进行肌注。血管周围注射

则用于促进血管附近新血管生成、减轻疼痛、加快局部溃疡愈合。

十、糖尿病溃疡

根据糖尿病足溃疡临床分类诊断，有助于医生确定溃疡严重程度。Wagner 分类（表 28-4）制订于 20 世纪 70 年代，包括 6 个溃疡级别。该系统可评估溃疡深度、骨髓炎或坏疽的存在，并且可以有效预测截肢情况[27]。

表 28-4 Wagner 分级	
0 级	有危险因素，但无溃疡
1 级	浅表溃疡
2 级	深度溃疡
3 级	溃疡病变累及骨组织
4 级	前足坏疽
5 级	全足坏疽

Texas 大学分级量表则更加全面，不仅可用于描述溃疡特征，还可用于预测截肢风险。此量表中，分级对应溃疡深度，而阶段通过标记感染、缺血或两者是否并存来表明伤口的严重程度（表 28-5）。

在临床实践中，通常使用评分来评估糖尿病溃疡的严重程度。糖尿病溃疡严重程度评分量表（diabetic ulcer severity score，DUSS）根据创口严重程度将溃疡分为不同亚组，其指标包括足底动脉脉搏是否存在、是否能从溃疡内探测到骨组织、溃疡数量和位置。评价总分将决定溃疡严重程度，分数为 0～4 分[28]（表 28-6）。

所有这些量表和评分都有助于了解患者的临床情况，但是还是需要医生、足病医生、血管外科医生、糖尿病专家的评估来确定溃疡的病因，从而确定病变属于神经性、缺血性或神经缺血性溃疡。据证实，10g 单丝压力感知能力是用来检测周围感觉神经损伤和保护性感觉丧失的

阶段 / 分级	0	1	2	3
A	溃疡性病变前或后完全上皮化	不累及肌腱、关节囊或骨骼的浅表创面	创面穿透至肌腱或关节囊	伤口穿透至骨或关节
B	有感染	有感染	有感染	有感染
C	有缺血	有缺血	有缺血	有缺血
D	有感染和缺血	有感染和缺血	有感染和缺血	有感染和缺血

表 28-5 Texas 大学糖尿病创面分级系统

参　数	分数（0）	分数（1）
触及足底脉搏	有	无
探及骨质	否	是
溃疡位置	足趾	足部
溃疡数目	单发	多发

表 28-6 糖尿病溃疡严重度评分

指标[29]。

经过上述评估后，医生应使用钝头无菌探针轻探检测创面情况，如溃疡边缘、经溃疡探查腱鞘、骨或关节的渗出液、气味、是否是蜂窝织炎、是否有窦道形成[30]。骨探查阳性对骨髓炎有很高的预测价值。被忽视的骨髓炎可能是伤口愈合失败的原因。重要的是要记住，神经性足病变与轻度疼痛或无痛有关，而缺血性足病变由于内部感觉神经病变而可能表现出静息痛甚至无痛。通常，距离溃疡周边超过 2cm 的蜂窝织炎，以及深部脓肿、骨髓炎或严重缺血都可导致威胁肢体的感染。因此，在疑似感染的情况下，必须从溃疡底部的脓性引流或刮除材料中进行组织培养。而如果没有任何感染证据，则不建议进行组织培养，因为任何类型的皮肤损伤都可被视作感染。

在决定对糖尿病足进行后期或紧急处理之前，应用足部的平面 X 线检查骨髓炎或畸形情况[22]，以评估是否可进行引流或深度清创。对于神经性足病变，由于充血或 Charcot 关节病，骨扫描通常会出现假阳性。如果是后期处理，白细胞检查或 MRI 可提供更好的特异性检查，但骨活检对于确诊骨髓炎很有必要。在手术治疗之前，还必须评估血管状态，因为没有进行血供重建的缺血足病变治疗预后很差。简单触诊可触及足底动脉搏动，这是足部血管状态良好的指标，但也应该考虑影响远端小血管的外周微血管病变。如有疑问，应进行超声检查，甚至最终通过血管造影重建胫前 / 后动脉血管。

在急诊情况下，糖尿病足或感染性溃疡的标准方法是立即清创，脓肿深度引流直至筋膜或骨骼，并对患者进行部分截肢，以降低败血症的风险。在大多数情况下，溃疡应该保持开放，并且每天 1～2 次服用抗生素，以降低新发脓肿的风险。此后，应进行无创和有创外周血管检查（图 28-5）。

治疗糖尿病足应该强制采取多学科诊疗模式。事实上，在治疗严重骨折或畸形后，应考虑出现重度变形，如锤状趾、姆趾外翻或僵硬、距骨头突出、跟腱挛缩和 Charcot 足，可能需要手术矫正以改善生物力学功能。手术后，负压治疗对于实现创面减压和防止进一步的创伤，促进愈合至关重要。选择治疗方式应根据患者的身体特征和溃疡的位置来确定。当然，糖尿病患者需要严格的随访来评估病变和周围疾病（神经病变和动脉病变）的恶化情况（表 28-7）。

十一、要点

所有慢性创面都需要对患者和创伤进行系统

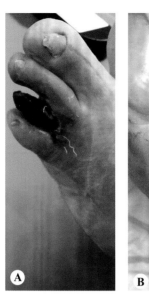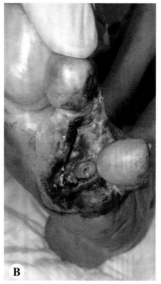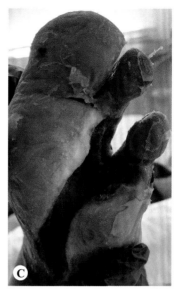

▲ 图 28-5 糖尿病足

A. 足趾湿性坏疽；B. 近节指骨截肢和骨髓炎；C. 足趾完全截肢后

表 28-7　SVS 糖尿病患者的随访方案		
分类	风险预测	随访频率
0	正常	每年一次
1	周围神经病变	每半年一次
2	神经病变伴畸形和（或）动脉病变	每 3 个月一次
3	既往溃疡或截肢	每 1 个月或 3 个月一次

且通常是多学科的评估。所有科室专家（包括血管外科、足病、传染病和骨科方面）都在这些患者的管理中发挥着关键作用。

在治疗之前，必须牢记溃疡护理步骤。

• 评估血管环境。

• 及时清创避免感染。

• 快速诊断溃疡病源并确立适当治疗途径。

总之，下肢溃疡基本治疗的关键点包括静脉性溃疡的加压或手术治疗，动脉或糖尿病缺血性溃疡的动脉血供重建，神经性病变的清创；同时注意，正确的敷料选择对于创面快速愈合和患者康复也非常重要。

参考文献

[1] Frykberg RG, Banks J. Challenges in the treatment of chronic wounds. Adv Wound Care 2015;4(9):560-82. Available from: https://doi.org/10.1089/wound.2015.0635.

[2] Brownrigg JR, Apelqvist J, Bakker K, Schaper NC, Hinchliffe RJ. Evidence-based management of PAD & the diabetic foot.

Eur J Vasc Endovasc Surg 2013;45:673-81.

[3] Lown I, Tolga K, Tran H, et al. Does bilayered extracellular matrix technology hasten wound healing in venous stasis ulcers? A retrospective study. Wounds 2005;17(2):27-31.

[4] Progetto SIUC. Progetto SIUC (STUDIO ITALIANO

ULCERE CUTANEE). 2016, Retrieved from http://www.aiuc.it

[5] Canadian Agency for Drugs and Technologies in Health. Optimal care of chronic, non-healing, lower extremity wounds: a review of clinical evidence and guidelines. Ottawa, ON, Canada: Canadian Agency for Drugs and Technologies in Heal; 2013.

[6] International Diabetes Federation (IDF). Diabetes atlas. 7th ed. Brussels, Belgium: International Diabetes Federation; 2015.

[7] Setacci C, Benevento D, De Donato G, Viviani E, Bracale UM, Del Guercio L, et al. Focusing on diabetic ulcers. Transl Med UniSa 2020;21:7-9 Feb 20.

[8] World Health Organization. Fact sheet n. 312. Available at http://www.who.int/mediacentre/factsheets/f1/312/en/. August 2011.

[9] McCarty SM, Percival SL. Proteases and delayed wound healing. Adv Wound Care 2013;2:438-47.

[10] Schreml S, Szeimies RM, Prantl L, Karrer S, Landthaler M, Babilas P. Oxygen in acute and chronic wound healing. Br J Dermatol 2010;163:257-68.

[11] Telgenhoff D, Shroot B. Cellular senescence mechanisms in chronic wound healing. Cell Death Differ 2005;12:695-8.

[12] D'Alessio I, Settembrini AM, Romagnoli S, Di Luca G, Domanin M, Gabrielli L. Successful fat grafting in a patient with thromboangiitis obliterans. Adv Skin Wound Care 2019;32 (12):1-4.

[13] O'Donnell Jr TF, Passman MA, Marston WA, Ennis WJ, Dalsing M, Kistner RL, et al. Management of venous leg ulcers: clinical practice guidelines of the Society for Vascular Surgery and the American Venous Forum Endorsed by the American College of Phlebology and the Union Internationale de Phle´bologie. J Vasc Surg 2014;60:3S-59S.

[14] Comerota A, Lurie F. Pathogenesis of venous ulcer. Semin Vasc Surg 2015;28:6-14.

[15] Meissner MH, Moneta G, Burnand K, Gloviczki P, Lohr JM, Lurie F, et al. The hemodynamics and diagnosis of venous disease. J Vasc Surg 2007;46:4S-24S.

[16] Reiber GE, Vileikyte L, Boyko EJ, del Aguila M, Smith DG, Lavery LA, et al. Causal pathways for incident lower-extremity ulcers in patients with diabetes from two settings. Diabetes Care 1999;22:157-62.

[17] Murphy EC, Friedman AJ. Hydrogen peroxide and cutaneous biology: translational applications, benefits, and risks. J Am Acad Dermatol 2019;81:1379-86.

[18] Münter KC, Meaume S, Augustin M, Senet P, Ke´rihuel JC. The reality of routine practice: a pooled data analysis on chronic wounds treated with TLC-NOSF wound dressings. J Wound Care 2017;26(Sup2): S4-15. Available from: https://doi.org/10.12968/jowc.2017.26.Sup2.S4.

[19] Fleischmann W, Strecker W, Bombelli M, Kinzl L. Vacuum sealing as treatment of soft tissue damage in open fractures. Der Unfallchirurg 1993;96:488-92.

[20] Vuerstaek JDD, Vainas T, Wuite J, Nelemans P, Neumann MHA, Veraart JCJM. State-of-the-art treatment of chronic leg ulcers: a randomized controlled trial comparing vacuum-assisted closure (V.A.C.) with modern wound dressings. J Vasc Surg 2006;44:1029-38.

[21] Carmo M, Mazzaccaro D, Barbetta I, Settembrini AM, Roveri S, Fumagalli M, et al. Use of ultrasound debridement as an adjunctive tool for treating infected prosthetic vascular grafts in the lower extremities. Ann Vasc Surg 2015;29(3):607-15.

[22] Settembrini AM, Settembrini PG. Medical, surgical therapy, and alternative treatment of infected vascular grafts. In: Kon K, Rai M, editors. Clinical microbiology diagnosis, treatment and prophylaxis of infections. Volume 2 in The microbiology of skin, soft tissue, bone and joint infections. Elsevier; 2017. p. 287-300.

[23] Teguh DN, Raap RB, Koole A, Knippenberg B, Smit C, Oomen J, et al. Hyperbaric oxygen therapy for nonhealing wounds: treatment results of a single center. Wound Repair Regen 2020; 29(2):254-60.

[24] de Donato G, Gussoni G, de Donato G, Andreozzi GM, Bonizzoni E, Mazzone A, et al. The ILAILL study: iloprost as adjuvant to surgery for acute ischemia of lower limbs: a randomized, placebocontrolled, double-blind study by the italian society for vascular and endovascular surgery. Anna Surg 2006;244(2):185-93.

[25] Dubsky M, Jirkovska A, Bem R, Fejfarova V, Pagacova L, Sixta B, et al. Both autologous bone marrow mononuclear cell and peripheral blood progenitor cell therapies similarly improve ischemia in patients with diabetic foot in comparison with control treatment. Diabetes Metab Res Rev 2013;29(5):369-76.

[26] Del Papa N, Di Luca G, Andracco R, Zaccara E, Maglione W, ignataro F, et al. Regional grafting of autologous adipose tissue is effective in inducing prompt healing of indolent digital ulcers in patients with systemic sclerosis: results of a monocentric randomized controlled study. Arthritis Res Ther 2019;21(1):7.

[27] Jeon B, Choi HJ, Kang JS, Tak MS, Park ES. Comparison of five systems of classification of diabetic foot ulcers and predictive factors for amputation. Int Wound J 2017; 14(3):537-45.

[28] Kumar ST, Arava S, Pavan BM, Kiran GCS, Chandan GB, Kumar NM. Diabetic ulcer severity score: clinical validation and outcome. Int Surg J. 2016;3(3):1606-10.

[29] Armstrong DG, Lavery LA. Diabetic foot ulcers: prevention, diagnosis and classification. Am Fam Physician 1998;57:1325-32.

[30] Hingora ni A, LaMuraglia GM, Henke P, Meissner MH, Loretz L, Zinszer KM, et al. A clinical practice guideline by the society for vascular surgery in collaboration with the American Podiatric Medical Association and the Society for Vascular Medicine. J Vasc Surg 2016;63(Issue 2):3S-21S Feb.

相 关 图 书 推 荐

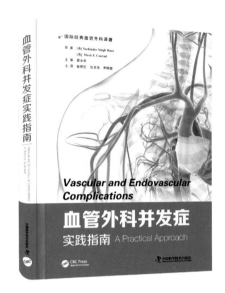

原著　[美] Sachinder Singh Hans

　　　[美] Mark F. Conrad

主译　崔明哲　张克伟　李晓健

定价　198.00 元

本书引进自世界知名的 CRC 出版社，是一部有关血管外科及腔内血管外科并发症的著作，由美国血管外科专家 Sachinder Singh Hans 教授和 Mark F. Conrad 教授共同编写。全书共 36 章，系统介绍了临床常用的血管外科开放手术及血管腔内手术，并对常发生的临床不良事件进行了总结，同时提供了避免不良事件发生及挽救的相关技巧。本书内容全面实用，配图精美丰富，是血管外科相关专业临床医生和技术人员实践的理想参考用书，同时也是一部不可多得的血管外科并发症相关问题的操作指导宝典。

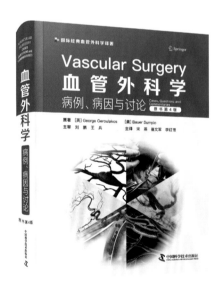

原著　[英] George Geroulakos

　　　[美] Bauer Sumpio

主译　宋　燕　崔文军　李红普

定价　298.00 元

本书系统、全面、重点地介绍了血管外科作为一个独立学科主要面临的临床问题，涵盖了大多数血管疾病的手术管理，并在培训年轻外科医生、自我评估及提供继续医学教育方面提供了参考。本书根据现实中存在的问题，采用"苏格拉底"式的方法来探索问题和答案。每一章都会展示临床实践中出现的病例报告，还会根据病例的特点提出不同方面的问题，帮助读者探寻答案。无论答案是对是错都不予批判，因为错误的答案可能更有利于学习，可以帮助读者修正学习误区，从而更好地获取知识，这其中也包含大多数血管外科的经验。每章末都会附上答案的分析、评论和总结，指出目前对临床问题的认识情况，有助于读者更好地领会和掌握。